Eleonore Kemetmüller • Berufsethik und Berufskunde für Pflegeberufe

Eleonore Kemetmüller (Hg.)

Berufsethik und Berufskunde für Pflegeberufe

5., aktualisierte und erweiterte Auflage

maudrich

Bibliografische Information Der Deutschen Nationalbibliothek

Die Deutsche Nationalbibliothek verzeichnet diese Publikation in der Deutschen Nationalbibliografie; detaillierte bibliografische Daten sind im Internet über http://dnb.d-nb.de abrufbar.

Filmsatz und Offsetdruck: Ferdinand Berger & Söhne Gesellschaft m. b. H.,
3580 Horn, Wiener Straße 80
Printed in Austria
Lektorat: Magdalena Burghardt
ISBN 978-3-85175-879-5

Vorwort

Dieses Lehrbuch entstand aus der Absicht, Grundlagenwissen für den Unterrichtsgegenstand Berufsethik und Berufskunde in der Gesundheits- und Krankenpflege darzustellen. Der im Auftrag des Österreichischen Bundesinstitutes für Gesundheitswesen (ÖBIG) erarbeitete Lehrplan bildete dafür die Ausgangsbasis. Dabei wurde sowohl für die Berufsethik als auch für die Berufskunde der gleiche „Gegenstand", nämlich der zu erziehende Mensch in dialogischer Verbundenheit zu seinen Mitmenschen, zum Zentrum der Überlegungen gemacht.

Um der Komplexität dieses Gegenstandes ansatzweise gerecht zu werden, waren verschiedene Experten an der Entstehung dieses Buches beteiligt. Die dargestellten Inhalte können natürlich einen engagierten und gebildeten Lehrer nicht ersetzen, sondern sollen als Lern- und Diskussionsgrundlage dienen.

Die aktualisierte, überarbeitete und erweiterte 4. Auflage vermittelt Basiskenntnisse auf vertiefendem Niveau betreffend „philosophische Grundlagen" und „ethische Grundlagen", greift weiters „Transkulturelle Aspekte der Pflege" auf, beinhaltet die „Geschichte der beruflichen Gesundheits- und Krankenpflege", die „berufliche Sozialisation des Pflegedienstes aus rechtlicher Sicht" und reicht über die „berufspolitischen Aspekte" bis hin zu „Pflegemanagement" mit besonderer Berücksichtigung des „Qualitätsmanagements". Der Inhalt des Lehrbuches basiert auf aktuellen wissenschaftlichen Erkenntnissen, praktischer Erfahrung und traditionellen Denkansätzen. So wird es auch für Studierende der Grundausbildung und der fachlichen Qualifizierung auf tertiärem Niveau, der Pflegewissenschaften und verwandter Berufe interessant. Personenbezogene Ausdrücke umfassen stets beide Geschlechter.

Mein besonderer Dank gilt den Autoren sowie Verena Hauser und Cornelia Posch vom Maudrich-Verlag für die hervorragende Zusammenarbeit. Weiters danke ich allen Menschen, die mir mit Rat und Tat zur Seite standen.

Krems, im Sommer 2007 Eleonore Kemetmüller

Für die Aktualisierung, Überarbeitung und Erweiterung der 5. Auflage danke ich besonders den Autoren sowie Cornelia Posch vom Maudrich-Verlag für die hervorragende Zusammenarbeit. Weiters danke ich allen Menschen, die mir mit Rat und Tat zur Seite standen.

Krems, im Sommer 2008 Eleonore Kemetmüller

Autoren

Fischer Jaqueline, BSc, abgeschlossenes Bakkalaureatsstudium Gesundheits- und Pflegewissenschaft an der Medizinischen Universität Graz. Derzeit Studentin des Masterstudiums Gesundheits- und Pflegewissenschaft an der Medizinischen Universität Graz und Studentin des Bakkalaureatsstudiums Betriebswirtschaft an der Karl Franzens Universität.

Frohner, Ursula, DGKS, Präsidentin des Österreichischen Gesundheits- und Krankenpflegeverbandes seit 2007, Präsidentin der Österreichischen Pflegekonferenz.

Fürstler Gerhard, Mag. Dr., DGKP, akademischer Lehrer für Gesundheits- und Krankenpflege an der Schule für Gesundheits- und Krankenpflege des Landesklinikums St. Pölten-Lilienfeld, akademischer Krankenhausmanager, Autor von Lehr- und Fachbüchern.

Gepart Christian, Mag. Dr., DGKP, Rechtsanwalt in Wien mit den Schwerpunkten Gesundheitsrecht, Arbeitsrecht, Haftungsrecht, Prozessführung, Lehrbeauftragter an der Donau-Universität Krems.

Hirsch Franz, Mag., Studium der Theologie, Psychotherapeut in freier Praxis (Existenzanalyse und Logotherapie), Krankenhausseelsorger, Religionspädagoge, als Lehrbeauftragter an der Schule für Gesundheits- und Krankenpflege in Krems an der Donau und in der Erwachsenenbildung tätig.

Kemetmüller Eleonore, Mag. Dr., DGKS, Studium der Pädagogik und Philosophie, Direktorin der Schule für Gesundheits- und Krankenpflege am Landesklinikum Krems an der Donau, Lektorin an der Medizinischen Universität Graz – Institut für Pflegewissenschaft, Autorin von Lehr- und Fachbüchern.

Köck Franziska, BSc, Dir. DGKS, abgeschlossenes Bakkalaureatsstudium Bakkalaureatsstudiums Gesundheits- und Pflegewissenschaft an der Medizinischen Universität Graz. Derzeit Studentin des Masterstudiums Gesundheits- und Pflegewissenschaft an der Medizinischen Universität Graz, Direktorin der Sonderausbildung für Intensiv- und Anästhesiepflege sowie Pflege bei Nierenersatztherapie der KAGES Graz..

Lausch Andreas P., MAS MBA MSc, DGKP, akademisch geprüfter Krankenhausmanager, Stabstelle und Führungsaufgabe, Lehrbeauftragter an Institutionen des Pflege- und Gesundheitswesens.

Lenthe Ulrike, MAS, DGKS, akademisch gepr. Lehrerin für Gesundheits- und Krankenpflege, akademisch geprüfte Krankenhausmanagerin, Absolventin des European Health Leadership Programme am Londoner King's Fund Management College; Auslandspraktika in Dänemark, England, Frankreich, Italien, im Nahen Osten, in Südafrika und Ostasien. Pflegedirektorin des Alten- und Pflegeheimes der Marienheimbetriebsgesellschaft mbH in Bruck an der Leitha sowie Lehrbeauftragte an der NÖ Landesakademie für Höhere Fortbildung in der Pflege in Mödling.

Marcher Elisabeth, DGKS, Sonderausbildung für Intensivpflege und Reanimation (CH), seit 1996 Leitung Fachsekretariat Gesundheits- und Krankenpflege im Österreichischen Gesundheits- und Krankenpflegeverband (ÖGKV), seit 2000 Redaktionelle Leitung der Österreichischen Pflegezeitschrift (ÖPZ).

Wolf Daniela, Bakk. phil., BSc, abgeschlossenes Bakkalaureatsstudium Gesundheits- und Pflegewissenschaft an der Medizinischen Universität Graz und abgeschlossenes Bakkalaureatsstudium der Pädagogik an der Karl Franzens Universität. Derzeit Studentin des Masterstudiums Gesundheits- und Pflegewissenschaft an der Medizinischen Universität Graz und Studentin des Masterstudiums Sozialpädagogik an der Karl Franzens Universität.

Inhaltsverzeichnis

I Philosophische Grundlagen

Eleonore Kemetmüller

„Jedes Problem, über das sich die Menschen den Kopf zerbrechen, ist ein philosophisches Problem. In einem gewissen Sinne umfasst die Philosophie das Ganze des menschlichen Lebens. Die Philosophie beginnt, wie es bei Aristoteles heißt, mit dem Gefühl des Staunens. Daher kann die Philosophie überall dort zum Zuge kommen, wo wir uns fragen, warum wir existieren, warum wir sterben müssen, warum wir Bewusstsein haben und was Bewusstsein bedeutet oder warum es uns so schwer fällt, gute Menschen zu sein, beziehungsweise überall dort, wo wir uns irgendeine Frage stellen, die die Welt und unser Handeln in der Welt betrifft. ... Ein philosophisches Problem ist, so gesehen, jedes Problem, an das man mit Respekt vor den Vernunftgründen aller übrigen Diskussionsteilnehmer – mit echter Bescheidenheit hinsichtlich des eigenen Bewusstseinsstandes und mit wirklicher Neugier auf die bestmögliche Erklärung – herangeht. ... Das ist der Grund, warum Philosophie denen, deren Selbstbild auf einem prahlerischen Überlegenheitsanspruch beruht, immer so gefährlich erschienen ist. Zugleich ist es der Grund, warum Philosophie von solchen Menschen oft als ‚verweichlicht' und ‚unmännlich' verhöhnt worden ist. Und außerdem ist es der Grund, warum moderne Demokratien – ebenso wie im antiken Athen – so dringend der Philosophie bedürfen und so schwer unter der Missachtung der Philosophie leiden." (Nussbaum 2001, S. 145 ff.)

„Der Philosoph: das ist ein Mensch, der beständig außerordentliche Dinge erlebt, sieht, hört, argwöhnt, hofft, träumt; der von seinen eigenen Gedanken wie von außen her, wie von Oben und Unten her, als von seiner Art Ereignissen und Blitzschlägen getroffen wird; der selbst vielleicht ein Gewitter ist, welches mit neuen Blitzen schwanger geht; ein verhängnisvoller Mensch, um den herum es immer grollt und brummt und klafft und unheimlich zugeht." (Schlaffer 2007, S. 1) So stellt sich Friedrich Nietzsche einen Philosophen vor. Weisheit scheint nicht die wesentliche Eigenschaft eines Philosophen zu sein.

Für die Philosophiegeschichte prägender war vielleicht ein Satz von Karl Marx in der 11. Feuerbachthese: „Die Philosophen haben die Welt nur verschieden interpretiert, es kömmt aber darauf an, sie zu verändern" (vgl. Jacoby 2004, S. 225). In diesem Zusammenhang formuliert der Philosoph Konrad Paul Liessmann gegenwartsrelevant: „Es geht weniger darum, die Welt zu verändern, als sie aus philosophischer Sicht zu interpretieren" (vgl. Taschwer 2007, S. 25). Mit Odo Marquard kann diesem Gedanken eine andere Wendung gegeben und auf die gesellschaftlichen Verhältnisse des 20. Jahrhunderts reflektiert werden: „Erst war die Philosophie kompetent für alles; dann war die Philosophie kompetent für einiges; schließlich ist die Philosophie kompetent nur noch für eines: nämlich für das Eingeständnis der eigenen Inkompetenz. Und wenn das so sich verhält, dann bleibt übrig für die Philosophie: gar nichts, also die reine, pure, nackte Inkompetenz sowie – um den Sokrates zu zitieren – nur noch eine einzige ganz winzige Kleinigkeit, eine freilich sehr unsokratische Kleinigkeit, eine, die die Philosophie nicht weniger problematisch, sondern die sie vollends problematisch macht, etwas, das ich im Blick auf die radikal inkompetent gewordene Philosophie nennen möchte: ihre Inkompetenzkompensationskompetenz.“ (Marquard 2003, S. 36)

Philosophische Gedanken und Interpretationen hängen also in hohem Maße von einzelnen Persönlichkeiten ab, es gibt keine allgemeingültige „Philosophie“. Denn Philosophie entsteht erst in der schöpferischen Auseinandersetzung mit den sich ständig wandelnden Existenzbedingungen des Menschen, wobei die begriffliche Ausgestaltung dieser Bemühungen von der Originalität des Denkers geprägt ist. Philosophie (gr. *philosophia*, wörtlich „Die Liebe zur Weisheit“) hat im Gegensatz zu anderen Geisteswissenschaften keinen begrenzten Gegenstandsbereich, sie ist eine „Deutungswissenschaft“, die gebraucht wird, um die Welt neu zu denken oder Gegebenes aus philosophischer Perspektive zu interpretieren. Angewandt auf die Situation der Pflege lässt sich sagen: Nicht der Philosoph, sondern die Pflegeperson pflegt den Menschen; aber der Philosoph erklärt, wie der Pflegeprozess gedacht werden muss, damit man zum richtigen Schluss zum Beispiel im Sinne des Aristotelischen Denkens, des hermeneutischen Denkens nach Hans-Georg Gadamer oder des metaphysischen Begründens auf Grundlage des Kant'schen Gedankenganges kommt und in weiterer Folge die richtigen pflegerischen Handlungen setzt.

Der Philosoph erklärt, warum der Mensch nicht nur naturwissenschaftlich zu verstehen ist. Er interpretiert das Verhältnis des Menschen zu anderen, zu sich selbst und seine Stellung in der Welt. Philosophen geben der sprachlosen Naturwissenschaft eine Sprache und der Gesellschaft ein Bewusstsein ihrer selbst. Man könnte auch sagen: Alle Neuerungen – und mehr noch: alle Vergangenheit – werden erst durch die Tätigkeit des Philosophen begreifbar und politisch wirksam. An dieser Deutungsmacht liegt es, wenn Philosophen bewundert oder angefeindet werden.

Weil es dabei letztlich auch um das Allgemeinmenschliche geht, bedeutet ein *Nach-Denken* des bereits Gedachten eine Hilfe zur eigenen Selbstfindung im Akte des Philosophierens. Die Philosophie versucht, Antworten auf jene Fragen zu finden, die sich ohnehin jeder stellt, sei es allein oder im Gespräch – im Dialog. Fragen nach dem Glück, dem Sinn des Lebens, nach moralischer Verantwortung und menschlichem Zusammenleben, nach Wissen und Wahrheit, nach Hoffnung und Tod. Gesinnungskundgebung, vages Debattieren und unsystematisches Diskutieren bedeuten jedoch noch nicht, dass Menschen philosophieren. Erst wenn bisher Selbstverständliches, fraglos Hingenommenes fragwürdig wird, entsteht Philosophie. Menschen, denen nichts fragwürdig erscheint, finden nicht zur Philosophie. Im Sinne Sokrates' soll der Mensch vor allem wieder ehrlich zu fragen beginnen und die Antworten einer kritischen Prüfung unterziehen.

Philosophie kann als Prozess, als Tätigkeit gesehen werden. Sie nimmt die Anlässe für ihr Nachdenken und Reflektieren aus dem Alltagsbewusstsein und dessen Vorverständnis, sucht dieses zu bedenken, zu prüfen, aufzuklären, zu begründen und zu systematisieren. Philosophen versuchen ihr Bewusstsein zu erweitern, neue Erkenntnisräume und Sichtweisen zu erschließen. So kann die Geschichte der Philosophie auch als Fortschritt, als Befreiung des kritischen Denkens von gewohnheitsmäßigen und traditionsbestimmten Überzeugungen gesehen werden. Was Philosophie heißt, ist deshalb von der Philosophiegeschichte mitbestimmt, die über den bloßen Bericht von Lehrmeinungen hinausgeht. An exemplarischen Darstellungen der großen philosophischen Traditionen und an der Lebensart bedeutender Denker lassen sich Möglichkeiten und Wege des Philosophierens demonstrieren. Die Aufgabe einer allgemeinen Einführung kann durch Texte erleichtert werden, die entweder eine bestimmte Problemstellung entwickeln oder einen argumentativen Gedankengang beispielhaft vorführen. Wesentliches Ziel der folgenden Ausführungen soll es sein, der Berufsgruppe der professionell Pflegenden den Bildungswert der Philosophie aufzuzeigen und in weiterer Folge vielleicht auch Interesse für philosophische Diskurse zu wecken.

Exkurs: *Große Denker und kleine Dinge des Lebens*
Paris im Juni 1970. Zusammen mit Freunden verkauft Jean-Paul Sartre auf der Straße eine verbotene maoistische Zeitung. Die Polizei taucht auf, es kommt zu einem Tumult und alle Beteiligten werden zum Kommissariat gebracht. Die Szene entbehrt nicht einer gewissen Komik. Der weltberühmte Philosoph Sartre muss beweisen, dass er Sartre ist. Als Beruf wurde schließlich Schriftsteller angegeben. Hätte er auf die Bezeichnung Philosoph bestanden, wäre er nicht so rasch freigekommen, denn was ein Philosoph ist, weiß eigentlich niemand so genau. Um zu beweisen, dass er ein Philosoph ist, hätte Sartre belegen müssen, dass er Professor ist und an einer Universität lehrt. Aber das tat er nicht.

Wenn man das Kriterium der Professur anlegt, wäre eine ganze Reihe von Denkern keine Philosophen gewesen. Aurelius Augustinus war Kirchenmann ebenso wie George Berkeley, Seneca und Marc Aurel waren Politiker. Michel der Montaigne Beamter, Giordano Bruno Astronom. Gottfried Wilhelm Leibnitz und John Locke verdienten ihr Geld als Diplomaten, Baruch de Spinoza als Linsenschleifer. Arthur Schopenhauer und Søren Kierkegaard lebten vom Kapital der Eltern. Eine Professur hatte keiner von ihnen. Und doch waren alle Philosophen. Ein klares Berufsbild gibt es offenbar nicht. Woran also erkennt man, ob ein Mensch Philosoph ist?

In der Antike gehörte der Bart zum Philosophen. Sokrates, Platon, Aristoteles – allesamt bärtig. Aber schon rasch machte die Erkenntnis die Runde, dass ein Bart nicht genügt, um ein Philosoph zu sein. Die Denker der Neuzeit sind entsprechend gut rasiert, mit Ausnahme von Karl Marx. Nur der Schurrbart hat Bestand und der von Thomas Hobbes war berühmt. Friedrich Nietzsches Schnauzer hatte geradezu überdimensionale Ausmaße. Lange Zeit wurde den Philosophen auch nachgesagt, sie würden sich nicht waschen. Wenn man den Philosophen also nicht am Bart erkennt, dann vielleicht am Geruch. Unsauberkeit war vor allem das Markenzeichen der kynischen Philosophen, der berühmteste von ihnen, Diogenes von Sinope, lebte in einer Tonne. In der Weigerung, sich zu waschen, lag eine Ablehnung der gesellschaftlichen Normen. Ein strenger Geruch als Markenzeichen eines Philosophen hat sich länger gehalten als das Tragen eines Bartes, denn sogar Jean-Paul Sartre soll die Tradition des Vermeidens von Wasser und Seife gestanden haben. Die Kyniker haben auch den Philosophenmantel erfunden. Ein grobes Stück Stoff, groß genug, um darunter diverse Geschäfte auf der Straße zu erledigen, von der Verdauung bis zur Liebe, allein oder zu zweit. Und er war in der Antike so berühmt, dass Herodes Atticus, Rhetoriklehrer von Kaiser Marc Aurel, spotten konnte: „Ich sehe einen Bart und einen Mantel, einen Philosophen sehe ich nicht". Zum Mantel des Philosophen gehörte der Stock, der auch als Argumentationshilfe diente und von Thomas Hobbes so verfeinert wurde, dass er in seinem Stockknauf einen Federhalter und ein Tintenfass hatte, um Gedanken sofort notieren zu können (vgl. Marquardt 2000, S. 7 ff.).

Wenn ein Philosoph aber nicht stinkt, weder Bart noch Mantel und Stock besitzt und auch keine Professur an der Universität hat, bleibt als Kennzeichen das Schreiben von

Büchern. Viele von ihnen kennt fast jeder, zumindest ihre Titel: Kants „Kritik der reinen Vernunft" oder Nietzsches „Also sprach Zarathustra" sind wohl weithin bekannt. Allerdings stellen sich die wenigsten die Frage, worum es in diesen Büchern geht; eine andere Frage ist, wer sie gelesen hat, und noch schwieriger ist die Frage zu beantworten, wer sie verstanden hat. Das Schreiben hat in der Philosophie des Abendlandes eine lange Tradition. Platon, Aristoteles, Augustinus, Thomas von Aquin, Descartes, Hegel, Wittgenstein, Heidegger, Heintel – sie alle haben uns Texte hinterlassen, ihr Denken lebt in diesen Büchern fort. Aber auch das Buch ist nicht das wesentliche Kennzeichen der Philosophie, denn am Beginn der Philosophie steht keineswegs das Verfassen von Texten, sondern das Gespräch.

Sokrates hat kein einziges Buch geschrieben. Seine philosophische Methode war das Gespräch, obwohl er lesen und schreiben konnte. Das philosophische Gespräch war ihm die ureigenste Methode des Philosophierens. Im Gespräch formen sich die Gedanken, sie lassen sich prüfen und ändern. Das Gespräch erlaubt einen spielerischen Umgang mit dem Denken. Es ist nicht auf Ergebnisse aus, sondern auf den Fortschritt des Gedankens, des Denkens selbst. Die Gespräche des Sokrates enden in den meisten Fällen, ohne die eingangs gestellte Frage endgültig zu beantworten. Dahinter steht die Einsicht, dass es auf die wirklich wichtigen Fragen wohl keine endgültigen Antworten gibt. Und wenn doch, so ist der Mensch kaum in der Lage, sie zu verstehen. „Ich weiß, dass ich nicht weiß", hat Sokrates gesagt. Das hinderte ihn aber nicht, sich und seinen Mitmenschen immer neue Fragen zu stellen. Ja, gerade deshalb stellte er sie. Wichtig ist allein, sich auf den Weg zu einer Antwort zu machen. Denn der Weg ist in diesem Fall das Ziel: „die Philosophie".

1 Denkansätze bedeutender Philosophen

Jeder Mensch wächst in einer durch bestimmte Traditionen und Kulturen geprägten Umwelt auf. Mit zunehmendem Alter macht er sich Gedanken über die innere Stimmigkeit seiner Überzeugungen und entdeckt dabei, dass zahlreiche „Selbstverständlichkeiten" des Lebens auf äußere Einflüsse und Vorbilder zurückgeführt werden können. Diese Einsicht stellt sich vor allem in der Auseinandersetzung mit den Überzeugungen anderer Menschen ein. Zur Selbsterkenntnis und Selbstkorrektur verhilft der Blick auf die Geschichte des Denkens. Hinter oft als unzeitgemäß dargestellten historischen Ausführungen erscheinen immer wieder die gleichen Fragen und die gleichen Zweifel, die aber im Kern auf drei einfache Fragen hinauslaufen, nämlich:
„was der Mensch sei
in seiner Stellung im Kosmos
in seinem gesellschaftlichen Handeln
in seinem Verhalten zu sich selbst" (vgl. Wuchterl 2000, S. IX–X).

Wenn Philosophie als Versuch verstanden wird, diese Fragen eigenverantwortlich zu reflektieren, dann darf der Erfahrungsschatz, den vergangene Kulturen und Generationen hinterlassen haben, nicht ignoriert werden. Die Beschäftigung mit der Philosophiegeschichte ist so eine Voraussetzung für das vertiefte Verständnis des menschlichen Daseins. Da der Mensch im Zentrum jeder Philosophie steht, scheint es sinnvoll, zunächst einen Blick auf die kulturelle Menschwerdung zu werfen. Diese vollzieht sich vor Jahrtausenden äußerlich sichtbar im aufrechten Gang, in der Vergrößerung des Gehirns, in der Verfügungsgewalt über freie Hände, im Umgang mit dem Feuer und vor allem in der Erfindung von Werkzeugen. Parallel dazu entwickelten sich im Menschen Sprache und Denken. Das Wissen, den Naturgewalten ausgeliefert zu sein, und vor allem die Gewissheit des Todes werden in Form vielfältiger Mythen als erste Konstrukte zur Daseinsbewältigung artikuliert. In ihnen finden sich die ersten Reaktionen der Menschen auf die großen Lebensrätsel. Orientierung über die Stellung des Menschen im Kosmos, Anleitung über sein Handeln in der Gesellschaft und in seinem Verhalten zu sich selbst sucht der moderne Mensch meist in den Wissenschaften, gelegentlich in Religionen und vereinzelt in Philosophie, Dichtung und Kunst. Bei allen genannten Instanzen handelt es sich um hoch entwickelte Kulturprodukte, die sich in Jahrtausenden aus einer undifferenzierten mythischen Ganzheitserfahrung herausgebildet haben.

Auch die Philosophie steht erst am Ende eines langen Differenzierungsprozesses innerhalb mythologischer Rahmenbedingungen. Die Ausdifferenzierung vollzieht sich erst in der weiteren Geschichte in den verschiedenen Bereichen der Welt auf unterschiedliche Weise. Karl Jaspers hat das Phänomen, dass sich in einigen Jahrhunderten Außerordentliches an verschiedenen Orten und weitgehend voneinander unabhängig entwickelt, zur Konstruktion einer „Achse der Weltgeschichte“ beschrieben. Um 500 vor Christus leben Konfuzius und Laotse in China, Buddha in Indien, Zarathustra in Persien, Homer und Thales von Milet in Griechenland. In den Hochkulturen dachten die Menschen zwar schon Jahrhunderte vor der Blüte der griechischen Kultur über Welt und Mensch nach, aber dies geschah auf andere Weise als bei den „Liebhabern der Weisheit“, den „Philosophen“ in Griechenland (vgl. Wuchterl 2000, S. 4 f.).

Die Geburt der Philosophie fällt in eine bewegte Zeit. Nach dem Sieg der Griechen über die Perser in den Jahren 480 und 479 entfalten sich im „perikleischen Zeitalter“ alle Kräfte der griechischen Kultur. Auch die Philosophie erhält neue Impulse; sie wendet sich von den kosmologischen Betrachtungen der Vorsokratiker Thales, Anaximander oder Anaximenes praktischen Problemen zu und stellt den Menschen in den Mittelpunkt der Philosophie (vgl. Wuchterl 2000, S. 21). Damit gewinnt sie eine universelle Funktion, die nicht nur den theoretischen Weltbegriff von Ordnung und Gesetzmäßigkeit, Schönheit und Maß umfasst, sondern auch Handlungsorientierung vermittelt. Erwähnt seien die Sophisten, die Teil einer Bildungsbewegung sind. Die Sophisten werden als erste kommerzielle Bildungslehrer beschrieben, als die „Wissenden“, die gemäß den Bedürfnissen der sich entwickelnden griechischen Gesellschaft gegen Bezahlung rhetorische Hilfestellung für ein politisch und wirtschaftlich erfolgreiches Leben zu leisten versprechen (vgl. Steenblock 2007, S. 27). Gorgias (480–380 v. Chr.) ist einer dieser prominenten Weisheitslehrer und wird im gleichnamigen platonischen Dialog dargestellt. Bei Platon erscheint Gorgias als gewissenloser „Erzsophist“, der angetreten ist, mit rhetorischen Mitteln eine schwache Rede in eine starke zu verwandeln und dies ohne Rücksicht auf ihre tatsächliche Begründbarkeit und feste moralische Kriterien:

„Sokrates: Die Redekunst ist also offenbar Wirkerin einer das Gerechte und Ungerechte betreffenden Überredung, die auf dem Glauben und nicht auf der Belehrung beruht.
Gorgias: Ja.
Sokrates: Der Redner kann also die Gerichtshöfe und die anderen Versammlungen über das, was gerecht und ungerecht ist, nicht belehren, sondern bloß Glauben erzeugen. Er könnte ja auch gewiß so viele Leute in der kurzen Zeit kaum über so wichtige Dinge belehren.
Gorgias: Allerdings nicht.“ (Platon 1991, S. 209 f.)

Das Zeitalter der antiken Philosophie findet sein Ende im Peloponnesischen Krieg, in dem Athen und Sparta um die Vorherrschaft in Griechenland ringen. In den Wirren der Folgezeit bis zum Aufstieg Alexander des Großen werden geistige Kräfte aktiviert, die schließlich im philosophischen Dreigestirn „Sokrates – Platon – Aristoteles“ ihren höchsten Ausdruck finden. Die nachfolgenden philosophischen Lehren stellen nur noch Variationen zu den großen Themen dar, denen jene in ihren kühnen Entwürfen eine erste Form gegeben haben (vgl. Wuchterl 2000, S. 21).

1.1 „Das Wissen um das Nichtwissen“ – Sokrates (um 470–399 v. Chr.)

Sokrates wurde als Sohn eines Steinmetz und einer Hebamme in Athen geboren. Er hat seine Vaterstadt nur zur Teilnahme an Feldzügen verlassen, bei denen er sich durch besondere Tapferkeit und die Fähigkeit, Strapazen zu ertragen, auszeichnete. Seine äußere Erscheinung, nach einer erhaltenen Porträtbüste zu urteilen, entspricht weder dem herkömmlichen Bild eines Griechen noch dem eines Philosophen. Die kräftige, gedrungene Gestalt, der breite Kopf, das runde Gesicht mit platter Nase, seine ganz Haltung deuten eher auf einen Handwerker hin, der er seiner Herkunft nach auch war. Den erlernten Beruf seines Vaters vernachlässigte er aber frühzeitig und ebenso seine Familie – sprichwörtlich sind die Vorwürfe seiner Frau Xanthippe geworden –, um sich ganz der Lehrtätigkeit zu widmen, die in dieser Art vor ihm noch nie jemand ausgeübt hatte (vgl. Störig 1998, S. 148).

Tag für Tag bewegte er sich, ärmlich gekleidet, auf den Straßen und Plätzen Athens. Eine bunte Schar von Schülern umgab ihn, unter ihnen viele Jünglinge aus den führenden Familien der Stadt. Er lehrte unentgeltlich und ernährte sich durch die Gastfreundschaft seiner Schüler und Freunde. Die Lehrtätigkeit bestand ganz im Gespräch, in einem „Frage-und-Antwort-Spiel“. Sokrates wandte sich nicht nur an seine Schüler, sondern redete mit Vorliebe Vorübergehende und Angehörige aller Volksschichten an. Regelmäßig mit harmlosen Fragen beginnend, dann immer weiter fragend und nicht lockerlassend, führte er das Gespräch allmählich auf allgemeine philosophische Fragen, wie: Was ist Tugend? Wie gewinnen wir Wahrheit? Welche ist die beste Staatsverfassung? Dabei trieb er seine Gesprächspartner so lange in die Enge, bis sie erschöpft ihr Nichtwissen eingestanden – das war aber genau das Ergebnis, welches Sokrates erzielen wollte (ebd.).

Für das Verständnis seines weiteren Lebensschicksals sind Kenntnisse der politischen Lage im damaligen Athen unerlässlich. Die Verfassung war demokratisch, die Hälfte der Bevölkerung bestand aber aus rechtlosen Sklaven. Aus deren Arbeitsertrag floss der Wohlstand für die übrige Bevölkerung. Als es darauf ankam, die Kräfte Athens gegen den

Feind aus Sparta zu vereinigen, tobte in Athen ein erbitterter Parteienkampf zwischen den herrschenden Demokraten und denjenigen, die insgeheim die aristokratische Verfassung Spartas für die bessere hielten. Sokrates galt als einer der Wortführer der aristokratischen Partei und hat ihr das geistige Rüstzeug geliefert. Als die Demokratie zuletzt die Oberhand behielt, war sein Schicksal besiegelt und er wurde wegen Gottlosigkeit und Verführung der Jugend zum Tode verurteilt (ebd., S. 149).

Seine mutige Verteidigungsrede ist durch die Wiedergabe seines Schülers Platon erhalten. Er musste entsprechend der damals üblichen Hinrichtungsart den Giftbecher (Schierlingsbecher) trinken. Er lehnte es ab, um Gnade zu bitten oder zu fliehen, wozu ihm die Möglichkeit geboten wurde. Über seinen Tod besitzen wir die ergreifende Darstellung in Platons Phaidon:

> *„Im Kerker war es still und dunkel geworden. Die Nacht lag über Athen und dem Meere, und die Gassen ruhten. Die Göttin Athene auf der Akropolis stand regungslos mit ihrem Speere. Spaltete sich ihr Herz? In dieser Nacht vermorschte der Speer in der Hand der Göttin, und ihre Stadt, zu politischer Machtlosigkeit verdammt, war hinfort nur noch die Stadt der Eulen und der Sokratiker. Einsam lag der vergiftete Mann im Kerker. Aber zu ihm an sein Leichenbett drangen zu selbiger Nacht die Genien aller kommenden Jahrhunderte, fassten seine Seele und trugen sie froh hinaus in die Zukunft und bis zu uns. Seele ist Leben, so lehrte Sokrates. Seine Seele lebt, atmet, mahnt und erzieht noch heute.“* (Platon 1931, S. 117 f.)

Es ist schwierig, aus den überlieferten Berichten vorrangig des Platon, Xenophon und Aristoteles ein Bild der sokratischen Philosophie zu gewinnen, da Sokrates selbst nichts Schriftliches hinterließ. Aus den Aufzeichnungen seiner Schüler ergibt sich folgende Darstellung der sogenannten „sokratischen Methode“:

> *„Xenophon: Er selbst aber hätte sich gerne immerfort über die menschlichen Dinge unterhalten, indem er untersuchte, was fromm, was gottlos, was schön, was schimpflich, was gerecht, was ungerecht sei, worin die Besonnenheit und Tollheit, die Tapferkeit und die Feigheit bestehe, wie ein Staatsmann, eine Regierung und ein Regent sein müsse, und anderes derart, was nach seiner Überzeugung jeden, der es weiß, zu einem guten und edlen Menschen macht.“* (zit. in Störig 1998, S. 152)

Die drei Methoden des sokratischen Dialogs:
1. Die Methode der Ironie besteht darin, den Gesprächspartner in Widersprüche zu verwickeln und folglich in Nichtwissen.
2. Die Methode der Induktion verlangt, von einzelnen Beispielen aus dem alltäglichen Leben zu allgemeinen Beispielen aufzusteigen.
3. Die Methode der Definition verlangt ein allmähliches Aufsteigen zur korrekten Begriffsdefinition aus der vorläufigen Ausgangsdefinition.

Es war aber eine besondere Art des Gespräches und der Belehrung, die Sokrates anwandte. Das gewöhnliche Verhältnis, in dem der Schüler fragt und der Lehrer antwortet, ist bei ihm umgekehrt. Er ist der Fragende. Er hat seine Aufgabe oft mit der Hebammenkunst (Mäeutik), dem Beruf seiner Mutter verglichen, indem er sagte, er habe nicht selbst die Weisheit zu gebären, sondern nur anderen zur Geburt ihrer Ideen zu verhelfen. Das

Ergebnis, zu welchem er regelmäßig kommt, finden wir in seinem berühmten Satz: „Ich weiß, dass ich nicht weiß“ (altgr. *oida ouk eidos*), im Volksmund auch unzutreffend wiedergegeben als „Ich weiß, dass ich nichts weiß“.

> *„…jener aber meint zu wissen und weiß doch nicht; ich jedoch, der ich nicht weiß, glaube auch nicht zu wissen; ich scheine somit um ein Geringeres wissender zu sein als er, weil ich nicht meine zu wissen, was ich nicht weiß.“* (zit. in Weischedel 1975, S. 35) *„Sokr. im besonderen hat bei der Selbstprüfung gefunden, dass er nichts weiß. Dieses Bekenntnis seiner Unwissenheit ist keine Leugnung des Wissens überhaupt – denn damit wäre das Sokratische Philosophieren durchaus unvereinbar –, sondern es enthält nur eine Aussage über seinen persönlichen Zustand. Die Erkenntnis seiner Unwissenheit führt ihn zum Suchen nach dem wahren Wissen, im Gegensatz zu anderen Menschen, die in ihrem Weisheitsdünkel sich des Forschens überhoben glauben.“* (Platon 1931, S. 17)

Mit der Aufdeckung ihres Nichtwissens will er die Menschen zur Selbstprüfung und Selbsterkenntnis aufrufen. „Erkenne dich selbst“ – dann werden die Menschen zum Sehen und Suchen nach dem sittlichen Ideal kommen. Sokrates wendete sich niemals an eine allgemeine, nicht fassbare Menschenmenge, sondern immer nur an den vor ihm stehenden einzelnen Menschen. Eine aufrüttelnde Gewalt, eine Unruhe, die nicht wieder zur Ruhe kommt, muss von ihm ausgegangen sein. Und doch soll das Delphische Orakel diesen Mann, der ständig von sich behauptete, dass er nicht wisse, als den Weisesten der Griechen bezeichnet haben.

> Exkurs: *Merkmale der sokratischen Methode im mäeutischen (erlebnisorientierten) Pflegekonzept*
> *Die Mäeutik als Methode des Sokrates geriet über die Jahrtausende nicht in Vergessenheit. Im 20. Jahrhundert fand sie auch in der Pflege und in der Pflegeberatung Berücksichtigung. Cora van der Kooij begann 1984/85 mit Pflegepersonen in mehreren Pflegeheimen in den Niederlanden zu arbeiten. Sie führte Realitätsorientierungskurse durch, absolvierte Validationsausbildungen bei Naomi Feil und entwickelte die Methode der Validation weiter. In ihrer Arbeit dringt sie in die Lebenswelt der Pflegpersonen und der pflegebedürftigen Heimbewohner ein. Sie beobachtet genau, sieht die Wechselwirkung der beiden Lebenswelten und erkennt, welche Ressourcen, aber auch Notwendigkeiten beiderseits vorhanden sind, und entwickelt das mäeutische Konzept, das auch erlebnisorientierte Pflege genannt wird. Van der Kooij meint zur Mäeutik: „Begriff mäeutisch steht für das Bewusstmachen des intuitiven Wissens bzw. von Erfahrung – sowohl Lebenserfahrung als auch von Erfahrungen, die während der Pflegearbeit gemacht wurden“. „Das mäeutische Pflegekonzept hat seinen Namen von der mäeutischen Didaktik und soll bei Pflegepersonen einen Lernprozess in Gang bringen.“*
>
> *Die mäeutische Methode leitet eine Gruppe von Pflegepersonen durch ihre Instrumente: Beobachtungsbogen, Pflegekarte, Biografieerhebung, Umgangsempfehlung und bewohnerbezogene Besprechung an, miteinander in einen Dialog über konkrete Bewohner zu kommen. Die Rolle des Sokrates als steuernden Fragesteller nimmt einerseits der Beobachtungsbogen ein, indem er Pflegepersonen auf wertvolle Beobachtungspunkte und Fragestellungen hinweist und sie dazu zwingt, über die gestellten Fragen nachzudenken und ihre Ergebnisse aufzuschreiben. Andererseits sollen sich in bewohnerbezogenen Besprechungen Pflegepersonen selbst an der Haltung des Sokrates orientieren und zu Fragestellern wer-*

den. Wahrnehmungen und Beobachtungen werden gemeinsam hinterfragt, ausgetauscht, reflektiert und münden in Umgangsempfehlungen, die für das gesamte Team verbindlich sind.

Aus dem philosophischen Dialog bei Sokrates wird ein Dialog im Team über das Leben und wie es gelebt werden soll, bezogen auf die Lebens- und Berufswelt Pflegeheim. Bei Sokrates werden die Fragen zwischen Lehrer und Schüler vorangetrieben. Im erlebnisorientierten Pflegekonzept stellen sich die Fragen im Team, wo prinzipiell die Teammitglieder gleichberechtigt miteinander über ihre Beobachtungen sprechen. Die Offenheit als Charakteristikum eines Marktplatzes bei Sokrates wird in der erlebnisorientierten Pflege besonders betont, wenn sich auch die Zweckfreiheit des philosophischen sokratischen Gespräches darin nicht wiederfindet. Das Selbstvertrauen in ein vernunftorientiertes Menschenbild weisen keine nennenswerten Unterschiede auf.

Das mäeutische Konzept basiert auf der Ich-Du-Beziehung – nach Martin Buber – zwischen Pflegepersonen und gepflegtem Menschen. Alle sind Menschen mit Möglichkeiten, Gefühlen, Gedanken und Grenzen. In der professionellen Pflege sind sich die Pflegepersonen der Beziehung und der Wechselwirkung von Möglichkeiten und Grenzen bewusst. Das mäeutische Pflegekonzept wird mittlerweile auch in Deutschland und in Österreich umgesetzt (vgl. Hallwirth-Spörk 2004, S. 19 ff., 44 ff.).

1.2 „Von der Idee des Guten“ – Platon (427–347 v. Chr.)

Platon wird als Spross einer der führenden Familien Athens geboren. Er war 20 Jahre alt, als ihm Sokrates begegnete und für immer seine Hinwendung zur Philosophie bestimmte. Acht Jahre konnte er sein Schüler sein; dann kehrte er unter dem erschütternden Eindruck von dessen Verurteilung und Hinrichtung seiner Heimatstadt den Rücken und unternahm ausgedehnte Reisen nach Ägypten, in den Orient und lernte die Weisheit der Inder kennen. Im Jahre 387 v. Chr. eröffnete er in einem Garten in Athen eine Schule, die nach seinem Tode als „Platonische Akademie“ noch Jahrhunderte bestehen sollte. Hier unterrichtete er auf Grundlage der „Epimeleia“ (gr. *Selbstsorge*; in der sich der pädagogische Aspekt darin zeigt, die anderen an der Erkenntnis teilnehmen zu lassen) unentgeltlich einen großen Kreis von Schülern. Ganz für diese Tätigkeit lebend erreichte er ein Alter von 80 Jahren (vgl. Russell 2007, S. 126).

Platon ist eine jener überragenden Persönlichkeiten, die die Entwicklung der Philosophie wesentlich, unter anderen durch seine auf der „Idee“ aufgebaute Lehre beeinflusst haben. Diese besagt: Die Idee ist das „jenseitige Wesen der erscheinenden Dinge“. In dieser „Idee“ erschließt sich nicht ein beliebiges vom Menschen hervorgebrachtes Allgemeines, sondern dasjenige Allgemeine, das dem Erscheinenden jeweils von sich her und seinem „Wesen“ nach zukommt. Daher könnte nach Erich Heintel für das Wort Idee am besten die Wendung „wesenserschließender Anblick“ stehen. Auf diese Weise ist die Idee ein anschauliches Allgemeines, das als solches in der sinnlich-realen Erscheinung und der ihm entsprechenden sinnlichen Gewissheit nicht gegeben ist, sondern diese sinnliche Realität in gewisser Weise überschreitet, transzendiert. „Platon hat seine Ideenlehre in ihrer eigentliche Erkenntnis ermöglichenden Bedeutung in seiner „Anamnesislehre“ (Lehre vom Erkennen als einem Wiedererkennen) ausgesprochen.“ Platon folgt in seinem

Grundansatz der Einsicht Parmenides', dass eigentliches Wissen nur im Transzendieren der sinnlichen Realität in Raum und Zeit möglich ist. Platon spricht vom „Gigantenkampf" derjenigen, die über die sinnliche Realität nicht hinauszudenken vermögen, mit denjenigen, die er „Ideenfreunde" nennt. Seine Ideenlehre gipfelt in der sein ganzes System fundierenden „Idee des Guten", die sich im Kosmos, im Staat und in allem eigentlich Seienden in jeweils besonderer Weise konkretisiert (vgl. Heintel 1986, S. 74 ff.).

Im Gegensatz zu seinem Lehrer Sokrates ist von Platon eine große Zahl an Schriften erhalten, aber sein Schwerpunkt lag sicherlich in seiner unermüdlichen Lehrtätigkeit. Trotz glänzender schriftstellerischer Leistungen sagte er, dass er den innersten Kern seiner Lehre niemals einer Schrift anvertrauen und so der Missgunst und dem Unverständnis preisgeben würde. Die von ihm überlieferten Schriften sind fast alle in der Form von Dialogen niedergeschrieben. Die Dialogform bietet den Vorteil großer Anschaulichkeit und Lebendigkeit; das Für und Wider und die verschiedenen Seiten eines Problems können durch unterschiedliche Personen vertreten werden. Weiters muss der Autor zum Schluss nicht immer einen entfachten Streit schlichten und selbst endgültig Stellung beziehen. Dies kann auf Unentschiedenheit oder Unsicherheit des Verfassers deuten, kann aber auch von einer tiefen Einsicht zeugen, die weiß, dass menschliches Denken immer gespalten und in Gegensätzlichkeit gefangen bleiben muss.

Das Denken Platons entzündet sich wie das jedes anderen Denkers zunächst am Zeitgeist. Einiges davon nimmt er auf und entwickelt weiter, anderes wiederum bekämpft er und versucht er zu überwinden. Insbesondere trifft dies auf die „Sophisten" zu, also Menschen, die Beredsamkeit gegen Entgelt lehren. Die Rhetorik der Sophisten als „Kunst der Überredung" ist als Methode der Philosophie untauglich und in der Pflegepädagogik unzulässig. Denn Lernen als Methode des eigenständigen Erkennens ist nur als „Sich-Überzeugen" möglich, erfordert also Aktivität, und niemals ein „Sich-überreden-Lassen" unter Verzicht auf Aktivität. Sobald der Lernende sich nur überreden lässt, verzichtet er auf die Eigenständigkeit der Erkenntnis. (*„Erkenntnis wäre der Inbegriff der durch wissenschaftliche Forschung und intellektuelle Tätigkeit erzielten Ergebnisse."* Pieper 2007, S. 42 f.) Wenn er einen auf diese Weise gelernten Inhalt für wahr hält, kann dies nur aus subjektiven Gründen geschehen (zum Beispiel weil er der Autorität des Lehrers blind vertraut oder zu bequem ist, die Richtigkeit des Gehörten oder Geschriebenen zu überprüfen). Dabei wird ihm selbst aber der Unterschied des bloßen „Überredetsein vom Überzeugtsein" gar nicht voll bewusst, denn dazu müsste er zuvor von seiner Erkenntnisfähigkeit eigenständigen Gebrauch machen. Deshalb kann er an seine Bewusstseinsinhalte selbst nicht einmal die Frage nach ihrer Wahrheit oder Falschheit richten, er kann sein Wissen also nicht überprüfen und daher auch nicht weiterentwickeln. Aus der Bindung des Lernens an eigenes Erkennen und Einsehen ergibt sich die Konsequenz, dass Lernen auch Begründen heißt. Erst im Argumentieren lässt sich das eigene „Für-wahr-Halten" rechtfertigen, womit Scheinantworten und Scheinergebnisse verhindert werden können.

Platon misstraut dem landläufigen Wissen. Er versucht zu belegen und zu begründen, dass die sinnliche Wahrnehmung die Dinge nicht so vorführt, wie sie sind, sondern in ihrer stets wechselnden Erscheinung. Das „Höhlengleichnis" zu Beginn des siebenten Buches der Politeia ist eine Kernpassage der Philosophiegeschichte. Platon lässt Sokrates in der Ich-Form ein Gedankenexperiment erläutern. Dieses Experiment handelt von gefesselten

Gefangenen in einer Höhle, denen mittels eines schattenwerfenden Feuers allerlei Gegenstände ähnlich wie in einem Kino vorgeführt werden. Mangels Erkenntnisfähigkeit müssen die Gefangenen die Schatten für die wahre Welt und ihr Agieren für wirkliches Geschehen halten. Von den Gefangenen gelingt es nun einem – natürlich einem Philosophen –, in die Welt außerhalb der Höhle zu gelangen. Das Tageslicht zu erblicken bereitet zunächst höchste Schwierigkeit. Nach einer Zeit der Gewöhnung allerdings wird ihm alles, was in der Höhle galt, gegenüber der jetzt erlangten wirklichen Welterkenntnis irrelevant erscheinen. Der von Erkenntnis Erleuchtete wird dann in die Höhle zurückkehren und von den Unwissenden getötet werden. Dieses Gleichnis lässt sich folgendermaßen deuten: Wir alle leben in einer solchen Höhle – in unserer als empirisch-alltäglich-selbstverständlich aufgefassten Welt. Man muss über diese sinnliche Welt hinauskommen und der wahren und auch in ethischer Hinsicht entscheidenden Erkenntnis, nämlich der „Idee des Guten", der im Gleichnis die Sonne entspricht, ansichtig werden.

> Exkurs: *Höhlengleichnis*
> *„(1. Das Höhlengleichnis. Beschreibung der Lage der Gefangenen)*
> *Nächstdem, sprach ich, vergleich dir unsere Natur in bezug auf Bildung und Unbildung folgendem Zustande. Sieh nämlich Menschen wie in einer unterirdischen, höhlenartigen Wohnung, die einen gegen das Licht geöffneten Zugang längs der ganzen Höhle hat. In dieser seien sie von Kindheit an gefesselt an Hals und Schenkeln, sodass sie auf demselben Fleck bleiben und auch nur nach vorne hin sehen, den Kopf aber herumzudrehen der Fessel wegen nicht vermögend sind. Licht aber haben sie von einem Feuer, welches von oben und von ferne her hinter ihnen brennt. Zwischen dem Feuer und den Gefangenen geht obenher ein Weg, längs diesem sieh eine Mauer aufgeführt wie die Schranken, welche die Gaukler vor den Zuschauern sich erbauen, über welche herüber sie ihre Kunststücke zeigen. – Ich sehe, sagte er. – Sieh nur längs dieser Mauer Menschen allerlei Geräte tragen, ... Denn zuerst, meinst du wohl, daß dergleichen Menschen von sich selbst und voneinander je etwas anderes gesehen haben als die Schatten, welche das Feuer auf die ihnen gegenüberstehende Wand der Höhle wirft? – wie sollten sie, sprach er, wenn sie gezwungen sind, zeitlebens den Kopf unbeweglich zu halten?"* (Platon 1988, S. 224)

1.3 „Die Logik des Denkens" – Aristoteles (384–322 v. Chr.)

Aristoteles, Platons größter Schüler (und Gegenspieler), entstammte einer Familie von Ärzten. Er wurde in Stagira in Thrakien im Norden des heutigen Griechenland geboren. Er war 20 Jahre lang Schüler der Platonischen Akademie. Zwischen dem damals schon in den Sechzigern stehenden Platon und seinem mehr als 40 Jahre jüngeren genialen Schüler scheinen sich, wie beim Aufeinanderprallen zweier Genies zu erwarten, schon früh Gegensätze aufgetan zu haben. Nach Platons Tod berief König Philipp Aristoteles an den Hof, um die Erziehung seines Sohnes Alexander zu übernehmen, der als Alexander der Große in die Weltgeschichte eingegangen ist. Nach dem Regierungsantritt Alexanders kehrte Aristoteles nach Athen zurück und eröffnete eine eigene Schule, Lykeion (Lyzeum) genannt. Nach 12 Jahren ausgedehnter Forschungs- und Lehrtätigkeit geriet er in politische Bedrängnis und wurde (wie Sokrates) der Gottlosigkeit angeklagt. Er entzog sich dem drohenden Todesurteil durch Flucht, um, wie er sagte, den Athenern nicht zum zweiten Mal Gelegenheit zu geben, sich gegen die Philosophie zu versündigen. Im Jahre 322 v. Chr. starb er vereinsamt im Exil.

Von seinen Schriften ist nur ein Teil erhalten, der aber immer noch so umfangreich und vielseitig ist, dass er eine Vorstellung von der Weite und Größe des ganzen Werkes vermittelt. Aus ihnen setzt sich das *Corpus Aristotelicum* zusammen: Bücher zur Logik, später *Organon* (Werkzeuge) genannt, naturwissenschaftliche Werke, Metaphysik, ethische Schriften, Bücher zur Ästhetik.

Der Begriff „Metaphysik" entstand durch einen historischen Zufall. Unter diesem Namen ordnete 70 v. Chr. Andronikos in einer Bibliothek in Alexandria die Schriften des Aristoteles ein, da sie in der Sammlung hinter den Naturwissenschaften, hinter der Physik (gr. *meta ta physika*) standen. Diese ursprünglich rein äußerliche Kennzeichnung wurde später umgedeutet in das über die Natur (Physik) Hinausgehende, das hinter der Natur Liegende. Seither versteht man unter Metaphysik die philosophische Disziplin, die nicht die einzelnen Dinge, sondern die Dinge in Hinsicht auf ihr Dingsein, das Seiende als Seiendes zu erkennen sucht.

Seine Schriften zur Ethik (die zehn Bücher der sogenannten „Nikomachischen Ethik" sind wahrscheinlich nach seinem Sohn Nikomachos benannt) haben den Bereich der menschlichen Praxis als des auf Entscheidungen beruhenden Handelns zum Gegenstand. Bezeichnend für die aristotelische Position ist, dass die sittliche Haltung (*hexis*) nicht schon aus der Einsicht entspringt, sondern erst durch Praxis erworben wird und zwar durch Übung, Gewohnheit und Lernen. Von Natur aus strebt jedes Wesen nach einem ihm eigentümlichen Gut, in dem es seine Vollendung findet. Das menschliche Gute ist die Tätigkeit der Seele gemäß der Vernunft. In ihr findet der Mensch die Glückseligkeit (*Eudaimonia*), die von den äußeren Umständen unabhängig ist, als Endziel seines Strebens.

Zwischen dem nüchternen, aus Sammlung und Katalogisierung alles Bestehenden und auf streng logische Beweisführung ausgehenden Geist des Aristoteles und der dichterisch beflügelten, auf das Schöne und Ideale gerichteten Phantasie des Platon besteht ein tiefgreifender Unterschied. Der gleiche Unterschied tritt beim Vergleich der Lebenswerke der beiden in Erscheinung. Aristoteles ist in erster Linie Wissenschaftler. Er ist es freilich in einem umfassenden Sinn, sein Forscherdrang erstreckt sich auf alle Gebiete wissenschaftlichen Erkennens. Durch Sammlung und Beschreibung von Tatsachen erblickt er in der philosophischen Erkenntnis, die alles Bestehende unter einheitliche Prinzipien ordnet, die Krone des Wissens. Sein Werk ist eine geistige Welteroberung, in ihrer Art nicht weniger großartig und für die Geschichte der Menschheit ebenso erfolgreich wie die Siege seines welterobernden Schülers Alexander. Mit Aristoteles beginnt die heute ins Bedrohliche gewachsene Verwissenschaftlichung der Welt.

Die Wissenschaft der *Logik* basiert auf den systematischen Gedankengängen des Aristoteles, die er selbst Analytik nannte. Logik ist die Lehre vom richtigen Denken, genauer von den Formen und Methoden (also nicht dem Inhalt) des richtigen Denkens. Sie kann nicht zeigen, was man denken soll, sondern nur, wie man, von etwas Gegebenem ausgehend, denkend fortschreiten muss, um zu richtigen Ergebnissen zu gelangen. Die wichtigsten Elemente der aristotelischen Logik sind: *Begriff, Kategorie, Urteil, Schluss und Beweis*.

Der Begriff: Aristoteles meint, dass sich das verstandesmäßige Denken in Begriffen vollzieht. Für das wissenschaftliche Denken brauchbare Begriffe gewinnt man durch Definition. Zu jeder Definition gehören zwei Teile: Sie muss einerseits den zu definierenden Gegenstand in eine „Klasse" einordnen, deren allgemeine Kennzeichen mit den Kennzeichen des zu definierenden Gegenstandes übereinstimmen (z. B. Was ist der Mensch? Der Mensch ist ein vernunftbegabtes oder ein sprechendes oder ein Werkzeuge gebrauchendes Lebewesen). Sie muss andererseits angeben, worin sich der Gegenstand von den anderen Gegenständen der gleichen Klasse „unterscheidet".

Die Definition enthält also trennende, unterscheidende und verbindende, gemeinsame Merkmale. Es gibt Begriffe von höherer und geringerer Allgemeinheit. „Lebewesen" zum Beispiel ist ein allgemeinerer Begriff als „Mensch" oder „Hund", da es neben diesen noch andere Lebewesen gibt. Indem man von einem Begriff höherer Allgemeinheit (Gattungsbegriff) ausgeht, kann durch Hinzunahme immer weiterer spezifischerer Unterschiede zu engeren Begriffen (Artbegriffen) gelangt werden und von diesen weiter zu Begriffen, die so eng sind, dass sie sich nicht mehr in weitere Unterarten aufspalten lassen, sondern nur noch Einzelwesen unter sich begreifen. Die Begriffslehre des Aristoteles legt größten Wert darauf, dass das Absteigen vom Allgemeinen zum Besonderen („Deduktion") und das umgekehrte Aufsteigen vom Besonderen zum Allgemeinen („Induktion") sich in der richtigen, stufenweisen, kein Zwischenglied auslassenden Reihenfolge vollziehen.

Die Kategorie: Aristoteles überprüfte zunächst wahllos Begriffe, ob sie sich noch von übergeordneten Gattungsbegriffen ableiten lassen oder nicht. Auf diese Weise gelangte er zu „zehn Kategorien", von denen er annahm, dass sie keinen gemeinsamen Oberbegriff mehr haben, also ursprüngliche oder Grundbegriffe aller anderen sind. Diese Kategorien bezeichnen gleichsam die verschiedenen möglichen Gesichtspunkte, unter denen sich ein Ding überhaupt betrachten lässt: Substanz, Quantität (Menge), Qualität (Beschaffenheit), Relation (Beziehung), Ort, Zeitpunkt, Lage, Haben, Wirken, Leiden. Später ließ er einige dieser Kategorien wieder fallen und behielt nur die für ihn wichtigsten, nämlich die ersten vier bei, wobei er die „Substanz" als wichtigste bezeichnete.

Das Urteil: Begriffe werden zu Sätzen oder Urteilen im „logischen" (nicht etwa im juridischen) Sinn verknüpft. In jedem Urteil werden mindestens zwei Begriffe miteinander verbunden. Die Urteile werden auch in verschiedene Klassen eingeteilt: Das bejahende (diese Rose ist rot) wird vom verneinenden Urteil (diese Rose ist nicht rot) unterschieden, das allgemeine Urteil (alle Rosen welken) vom besonderen (einige Rosen duften nicht) und vom Einzelurteil (diese Rose ist gelb). Er unterscheidet schließlich Urteile, die ein „Sein" aussagen („diese Rose blüht"), von solchen, die ein „Notwendigsein" aussagen (diese Rose muss heute aufblühen), und solchen, die ein „Möglichsein" aussagen (diese Rose kann heute noch aufblühen).

Der Schluss: Das Verbinden von Urteilen zu Schlüssen (gr. Syllogismus; Zusammenfügen, Folgern) stellt das Kernstück der aristotelischen Logik dar. Das Fortschreiten des Denkens geht nach Aristoteles immer in Schlüssen vor sich. Ein Schluss ist eine Rede, in der aus gewissen Voraussetzungen etwas Neues hervorgeht, er ist die Ableitung eines neuen Urteils aus anderen Urteilen. Der Schluss besteht also immer aus den Voraussetzungen (Prämissen) und der aus diesen gezogenen Schlussfolgerung (Konklusion) und besteht aus drei Teilen: einem allgemeinen Obersatz (alle Menschen sind sterblich), einem speziellen Untersatz (Sokrates ist ein Mensch) – dies sind die „Prämissen" – und der Folgerung (also ist auch Sokrates sterblich).

Der Beweis: Schlüsse werden zu Beweisen verknüpft. Ein Beweis stellt die logisch zwingende Herleitung eines Satzes aus anderen Sätzen mittels fortlaufender Schlüsse dar. Setzt man diesen Prozess fort, wird man zwangsläufig an eine Grenze stoßen, nämlich auf Sätze allgemeinsten Charakters, die ihrerseits nicht mehr weiter bewiesen werden können.

Die Ableitung des Besonderen aus dem Allgemeinen (Deduktion) mittels solcher Beweise allein kann uns niemals ausreichende Erkenntnis verschaffen. In der Praxis müssen wir oft gerade den umgekehrten Weg verfolgen, nämlich von den Einzelbeobachtungen ausgehen und, indem wir diese vergleichen und zusammennehmen, allmählich zu allgemeinen Schlussfolgerungen kommen. Dieser Weg, die Induktion, wird deshalb von Aristoteles erörtert. Aber es war ihm auch klar, dass es unmöglich ist, alle denkbaren Einzelfälle je durch Beobachtung zu erfassen und damit einen Satz auf induktivem Wege schlüssig zu beweisen. Es versteht sich, dass die Induktion als Methode der Naturforschung nur für denjenigen Wert besitzt, der der Erfahrung, also der tatsächlichen Wahrnehmung durch die Sinne, vertraut. Er nimmt im Gegensatz zu Platon die Fähigkeit der Sinne, richtige Erkenntnis zu vermitteln, ausdrücklich in Schutz. Er sagt sogar, dass die Sinne als solche uns niemals täuschen, dass aller Irrtum nur aus der falschen Unterordnung und Verknüpfung der durch die Sinne gelieferten Daten im Denken entspringe (vgl. Störig 1998, S. 174–180).

1.4 „Du sollst, denn Du kannst" – Immanuel Kant (1724–1804)

Immanuel Kant, Sohn eines Sattlers aus Königsberg, pietistisch erzogen, hat ein Leben geführt, dessen strenge persönliche Ordnung schon früh in den Anekdotenschatz der Philosophiegeschichte eingegangen ist. Aber seine Position in der Welt des Geistes ist monumental, sein Einfluss auf das Denken der nachfolgenden Jahrhunderte einzigartig.

Ein Mann, von kleiner, leicht verwachsener Statur, nur 157 Zentimeter groß, die Schultern schief, mit kleinem Buckel und eingefallener Brust, schnell erkältet und nervlich hochsensibel – wie schafft ein solcher Mann ein derart eindrucksvolles Werk? Zunächst ist auffällig, dass Kant, eingedenk seiner körperlich schwachen Konstitution, auf seine Willenskraft setzt. Er entwickelt ein ganzes Regelwerk von Verhaltensweisen, die seinem körperlichen Zustand wie überhaupt seinem äußeren Lebensablauf Halt und Stetigkeit geben. Ordnung und Gewohnheit scheinen für ihn die Grundbedingungen der Möglichkeit zu sein, sein inneres Leben ganz dem Denken und der Ausarbeitung seiner Gedanken zu widmen.

Zumindest für die zweite Hälfte seines Lebens, in der er ja erst mit seinem eigentlichen Lebenswerk beschäftigt war, ist beispielsweise der Tagesablauf überliefert, den Kant mit unbeirrbarer Pünktlichkeit und eiserner Pedanterie einhielt. Um 4:45 Uhr hatte ihn sein

Diener Martin Lampe zu wecken, stets mit den Worten: „Es ist Zeit!“ Lampe hatte strikte Order, nicht nachzugeben, auch wenn Kant gelegentlich einmal selbst länger zu schlafen wünschte. Nach dem Aufstehen Punkt fünf Uhr gab es zwei Tassen Tee und eine Pfeife Tabak als Frühstück. Danach bereitete er, noch im Morgenrock, die anstehenden Vorlesungen vor, die stets in der Zeit von sieben bis neun Uhr stattfanden. Von neun bis viertel vor zwölf Arbeit (wieder im Morgenrock) an seinen Veröffentlichungen. Anschließend Umkleiden und Empfang der Tischgäste, speiste er doch täglich von dreizehn bis sechzehn Uhr ausführlich mit geladenen Freunden und Bekannten. Das war allerdings seine einzige Mahlzeit am Tag.

Pünktlich um sechzehn Uhr brach Kant zum Spaziergang auf, immer allein und immer auf dem gleichen Weg achtmal hin- und hergehend. Er besuchte dann seinen vertrautesten Freund, den englischen Kaufmann Johann Green. Nach Greens Tod verzichtete Kant auf den Spaziergang und genehmigte sich stattdessen zwei weitere Stunden Arbeit an seinen Manuskripten, daran anschließend folgte leichte Lektüre, etwa von Reisebeschreibungen, mit denen er dann auch seine Vorlesungen auflockerte. Ab zweiundzwanzig Uhr herrschte strikte Bettruhe.

Ein Zeitgenosse berichtet:

> *Kant ging jeden Nachmittag hin, fand Green in einem Lehnstuhl schlafen, setzte sich neben ihn, hing seinen Gedanken nach und schlief auch ein. Dann kam Bankdirektor Ruffmann und tat ein gleiches, bis endlich Motherby zu einer bestimmten Zeit ins Zimmer trat und die Gesellschaft weckte, die sich dann bis sieben Uhr mit den interessantesten Gesprächen unterhielt. Diese Gesellschaft ging so pünktlich um sieben Uhr auseinander, dass ich öfters die Bewohner der Straße sagen hörte: es könne noch nicht sieben sein, weil der Professor Kant noch nicht vorbeigegangen wäre* (vgl. Störig 1998, S. 387 ff.).

Nach Erich Heintel hat Kant alle philosophischen Probleme zu drei Fragen zusammengeführt, die in einer vierten Frage, der Frage nach dem Menschen münden: „Was ist der Mensch?“

Die erste Frage Kants lautet: Was kann ich wissen? Als Antwort auf diese Frage genügt nicht ein Verweis auf die Wissenschaften oder auf ein allgemein anerkanntes Wissen. Vielmehr können die Wissenschaft und diese allgemeinen Überzeugungen selbst in Frage gestellt werden. Letztlich mündet diese Frage nach der Erkenntnis in die Frage nach der Möglichkeit von Wissen überhaupt. Umfang, Qualität, Zuverlässigkeit, der Gewissheitsgrad von Erkenntnis und Erkenntnismethoden stehen zur Debatte. Fragen, die in den Umkreis dieses Grundproblems gehören, wären etwa: Ist sichere Erkenntnis überhaupt möglich? Welche Erkenntnismethoden gibt es überhaupt? Sind sie verbesserungsfähig? Gibt es prinzipielle Grenzen für das menschliche Erkenntnisvermögen? Worin können solche liegen? Gibt es Regeln, nach denen wir bestimmte Schlüsse oder Verallgemeinerungen verbindlich machen können? Sind solche Regeln, etwa als Logik, allgemeingültig formulierbar? Wie müsste ein korrekter und eindeutiger Gebrauch der Sprache aussehen? Welchen Kriterien muss eine wissenschaftliche Sprache genügen? Ist Verständigung überhaupt möglich? (In einen Menschen hineinversetzen!) Was sind streng wissenschaftliche Methoden? Wo liegen deren Möglichkeiten und Grenzen? – Kant bezeichnete das Teilgebiet der Philosophie, das sich mit diesem Fragen beschäftigt, als „Metaphysik". Heute würde man von Erkenntnistheorie beziehungsweise von Logik, Sprachphilosophie und Wissenschaftstheorie sprechen.

Die zweite Frage Kants lautet: Was soll ich tun? Damit ist nicht bloß ein Verweis auf jeweils geltende moralische Vorschriften, Konventionen oder Gesetze gemeint, sondern das Fragen nach dem Sinn, der Verbindlichkeit solcher Vorschriften und deren Begründung. Kant ordnet diese Fragen der Moralphilosophie unter, heute spricht man eher von Ethik. Ethische Fragestellungen wären: Was ist Glück? Was sind die wichtigsten Tugenden für den Einzelnen, für die Gemeinschaft? Nach welchen Kriterien sollen wir unser Handeln ausrichten? Was ist gut, was böse? Gibt es überhaupt völlig verbindliche Normen? Und wie wären solche begründbar? Ist der Mensch überhaupt verantwortlich für sein Handeln? Oder liegt alles in göttlicher Hand? Oder sind wir von der Natur determiniert? Gibt es also eine Freiheit des Menschen? Philosophisches Nachdenken über unser Handeln geht dabei stets von den alltäglichen und tradierten Vorstellungen und Überzeugungen aus. Es erweitert diese allerdings, indem es etwa verschiedene, oft in Widerspruch zueinander stehende sittliche Gefühle, Urteile und Erfahrungen in widerspruchsfreien Zusammenhang miteinander zu bringen sucht. Ferner strebt philosophische Ethik einen Vergleich der sittlichen Vorstellungen verschiedener Menschen, Epochen, Kulturen an und fragt dabei nach einem gemeinsamen Grund, sucht diesen zu benennen, zu präzisieren.

Zur dritten Frage: Was darf ich hoffen? Es geht hier letztlich um die Sinnfrage, um die Frage, warum und wozu ich auf der Welt bin. Zweck und Ziel (*telos*) der menschlichen Existenz stehen hier zur Diskussion, auch in der Form des radikalen Zweifels, ob es überhaupt einen solchen Sinn gibt. Diese Fragen werden zu religiösen Fragen, wenn dieser Sinn als „von außen gesetzt" behauptet wird; Religion, Gott, Unsterblichkeit sind zentrale Themen der Philosophie seit je. Ob Religionen allerdings imstande sind, auf diese Fragen angemessen zu antworten, wird besonders von der Religionsphilosophie untersucht (vgl. Heintel 1986, S. 12 ff.).

Für Kant münden diese drei Grundfragen in die vierte, die zugleich fundamentalste und universellste Frage: *Was ist der Mensch?* Alles wissenschaftliche Wissen, etwa über die biologische und psychologische Beschaffenheit des Menschen, reicht nicht aus, die Frage nach der Identität, nach dem Wesen des Menschen zu beantworten.

Für das praktische Handeln im Rahmen des pflegerischen Tätigkeitsbereiches ergeben sich im Sinne des Kant'schen Denkens folgende Fragen:
Was will ich? fragt der Verstand.
Worauf kommt es an? fragt die Urteilskraft.
Was kommt heraus? fragt die Vernunft.

In seinem berühmten, ja berüchtigten Hauptwerk „Kritik der reinen Vernunft", das als eines der kompliziertesten und schwierigsten Bücher der philosophischen Literatur gilt, hat sich Kant im Grunde eine ganz einfache Frage gestellt, nämlich: *Was leistet die Vernunft für die menschliche Erkenntnis?* Daraus ergeben sich weitere Fragestellungen, etwa worin tatsächlich die Kompetenzen unseres vernünftigen Denkens liegen, wie die Grenzen der Vernunft zu ziehen sind und vor allem was die reine Vernunft für die Beantwortung der alten metaphysischen Fragen leistet – also etwa der Frage nach der Freiheit des Menschen, der Frage nach Gott als dem Urgrund allen Seins, der Frage nach der Unsterblichkeit der Seele. Kant machte sich also daran, die Vernunft kritisch zu untersuchen – gerade weil er, dem Denken der Aufklärung verpflichtet, davon ausging, dass die Vernunft die entscheidende und letztlich die einzige Instanz ist, die der Mensch zu Verfügung hat, um über Wahrheit und Falschheit, um über das, was er tun soll oder nicht tun soll, zu entscheiden (vgl. Kant 1993, S. 87).

Gerade deshalb war es für Kant notwendig, diese Vernunft zu prüfen, und er selbst, der er lange Zeit auch noch davon ausgegangen war, dass im Sinne der traditionellen Metaphysik die Vernunft durchaus die Kompetenz haben sollte, diese großen Fragen aus sich heraus zu beantworten, wurde durch die Beschäftigung mit diesen Themen eines Besseren belehrt.

Eigentlich war es schon das Studium der Schriften des englischen empiristischen Philosophen David Hume gewesen, das Kant, so wie er es selbst formulierte, aus seinem „dogmatischen Schlummer" geweckt hatte; also aus jenem Glauben, dass die Vernunft gleichsam unantastbar sei. Ganz im Gegenteil: Kant musste die Erkenntnis gewinnen, dass die Vernunft äußerst begrenzt ist. Sie ist zwar ein ganz wesentlicher Bestandteil unseres Erkenntnisvermögens, aber Erkenntnis als solche ist unmöglich nur auf Grund und auf Basis der reinen Vernunft; wir bedürfen dazu – und das lernte er vom Empirismus – natürlich auch der sinnlichen Wahrnehmung, der Anschauung, wie Kant es nannte, der sinnlichen Erfahrung.

Allerdings ging er nicht so weit wie die Empiristen, zu behaupten, dass nur in der sinnlichen Erfahrung unser Erkenntnisvermögen liege – nein, Kant war derjenige, der auf außerordentlich kluge Art und Weise versuchte, das Zusammenspiel von Vernunft und Erfahrung als Grundprinzip unserer Erkenntnis dazulegen. Der Mensch braucht beides: einerseits die Sinnesorgane, die Erfahrungen, die Anschauungen, die Phantasien, die Emotionen, andererseits die Vernunft, das Denken, die Rationalität, um diese unendliche Mannigfaltigkeit von Sinneseindrücken, denen der Mensch in jeder Situation ausgesetzt ist, zu ordnen, zu klassifizieren, daraus Schlussfolgerungen zu ziehen und so zu einer Erkenntnis der Wirklichkeit vorzudringen.

Wie weit können wir allerdings die Wirklichkeit erkennen? Eine Frage, die Kant ganz intensiv beschäftigte und die er in gewisser Weise salomonisch löste. Gleichzeitig war diese salomonische Lösung auch der eigentliche Wendepunkt seiner Philosophie, das Revolutionäre seiner Philosophie. Denn bislang hatte man von der Antike über das Mittelalter bis in die neuzeitliche Philosophie immer versucht, Mittel und Wege zu finden, um die Wirklichkeit, die Objekte, das Sein, die Dinge so zu erkennen, wie sie tatsächlich sind – also in ihrer Wahrheit.

Kant meint, das sei der falsche Weg, wir müssen das ganze umdrehen: Nicht wir können die Dinge in ihrer Wahrheit erkennen, sondern die Dinge richten sich nach unserem Erkenntnisvermögen. Unser Erkenntnisvermögen hat eine bestimmte Struktur und wir werden nur dasjenige erkennen können, was dieser Struktur unseres Erkenntnisvermögens entspricht. Das heißt, unsere Erkenntnismöglichkeit der Welt ist begrenzt und sie ist begrenzt durch die Art und Weise, wie wir erkennen. Deshalb legt Kant so großen Wert darauf, dass zuerst die Formen unserer Erkenntnis analysiert werden müssen, denn dann erst können wir wissen, was wir überhaupt erkennen können. Die Konsequenz, die er daraus zog, war ernüchternd: Wir können die Welt nicht erkennen, wie sie an sich ist; „das Ding an sich", wie Kant dies formulierte, wird uns in seiner Wahrheit immer verborgen bleiben. Wir können die Wirklichkeit nur erkennen, wie sie uns, das heißt unserem Wahrnehmungs- und Erkenntnisapparat, erscheint. Das heißt, wir müssen zwischen der erscheinenden Wirklichkeit und der Wirklichkeit, wie sie an sich ist, unterscheiden. Gegenstand unserer wissenschaftlichen Durchdringung der Welt kann und wird immer nur die erscheinende Welt sein, und die wiederum ist abhängig davon, wie unser Erkenntnisapparat gebaut ist.

Wohl können wir die Begrenztheit der Sinnesorgane durch die Vernunfttätigkeit in einem gewissen Rahmen korrigieren, aber wir können diese Grenzen, die der Vernunft auch selber gesetzt sind, nicht tatsächlich überschreiten. Dieses Zusammenspiel von Anschauung und Vernunft, von Erfahrung (*als sinnliche Erfahrung*) und Denken hat nach Kant noch eine andere Dimension, noch eine andere Konsequenz: Die Erkenntnis durch Erfahrung kann ja nur funktionieren, wenn bestimmte Bedingungen erfüllt sind, schon vorgegeben sind. Alle Erfahrung, so Kant, findet zum Beispiel in den von ihm so genannten Anschauungsformen „Raum und Zeit" statt. Es gibt keine Erfahrung – und jeder kann das sofort an sich selber überprüfen –, die nicht in irgendeinem Raum, also an irgendeinem Ort stattfindet, die nicht zu irgendeiner Zeit stattfindet. Wir können sozusagen „ortlose und zeitlose" Erfahrungen gar nicht denken. Das heißt, für Kant ist es eine logisch notwendige Voraussetzung, dass für jede Erfahrung Raum und Zeit gegeben sind. Deshalb sind diese Anschauungsformen „a priori", das heißt, von vornherein gegeben. Auf der anderen Seite ist auch der Verstand, die Verstandestätigkeit – unsere Fähigkeit, zu ordnen, zu gliedern, Verhältnisse herzustellen, logische Schlussfolgerungen zu ziehen – als solche vorgegeben.

Die Kategorien des Verstandes: Qualität, Quantität, Relation, Modalität – wie Kant sie nannte –, also die grundsätzlichen Möglichkeiten und Leistungskomponenten des Verstandes müssen vorgegeben sein; sie sind ebenfalls „a priori", von allem Anfang an gegeben.

Die Erfahrung selber allerdings ist „a posteriori", das heißt, Erkenntnis aus Erfahrung ist eine nachträgliche Erkenntnis; sie ist nicht von allem Anfang gegeben. Erfahrungen sind deshalb in der Tat jene Zugangsformen zur Wirklichkeit, durch die wir auch Neues kennenlernen können; während der Verstand ja immer nur das reproduzieren kann, was er tatsächlich schon in sich enthält, das heißt also seine reinen Formen.

In Bezug auf die Frage nach der Erkenntnismöglichkeit der Wirklichkeit oder gar nach der Beweisbarkeit der Existenz Gottes ist unsere Vernunft also in der Tat äußerst begrenzt. Es war wohl dieser Punkt, der die Zeitgenossen von Kant am meisten erschüttert hat (vgl. Kant 1992, 109 ff.).

1.5 „Das Leben ist eine missliche Sache" – Arthur Schopenhauer (1788–1860)

Der junge Schopenhauer soll im literarischen Salon seiner Mutter auf den alten Dichter Christoph Martin Wieland getroffen sein; als er von der Absicht erzählte, Philosophie zu studieren, riet ihm dieser dringend davon ab. Darauf soll Schopenhauer geantwortet haben: „Das Leben ist eine missliche Sache und ich habe mir vorgesetzt, es damit hinzubringen, über dasselbe nachzudenken". Dieser Haltung ist er Zeit seines Lebens treu geblieben (vgl. Schopenhauer 1987, S. 208)

Schopenhauer war überzeugt davon, dass wir in der schlechtesten aller möglichen Welten leben. Wäre diese Welt nur ein wenig schlechter, würde sie nicht mehr existieren. Sie ist schon so schlecht, wie sie nur irgendwie sein kann. Er ist überzeugt davon, dass der Mensch kein freies Wesen ist, sondern dass er den Gesetzen der Natur, seines Körpers, seiner Triebe unterliegt. Freiheit ist eine Täuschung, im Grunde handeln wir immer unseren Motiven und unserem Charakter entsprechend. Das stärkere Motiv setzt sich durch und bestimmt unser Handeln. Hier deutet sich schon jenes Konzept des Unbewussten und des „Es" an, wie es später Sigmund Freud weiterentwickelt.

Die engen Grenzen des „Ich" zu überwinden, die engen Grenzen der eigenen egoistischen Bedürfnisse – zu denen auch die Lust an der Qual des anderen durchaus gehören kann – zu überwinden gelingt nur im Mitleiden mit einem anderen Menschen. Schopenhauers pessimistischer Weltsicht nach – wonach alles Leben Leiden ist – ist die Empfindungsfähigkeit für Mitleid die entscheidende Instanz, um das Zusammenleben zwischen den Menschen halbwegs erträglich zu machen. Grausam ist es zu glauben, in diesem allgemeinen Leiden eine Ausnahmestellung erhalten zu können und nicht davon betroffen zu sein. Human wäre es, so Schopenhauer, das Gefühl und die Empfindungsfähigkeit des Mitleidens anzuerkennen und zu kultivieren. Es lässt sich auf keinem anderen Gefühl, auf keiner anderen Überlegung überhaupt eine Moral aufbauen (Schopenhauer 2005, S. 111)

Schopenhauer war zutiefst davon überzeugt, dass das Wesentliche des Daseins das Leiden ist, dass es letztlich aber nur darum gehen kann – wenn wir schon nicht alles Leid vermeiden können –, wenigstens nicht selber ununterbrochen Verursacher von menschlichem und tierischem Leid zu sein, und dass wir dieses Gefühl des Mitleidens als „Einfühlungsvermögen" in die Leidensbedingungen eines anderen Wesens uns bewahren und schulen sollten.

Die Parabel von den Stachelschweinen

„Eine Gesellschaft Stachelschweine drängte sich an einem kalten Wintertage recht nahe zusammen, um durch die gegenseitige Wärme sich vor dem Erfrieren zu schützen. Jedoch bald empfanden sie die gegenseitigen Stachel; welches sie dann wieder voneinander entfernte. Wenn nun das Bedürfnis der Erwärmung sie wieder näher zusammenbrachte, wiederholte sich jenes zweite Übel; sodass sie zwischen beiden Leiden hin- und hergeworfen wurden; bis sie eine mäßige Entfernung voneinander herausgefunden hatten, in der sie es am besten aushalten konnten. – So treibt das Bedürfnis der Gesellschaft, aus der Leere und Monotonie des eigenen Innern entsprungen, die Menschen zueinander; aber ihre vielen widerwärtigen Eigenschaften und unerträglichen Fehler stoßen sie wieder voneinander ab. Die mittlere Entfernung, die sie endlich herausfinden und bei welcher ein Beisammensein bestehn kann, ist die Höflichkeit und feine Sitte. Dem, der sich nicht in dieser Entfernung hält, ruft man in England zu: keep your distance! [bewahre deinen Abstand] – Vermöge derselben wird zwar das Bedürfnis gegenseitiger Erwärmung nur unvollkommen befriedigt, dafür aber der Stich der Stacheln nicht empfunden. – Wer jedoch viel eigene innere Wärme hat, bleibt lieber aus der Gesellschaft weg, um keine Beschwerde zu geben noch zu empfangen. VI,690f." (Schopenhauer 2005, S. 184 f.)

1.6 „Die Grenzen meiner Sprache sind die Grenzen meiner Welt“ – Ludwig Wittgenstein (1889–1951)

„Ebenso ungewöhnlich wie das Werk ist auch das Leben Ludwig Wittgensteins, voll von auf den ersten Blick merkwürdigen, ja skurrilen und exzentrischen Entscheidungen. Was soll man von dem Sohn eines Stahl- und Schwerindustriebarons der Gründerzeit halten, der zugunsten seiner Geschwister auf sein Erbteil verzichtet, sich als Gärtnergehilfe verdingt, als Dreißigjähriger in eine Lehrerbildungsanstalt für die Volksschule eintritt, in kleinen Dörfern der Buckligen Welt in Niederösterreich seinen Beruf als Volksschullehrer ausübt, sich als Architekt und Bildhauer betätigt, um schließlich an der ehrwürdigen Universität von Cambridge Professor zu werden? ... Es gab für Wittgenstein keine Halbheiten. Er konnte, aufgebracht durch eine harmlose Bemerkung, türenschlagend davonlaufen und beanspruchte seine Freunde in Gesprächen bis zu Erschöpfung. Sein damals bereits zur Schau gestelltes Selbstbewusstsein hatte weniger die Wurzeln in vermeintlicher Arroganz, sondern in einer nahezu kompromisslosen Sehnsucht nach Wahrhaftigkeit, der er alles unterstellte: ‚Wie kann ich Logiker sein, wenn ich noch nicht Mensch bin?‘, heißt es beispielsweise in einem Brief an Russell aus dieser Zeit. ... Menschlich oder gut zu sein war für Wittgenstein entscheidender und wichtiger als klug zu sein. ... Das diagnostizierte Krebsleiden sah er in nahezu stoischer Erwartung seines Endes: ‚Ich war keineswegs erschrocken, als ich erfuhr, dass ich Krebs habe; aber ich war's, als ich erfuhr, dass man dagegen etwas unternehmen könne, denn ich hatte nicht den Wunsch weiterzuleben.‘ ... Seine heftige Abneigung gegen Spitäler führte dazu, dass er bei einem befreundeten Arzt seine letzte Tage zubrachte: Seine letzten Worte sollen gewesen sein: ‚Sagen Sie ihnen, dass ich ein wundervolles Leben gehabt habe.‘“ (Kampits 1985, S. 23–36)

Im einzigen zu Lebzeiten veröffentlichten Buch, dem „Tractatus logico-philosophicus“, versucht Wittgenstein, der keine philosophische Ausbildung genossen hat, die Philosophie neu zu begründen, neu zu definieren und gleichzeitig zu einem endgültigen Abschluss zu bringen. Wittgenstein schreibt im Vorwort, dass dieses Buch die philosophischen Probleme schlechthin behandelt. Ausgehend von der Frage, was überhaupt ein philosophisches Problem sei, möchte er zeigen, dass die Fragestellungen der Philosophie in hohem Maße auf einem Missverständnis der Logik unserer Sprache beruhen. Die Philosophie, so Wittgenstein, kann nun diese Probleme nicht lösen, denn es handelt sich um Scheinprobleme. Aber sie hat die Aufgabe, überhaupt erst durch die Analyse der Sprache den Scheincharakter dieser Probleme sichtbar zu machen, sie hat die Aufgabe, klar die Grenze zu ziehen zwischen dem, was sich sinnhaft durch die Sprache und mit der Sprache formulieren lässt, und denjenigen Problemen und Fragen, für die kein adäquater sprachlicher Ausdruck gefunden werden kann und die, wenn man sie versucht in Sprache zu fassen, die Menschen nur verwirren (vgl. Wittgenstein 1989, S. 9).

> *„Wenn diese Arbeit Wert hat, so besteht er in zweierlei. Erstens darin, dass in ihr Gedanken ausgedrückt sind, und dieser Wert wird umso größer sein, je besser die Gedanken ausgedrückt sind. Je mehr der Nagel auf den Kopf getroffen ist. – Hier bin ich mir bewußt, weit hinter dem Möglichen zurückgeblieben zu sein. Einfach darum, weil meine Kraft zur Bewältigung der Aufgabe zu gering ist. – Mögen andere kommen und es besser machen.*

> *Dagegen scheint mir die Wahrheit der hier mitgeteilten Gedanken unantastbar und definitiv. Ich bin also der Meinung, die Probleme im Wesentlichen endgültig gelöst zu haben. Und wenn ich mich hierin nicht irre, so besteht nun der Wert dieser Arbeit zweitens darin, dass sie zeigt, wie wenig damit getan ist, dass diese Probleme gelöst sind. Wien, 1918. L. W.“* (Wittgenstein 1989, S. 9 f.)

Die philosophischen Probleme der Tradition, die alten Fragestellungen der Metaphysik, die Frage nach dem Urgrund des Seins, nach dem Sinn des Lebens, nach der Existenz Gottes, nach der Unsterblichkeit der Seele, das sind Fragen, die sich als Probleme nur erweisen, weil unser Verstand – so Wittgenstein in einer späteren Formulierung – durch die Logik unserer Sprache verhext ist. Philosophie hat die Aufgabe, diese Verhexung aufzuheben und klar herauszustreichen, was sich überhaupt klar sagen lässt. Diese Grenze zu ziehen – zwischen dem, was sich klar sagen lässt, und dem, was sich nicht sagen lässt – diese Grenze zu ziehen war für Wittgenstein die selbstgestellte Aufgabe in seinem Tractatus logico-philosophicus.

Es ging also darum, herauszuarbeiten, wie unser Denken funktioniert im Verhältnis zur Sprache, und durch die Analyse der Sprache also erst einmal zu bestimmen und zu erfassen, was sich durch Sprache vermitteln lässt. Das, was sich nicht durch Sprache vermitteln lässt, aber trotzdem, fälschlicherweise und irrtümlich, sprachlich formuliert wird, ist schlechterdings Unsinn. Es ist nicht falsch, es ist nicht richtig, es ist nach Wittgenstein unsinnig. Die meisten Probleme der Philosophie werden sich unter dieser Perspektive als Unsinn oder als unsinnig erweisen. Damit glaubte er, die Probleme der Philosophie, wie er es selbst formulierte, im Wesentlichen gelöst zu haben.

Gleichzeitig deutet er an, dass mit dieser Lösung eigentlich wenig dazu getan wurde, um die Lebensprobleme der Menschen – die Rätsel des menschlichen Daseins – in den Griff zu bekommen. Bei Wittgenstein gibt es demnach eine eigentümliche Trennung zwischen einer nüchternen Analyse der Sprache als Instrument und unserer Weltbeschreibung auf der einen Seite und auf der anderen Seite sehr stark der nahezu mystischen Vermutung, dass durch unsere analytische und wissenschaftliche Tätigkeit, durch die Fähigkeiten unserer Vernunft die eigentlichen Lebensprobleme noch gar nicht berührt sind.

Wie funktioniert jetzt im Tractatus diese Grenzziehung zwischen dem, was sich klar sagen lässt, und dem, was sich nicht sagen lässt:

> *„1 Die Welt ist alles, was der Fall ist.*
> *1.1 Die Welt ist die Gesamtheit der Tatsachen, nicht der Dinge.*
> *1.11 Die Welt ist durch die Tatsachen bestimmt und dadurch, dass es alle Tatsachen sind.*
> *1.12 Denn, die Gesamtheit der Tatsachen bestimmt, was der Fall ist, und auch, was alles nicht der Fall ist.“* (Wittgenstein 1989, S. 11)

Das, was geschieht, die Tatsache, der Sachverhalt, der Fall, lässt sich, so Wittgenstein, durch Sprache abbilden. Also eine Sprache, die auf die Wirklichkeit bezogen ist, ist möglich. Und diese Sprache, diese Sätze, die Wirklichkeit abbilden, sind letztlich dadurch gekennzeichnet, dass man von ihnen feststellen kann, ob sie wahr oder falsch sind. Das heißt, ob ihnen in der Wirklichkeit etwas entspricht oder nicht entspricht. Dazu bedarf es allerdings der Erfahrung, der Wissenschaft, des Experiments, der naturwissenschaftlichen

Kontrolle. Nur solche Sätze, die tatsächlich durch naturwissenschaftliche Bestätigung in ihrer Wahrheit oder Falschheit charakterisiert werden können, nur solche Sätze machen Sinn. Das heißt, Wittgenstein versucht im Tractatus eine Grenze zu ziehen zwischen dem Bereich, von dem sinnvoll gesprochen werden kann – und das ist der Gegenstandsbereich der Naturwissenschaften –, und jenen Bereichen, von denen nicht sinnvoll gesprochen werden kann, und das sind all jene Bereiche, die naturwissenschaftlich nicht erfasst werden können.

Damit allerdings ist auch für Wittgenstein klar, dass die Sätze der Logik und der Mathematik selber über die Wirklichkeit nichts aussagen, es sind reine Tautologien (zur einfachen Verdeutlichung einer Tautologie kann eine Bauernregel verwendet werden: Kräht der Hahn um 12 Uhr auf dem Mist, ändert sich das Wetter oder es bleibt, wie es ist. Diese Aussage sagt nichts über die Wirklichkeit aus, aber sie ist in jedem Fall richtig). Auf der anderen Seite sind alle spekulativen Sätze der Metaphysik, der Philosophie, aber auch der Ethik – die ja keinen Gegenstandsbereich beschreiben, sondern die Forderungen und Normen aufstellen – und auch die Sätze der Ästhetik, in denen Werturteile – schön, hässlich, gefällt mir, gefällt mir nicht – gefällt werden, also alle Sätze jenseits des Bereichs der Naturwissenschaften für ihn nicht sinnhaft.

Indem klar wird, dass sinnvoll von der Welt gesprochen werden kann, allerdings nur mit der Sprache und den Methoden der Naturwissenschaften, sind die eigentlichen Probleme der Menschen noch überhaupt nicht berührt. Und es hat nach ihm auch gar keinen Sinn, die eigentlichen Lebensprobleme durch naturwissenschaftliches Herangehen lösen zu wollen. Denn, wie er dann im letzten Teil des Tractatus zeigt: Der Sinn der Welt muss außerhalb von ihr liegen. Denn in der Welt ist alles, wie es ist, und es geschieht alles, wie es geschieht. Es gibt in der Welt keinen Wert; wenn die Welt einen Wert, einen Sinn, eine Bestimmung haben sollte, dann liegt die Quelle dieses Wertes tatsächlich außerhalb – nicht nur dieser Welt, sondern jenseits aller denkbaren Welten – und entzieht sich so unserem Verstehen und unserer sprachlichen Formulierungskraft. In der Welt ist alles, wie es ist, und es ist zufällig so, wie es ist. Das bedeutet nach Wittgenstein auch, dass der Tod eigentlich kein Ereignis des Lebens ist:

> *6.4311 Der Tod ist kein Ereignis des Lebens. Den Tod erlebt man nicht.*
> *Wenn man unter Ewigkeit nicht unendliche Zeitdauer, sondern Unzeitlichkeit versteht, dann lebt der ewig, der in der Gegenwart lebt.*
>
> *6.4312 Die zeitliche Unsterblichkeit der Seele des Menschen, das heißt also ihr ewiges Fortleben auch nach dem Tode, ist nicht nur auf keine Weise verbürgt, sondern vor allem leistet diese Annahme gar nicht das, was man immer mit ihr erreichen wollte. Wird denn dadurch ein Rätsel gelöst, dass ich ewig fortlebe? Ist denn dieses ewige Leben dann nicht ebenso rätselhaft wie das gegenwärtige? Die Lösung des Rätsels des Lebens in Raum und Zeit liegt außerhalb von Raum und Zeit. (Nicht Probleme der Naturwissenschaft sind ja zu lösen.)“* (Wittgenstein 1989, S. 84)

Hier knüpft er fast direkt an die Spätantike mit der epikureischen Position an: Man erlebt den Tod nicht. Der Tod ist nicht Gegenstand der Wirklichkeitserfahrung, und alle Versuche, diese Angst vor dem Tod dadurch zu nehmen, dass man sich den Tod wegdenkt und gleichsam Konzepte von Unsterblichkeit entwirft, alle diese Versuche, so Wittgenstein, müssen eigentlich fehlschlagen. Denn man verlängert nur die Probleme und die Rätselhaftigkeit des Lebens, wenn man es in die Unendlichkeit verlängert. Kein einziges Problem, kein einziges Rätsel wird dadurch gelöst, dass ich mir die Seele unsterblich vorstelle, ich verlagere die Probleme nur in einen als unendlich gedachten Zeitraum. Und überhaupt ist die Vorstellung der Unendlichkeit in Bezug auf die Ewigkeit, wie sie in den religiösen Konzeptionen vorgetragen wurde, eine falsche Vorstellung.

Ewig, so Wittgenstein, lebt im Grunde derjenige, der in der Gegenwart lebt – also außerhalb der Spannungen von Vergangenheit und Zukunft. Die zeitliche Unsterblichkeit der Seele prolongiert gleichsam nur das Elend des irdischen Daseins. Die Lösung des Rätsels des Lebens kann nicht innerhalb von Raum und Zeit liegen; es ist uns in der Tat unzugänglich und ist mit denjenigen Mitteln, die wir uns in unserem Denken und unserer Wissenschaft zur Verfügung gestellt haben, tatsächlich nicht begreifbar und nicht lösbar. Dasjenige, was nicht sagbar ist und durch die Wissenschaft nicht beschreibbar ist, ist deshalb nicht verschwunden. Es gibt Unaussprechliches, das Unaussprechliche, das nicht sprachlich formuliert werden kann, und dieses „zeigt" sich, es ist das Mystische. Aus dieser Perspektive gewinnt der abschließende, viel zitierte letzte Satz des Tractatus seine Bedeutung: *„7 Wovon man nicht sprechen kann, darüber muß man schweigen."* (Wittgenstein 1989, S. 85)

1.7 „Selbstbefreiung des Menschen durch Wissen" – Karl Raimund Popper (1902–1994)

Für den Begründer der Denkströmung des „Kritischen Rationalismus" war Philosophieren notwendig an ein Aufklärungsethos gebunden. So bezeichnete er sich selber einmal als einen der „letzten Nachzügler des Rationalismus und der Aufklärung, der an die Selbstbefreiung des Menschen durch das Wissen glaubt" – ebenso wie einst Immanuel Kant.

Popper studiert in Wien bei Moritz Schlick und Rudolf Carnap – gerät also in die Nähe des Wiener Kreises, der sich ja um eine Fundierung der neuzeitlichen Wissenschaften auf positivistisch-logischer Grundlage bemühte. Popper gehört diesem Kreis nie wirklich an; er steht von Anfang an in einer kritischen Distanz zu diesen Philosophen. 1934 publiziert er sein erstes großes Werk „Die Logik der Forschung". Aufgrund der politischen Umstände nahm er 1937 eine Berufung nach Neuseeland an, beschloss jedoch, von dort aus auf die historischen Ereignisse zu reagieren, und schrieb sein wohl berühmtestes Werk: „Die offene Gesellschaft und ihre Feinde". 1946 traf er in England mit Ludwig Wittgenstein zusammen. Über dieses Zusammentreffen gibt es auch eine lesenswerte Darstellung:

> *Während einer Veranstaltung in Cambridge kam es zu einer erbitterten Diskussion zwischen diesen beiden großen Denkern; es ging um die Frage, ob es überhaupt so etwas wie originär philosophische Probleme geben kann – Popper bejahte diese Frage, Wittgenstein verneinte sie und angeblich soll Popper Wittgenstein so sehr in Wut versetzt haben, dass Wittgenstein ihn mit einem Schürhaken bedroht haben soll.* (Edmonds David J./Eidinow John A. (2001): Wie Ludwig Wittgenstein Karl Popper mit dem Feuerhaken bedrohte. Stuttgart München: Deutsche Verlagsanstalt.)

1965 wurde Popper von der englischen Königin in den Adelstand erhoben. Er beschäftige sich noch im hohen Alter mit der Erkenntnisphilosophie, mit der Frage nach den Möglichkeiten und Grenzen wissenschaftlicher Forschung.

Poppers Bedeutung als Philosoph gründet in seinem 1935 erschienenen Werk: „Die Logik der Forschung". Er untersuchte darin in erster Linie die Frage, wie die modernen Wissenschaften – vor allem die Naturwissenschaften – tatsächlich arbeiten, welcher Forschungslogik sie gehorchen, was sie leisten können und wo ihre Grenzen sind. Im Wiener Kreis, in dieser neopositivistischen Richtung der Philosophie, war man noch davon ausgegangen, die Aufgabe der Wissenschaften bestünde darin, wahre Sätze über die Welt zu formulieren. Das heißt, Sätze zu suchen, die dann tatsächlich bewahrheitet, also verifiziert werden können, die an der Wirklichkeit so überprüft werden können, dass man dann sagen kann, diese Sätze sind wahr und andere Sätze sind falsch. Es geht also nach dieser Theorie des Wiener Kreises in den Wissenschaften um tatsächlich wahre und als wahr erkennbare Erkenntnisse nach den Kriterien der Erfahrung und nach den Kriterien der Logik. Popper hat sich gegen diese Auffassung gewandt und festgestellt, dass es unmöglich ist, in einem logischen Sinn wahre Sätze über die Welt zu formulieren. Warum? Wahre Sätze, wenn sie einem wissenschaftlichen Anspruch genügen wollen, müssen allgemeingültige Sätze sein. Es müssen sozusagen Sätze sein, die tatsächlich für alle möglichen Fälle zutreffen. Wenn diese Sätze auf empirischem Wege bewahrheitet – also verifiziert – werden sollen, dann müsste man ja alle denkbaren Fälle, die auftauchen können, berücksichtigen. Das heißt, empirische Untersuchungen würden unendlich lange dauern, weil es unendlich viele Möglichkeiten gibt, dass hier solche Fälle auftreten können. Ein berühmtes Beispiel dafür aus Poppers Buch „Logik der Forschung": Der Satz, alle Schwäne sind weiß oder alle Raben sind schwarz, wäre tatsächlich erst dann in einem strengen empirischen Sinne verifiziert, wenn man alle denkbaren Schwäne oder alle denkbaren Raben beobachtet hätte. Es ist nie ausgeschlossen, dass irgendwo ein Schwan auftaucht, der schwarz, oder ein Rabe, der weiß ist. Das heißt, Wissenschaft wäre so gesehen ein unendlicher und damit unmöglicher Prozess (vgl. Keuth 2007, S. 3–10).

Nein, so Popper, man muss anders vorgehen: Wenn wir Vermutungen, Hypothesen, Sätze über die Beschaffenheit der Wirklichkeit formulieren, dann müssen wir wissen, dass wir sie nicht verifizieren können. Was wir allerdings sehr wohl können, ist, sie zu falsifizieren. Denn es genügt ja eine Beobachtung, dass etwa irgendwo ein schwarzer Schwan gesehen wird, um den Satz „Alle Schwäne sind weiß" seiner Falschheit zu überführen. Der Wissenschafter, so Popper – und dies war zu seiner Zeit und vielleicht auch heute noch eine provozierende These, die Widerspruch erregen mag – der Wissenschafter hat nicht die Aufgabe, nach wahren Sätzen zu suchen, sondern er hat die Aufgabe, Sätze, Hypothesen über die Welt zu formulieren und dann alles zu tun, um diese Sätze zu falsifizieren, das heißt, um sie ihrer Falschheit zu überführen. Nur solche Sätze, so Popper, die prinzipiell falsifizierbar sind, wo ich also angeben kann, unter welchen Bedingungen ich feststellen kann, dass diese Sätze falsch sind, nur solche Sätze können im strengen Sinn wissenschaftlich genannt werden (vgl. Popper 2005, S. 16 ff.).

Das ist im Kern Poppers berühmte These oder Poppers berühmte Position seiner Falsifikationstheorie, die besagt, dass eigentlich das kritische Widerlegen von wissenschaftlichen Aussagen das eigentliche Geschäft des Wissenschafters ist und zwar aus logischempirischen Gründen, weil die Bewahrheitung von Sätzen schlechterdings denkunmöglich ist. Deshalb hat Popper allerdings die Idee der Wahrheit als letztes Ziel von Wissenschaft nicht aufgegeben, ganz im Gegenteil, die Wahrheit bleibt die regulative Idee. Natürlich streben Wissenschaften nach wahren Erkenntnissen über die Welt, aber das Gebäude der Wissenschaften und die Sätze, die Hypothesen, die Naturgesetze, die sie finden, sind nicht letztendlich wahr, sondern, wie Popper sagte, ein hypothetisches Vermutungswissen. Je öfter eine Hypothese sich der Falsifikation widersetzt, das heißt, je besser sie sich bewährt, je besser sie dadurch ist, dass sie nur schwer oder überhaupt nicht falsifizierbar ist, umso mehr können wir davon ausgehen, dass sie wahrscheinlich ist, dass sie plausibel ist, dass sie gute Dienste zur Welterklärung leistet. Die Wahrheit ist sozusagen ein Wert, dem wir uns immer nur annähern können, ohne ihn tatsächlich zu erreichen. Es ist eine regulative Idee, nach der wir streben sollen, aber im Wissen, dass alles, was wir über die Welt sagen, nur vorläufiges Wissen, nur Vermutungswissen ist; das vielleicht gut bestätigtes Wissen ist, vielleicht ein Wissen, das sich bewährt hat, aber das nicht den Anspruch stellen kann, absolut wahr zu sein. Jede Wissenschaft muss sich, so Popper, permanent einem Prozess der Kritik und der Selbstkritik aussetzen, sonst ist sie keine Wissenschaft (vgl. Keuth 2007, S. 3–10).

Von dieser Konzeption her hat man dann auch Poppers gesamte Philosophie unter den Titel „Kritischer Rationalismus" gesetzt. *„Der kritische Rationalismus ist eine Philosophie, die das menschliche Nichtwissen betont, die Fehlbarkeit in der menschlichen Erkenntnis. Es hat auch andere Philosophen gegeben, die das Nichtwissen hervorgehoben haben. Popper selbst zitiert in seinen Werken mehrfach den Vorsokratiker Xenophanes. Es gibt aber keinen anderen Philosophen oder Wissenschaftstheoretiker, der die Fehlbarkeit und die kritische Methode so systematisch ausgearbeitet und in den Mittelpunkt einer Erkenntnis- und Wissenschaftstheorie gestellt hat wie Popper. Dies ist es vor allem, was seine Lehre von anderen Denkrichtungen unterscheidet."* (Gadenne 2007, S. 125 f.) Es ist eine Form von Vernünftigkeit, von Rationalität, deren Kern darin besteht, sich selbst immer einer kritischen Reflexion auszusetzen und für Kritik offen zu halten. Popper hat noch auf einen zweiten wesentlichen Punkt in der Wissenschaftstheorie aufmerksam gemacht: Man ging ja vor allem im klassischen, aber auch im Neopositivismus davon aus, dass Erkenntnis darin besteht, dass wir als erkennende Subjekte die Eindrücke der Wirklichkeit auf uns einwirken lassen und versuchen, diese Wirklichkeit zu erkennen. Popper wehrte sich dagegen, das erkennende Subjekt gleichsam als passive „tabula rasa" zu sehen, auf die durch die Sinnesorgane die Wirklichkeit einfällt – wie er es nannte –, er kritisierte diese „Kübeltheorie des Geistes": Der menschliche Geist, das menschliche Bewusstsein ist kein leerer Kübel, in der Sinneswahrnehmungen hineingestopft werden, sondern wir sind von allem Anfang an, wenn wir erkennen wollen, aktive Wesen.

Für Popper steht nicht so sehr die Wahrnehmung, also die passive Rezeption von Welt am Beginn des Erkenntnisprozesses, sondern die Beobachtung. Und Beobachtung ist immer schon ein aktiver Prozess: Wir haben Interessen, es fällt uns etwas auf, wir wollen etwas sehen, wir beobachten. Wissenschaften nehmen nicht wahr, sondern Wissenschaften beobachten. Zu jeder Beobachtung gehört aber schon so etwas wie ein „Vorurteil" über die Welt, gehört schon so etwas wie eine erste Theorie, die uns überhaupt erst dazu führt, bestimmte Dinge zu beobachten und andere wegzulassen. Poppers Erkenntnistheorie sieht in etwa folgendermaßen aus: Wir entwerfen aufgrund ganz bestimmter Voraussetzungen, Interessen und Vorhaben ein Bild von der Welt; wir versuchen dieses Bild sozusagen zu überprüfen, indem wir die Wirklichkeit beobachten, indem wir Experimente arrangieren, in denen wir diese Beobachtungen verfeinern können. Dann bilden wir Hypothesen bzw. über die Hypothesen dann Theorien über die Welt und dann haben wir die Aufgabe, alles daran zu setzen, um diese Theorien zu falsifizieren. Je schwerer das gelingt, je besser diese Theorien sich bewähren und bestätigen, umso wahrscheinlicher und umso näher der Wahrheit sind, wie wir annehmen können, diese Theorien. So skizzierte Popper die Logik der Forschung, so glaubte er, dass der Prozess der wissenschaftlichen Welterkenntnis in groben Zügen formuliert vonstatten gehen sollte und auch vonstatten gegangen ist (vgl. Gadenne 2007, S. 125 f.).

Popper hat sich also gegen eine „Kübeltheorie" gewandt und seine Theorie „Scheinwerfertheorie" genannt. Das heißt, wir sollten eine Erkenntnis in etwa so verstehen: Wie ein Mensch in dunkler Nacht durch einen tastenden Scheinwerfer immer nur Ausschnitte der Wirklichkeit sehen und erkennen kann, so werfen unsere wissenschaftlichen Erkenntnisse vielleicht Schneisen, Ausschnitte in das Dunkle der Erkenntnislosigkeit und der Irrtümer (vgl. Geier 2003, S. 51–56).

Poppers Konzept des „Kritischen Rationalismus" wurde nach dem Zweiten Weltkrieg im deutschsprachigen Raum vor allem von seinem Schüler Hans Albert (geb. 1921, deutscher Philosoph und Soziologe) zu einer umfassenden Philosophie ausgebaut. Nur in diesem Konzept des Kritischen Rationalismus, so Albert, ist es möglich, den klassischen Dilemmata der Philosophie, die Albert unter dem Begriff „Münchhausentrilemma" zusammenfasste, zu entgehen. Das heißt, dem Problem der Letztbegründung von philosophischen Sätzen zu entgehen; denn wenn wir ohne diese Möglichkeit einer permanenten Kritik und Selbstkritik versuchen, philosophische Sätze letztzubegründen, kommen wir immer in folgende Situation, so Hans Albert: Entweder wir müssen an irgendeinem Punkt die Begründungskette dogmatisch abbrechen oder wir verstricken uns in einen Zirkelschluss oder wir landen bei immer neuen Warum-Warum-Warum-Fragen. Das heißt, wir landen in einem unendlichen Regress. Um diesem Trilemma, also dieser dreifachen Situation der Ausweglosigkeit, zu entgehen, ist nur das Konzept des Kritischen Rationalismus eine Möglichkeit, die darin besteht, gar keine Letztbegründungen zu versuchen, sondern auch philosophische Sätze genauso wie Sätze der Wissenschaftstheorie oder sozialpolitische Konzepte einem permanenten Prozess der kritischen Revision zu unterziehen und auf diesem sehr mühsamen, vielleicht wenig spektakulären, aber dafür umso pragmatischeren Weg der allmählichen Verbesserungen von Theorien, von Gedanken und von sozialen Einrichtungen fortzuschreiten (vgl. Liessmann/Zenaty/Lacina 2007, S. 28 f.).

1.8 „Anything goes" Paul Feyerabend (1924–1994) und Thomas Samuel Kuhn (1922–1996)

Paul Feyerabend gilt als *Enfant terrible* der philosophischen Szene. Sein Slogan „Anything goes" hat ihn berühmt gemacht. Er verteidigt die alltägliche Vernunft gegen ihre Erstarrung in Doktrinen und Ideologien und er ermuntert zum Misstrauen gegen jede

Herrschaft von Experten. Feyerabend hat sich nie einer philosophischen Schule angeschlossen, auch nicht der von Karl Popper, aus der seine eigene kritische Denkweise hervorgegangen ist. Der Wiener Philosoph, der später in den USA Karriere gemacht hat, hat Popper vorgeworfen, dass Wissenschaften ganz anders vorgehen, dass nichts von dem, was Popper angenommen hat, in der Wirklichkeit stimmt, sondern Wissenschaften, so Feyerabend, im Wesentlichen wie Kunststile funktionieren: Man entwirft wissenschaftliche Modelle und Hypothesen nach Kriterien des Geschmacks, der persönlichen Vorlieben, der politischen Macht, der politischen Durchsetzbarkeit, der Finanzierbarkeit, und nichts von diesem heroischen Ideal der Falsifikation und Selbstkritik ist dabei zu sehen. In Wirklichkeit können Wissenschaftler alles machen: „Anything goes" lautete der Kern seiner Beschreibung dessen, was Wissenschaften tun. Entscheidend ist nur, ob und wie sie sich am Markt der wissenschaftlichen Publikationen und Erkenntnisse durchsetzen. Feyerabends sogenannte „anarchistische Erkenntnistheorie", die überhaupt keine Methodologie der Wissenschaften, keine ausgefeilte und abgesicherte Methode des wissenschaftlichen Forschens mehr kennen wollte und kennen konnte und die am Ende überhaupt das Konzept der abendländischen wissenschaftlichen Rationalität anderen Formen von religiösen, mystischen und sonstigen Erkenntnissen als gleichberechtigt gegenüberstellen wollte; diese anarchistische Erkenntnistheorie hat vor allen in den 70er und 80er Jahren zu erregten Kontroversen über den Status der neuzeitlichen Wissenschaften geführt. Popper selbst hat allerdings an dieser Idee eines allmählichen Fortschritts in den Wissenschaften immer festgehalten. Er hat dann in einer späten Phase sogar mit dem Gedanken gespielt, dass sich Wissenschaften analog zur Evolution entwickeln: dass also Wissenschaften evolutionär selektieren, das heißt, unbrauchbare und schlechte Thesen werden ausgeschieden, diejenigen, die sich als durchsetzungsfähig erweisen, werden beibehalten (vgl. Feyerabend 1993).

Neben Paul Feyerabend war es auch Thomas S. Kuhn, dessen Überlegungen dazu geführt haben, dass sich die Wissenschaftsgeschichte etabliert hat. Feyerabend, Kuhn und Imre Lakatos gelten als Wegbereiter einer pragmatischen Wende in der Diskussion um die Wissenschaftstheorie. Im Zentrum steht hierbei nicht mehr die Frage nach logischen bzw. rationalen Kriterien der Geltung wissenschaftlicher Theorien, sondern Theorien werden in den psychologischen und soziologischen Kontexten ihrer Genese betrachtet.

Im Jahre 1962 hat Thomas S. Kuhn in seinem Buch über „Die Struktur wissenschaftlicher Revolutionen" versucht nachzuweisen, dass Poppers Vorstellung – die Wissenschaft arbeite mit dem Konzept des Falsifikationismus – eine sehr idealtypische Vorstellung ist. Im Gegenteil, so Kuhn, die Wissenschaften und vor allem die Wissenschaftler versuchen, solange es geht, ihre Theorien und ihre Hypothesen gegen Kritik zu immunisieren und davor zu schützen, allzu schnell falsifiziert zu werden. Nur in Zeiten großer wissenschaftlicher Umbrüche – in Zeiten sogenannter wissenschaftlicher Revolutionen, wenn also eine Theorie tatsächlich unhaltbar geworden ist und ein ganzes wissenschaftliches Weltbild sich verändert und zusammenbricht – kommt es zu den von Kuhn so genannten „Paradigmenwechseln" in der Wissenschaft. Das heißt also, ganze Voraussetzungen einer Weltdeutung, einer Weltbetrachtung werden über Bord geworfen; nach längen Kämpfen, nach langen Widerständen, und an deren Stelle tritt eine neue Konzeption. Der Wechsel von einem geozentrischen zu einem heliozentrischen Weltbild wäre das Beispiel für einen solchen Paradigmenwechsel. Nur dort passiert es, dass tatsächlich eine Theorie als falsifiziert gilt und durch eine andere große Theorie, durch ein anderes Weltbild ersetzt wird.

> *„Wenn man die Geschichtsschreibung für mehr als einen Hort von Anekdoten oder Chronologien hält, könnte sie eine entscheidende Verwandlung im Bild der Wissenschaft, wie es uns zur Zeit gefangen hält, bewirken."* (Kuhn 1976, S. 15)

Mit diesen Worten charakterisiert Kuhn zu Beginn seines Buches „Die Struktur wissenschaftlicher Revolutionen" die ihn beim Studium der Geschichte der Wissenschaften leitende Intuition. Anders als die Wissenschaftsphilosophen im Umfeld des Logischen Empirismus – Rudolf Carnap – und des Kritischen Rationalismus – Karl Popper –, welche methodologische und normative Fragen der wissenschaftlichen Forschung diskutierten und dem klassischen Bild von der Wissenschaft als einem kumulativen Fortschrittsprozess anhingen, begreift Kuhn die Wissenschaft als ein Unternehmen, welches nicht kontinuierlich zu einer Anhäufung von Wissen führt und sich zielgerichtet der endgültigen Wahrheit annähert, sondern ständig verschiedene Phasen durchläuft, die von Diskontinuitäten und Brüchen gekennzeichnet sind. Die Entwicklungen der Wissenschaften stellt sich für Kuhn als Evolutionsprozess dar, wobei er die Ablösung alter Theorien durch neue Ansätze mit Hilfe des Begriffs der „wissenschaftlichen Revolution" beschreibt. Beim Studium der Wissenschaftsgeschichte entdeckte er, dass nicht nur wissenschaftsinterne Faktoren den Fortgang einer Wissenschaft beeinflussen und dass die Kriterien dafür, was als wissenschaftliche Theorie und was als unseriöse Forschung gilt, selbst historischer Natur sind. Kuhn prägte, wie schon erwähnt, Begriffe wie „Paradigma", die, obwohl sie bei Kuhn allein auf die Entwicklung der neuzeitlichen Naturwissenschaft und in erster Linie auf die Physik zugeschnitten waren, in allen Bereichen des intellektuellen und kulturellen Lebens eine wichtige Rolle zu spielen begannen.

> *„Wiederum war ich in der Lage, meine ungeteilte Aufmerksamkeit dem in diesem Buch diskutierten Problem zuzuwenden. Und, was noch wichtiger war, das Jahr in einer Gemeinschaft, die sich überwiegend aus Sozialwissenschaftlern zusammensetzte, konfrontierte mich mit unerwarteten Fragen über die Unterschiede zwischen solchen Gemeinschaften und jenen der Naturwissenschaftlern, in denen ich ausgebildet worden war. Insbesondere war ich überrascht von der Zahl und dem Ausmaß der offenen Meinungsverschiedenheiten unter den Sozialwissenschaftlern über das Wesen der sinnvollen wissenschaftlichen Probleme und richtigen Methoden. Sowohl die Geschichte wie auch die eigene Erfahrung ließen mich daran zweifeln, daß Naturwissenschaftler solidere oder bleibendere Antworten auf solche Fragen haben als ihre Kollegen in der Sozialwissenschaft. Und doch stellen sich aus irgendwelchen Gründen in der Praxis der Astronomie, Physik, Chemie oder Biologie normalerweise nicht die Kontroversen über Grundlagen ein, die heute unter Psychologen und Soziologen verbreitet zu sein scheinen. Der Versuch, die Ursachen jener Differenz zu enthüllen, führte mich dazu, die Rolle dessen in der wissenschaftlichen Forschung zu erkennen, was ich seitdem ‚Paradigmata' nenne. Darunter verstehe ich allgemein anerkannte wissenschaftliche Leistungen, die für eine gewisse Zeit einer Gemeinschaft von Fachleuten maßgebende Probleme und Lösungen liefern. Sobald dieses Stück meines Puzzlespiels einmal an der richtigen Stelle lag, kam ein Entwurf für den vorliegenden Essay sehr schnell zustand. (Die Struktur wissenschaftlicher Revolution, Berkeley, California, Februar 1962)."* (Kuhn 1976, S. 9 f.)

1.9 „Verfallen an das ‚man'" – Martin Heidegger (1889–1976)

Heidegger hat eine schwer zu verstehende Sprache entwickelt, die aber trotzdem unverwechselbar ist. Wenn vom Nichtenden Nichts, vom Dasein, von der Lichtung, von Angst, von Sorge, von der Eigentlichkeit die Rede ist, weiß „man", das ist der Jargon Heideggers.

Heideggers entscheidende philosophische Leistung liegt in seinem unvollendeten Werk „Sein und Zeit" aus dem Jahre 1927. Er wollte noch einmal die uralte und alles Philosophieren motivierende Frage nach dem „Sinn von Sein" unter den Bedingungen der Moderne analysieren und diskutieren. Er konstatierte in „Sein und Zeit" eine vollkommene Seinsvergessenheit des Menschen. Die alles Philosophieren motivierende Frage, warum etwas ist und vielmehr nicht Nichts, wie es Heidegger formulierte; diese Frage spielte zu Unrecht – so seine Diagnose – keine Rolle mehr. Was es heißt, zu sein, was Existenz, was Existieren bedeutet, was es heißt, in der Welt als bewusstes Wesen zu leben, wurde seines Erachtens nicht mehr wirklich begriffen. Das wieder aufzugreifen, diese Frage nach dem Sinn von Sein zu stellen, ohne sich irgendwelchen religiösen oder theologischen Tröstungen überlassen zu können, war sein Anliegen. In seiner Analyse des Seins stand der Mensch im Mittelpunkt. Der Mensch ist für Heidegger das Dasein. Das ist seine Formulierung für das menschlich Seiende. Das Dasein, das da ist, das anwesend ist und sich seines Daseins bewusst sein kann (vgl. Heidegger 1993, S. 2 ff.).

Wie ist dieses Dasein nun strukturiert? Wie lebt der Mensch, wenn er als Mensch lebt? Durch was ist er gekennzeichnet? Heideggers großer Entwurf läuft darauf hinaus, dieses daseiende Sein des Menschen im Wesentlichen durch seine Zeitlichkeit strukturiert zu sehen. Was heißt Zeitlichkeit? Es ist die Erfahrung von Gegenwärtigkeit, von Zukünftigkeit und, wie er es nannte, die Erfahrung eines Vorbei. Das heißt, angesichts des Todes macht jeder Mensch die Erfahrung, dass das Leben etwas ist, was vorbei sei kann. Dasein, Leben, Sein wird für Heidegger ganz entscheidend bestimmt als „Sein zum Tode". Deshalb ist dieses Dasein auch wesentlich durch die Sorge bestimmt. Als Mensch leben heißt sich sorgen können; besorgt sein um das, was war, und besorgt sein um das, was sein wird. Gleichzeitig, weil es in der Zeit abläuft, ist dieses Dasein durch eine gewisse Offenheit strukturiert, durch Freiheit und durch das Ergreifenkönnen unterschiedlichster Möglichkeiten. Das Dasein ist, so Heidegger, vorausgesetzt, es ist aber gleichzeitig etwas, was jederzeit wieder entworfen werden kann. Der Mensch muss sich entwerfen im Horizont der Möglichkeiten des Seins. Gleichzeitig – und diesen Gedanken hat er bei Søren Kierkegaard gefunden – ist diese Offenheit des Seins etwas, was das Dasein des Menschen ängstigt. Denn Wahlmöglichkeiten haben, sich entscheiden müssen, ausgesetzt sein in der Unwirtlichkeit des Lebens ist etwas, was Angst schafft; die Welt ist für das Dasein eigentlich etwas Unheimliches, und es versucht immer, sie sich heimlich oder heimelig zu machen (vgl. Heidegger 1993, S. 134–140).

Heidegger definiert die Existenz des Menschen als eine Form von Geworfenheit in das Unvertraute. Die Moderne, so Heidegger in „Sein und Zeit", die Moderne ist nun jene Epoche, die dem Menschen, die dem Dasein die Möglichkeit nimmt, sich der Struktur der Geworfenheit, der Zeitlichkeit, der Offenheit und damit auch der Freiheit und der Individualität bewusst zu werden. In der Moderne verschwindet das einzelne Dasein, verschwindet der einzelne Mensch im Allgemeinen der Vielen oder, wie er es nannte: verschwindet im „man". Man tut etwas, man tut dieses, man tut jenes, man agiert nicht mehr als „Ich", als Subjekt, als Handelnder, als Freier, sondern man tut, was man eben so tut. In der Benützung von öffentlichen Verkehrsmitteln, in der Verwendung des Nachrichtenwesens, so Heidegger, ist jeder andere wie der andere. Das Miteinandersein löst das Dasein völlig in der Seinsart des anderen auf. Die Unterschiedlichkeit und die Ausdrücklichkeit der Einzelnen verschwinden vollkommen. Wir genießen und vergnügen uns, wie man genießt und sich vergnügt; wir sehen und lesen und urteilen über Literatur und Kunst wie „man". Wir ziehen uns aber vom großen Haufen zurück, wie man sich eben zurückzieht. Der Einzelne verschwindet im Allgemeinen, hat keine Individualität mehr und hat deshalb auch keine Verantwortung mehr. Das „man" war es immer, und doch kann „man" dann sagen, es ist keiner gewesen. Die Anonymität schafft die Voraussetzung für Verantwortungslosigkeit (vgl. Heidegger 1993, S. 175–180).

Im Frühjahr 1927 liegt die Mutter Heideggers im Sterben. Heidegger deutet Karl Jaspers gegenüber an, welchen Kummer es ihm bereitet, in den Augen der frommen Mutter als ein vom Glauben abgefallener Sohn erscheinen zu müssen:

> *„Daß ich für sie eine schwere Sorge bin und das Sterben schwer mache, werden Sie ungefähr ermessen. Die letzte Stunde, die ich bei meiner Mutter verbrachte … war ein Stück ‚praktischer Philosophie', das mir bleiben wird. Ich glaube, den meisten ‚Philosophen' ist die Frage, Theologie und Philosophie oder besser Glaube und Philosophie – eine reine Schreibtischfrage (1.3.1927, BwHJ, 73)."*
>
> *Es ist in diesen Wochen des Sterbens der Mutter, dass Heidegger in Tübingen einen Vortrag zum Thema Phänomenologie und Theologie hält. Er spricht davon, „dass der Glaube in seinem innersten Kern als eine spezifische Existenzmöglichkeit gegenüber der wesenhaft zur Philosophie gehörigen … Existenzform der Todfeind bleibt. Dieser Gegensatz schließe jedoch kein gegenseitiges Ernstnehmen und Anerkennen aus, aber das sei eben nur möglich, wenn die Differenz festgehalten und nicht verwischt werde. Christliche Philosophie sei ein hölzernes Eisen. Philosophie muss sich auf sich selbst verlassen können als das freie Fragen des rein auf sich gestellten Daseins (W, 66)."* So versteht er seine Philosophie. Mit „Sein und Zeit" glaubt er, bei ihr angekommen zu sein. Und deshalb legt er der Mutter beim Abschied das Handexemplar des soeben erschienen Werkes auf das Totenbett (vgl. Safranski 2001, S. 167 f.).

> *Martin Heidegger, Hannah Arendt und Karl Jaspers nach dem Krieg.*
> *Eine persönliche und philosophische Beziehungsgeschichte*
>
> *„Im November 1949 kommt Hannah Arendt für vier Monate nach Europa, um im Auftrag der ‚Kommission für jüdisch kulturellen Wiederaufbau in Europa' die Überreste der von den Nationalsozialisten geraubten jüdischen Kulturschätze zu sichten und zu inventarisieren. Während dieser Reise besuchte sie im Dezember 1949 zunächst Karl und Gertrud Jaspers in Basel. Jaspers, in väterlicher Liebe Hannah zugetan, erfährt nun, so Ettinger, zum ersten Mal von der Liebesgeschichte zwischen ihr und Heidegger. ‚Ach, aber das ist ja sehr aufregend', sagte er. Hannah ist erleichtert über diese Reaktion. Sie hatte sich auch vorstellen können, dass Jaspers mit moralischer Kritik oder auch mit Eifersucht reagieren könnte. Die beiden sprechen so ausgiebig über Heidegger, daß es dem skrupulösen Jaspers schon wieder unbehaglich wird. ‚Der arme Heidegger, nun sitzen wir hier, die beiden besten*

Freunde, die er hat und durchschauen ihn'. ... Heidegger kehrt nach Hause zurück und erwartet dort den Besuch Hannahs noch am selben Abend, den die beiden alleine verbringen werden. Hannah schreibt darüber an Blücher: ,Wir haben, scheint mir, zum ersten Mal in unserem Leben miteinander gesprochen.' Hannah fühlt sich nicht mehr in der Rolle einer Schülerin. Sie kommt aus der Welt, eine ,Vielerfahrene', eine Überlebende der Katastrophe, eine politische Philosophin, die soeben ein Buch fertiggestellt hat, ,Elemente und Ursprünge totaler Herrschaft', das wenig später zu einem Welterfolg wird. Aber davon ist nicht die Rede. Heidegger spricht, so Ettinger, über seine politische Verstrickung, erzählt, wie ihn damals der ,Teufel' geritten habe, klagt über seine Verfemung. Sie trifft einen Menschen, der rechthaberisch, zerknirscht und verbittert ist; der ihr hilfsbedürftig vorkommt. Und sie ist bereit zu helfen. Sie wird für Heidegger Verhandlungen mit Verlegern in Amerika führen, Verträge aushandeln, Übersetzungen beaufsichtigen, wird Lebensmittelpakete schicken, Bücher, Schallplatten. Und er wird zärtliche Briefe schrieben. Manchmal legt er einen Stengel Zittergras bei, schreibt über seine Arbeit, schildert seinen Blick aus dem Fenster, erinnert sie an das grüne Kleid, das sie damals in Marburg trug." (Safranski 2001, S. 415 ff.)

1.10 „Zur Freiheit verurteilt" – Jean-Paul Sartre (1905–1980)

Die von ihm maßgeblich bestimmte philosophische Richtung des „Existentialismus" war mehr als nur eine Philosophie: Sie war ein Lebensgefühl, eine Richtung in der Literatur und eine Mode. Die Liebe und Freundschaft zwischen Sartre und Simone de Beauvoir – einer berühmten französischen Intellektuellen – wird ein Leben lang dauern.

1933 bekommt er ein Stipendium, geht nach Berlin und er nützt dieses Jahr, um die „drei großen H der Philosophie – Hegel, Husserl und Heidegger" – zu studieren. In dieser Zeit arbeitet er an einem Roman, der seinen frühen Ruhm begründet: „Der Ekel". Die Zeit der Kriegsgefangenschaft 1940 nützt er zu philosophischen Studien und es entsteht sein erstes philosophisches Hauptwerk: „Das Sein und das Nichts", welches 1943 veröffentlicht wird. Noch vor Ende des 2. Weltkrieges beginnt er mit der Publikation einer Reihe von Theaterstücken, die ihn weltbekannt machen: „Die Fliegen" oder „Geschlossene Gesellschaft". 1945 hält Sartre mehrmals einen Vortrag mit dem Titel: „Ist der Existentialismus ein Humanismus?", der ein Jahr später publiziert wird. Jahrzehnte galt dieser Vortragstext als der Kardinaltext der Existentialistischen Philosophie. 1960 erscheint sein zweites großes philosophisches Werk: „Kritik der dialektischen Vernunft". 1964 erhält Sartre den Literaturnobelpreis, den er demonstrativ ablehnt. Im selben Jahr erscheint seine Autobiographie unter dem Titel:

> „Die Wörter". *„Ich habe mein Leben begonnen, wie ich es zweifellos beenden werde: inmitten von Büchern. Im Arbeitszimmer meines Vaters lagen sie überall; es war verboten, sie abzustauben, mit Ausnahme eines Tages im Jahr, vor dem Semesterbeginn im Oktober. Ich konnte noch nicht lesen, aber ich verehrte sie bereits, diese aufgerichteten Steine: mochten sie gerade stehen oder schräg, dichtgedrängt wie Ziegel auf den Borden des Bücherschrankes oder in noblem Abstand voneinander, wie die Alleen mit vorgeschichtlichen Steinsäulen in der Bretagne, immer fühlte ich, daß der Wohlstand unserer Familie von ihnen abhing."* (Sartre 2002, S. 24 f.)

Anfang der 70er Jahre erscheint in mehreren Bänden sein letztes unvollendetes Werk: „Der Idiot der Familie“, eine voluminöse Biographie Gustav Flauberts. Es ist Sartres Versuch, Gesellschaft und Individuum nach verschiedenen Aspekten soziologisch, psychologisch, literarisch, historisch, philosophisch zu analysieren. Sartres Begräbnis am Friedhof Montparnasse glich einer riesigen Massendemonstration, einer Kundgebung, denn mit ihm war ein Stück Nachkriegsphilosophie, war eine Epoche abgeschlossen.

Die Bedeutung Sartres als Philosoph gründet sich auf sein frühes Hauptwerk „Das Sein und das Nichts“. Er hat dem Werk den Untertitel „Versuch einer phänomenologischen Ontologie“ gegeben. Er ist davon ausgegangen, dass zwar das Sein, die Wirklichkeit dem menschlichen Bewusstsein erscheint, wir es also mit Phänomenen zu tun haben, dass aber gleichzeitig in diesem Erscheinen immer schon mitschwingt, dass wir davon ausgehen, dass diesen Phänomenen ein objektives Sein – ein: An-sich-Sein – wie Sartre es nennt, zukommt. Der Mensch jedoch als bewusstes Wesen, ausgestattet mit der Fähigkeit der Reflexion, geht nicht auf in diesem An-sich. Er existiert nicht nur bloß, sondern er nimmt ja Stellung zu sich. Er kann sich selber zum Objekt machen oder, wie Sartre es formulierte: Er existiert für sich. Auch in der Alltagssprache kennen wir diese Formulierung, die Sartre übrigens von Georg Friedrich Wilhelm Hegel hat: Wir sagen, wir leben oder machen etwas für uns; wir können über unser Leben und wie wir es führen sollen oder könnten, den „Kopf zerbrechen“.

Sartre geht es jetzt darum, dieses Für-sich-Sein – das im Wesentlichen das menschliche Dasein bei Heidegger umfasst – genauer zu analysieren. Er entdeckt, dass in diesem Für-sich-Sein die Frage nach dem „Nichts“ versteckt ist. Der Mensch erweist sich als das Wesen, das negieren kann, das durchstreichen kann, das etwas wegmachen kann, das Sein zu Nichts machen kann. Und weil der Mensch das Wesen ist, das auch für-sich ist, das heißt, immer sich selbst zum Gegenstand der Reflexion macht, kann der Mensch auch diese Negation auf sein eigenes Bewusstsein anwenden. Auf diese Weise kommt Sartre zur Analyse des Selbstbetruges, das heißt, der Mensch ist imstande, sich über sich zu täuschen. Diese Möglichkeit des Selbstbetruges schließt noch eine andere Perspektive ein: Der Mensch ein Wesen, das sein Ende bedenken kann als Tod, als Nicht-Sein. Aus dieser Möglichkeit des Nicht-Seins resultiert für Sartre eine Grundbefindlichkeit des Menschen: nämlich die Angst. Die Angst davor, uns selber im Zustand des Nicht-Seins denken zu können und denken zu müssen. Durch diese Offenheit der Möglichkeiten ist das gegeben, was der zweite große Aspekt des menschlichen Daseins, der menschlichen Existenz für Sartre ist: nämlich Freiheit. Freiheit wäre nicht gegeben, wenn es nicht diese radikale Form aller Möglichkeiten bis hin zum Nicht-Sein gäbe. Daraus resultiert die eigentliche existentielle Bestimmung des Menschen, nämlich dass er das Wesen ist, das im radikalen Sinne „frei“ genannt werden muss.

Das macht auch die Bedeutung des viel zitierten Satzes von Sartre aus, der für viele so etwas wie der Grundsatz des Existentialismus darstellt: *„Die Existenz geht der Essenz voraus“*. Das bedeutet, der Mensch ist das Wesen, das existiert. Die Existenz ist das Primäre, das Fundamentale. Aber das, was er ist, welche Gestalt, welchen Charakter er annimmt, wie er denken wird, alles das ist sekundär. Es gibt kein Wesen des Menschen, es gibt keine Natur des Menschen, es gibt keine Bestimmung des Menschen: Das einzige, was es gibt, ist die Existenz. Alles andere kann sich der Mensch nicht nur frei entwerfen, so Sartre mit einer berühmten Formulierung: Er ist dazu gezwungen, sich frei zu entwerfen. „Der Mensch ist zur Freiheit verurteilt." Freiheit erweist sich hier nicht nur als ein Segen, sondern Freiheit erweist sich als etwas, was uns unabdingbar gegeben ist; das uns dazu zwingt, unser Leben tatsächlich zu entwerfen – oder wie Sartre mit einem Begriff, den er von Kierkegaard hat, sagt: unser Leben zu wählen. Niemand kann uns diese Wahl abnehmen, auch eine Nichtwahl ist eine Wahl, ist eine Entscheidung. Nach Sartre gibt es keine Situation, in der wir nicht wählen können. Es gibt immer noch eine letzte Wahl: die Wahl des Todes, die Wahl des Selbstmordes (vgl. Kampits 2003, S. 211–224)

Simone de Beauvoir (1908–1986) und Jean Paul Sartre lernen sich 1929 an der Ecole normale superieure kennen, kurz vor ihrem Staatsexamen, das er als der erste der siebenundzwanzig Zugelassenen besteht, mit nur knappem Vorsprung vor ihr, der um drei Jahre Jüngeren. Ihr Buch „Das andere Geschlecht" ist zum Klassiker der Frauenbewegung geworden. Kaum bekannt sind ihre eigenen philosophischen Schriften, die ihr Zentrum in der Frage nach der Möglichkeit der Begründung einer Moral haben. „Warum soll ich eine eigene Philosophie entwickeln, wenn die Sartres mich vollkommen überzeugt", bemerkte sie lakonisch (vgl. Hackenesch 2001, S. 30). *Sartre hebt immer wieder hervor, die Nähe, die Gesellschaft der Frauen der der Männer vorzuziehen. Die Macht des Geistes ist das einzige Mittel, das Sartre besitzt, einen Platz in der Welt der Frauen zu erobern und zu sichern. Denn er ist hässlich – und der Blick der Anderen offenbart ihm seine Hässlichkeit. Normalerweise ist der Mensch, der mich ansieht und der mir auf der Straße begegnet, feindselig, erzählt er am Ende seines Lebens Simone de Beauvoir und gesteht ihr, niemals einen auf der Straße angesprochen zu haben, um sich nach dem Weg oder etwas anderem zu fragen. Denn wenn man hässlich ist, heißt dies, der Person, an die man sich wendet, eine unangenehme Gegenwart zuzumuten. Längst über diese Niederlage erhaben, gesteht Sartre später seinen Freunden, wie er 1933 nicht nur nach Berlin ging, um Husserl zu studieren, sondern in der festen Absicht, die „deutschen Frauen" zu erobern – und wie kläglich und vollkommen dies scheiterte, weil er ihre Sprache nicht sprach. Einzig sein Charme, der seines Geistes, vermag die Frauen zu verführen, ihren Blick auf ihn zu vergessen, ihn zu lieben, sich der Souveränität seiner Anwesenheit zu unterwerfen. Seine Beziehung zu Simone de Beauvoir ist zur Legende geworden; sie ist ihm der Freund, mit dem ihn ein gemeinsamer Blick auf die Welt der Anderen verbindet. Die Förmlichkeit der Anrede des „Sie", die sie ein Leben lang beibehalten. Ich kann die Leute nicht gut lieben, schreibt Sartre an de Beauvoir. Nur Sie* (vgl. ebd., S. 42–46).

„Jean-Paul Sartre über die ‚Geschlossene Gesellschaft'
Wenn man ein Stück schreibt, gibt es immer bestimmte Anlässe und tiefere Gründe. Der Anlaß war der, daß ich, als ich um 1943 und Anfang 1944 ‚Geschlossene Gesellschaft' schrieb, drei Freunde hatte, und ich wollte, daß sie ein Stück spielen, ein Stück von mir, ohne dass einer von ihnen dabei bevorzugt wäre. Das heißt, ich wollte, dass sie die ganze Zeit auf der Bühne zusammen bleiben. Denn ich sagte mir, wenn einer abgeht, wird er denken, daß die anderen eine bessere Rolle haben, sobald er abgeht. Ich wollte sie also zusammen behalten. Und ich habe mir gesagt, wie kann man drei Personen zusammenbringen, ohne daß man eine von ihnen herausgehen lässt und sie bis zum Schluß für alle Ewigkeit auf der Bühne behalten.

Da kam mir die Idee, sie in eine Hölle zu setzen und jede von ihnen zum Folterknecht der beiden anderen zu machen. Das war der Anlaß.

Aber es gab damals auch allgemeinere Gründe, und ich habe in dem Stück etwas andres zum Ausdruck bringen wollen als lediglich das, was mir der Anlaß bot. Ich wollte sagen: Die Hölle, das sind die anderen. Aber dieses ‚Die Hölle, das sind die anderen' ist immer falsch verstanden worden. Man glaubte, ich wollte damit sagen, daß unsere Beziehungen zu andern immer vergiftet sind, daß es immer teuflischere Beziehungen sind. Es ist aber etwas ganz andres, was ich sagen will. Ich will sagen, wenn die Beziehungen zu anderen verquer, vertrackt sind, dann kann der andere nur die Hölle sein. Warum? Weil die andren im Grunde das Wichtigste in uns selbst sind für unsere eigenen Kenntnis von uns selbst. Wenn wir über uns nachdenken, wenn wir versuchen, uns zu erkennen, benutzen wir im Grunde Kenntnisse, die die anderen über uns schon haben. Wir beurteilen uns mit den Mitteln, die die anderen haben, uns zu unserer Beurteilung gegeben haben. Was ich auch über mich sage, immer spielt das Urteil andrer hinein. Was ich auch in mir fühle, das Urteil andrer spielt hinein. Das bedeutet, wenn meine Beziehungen schlecht sind, begebe ich in die totale Abhängigkeit von andren. Und dann bin ich tatsächlich in der Hölle. Und es gibt eine Menge Leute auf der Welt, die in der Hölle sind, weil sie zu sehr vom Urteil andrer abhängen. Aber das heißt keineswegs, daß man keine andren Beziehungen zu den andren haben kann. Es kennzeichnet nur die entscheidende Bedeutung aller andren für jeden von uns.

Das zweite, was ich sagen möchte, ist, dass diese Leute nicht wie wir sind. Die drei Personen, die Sie in ‚Geschlossene Gesellschaft' hören werden, sind insofern nicht wie wir, als lebendig und sie tot sind. Natürlich, ‚tot' symbolisiert hier etwas. Ich wollte einfach zeigen, daß viele Leute in einer Reihe von Gewohnheiten und Gebräuchen verkrustet sind, daß sie Urteile über sich haben, unter denen sie leiden, die sie aber nicht einmal zu verändern versuchen. Und diese Leute sind wie tot. Insofern sie den Rahmen ihrer Probleme, ihrer Ambitionen und ihrer Gewohnheiten nicht durchbrechen können und daher oft Opfer ihrer Urteile bleiben, die man über sie gefällt hat. Von daher ist ganz evident, daß sie zum Beispiel feige oder bösartig sind.

Wenn sie angefangen haben, feige zu sein, so wird nichts die Tatsache ändern, daß sie feige waren. Deswegen sind sie tot, deswegen, damit soll gesagt werden, daß es ein lebendiges Totsein ist, wenn man von der ständigen Sorge um Urteile und Handlungen umgeben ist, die man nicht verändern will. So daß ich also, da wir ja lebendig sind, durch das Absurde die Bedeutung der Freiheit habe zeigen wollen, das heißt die Bedeutung der Veränderung der Handlungen durch andre Handlungen. Was immer der Teufelskreis ist, in dem wir leben, ich meine, daß wir frei nicht durchbrechen, dann bleiben sie, wieder aus freien Stücken, in ihm. So daß sie sich also aus freien Stücken in die Hölle begeben.

Sie sehen also, Beziehungen zu den andren, Verkrustungen und Freiheit, Freiheit als die nur angedeutete andre Seite, das sind die drei Themen des Stücks. Ich möchte, daß man sich daran erinnert, wenn man den Satz hört: die Hölle, das sind die andren." (Geschlossene Gesellschaft, Gruppe 80, Programmheft, 2002, S. 6 f.)

1.11 „Macht ist Wissen" – Michel Foucault (1926–1984)

Als in den 70er und 80er Jahren des 20. Jahrhunderts die Philosophie aus Frankreich den intellektuellen Diskurs wesentlich bestimmte, galt er als eine der Galionsfiguren der damit verbundenen Strömungen: des „Neostrukturalismus" und der „Postmoderne". Gegen beide Etikettierungen hat er sich gewehrt. In seinem umfangreichen Werk kreuzen sich philosophische mit sozial- und wissenschaftsgeschichtlichen Untersuchungen.

Die Werke, mit denen Foucault berühmt werden sollte, erschienen in den 60er Jahren: „Wahnsinn und Gesellschaft", „Die Geburt der Klinik", „Die Ordnung der Dinge". In den 70er Jahren folgten dann: „Überwachen und Strafen" und der erste Band seines letzten großen Projektes: „Sexualität und Wahrheit".

Foucault hat seine Forschungsprogramme und Methoden immer wieder modifiziert und geändert. In den späten 50er und 60er Jahren ging es ihm in Wesentlichen um eine Frage: Wie und in welcher Weise kann sich die moderne Vernunft und mit ihr der moderne Mensch – verstanden als vermeintlich souveränes Vernunftsubjekt – herausbilden. Seine grundlegende These war, dass sich diese Herausbildung des modernen Subjekts nicht unabhängig, sondern in engem Zusammenhang mit der Herausbildung von Kontroll- und Herrschaftsstrukturen entwickelt. Es gibt, so seine grundlegende These, einen Zusammenhang von Wissen und Macht. Der viel zitierte Satz von Francis Bacon: „Wissen ist Macht" muss auch umgedreht werden: Macht ist immer auch Wissen. Herrschaft und Wissen, Vernunft und Unterdrückung sind zwei Seiten ein und desselben Phänomens. Foucault versucht nun diese Zusammenhänge in konkreten Studien und Analysen herauszuarbeiten und plausibel zu machen. Er versucht zu zeigen, wie die sich seit dem 18. Jahrhundert als Wissenschaft verstehende Vernunft den Wahnsinn aus jedem gesellschaftlichen Kontext entfernt, wegsperrt und zum Schweigen bringt. Im Mittelalter, so Foucault, war der Wahnsinnige noch Bestandteil des alltäglichen Lebens. Es wird das aus dem Blick gerückt, was man nicht mehr sehen wollte. Erst seit dem 18. Jahrhundert wird der Wahnsinn ein eigener Gegenstand wissenschaftlichen Interesses; er wird als Krankheit definiert und damit zum Objekt diagnostischer und therapeutischer Verfahren an neu entstehenden Orten, sozusagen aus dem Blick der Gesellschaft. Gleichzeitig wird der Wahnsinn nun als etwas völlig außerhalb der Vernunft Stehendes betrachtet. Die Vernunft hat vergessen, dass der Wahnsinn nur eine Kehrseite ihrer selbst ist: eine andere Erscheinungsweise, ein anderer Ausdruck für Vernünftigkeit, von Bewusstheit, von menschlichem Reflexionsvermögen (vgl. Taureck 1997, S. 47 ff., 100)

In „Die Geburt der Klinik" hat Foucault ähnliche Mechanismen am Beispiel anderer Institutionen – Kliniken – untersucht. In der Medizin kommt es zum entscheidenden Paradigmenwechsel in dem Moment, in dem der Kranke nur noch in seiner puren Körperlichkeit wahrgenommen wird. Damit wird er einerseits auf seine Physiologie reduziert, anderseits aber individualisiert: Er wird zum „Fall". Auch für diese Form einer wissenschaftlichen Analyse, einer wissenschaftlichen Objektivierung des Subjekts existieren oder entstehen eigene gesellschaftliche, architektonische Konglomerate: nämlich die Klinik.

Im Nachwort schreibt Foucault:

> *„Dieses Buch ist ein Versuch, in dem so verworrenen, so wenig und so schlecht strukturierten Bereich der Ideengeschichte zu einer Methode zu gelangen. … Hier aber geht es nur um den Bereich der Medizin und darum, wie sich die besondere Erkenntnis des kranken Individuums im Laufe einiger Jahre strukturiert hat. Damit die klinische Erfahrung als Erkenntnisform möglich wurde, bedurfte es einer Reorganisation des ganzen Spitalbereichs, einer neuen Definition der Stellung des Kranken in der Gesellschaft und der Herstellung eines bestimmten Bezuges zwischen der Fürsorge und der Erfahrung, zwischen dem Helfen und dem Wissen; man mußte den Kranken in einen kollektiven und homogenen Raum stellen. Man musste auch die Sprache einem ganz neuen Bereich öffnen: dem Bereich einer kon-*

stanten und objektiv fundierten Korrelation zwischen dem Sichtbaren und dem Aussagbaren. Ein absolut neuer Gebrauch des wissenschaftlichen Diskurses wurde damit definiert: eine unbedingte Treue gegenüber den Nuancierungen der Erfahrung – man sagt, was man sieht; man musste die Sprache auf jenem anscheinend sehr oberflächlichen, in Wirklichkeit aber tiefen Niveau ansiedeln, auf dem die Beschreibungsformel zugleich Enthüllungsgeste ist. Und diese Enthüllung machte ihrerseits den diskursiven Raum des Leichnams zur Ursprungs-Manifestationsebene der Wahrheit: das entschleierte Innere. … Es ist von entscheidender und bleibender Bedeutung für unsere Kultur, dass ihr erster wissenschaftlicher Diskurs über das Individuum seinen Weg über den Tod nehmen musste." (Foucault 2005, S. 207f.)

In seinem Buch „Überwachen und Strafen" wird eine Neudeutung von Menschsein und von Verfügungsgewalt über Menschen herausgearbeitet. Das „Panopticon" von Jeremy Bentham dient als Vorlage architektonischer Gestaltung von Gefängnissen, Schulen oder anderen öffentlichen Gebäude. Herrschaft selbst, die Macht selbst hat sich verfeinert, zeigt sich als fragiles Gebilde, in dem es im Wesentlichen um Kontrollmöglichkeiten über Blicksysteme geht. Dieses System nannte er später eine „Mikrophysik der Macht". Die Kontrolle ist als permanente Möglichkeit vorhanden. Die modernen Gesellschaften sind von so einer „Mikrophysik der Macht" gekennzeichnet, in der nicht mehr festlegbar und nicht mehr feststellbar ist, wo der eigentliche Ort der Macht sich befindet. Macht erweist sich als ein verästeltes Konzept, das bis in die intimsten Sphären des Menschen eindringt.

„Das ‚Unter-Beobachtung-Stellen' ist die natürliche Verlängerung einer von den Disziplinarmethoden und Überprüfungsverfahren erfassten Justiz. Daß das Zellengefängnis mit seinem Zeitrhythmus, seiner Zwangsarbeit, seinem Überwachungs- und Registrierungsinstanzen, seinen Normalitätslehrern, welche die Funktionen des Richters fortsetzen und vervielfältigen, zur modernen Strafanlage geworden ist – was ist daran verwunderlich? Was ist daran verwunderlich, wenn das Gefängnis den Fabriken, den Schulen, den Kasernen, den Spitälern gleicht, die allesamt den Gefängnissen gleichen?" (Foucault 1977, S. 291)

In seinem Buch „Die Ordnung der Dinge" hat er eine, so seine Selbstbeschreibung, „Archäologie der Humanwissenschaften" vorgelegt, das heißt, versucht zu zeigen, wie der Wissenschaftsfortschritt auf dem Gebiet der Humanwissenschaften zur Konstitution des modernen Subjekts geführt hat und was damit an Konsequenzen verbunden ist. Die Konstitution des modernen Subjekts entsteht über die Deutung der Welt, über den Versuch, die Welt wissenschaftlich, begrifflich sich zu unterwerfen. Es ist der moderne Mensch, der erst seit dem 18. Jahrhundert entsteht, so Foucault, der sich in einem zeitgenössischen Sinn als Subjekt, als autonom, als Mensch, ausgestattet mit allen entsprechenden Rechten, verstehen kann. Es hat diese Vorstellung von Menschsein nicht immer gegeben. Es ist eine sehr junge Vorstellung von Menschsein, und es wird diese Vorstellung von Menschsein auch nicht immer geben. „Die Ordnung der Dinge" schließt mit einem Satz, der vielleicht zu den berüchtigtsten Äußerungen von Foucault gehört:

„Eines ist auf jeden Fall gewiß: der Mensch ist nicht das älteste und auch nicht das konstanteste Problem, das sich dem menschlichen Wissen gestellt hat. … es war die Wirkung einer Veränderung in den fundamentalen Dispositionen des Wissens. Der Mensch ist eine

Erfindung, deren junges Datum die Archäologie unseres Denkens ganz offen zeigt. Vielleicht auch das baldige Ende.

Wenn diese Dispositionen verschwänden, so wie sie erschienen sind, wenn durch irgendein Ereignis, dessen Möglichkeit wir höchstens vorausahnen können, aber dessen Form oder Verheißung wir im Augenblick noch nicht kennen, diese Dispositionen ins Wanken gerieten, wie an der Grenze des achtzehnten Jahrhunderts die Grundlage des klassischen Denkens es tat, dann kann man sehr wohl wetten, dass der Mensch verschwindet wie am Meeresufer ein Gesicht im Sand." (Foucault 1974, S. 462)

Dieser Gedanke wurde als eine drastische Variante eines antihumanistischen Denkens ausgelegt. Gemeint war damit, dass das Selbstbild, das wir als Menschen von uns haben – dass diese sehr moderne Vorstellung: Menschsein bedeutet autonomes Vernunftsubjekt zu sein –, eine zeitlich begrenzte und bedingte Vorstellung ist, die keine absolute Gültigkeit beanspruchen kann.

In einem Buch mit dem Titel „Archäologie des Wissens" hat Foucault versucht, sich Rechenschaft zu geben über die Methode seines Forschens und Denkens. Er betreibe nicht Geschichtsschreibung, er betreibe auch nicht sozialwissenschaftliche Forschung, sondern, so seine Eigeninterpretation, er betreibe eine spezifische Form von Archäologie. Das heißt, es geht ihm darum, jene verschütteten und verborgenen oder schon lange vergessenen Fundamente und Grundstrukturen des europäischen, des abendländischen Wissens herauszuarbeiten. Diese Konzept erinnert nicht von ungefähr an Friedrich Nietzsches Konzept der „Genealogie der Moral", des Versuchs, die ursprünglichsten Formationen unserer Denk- und Moralsysteme zu entziffern. Und Nietzsche war für Foucault neben Heidegger der wichtigste Philosoph, der ihn ganz wesentlich beeinflusst hat.

In dieser methodischen Reflexion „Archäologie des Wissens" hat Foucault dann auch einen Begriff geprägt, der um die Welt gehen sollte. Das, was Menschen wissen – von sich wissen, über sich wissen und zu wissen glauben –, wie sie es artikulieren, in welchen Rahmenbedingungen sie dieses Wissen formulieren, welche Praktiken sich aus diesem Wissen ergeben, nannte Foucault mit einem viel gebrauchten und oft wiederholten Begriff einen „Diskurs". Der Diskurs, das sind Aussageformen, Redeweisen, aber nicht in erster Linie die offiziellen Redeweisen, sondern eher die verborgenen Redeweisen. Sie sind die geistigen Raster, die begrifflichen Raster, die sprachlichen Raster, in denen sich bestimmte Formen menschlichen Wissens auf unterschiedlichsten Feldern artikulieren. Es gibt einen Diskurs der Macht, es gibt einen Diskurs der Strafe, es gibt einen Diskurs der Sexualität. Das heißt, die Art und Weise, wie Menschen unter bestimmten Bedingungen, in bestimmten Verhältnissen diese Dinge zum Ausdruck bringen und sich gleichzeitig in ihren Verhaltensweisen in ihnen sich unterwerfen (vgl. Foucault 1981, S. 33–38)

In seiner letzten Lebensphase arbeitet Foucault zum Thema „Der Gebrauch der Lüste". Es geht um die Sorge um sich, der Mensch wird selbst das Zentrum der Besorgnisse, sein Körper, seine Gesundheit wird zum Gegenstand der Gestaltung, der Obacht, und der Mensch entwickelt nach Foucault die „Technologien des Selbst, des Selbstumgangs, Techniken der Selbstgestaltung, der Selbstformung". Diese Techniken der Selbstgestaltung hat Foucault summarisch zusammengefasst zum Begriff der „Ästhetik der Existenz". Es zeigt sich, dass es den Menschen möglich ist, sich selber nach gleichsam ästhetischen

Gesichtspunkten eine Gestalt zu geben. Es geht darum, aus eigener Kraft oder auch mit Hilfe anderer eine Reihe von Operationen an seinem Körper oder auch an seiner Seele, an seinem Denken, an seinem Verhalten, ja an seiner Existenzweise vorzunehmen, mit dem Ziel, sich so zu verändern, dass man einem gewissen Zustand des Glücks, der Reinheit, der Weisheit, der Vollkommenheit, der Unsterblichkeit erlangt.

Diese Hinwendung zum Selbst, diese Sorge um sich, diese Technologien der Anwendung auf sich selbst waren es, die das späte Denken von Foucault bestimmt haben. Letztlich ging es darum, herauszufinden, wie solch einer Ästhetik der Existenz ein gestaltendes Formen des Daseins schlechthin überhaupt gelingen könne. Diese historischen Analysen hat Foucault durchaus mit Blick auf unsere Gegenwart geschrieben: Es geht darum, ob – egal wie die unterschiedlichsten gesellschaftlichen Strukturen aussehen – es dem Menschen, ob es dem Individuum gelingen kann, sich in seiner Selbstbezüglichkeit zu gestalten, zu formen und das zu nennen, was seit der antiken Tradition schlechthin „Glück" genannt wird.

1.12 Phänomenologie und Hermeneutik. „Zu den Sachen selbst" – Edmund Husserl (1859–1938)

Er hat am Beginn des 20.Jahrhunderts noch einmal versucht, die Philosophie auf eine neue Basis zu stellen. Martin Heidegger war sein Assistent, Jean Paul Sartre und Theodor W. Adorno haben sich intensiv mit ihm beschäftigt, Hannah Arendt hat bei ihm studiert.

Edmund Husserl entwickelte die sogenannte „Phänomenologie". Was Husserl wollte, war höchst anspruchsvoll: nämlich die Neubegründung der Philosophie als strenge Wissenschaft. Er sah die Philosophie zu seiner Zeit in einer kritischen Situation. Auf der einen Seite gab es die erfolgreichen Naturwissenschaften und auf der anderen Seite eine zunehmende Tendenz, dass die Philosophie zu einem reinen Subjektivismus des Meinens und des Glaubens verkommt. Ihm ging es darum, die grundlegende Frage zu stellen, ob Philosophie als eigenständige Disziplin, als strenge, als reine Wissenschaft möglich ist und wie sie möglich sein kann. Was bedeutet Philosophie, was bedeutet Philosophie ursprünglich? Philosophie besteht im Versuch, so Husserl, über das bloße Meinen und Glauben hinauszukommen und das zu erkennen oder die Dinge so zu erkennen, wie sie tatsächlich sind: das Wesen der Dinge zu erkennen.

Bei den Griechen wurde zum ersten Mal die Frage nach dem Wesen des Seins gestellt, und man begnügte sich nicht damit, die Welt so aufzufassen, wie sie sich den Sinnen präsentierte. Husserl ging es darum, ein Denken und ein Erkennen zu entwickeln, das also frei ist von den Vorurteilen des Meinens und des Glaubens. Das war natürlich ein altes Programm der Aufklärung, und auch gegenwärtig gilt ja Vorurteilslosigkeit als eine Tugend. Vorurteile, das, was wir meinen, das, was wir glauben, das, was wir schon wissen oder zu wissen glauben in Bezug auf das, was wir erkennen können – Vorurteile sind viel mehr vorhanden, als wir uns in der Regel bewusst sind. Immer wenn wir etwas von der Wirklichkeit wahrnehmen, wenn wir Urteile über die Wirklichkeit formulieren, wenn wir Ansichten formulieren, Positionen und Thesen formulieren, sind wir voll von schon Gewusstem, Gelerntem, Gehörtem und Erinnertem, sind wir voll von Gefühlen und Interessen, sind wir voll von moralischen Positionen, moralischen Überlegungen, die wir dazu haben, sind wir voll auch von Emotionen und Begierden. Alle diese Faktoren, die zum Teil kognitiv, zum Teil emotional sind, die erinnert sind, die aktuell sind – all diese Faktoren trüben natürlich unseren Blick auf die Wirklichkeit.

Husserl ging es jetzt darum, eine Methode zu entwickeln, die es uns erlauben sollte, einen unverstellten Blick auf die Dinge zu bekommen. Er glaubt allerdings nicht mehr, wie noch in der antiken Philosophie, dass es ein Wesen der Dinge gäbe – dass es den Menschen gelingen könnte, dieses Wesen wie in der platonischen Konzeption als Idee zu schauen – sondern es ging ihm darum, herauszufinden, wie die Dinge sich in ihrer Reinheit, in ihrer Unmittelbarkeit, in ihrem Dasein und Sosein unserem Bewusstsein präsentieren. Denn natürlich ist das Bewusstsein die Instanz, durch die und über die wir Welt wahrnehmen, über die Welt uns bewusst wird.

Worum es Husserl ging, war, die Phänomene der Wirklichkeit in den Blick zu bekommen, das heißt, die Dinge, so wie sie uns „erscheinen“. Das Phänomen ist dasjenige was uns erscheint, was sich unserem Bewusstsein darbietet. Der erste Grundsatz von Husserls Philosophie war deshalb – und dies wurde sozusagen zu einem programmatischen Schlachtruf seines Denkens: „Zu den Sachen selbst“. Zu den Dingen der Wirklichkeit, zu den Dingen des Lebens soll die Philosophie sich orientieren und soll sich bemühen, sie unverstellt in den Blick zu bekommen. Der zweite Grundsatz war die Einsicht, dass sich diese Phänomene uns darbieten, unserem Bewusstsein darbieten und dass es darum geht, sie so in den Blick zu bekommen, sie so zu analysieren, wie sie unserem Bewusstsein erscheinen. Um dieses Programm durchzuführen, muss sich Husserl erst einmal darüber klar werden: Was heißt Bewusstsein? Und was kann es bedeuten, dass die Dinge, die Welt, dass die Wirklichkeit in diesem Bewusstsein erscheint, sich uns darbietet?

Hier knüpft Husserl an eine These an, die er bei seinem Lehrer Franz Brentano in Wien gelernt hatte. Brentano hatte damals die Theorie vertreten, dass das Bewusstsein kein leerer Behälter ist, in den Erfahrungen und Wahrnehmungen hineingestopft werden können, sondern dass das Bewusstsein immer intentional ist, das heißt, sich immer auf etwas bezieht. Es gibt nicht das leere Bewusstsein, sondern Bewusstsein bedeutet immer Bewusstsein von etwas. Was immer ich gleichsam im Bewusstsein habe – einen Gedanken zu Beispiel: ich denke immer an etwas; Gefühle zum Beispiel: ich habe immer Gefühle zu oder auf etwas; Erinnerungen: es sind immer Erinnerungen an etwas; Sinneseindrücke: ich sehe, höre, schmecke immer etwas. Es ist für Husserl eine prinzipiell falsche Fragestellung, zu glauben, dass man das Bewusstsein als „inhaltsleeres Phänomen“ analysieren könnte. Die Frage, was ist Bewusstsein, ist sozusagen überflüssig, die Frage oder die These kann nur sein: Bewusstsein ist immer schon gerichtet, ist immer schon mit Inhalt gefüllt, ist immer schon orientiert auf etwas. Bewusstsein hat immer schon eine Absicht, hat immer eine Intention. Es ist immer schon etwas da, wenn ich mir einer Sache bewusst bin, wenn ich Bewusstsein auch zum Gegenstand meiner eigenen Reflexion mache; es ist immer schon etwas da, auf das hin das Bewusstsein gerichtet ist. Das bedeutet, dass die Struktur des Bewusstseins selbst schon dieses sehr komplizierte Verhältnis von Subjekt und Objekt im Innersten in sich trägt. Die Welt außerhalb von uns ist keine Außenwelt, die als reines Objekt erfahrbar und beschreibbar wäre, sondern sie ist immer schon Gegenstand unseres Bewusstseins. Als solches ist das Objektive, das Äußere, so könnte man sagen, Moment unseres Inneren: nämlich des Bewusstseins selbst. Husserl ging es also darum, eine Methode zu entwickeln, wie die Dinge – die Sachen, wie er sagte – so analysiert werden können, dass herausgefunden werden kann, wie sie sich in ihrer reinen Präsenz unserem Bewusstsein darbieten – unverstellt von allen Gefühlen, von allen Meinungen, von allen Urteilen und Vorurteilen, die der Mensch immer schon hat. Diese Methode seiner phänomenologischen Philosophie wird dann der entscheidende Gesichtspunkt sein, an dem er in unterschiedlicher Art und Weise, mit unterschiedlichen Modifikationen eigentlich sein ganzes Leben lang arbeiten wird.

Die Frage war: Kann es der Philosophie gelingen, die Phänomene als Phänomene, wie sie sich dem Bewusstsein darstellen, zu betrachten, ohne immer schon mit Vorurteilen, mit Meinungen an sie heranzugehen? Husserl ging davon aus, dass es nicht genügt, die subjektiven Vorurteile zu vernachlässigen; dass es nicht genügt, sich selber auf einen gleichsam naiven Standpunkt der Weltbetrachtung zu stellen, sondern wir müssen überhaupt auch die Art und Weise, die Wirklichkeit aufzufassen, einmal vernachlässigen. Wir dürfen uns auf nichts anderes konzentrieren als einzig und allein darauf, wie sich ein Gegenstand unserem Bewusstsein präsentiert. Husserl nannte diese Methode mit einem griechischen Wort „Epoché". Dies ist eigentlich ein Terminus aus der Skeptischen Philosophie und bedeutete bei den antiken Skeptikern die Urteilsenthaltung. Die Schule der Skeptiker ging davon aus, dass es den Menschen nicht möglich ist, wirklich wahre Aussagen über die Welt zu formulieren, weil zu jeder plausiblen These eine genauso plausible und gut argumentierbare Gegenthese formulierbar ist und es deshalb zur Weisheit des Philosophen gehört, sich zu bescheiden und sich aller Urteile über die Wahrheit und Falschheit von Thesen, von Positionen, von Meinungen zu enthalten. Diese Urteilsenthaltung nannte man Epoché.

Husserl verwendet diesen Begriff etwas anders. Es geht ihm nicht um Urteilsenthaltung, sondern es geht ihm darum, alle unsere Meinungen und Positionen über die Welt vorerst einmal – wie er es nannte – einzuklammern, vorerst einmal davon abzusehen. Ich muss alles, was ich weiß über die Welt – sogar die Annahme, dass die Welt existiert –, also was ich über das Sein der Dinge glaube zu wissen, einklammern. Husserl hat mit den Studenten semesterlang die banalsten Dinge analysiert: Tintenfässer, Briefkästen, Gegenstände des Alltags zum Beispiel. Daher resultiert auch Husserls Konzeption einer Gegenwartsphilosophie. In seiner Philosophie geht es nicht um große Fragen der Metaphysik wie Freiheit, Unsterblichkeit, Gott und dergleichen mehr, sondern im Sinne der phänomenologischen Orientierung geht es um die Dinge – und jedes Ding kann Gelegenheit geben zu einer philosophischen Reflexion.

Was heißt es nun, einen Gegenstand phänomenologisch zu analysieren? Was heißt es, die Methode der „Epoché" anzuwenden? Was heißt es, die phänomenologische Reduktion zu betreiben? Es bedeutet, sich einen ganz banalen Gegenstand – etwa einen Briefkasten – vorzustellen und sich zu überlegen, wovon man absehen muss, damit der Gegenstand in seiner reinen Gegenständlichkeit mir erscheinen kann: Ich muss absehen davon, dass ich glaube, ihn identifizieren zu können, also ihn etwa als Briefkasten identifiziere – ihm also schon eine bestimmte Funktion zuschreibe. Ich muss absehen von der Signalwirkung, die die Farbe auf mich hat – ich muss versuchen, das Gelbsein dieses Briefkastens in seinem reinen Gelbsein wahrzunehmen. Ich muss die Form rein in ihrer Struktur auf mich wirken lassen. Damit nähere ich mich schrittweise einer Position der Wirklichkeit der Welt gegenüber, in der die Dinge imstande sind, unbeeinflusst von meinen eigenen Wahrnehmungsvoraussetzungen mir zu erscheinen.

Natürlich können wir im Alltag so nicht an die Welt herangehen. Sondern es ist die Aufgabe der Philosophie, der Phänomenologie, wenn sie die Wirklichkeit analysieren will, diese Methode anzuwenden. Im Alltag erscheinen uns die Gegenstände ja in mannigfacher Gestalt. Husserl nannte das „Abschattungen“: Es macht ein Unterschied, ob ich einen Briefkasten von vorne, von der Seite, von schräg unten sehe – der visuelle, der reine Wahrnehmungseindruck wird immer ein anderer sein. Dass ich ihn immer als Briefkasten identifiziere, hat schon mit meiner Erfahrung zu tun, die jetzt aufgehoben werden soll. Im Bewusstsein selber entsteht ein Zusammenhang – Husserl nannte es „Korrelation“ –, der immer schon vorausgesetzt ist, zwischen meiner Art und Weise, an den Gegenstand heranzugehen, und der Art und Weise, wie sich mir der Gegenstand präsentiert. Aufgrund dieser Analyse formulierte dann Husserl sein „Prinzip der Prinzipien“: die grundlegende Methode, wie die Philosophie, gedacht als Phänomenologie, an die Wirklichkeit herangehen soll. Jede sich originär gebende Anschauung ist eine Rechtsquelle der Erkenntnis. Alles, was sich unserer Intuition darbietet, ist einfach hinzunehmen, so Husserl, als das, als was es sich gibt, aber auch in den Schranken, in denen es sich gibt. Damit war natürlich eine besondere Aufwertung dessen geschehen, was Husserl selbst „Intuition“ nannte, also des inneren Vorgangs, mit dem wir uns der Wirklichkeit nähern. Es gilt nicht, dass schon bestimmte wissenschaftliche Voraussetzungen erfüllt werden müssen oder dass bestimmte Konzepte vorhanden sein müssen, damit ich erkennen kann, sondern es gilt einzig und allein, wie etwas unserem inneren Wahrnehmungssinn, dem Bewusstsein erscheint. Das gilt jetzt unabhängig davon, ob ein Gegenstand vermeintlich oder wirklich existiert oder ob er nur in meiner Vorstellung erscheint. In beiden Arten und Weisen ist er mir präsent und es gehört auch zu dieser Methode der phänomenologischen Reduktion, davon abzusehen ob ich einem Gegenstand Sein zuschreibe oder nicht zuschreibe.

Menschen leben immer schon in einer Welt, die vor ihnen da war – genauer, sie leben eigentlich in vielen Welten. Unser Wahrnehmen, unser Denken, unser Fühlen ist davon geprägt, in welcher Welt, in welcher Kultur, in welchem Milieu ich aufwachse. Dadurch ist, so Husserl mit einem folgenschweren Terminus, der „Horizont“ bestimmt, in dem die Dinge unserem Bewusstsein erscheinen. Im Gegensatz zu den Erfordernissen des Alltags – im Alltag, so Husserl, sind wir auf die Dinge „verschossen“, das heißt, wir betrachten sie unter der Perspektive unseres Interesses – im Gegensatz zu den Erfordernissen des Alltags, im Gegensatz zu den Erfordernissen der Einzelwissenschaften kann die Philosophie sich nicht damit begnügen, sich in einem Bereich der Wirklichkeit, sich in einem Horizont aufzuhalten. Es müsste der Philosophie eigentlich darum gehen, den Horizont der Horizonte zu erforschen, das heißt Lebensmöglichkeiten und Wahrnehmungsmöglichkeiten von Menschen zum Gegenstand zu machen. Husserl hat für den „Horizont der Horizonte“ den Begriff „Lebenswelt“ geprägt. Dieser Begriff Lebenswelt erwies sich als außerordentlich folgenreich. Husserl wollte damit klarstellen, dass die Trennung von alltäglicher Erfahrung und wissenschaftlicher Weltbeherrschung in eine Krise führt, die durch den Rückgriff auf die Lebenswelt – als dem eigentlichen Gegenstand der Philosophie und als die unhintergehbare Voraussetzung von allem Denken und Leben – aufgehoben werden sollte.

Was meint nun Lebenswelt bei Husserl: alles, was Menschen vorfinden und was sie machen. Dadurch wird der Alltag, wird die tägliche Erfahrung, wird die unmittelbare Existenz, Daseins- und Lebenswelt der Menschen für die Philosophie wieder zum eigentlichen Zentrum ihrer Arbeit. Es sind die alltäglichen Phänomene, die in ihrer Bedeutung für das Leben der Menschen zum Gegenstand der phänomenologischen Analyse werden. Diese Herangehensweise, dieses Konzept von Lebenswelt machte die Phänomenologie auch anschlussfähig für eine Reihe anderer Wissenschaften. Es gab nun die Möglichkeit, bei diesem Konzept von Lebenswelt einen Anschluss zu finden zum Beispiel an die Soziologie. Es ist gerade die Lebenswelt, die die Möglichkeit schafft, nun Alltags- und Kulturwissenschaften mit der Philosophie zu verbinden. Und es zeigt vor allem die Analyse der Lebenswelt, dass wir die Phänomene nicht nur in einem abstrakten Sinn in unserem Bewusstsein wahrnehmen, sondern, wie Husserl sagte, so, wie sie uns leibhaftig erscheinen. Diese Leibhaftigkeit kennzeichnet ja den Menschen selbst: Wenn der Mensch sich selbst zum Gegenstand einer phänomenologischen Analyse macht, dann wird er die Erfahrung machen, dass seine Leiblichkeit ein ganz zentraler Bestimmungs- und Erfahrungsgrund seines Daseins ist (vgl. Husserl zit. in Held 1985, S. 5–51 und vgl. Husserl zit. in Held 1986, S. 5–53.).

Mit der Besinnung auf den Alltag, auf die Lebenswelt, auf die leibhaften und leiblichen Erfahrungen der Menschen ist die Phänomenologie immer wieder dorthin zurückgekehrt, wohin sie – so das Programm von Husserl – auch ihren Ausgangspunkt gefunden hatte, nämlich „zu den Sachen selbst". Die Phänomenologie ist allerdings im strengen Sinn keine philosophische Lehre, sie kennt kein philosophisches Weltbild oder gar eine Weltanschauung. Sie ist viel eher eine Methode, eine Methode des Wahrnehmens, des Schauens, des Erkennens, des Analysierens. Als solch eine Methode war die Phänomenologie immer im Fluss, hat sich bei Husserl und seinen Schülern verändert; es gibt deshalb keine strenge Schule der Phänomenologen. Wohl aber hat sich diese Herangehensweise an die Wirklichkeit in vielfältigen Analysen unserer Erfahrungswelten bis heute immer wieder als fruchtbar erwiesen.

Eidetische Reduktion
Pablo Picassos Stier von 1946 und Georges Braques Weiße Vögel von 1958 können als künstlerische Anwendung der eidetischen Reduktion interpretiert werden. Die beiden Zeichnungen geben keine unmittelbaren Sinneseindrücke wieder; die Wirklichkeit erscheint in ihnen von Zufälligkeiten bereinigt, reduziert auf einen absolut essenziellen Zustand. Kein Bildelement kann entfernt werden, ohne das Werk als Einheit zu zerstören.

Die Kunstwissenschaft sieht eine Verbindung zwischen der Phänomenologie und der Poetik Giorgio Morandis. Der Künstler beschäftigte sich ein Leben lang mit nur einem einzigen Motiv, dennoch unterscheidet sich jedes seiner Bilder von den übrigen: Sie stellen nie eine bloß optische Erscheinung dar, sondern wollen das intime Wesen der Objekte erfassen. Mit anderen Worten: Morandi ist an dem Sinngehalt interessiert, den seine Objekte im Bewusstsein des Betrachters hervorrufen, bewirken, auslösen, erzeugen (vgl. Ubaldo 2007, S. 433).

1.13 „Hermeneutik – Die Kunst des Verstehens“ – Hans-Georg Gadamer (1900–2000)

Gadamer studierte in Breslau und Marburg und promovierte bei Paul Natorp über „Das Wesen der Lust nach den platonischen Dialogen“. 1929 habilitierte er sich bei Martin Heidegger mit einer Arbeit, die unter dem Titel „Platos dialektische Ethik“ erschien. 1949 übernahm er von Karl Jaspers den Lehrstuhl in Heidelberg. In seinem Hauptwerk „Wahrheit und Methode“ formuliert Gadamer 1960 Grundlagen der philosophischen Hermeneutik. Basierend auf Friedrich Daniel Ernst Schleiermacher, Wilhelm Dilthey, Edmund Husserl und Martin Heidegger wird das Problem des Verstehens neu gedacht.

Hermeneutik, ursprünglich so viel wie ‚Kunst der (richtigen) Auslegung‘ in Theologie, Jurisprudenz und klassischer Philologie, wird von Gadamer zu einem universalen Prinzip erhoben. Es wird betont, dass alle menschliche Erfahrung sich in beständiger kommunikativer Fortbildung früherer Welterkenntnis vollzieht, in einem Gespräch mit Überlieferung – womit wiederum die Sprache in eine zentrale Stelle rückt. Hermeneutik – von Gadamer einfach definiert als ‚die Kunst, einen anderen (auch seine Gedanken, Taten und Werke) zu verstehen‘– hat in der Philosophie eine lang zurückreichende Tradition (vgl. Störig 1998, S. 694). Die Bezeichnung *Hermeneutik* verweist auf den griechischen Götterboten Hermes, der den Menschen göttliche Botschaften und den Göttern des Olymps Nachrichten von den Menschen überbringen sollte und der sich somit als Vermittler zwischen Irdischem und Überirdischem betätigte (vgl. Rehfus 2003, S. 382).

> *„Die Kunst des Verstehens ist vor allem die Kunst des Zuhörenkönnens. Und wenn man nicht lernt, dass der andere recht haben könnte, dann ist man eigentlich schon in einer bösen Lage. … Unter Hermeneutik verstehe ich die Fähigkeit, einem anderen zuzuhören in der Meinung, er könnte recht haben.“* (Gadamer 2002)

Gadamer geht davon aus, dass Urteile stets in einem Tradierungszusammenhang gefällt werden, der als wirkungsgeschichtlicher Prozess abläuft. Die Herausarbeitung objektiver Wahrheitsgehalte unterliegt demnach dem Problem zweier verschieden gearteter Vorurteile, dem Vorurteil der „Autorität“ und dem der „Voreiligkeit“, die es exakt zu unterscheiden gelte. Das eine bezieht sich auf gefällte Urteile fachlich anerkannter Personen, das andere auf die eigene, unvoreingenommene Intuition. Der von Heidegger in seinem Hauptwerk „Sein und Zeit“ als Verstehensphänomen eingebrachte hermeneutische Zirkel, der die Vorstruktur des interpretierenden Erkennens induktiv begreift, wird bei Gadamer methodisch vorangetrieben (vgl. Grondin 2000, S. 4).

Gadamer vertritt die Auffassung, dass es ein standpunktfreies Denken nicht geben kann. Diese These hat er dahingehend konkretisiert, dass jedes Verstehen auf ein tragendes Vorverständnis angewiesen ist, welches den Autor und den Interpreten über historische Zeiten und soziale Räume hinweg verbindet. Wenn es nun aber gar kein voraussetzungsloses Verstehen gibt, wenn vielmehr ein jedes Verstehen auf ein gemeinsames Vorverständnis angewiesen ist, dann muss die hermeneutische Reflexion das Vorurteil gegen die Vorurteile korrigieren. Gadamers Korrektur der Vorurteilskritik (das Vorurteil verstanden als unbegründetes Urteil) beginnt mit einer begriffsgeschichtlichen Reflexion.

An sich heißt *Vorurteil* ein Urteil, das vor der endgültigen Prüfung aller sachlich bestimmenden Momente gefällt wird, was nicht gleichbedeutend sein muss mit einem falschen Urteil, da ja nicht ausgeschlossen ist, dass auch ungeprüfte Urteile wahr sein können. Denn die Annahme, dass die Urteile einer Person oder eines Zeitabschnitts allesamt Vorurteile darstellen, die alles in allem falsch oder unzusammenhängend sind, würde nämlich auf die Konsequenz hinauslaufen, dass diese Menschen oder Epochen überhaupt nicht mehr interpretierbar wären. Interpretierbar sind nach Gadamer nur Personen und Epochen, die sich nach den Maßstäben der Interpreten wenigstens als minimal vernünftig darstellen. Die Regel ist, dass jedermanns Vorurteile im Großen und Ganzen wahr und zusammenhängend sind.

Diesen Sachverhalt betrachtet Gadamer als eine notwendige Voraussetzung eines jeden Verstehens, die immer nur im Einzelfall fraglich werden kann. „Die wahren Vorurteile, unter denen wir verstehen, müssen sich von den falschen, unter denen wir missverstehen, scheiden lassen. Und sie müssen sich darüber hinaus rechtfertigen lassen, und zwar durch Vernunfterkenntnis selbst, selbst wenn diese Aufgabe nie ganz vollendet sein wird." (Gadamer 2002) Diese Vernunft ist jedoch keine über der Lebenswelt schwebende Instanz, sondern eine in historischen und sozialen Kontexten situierte Vernunft. Und eine solche Vernunft ist immer eine endliche Vernunft. Das Verstehen selber ist nicht so sehr als eine Handlung der Subjektivität zu denken, sondern als Einrücken in ein Überlieferungsgeschehen, in dem sich Vergangenheit und Gegenwart beständig vermitteln. Dieses Verhältnis von Gegenwart und Vergangenheit hat ebenso wie das Verhältnis von Ganzem und Teil eine zirkuläre Struktur, die von Gadamer als hermeneutischer Zirkel bezeichnet wird.

Hermeneutischer Zirkel: Die Einsicht in die Zirkelstruktur des Verstehens stammt aus der antiken Rhetorik und ist durch die neuzeitliche Hermeneutik von der Redekunst auf den Verstehensprozess übertragen worden. Der Zirkel des Verstehens besagt, dass man das Ganze nur aus dem Einzelnen und das Einzelne nur aus dem Ganzen verstehen kann. Dies ist jedoch nur möglich, wenn die Einheit der wechselseitigen Bedingung anerkannt wird. Und nur in einem Ganzen von objektiven und subjektiven Bedingtheiten kann sich Verstehen vollenden.

Für Friedrich Schleiermacher, den Vordenker der modernen Hermeneutik, blieb die Auffassung leitend, dass wir uns immer dann, wenn wir Gesagtes oder Geschriebenes zu verstehen suchen, in das Innere, „die seelische Verfassung des Autors", zu versetzen haben. Daraus resultiert für Gadamer ein Problem. Mit dem durch die Einfühlungshermeneutik nahegelegten „Rückgang auf die Subjektivität des anderen" droht sich der Text einer rationalen Rekonstruktion zu entziehen. „Das Verstehen als eine ‚geheimnisvolle Kommunikation der Seelen' verstehen zu wollen hieße daher, es von Grund auf mißzuverstehn." (Gadamer 2002) Verstehen erfordert nach Gadamer vielmehr „eine Teilhabe am gemeinsamen Sinn" innerhalb eines öffentlichen Wir-Raumes, der sich nicht aus unabhängigen Ich-Perspektiven aufbauen lässt. Der gemeinsame Sinn eröffnet und begrenzt die Möglichkeiten des Mein- und Verstehbaren.

Wer einen Text verstehen will, vollzieht immer ein Entwerfen. Er wirft sich einen Sinn des Ganzen voraus, sobald sich ein erster Sinn im Text zeigt. Ein solcher zeigt sich wiederum nur, weil man den Text schon mit gewissen Erwartungen auf einen bestimmten Sinn hin liest. Im weiteren Ausarbeiten eines solchen Vorentwurfs (Vorverständnisses), der beständig von dem her revidiert wird, was sich bei weiterem Eindringen in den Sinn ergibt, besteht das Verstehen dessen, was dasteht. In diesem Zusammenhang sagt Gadamer, wenn wir einen Text (geschrieben, gesprochen oder ein Kunstwerk) zu verstehen suchen, versetzen wir uns nicht in die seelische Verfassung des Autors oder Künstlers, sondern, wenn man schon von „Sichversetzen" sprechen will, wir versetzen uns in die Perspektive, unter der der andere seine Meinung gewonnen hat. Der Zirkel des Verstehens, wie Gadamer ihn darlegt, ist weder subjektiv noch objektiv, sondern beschreibt das Verstehen als das Ineinanderspiel der Bewegung der Überlieferung und der Bewegung der Interpretation. Das Verständnis eines Textes bestimmt sich aus der Gemeinsamkeit, die uns mit der Überlieferung verbindet, und bildet die Vermittlung von Vergangenheit und Gegenwart (vgl. Gadamer 2002).

2 Zum Menschenbild in der Philosophie

Die Philosophie interessiert in all ihren Zusammenhängen „das Wesen des Menschen". Ohne allgemeine Wesensmerkmale kann das menschliche Dasein philosophisch nicht als menschliches Dasein gedacht werden. Allgemeine Wesensmerkmale des Menschen sind die Bildsamkeit, die Sprachlichkeit und seine Freiheitlichkeit sowie seine Existenz in der Geschichtlichkeit. Es ist ein Wesensmerkmal des Menschen, in Geschichtlichkeit zu stehen, in einer bewussten Stellung zu seiner Vergangenheit, aber auch in bewusster Vorwegnahme seiner Zukunft. Die Zukunft wirkt in seine Gegenwart hinein, ohne dass er weiß, was sie für ihn bereithält. Der Mensch versucht seine Zukunft zu planen, Vorhaben zu verwirklichen, Vorsätze zu fassen und Versprechen abzugeben. Ohne Zukunft kann der Mensch nicht leben und doch bleibt sie ungewiss. Wenn der Mensch auch nicht weiß, wie die Zukunft wird, so weiß er doch, wie sie sein soll. Aber dieses Wissen ist kein gegenständliches, sondern ein Wissen philosophischer Art. Deshalb kann die Philosophie als Grundlage aller Wissenschaften auch ein Fundament bieten, zu einem bestimmten Menschenbild zu gelangen.

Die Frage nach dem Wesen des Menschen hat die Philosophie der griechisch-europäischen Tradition (die *Philosophia perennis*; lat., immerwährende Philosophie) seit Jahrtausenden beschäftigt. Die folgende Auseinandersetzung mit der Philosophie soll die Vielschichtigkeit und Widersprüchlichkeit des Menschenbildes als Grundproblem der Philosophie darstellen:

Das Leid des Nächsten vor Augen, wem das nicht genügend Argument ist, ihm zur Seite zu stehen, dem reicht ein Vernunftsatz oder ein Gottesgebot letztendlich auch nicht. Als ansehnlich, von schöner Gestalt und würdevoll wird der Mensch meist beschrieben. Wenn Auszubildende jedoch ein Anatomielehrbuch aufschlagen, werden sie mit einem anderen Menschenbild konfrontiert, und sehr würdevoll sieht der Mensch bei diesen Abbildungen meist nicht aus; er ähnelt eher einem geschlachteten Tier. Wenn der Mensch als Mensch in jeder Phase des Lebens und in allen Zuständen des Menschseins als schützenswert und würdevoll gewollt ist, dann ist vorerst die Frage zu beantworten, wann das „Mensch-

Sein“ beginnt – zählen nur die Geborenen oder auch schon die Ungeborenen, der Embryo in vitro zum Menschen? Solche Fragen der Legalität und Moralität stellen sich aber auch am Ende des Lebens – wann hört ein Mensch auf, Mensch zu sein?

Wenn zwischen Menschenwürde als Aufgabe und Menschenwürde als Wesensmerkmal unterschieden wird, ist Letztere eine natürliche Anlage. Dann bedeutet Menschenwürde aber auch einen Auftrag im Sinne eines Gestaltungsauftrages, den es noch handelnd umzusetzen gilt. Der Mensch hat „Würde“ also einerseits an sich, und andererseits muss sie erst noch realisiert werden. Der Mensch soll sich der Würde, die er hat, durch sein Handeln und seinen Umgang mit sich und den anderen als würdig erweisen. Dies wird traditionell entweder damit begründet, dass der Mensch als Gottes Ebenbild angesehen wird, oder damit, dass der Mensch ein Vernunftwesen ist. Beide Begründungsstrategien wirken jedoch nicht immer überzeugend, wenn davon ausgegangen wird, dass es eine existentielle Gleichstellung aller Menschen als verwundbare, leidensfähige Lebewesen gibt, dass sich alle Menschen darin gleichen und dass alle – unterschiedlich ausgeprägt und in verschiedenen Kulturen auch unterschiedlich ausgestaltet – doch ähnliche Grundbedürfnisse haben. Friedrich Schiller beschreibt dies folgendermaßen: *„Die Würde des Menschen: Nichts mehr davon, ich bitt euch. Zu Essen gebt ihm, zu wohnen. Habt ihr die Blöße bedeckt, gibt sich die Würde von selbst.“* (Schiller 1796)

Statt einer theoretisch-philosophischen Betrachtung der Gleichheit der Menschen können Pflegepersonen für das praktische Handeln Anleihen in der Literatur oder der Kunst suchen, wenn es darum geht, Verständnis für Krankheit und Leiden zu entwickeln. Beispiele dafür finden wir im Theaterstück „Sibirien“ von Felix Mitterer, im Film „Philadelphia“ von Jonathan Demme, bei einem Streifzug durch die Philosophiegeschichte oder in einer Textpassage von Kurt Tucholsky. Denn Geschichten und Filme laden dazu ein, sich in die Rolle des anderen zu begeben, zu spüren, dass Wünsche und Interessen anderer – fremder Menschen – nicht so verschieden von den eigenen sind. Empathie allein reicht jedoch nicht und die Zwingkraft der Ethik war schon immer sehr begrenzt. Um die Menschen vor sich selbst und anderen zu schützen, bedarf es daher eines wirkungsvollen Rechtssystems.

Seit Bestehen der Philosophie haben sich Denker mit dem Menschenbild auseinandergesetzt, in der Folge sollen einige, durchaus widersprüchliche, Definitionen dazu angeführt werden:

- *Der Mensch ist ein zweibeiniges Wesen ohne Federn.* (Platon)
- *Der Mensch ist ein soziales und vernünftiges, weil Sprachwesen.* (Aristoteles)
- *Der Mensch ist ein der Vernunft und Erkenntnis fähiges Wesen.* (Cicero)
- *Der Mensch ist ein Ebenbild Gottes und damit das innerhalb der Natur ausgewählte Wesen, andererseits ist der Mensch endlich, sündig, der göttlichen Liebe bedürftig.* (Aurelius Augustinus)
- *Der Mensch ist das Maß aller Dinge.* (René Descartes)
- *Der Mensch ist dem Menschen Wolf.* (Thomas Hobbes)
- *Der Mensch, der erste Freigelassene der Natur.* (Johann Gottfried Herder)
- *Der Mensch ist die Vereinigung von Widersprüchen. Er ist Narr und Weiser.* (Jean Paul)
- *Der Mensch ist das Tier, das lügen kann.* (Arthur Schopenhauer)

- *Der Mensch ist in seiner Wirklichkeit das Ensemble der gesellschaftlichen Verhältnisse.* (Karl Marx)
- *Der Mensch ist ein Nein-Sagen-Könner.* (Max Scheler)
- *Der Mensch ist ein manipulierter Automat, das heißt, geben Sie mir 12 Kinder, und ich mach je nach Wunsch Ärzte, Künstler, Landstreicher und Diebe daraus.* (John Watson und Frederic Skinner)
- *Der Mensch wird am Du zum Ich.* (Martin Buber)
- *Der Mensch ist ein Irrläufer der Evolution. Er ist Opfer einer fehlerhaften Konstruktion.* (Arthur Köstler)
- *Der Mensch: Der Mensch hat zwei Beine und zwei Überzeugungen, eine, wenn es ihm gut geht, und eine, wenn es ihm schlecht geht; letztere heißt Religion. Der Mensch ist ein Wirbeltier, hat eine unsterbliche Seele sowie ein Vaterland. Der Mensch wird auf natürlichem Wege hergestellt, doch empfindet er dies als unnatürlich und spricht nicht gerne davon. Der Mensch hat neben dem Trieb der Fortpflanzung und dem, zu essen und zu trinken, zwei Leidenschaften: Krach zu machen und nicht zuzuhören. Man könnte den Menschen geradezu als ein Wesen definieren, das nie zuhört; wenn er weise ist, tut er damit recht, denn etwas Gescheites bekommt er nur selten zu hören. Sehr gerne hören Menschen Versprechungen, Schmeicheleien, Anerkennung und Komplimente. Der Mensch gönnt jedoch seiner Gattung nichts, daher hat er die Gesetze erfunden; er darf nicht, also sollten die andren auch nicht. Der Mensch zerfällt in zwei Teile. In einen männlichen, der nicht denken will, und einen weiblichen, der nicht denken darf. Der Mensch ist ein politisches Geschöpf, das am liebsten zu Klumpen geballt sein Leben verbringt. Jeder Klumpen hasst die anderen Klumpen, weil sie die anderen sind, und hasst die eigenen, weil sie die eigenen sind. Menschen miteinander gibt es auch nicht; es gibt nur Menschen, die herrschen, und solche, die beherrscht werden. Doch niemand beherrscht sich selber, weil der Mensch sich selber immer unterlegen ist. Die verschiedenen Altersstufen halten einander für verschiedene Rassen. Alte haben gewöhnlich vergessen, dass sie jung gewesen sind, oder sie vergessen, dass sie alt sind, und Junge begreifen nie, dass sie alt werden können. Der Mensch möchte nicht gerne sterben, weil er nicht weiß, was dann kommt. Bildet er sich ein, es zu wissen, dann möchte er es auch nicht gern, weil er das Alte noch ein wenig mitmachen will. Ein wenig heißt hier ewig. Im Übrigen ist der Mensch ein Lebewesen, das klopft, schlechte Musik macht und seinen Hund bellen lässt. Manchmal ist er ruhig, aber dann ist er tot.* (vgl. Kurt Tucholsky, 1931)

3 AKH-Systematik

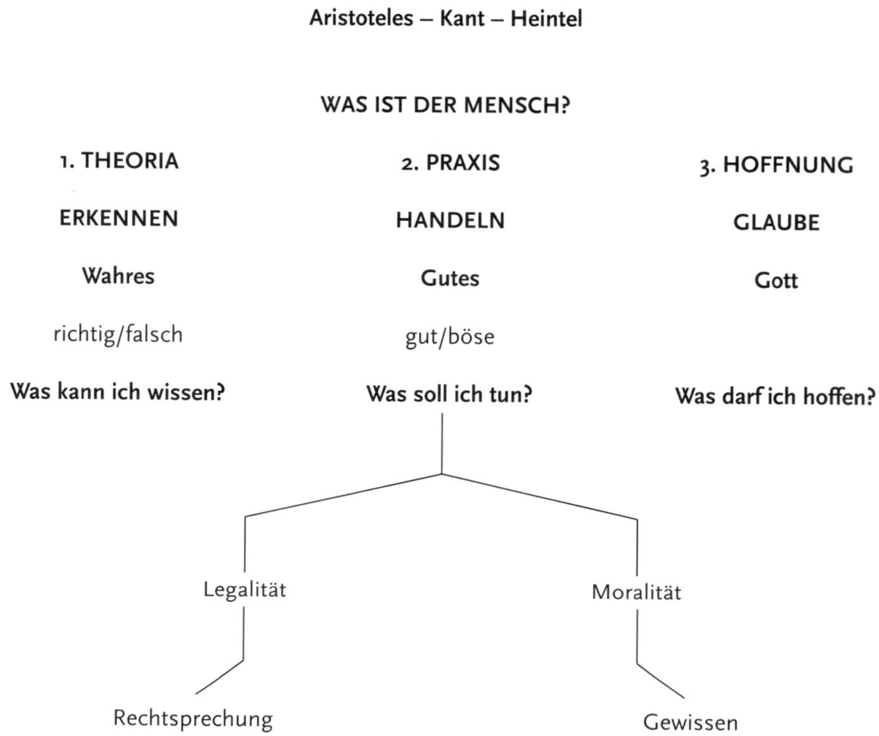

Abb. 1: Was ist der Mensch?

Wesensmerkmale des Menschen:

Bildsamkeit, Sprachlichkeit, Freiheitlichkeit
Anschauungsformen: Raum und Zeit

3.1 Wesensmerkmale des Menschen – Bildsamkeit

Unserer Zeit, so ist häufig zu hören, wäre die Orientierung abhanden gekommen. Gemeint ist damit die Möglichkeit, seinen Weg, seinen Lebensweg einigermaßen sicher und zielstrebig zu gehen. Kriterien und Maßstäbe, an denen man sich zu orientieren vermag, scheinen zu fehlen. Die großen Orientierungen sind verloren gegangen, verbindliche Ordnungen sind zerbrochen. Woher soll der Mensch ein Maß nehmen – aus wandelbarer Kultur, aus Religionen, demokratischen Mehrheitsbeschlüssen?

Das Problem der ethischen Orientierung ist alt. Auch wenn wir es heute im Einzelnen mit Orientierungsfragen zu tun haben, die in der Antike unbekannt waren, so lässt sich in einem kurzen Rückblick verdeutlichen, dass ethische Grundprobleme bis heute nicht gelöst sind. In seinem Dialog mit dem Titel „Protagoras" schildert Platon folgende Situation: Eines Morgens wird Sokrates aus dem Schlaf gerissen. Ein aufgeregter junger Mann möchte dringend ins Haus gelassen werden, um sich mit Sokrates zu beraten. Der berühmte Sophist Protagoras ist nach Athen gekommen. Bei ihm will der Junge in die Lehre gehen, von ihm erwartet er sich die richtige Orientierung. Protagoras verspricht nämlich, dass diejenigen, die zu ihm in die Lehre kommen, „von Tag zu Tag besser werden". Er behauptet, dass er andere gegen Bezahlung ethisch orientieren und dadurch besser machen könne, um dann in ihren privaten und öffentlichen Angelegenheiten tüchtig und tugendhaft zu werden. Sokrates bezweifelt dies. Seine These lautet, weder Protagoras noch irgendjemand anderer könne Menschen ethisch orientieren und besser machen. Darüber entsteht dann zwischen den Philosophen ein langes Streitgespräch, welches beide Diskussionspartner zu einem Meinungswechsel bewegt. Während Sokrates anfangs behauptet hatte, ethische Belehrung sei unmöglich, gibt er am Ende zu, dass sie zumindest denkbar sei. Denn kein Mensch tut und wählt wissentlich etwas für ihn Schlechtes. Es kommt jedoch auf eine Art Messkunst des Guten an, die es den Menschen ermöglicht, in allen Fällen des Lebens richtig zu ermitteln, was jeweils zu tun und zu lassen, was besser und was schlechter ist. Aber verfügen wir über eine solche Messkunst? Wenn wir, so ist seine Überlegung, über eine verlässliche ethische Messkunst verfügen, dann würden Pädagogen andere ethisch belehren und besser machen können. Aber die Frage nach einer Messgröße bleibt bis heute offen (vgl. Platon 1973, S. 3–16).

Es stellt sich daher die Frage, ob die verschiedenen Ansätze ethischer Positionen wie die Normenethik, Situationsethik, Gesinnungsethik, Verantwortungsethik, Wertethik etc. nicht letztlich Selbstrechtfertigungslehren der Menschen sind. Sollten nicht daher die Menschen in ein dialogisches Denken einbezogen werden, wo sie in selbstloser Verantwortung für Mitmenschen, Wesen, Sachen und Verhältnisse so eintreten, dass eine Ordnung entsteht, in der vieles miteinander bestehen kann? Es verhält sich nicht etwa so, dass all das, was dem menschlichen Denken, der Wissenschaft und Technik entsprungen ist, im Unterschied zu dem, was von Natur aus ist, von vornherein das Schlechtere wäre. Der Mensch muss vielmehr ermessen und erwägen, wie eines mit dem anderen verbunden werden kann. Ein solches gemeinsames Ermessen, Erwägen und Begründen ist eine immerwährende Aufgabe, in die verschiedene Generationen einbezogen werden müssen. Eine fertige ethische Messlehre gibt es dafür nicht, und sie ist auch in Zukunft nicht zu erwarten.

Bedenken gegen die Lehrbarkeit von Ethik scheinen jedoch nicht zeitgemäß. Zwei Gründe sollen daher für das gegenwärtige Begehren nach ethischer Orientierung hervorgehoben werden. Der erste hängt mit der zunehmenden Vereinzelung der Menschen zusammen. Ehemals wirksame gemeinsame Lebensmuster und soziale Kontrollen im Nahbereich sind in modernen Gesellschaften schwächer geworden. Die Familien haben sich verkleinert und ihre lebensregulierende Macht hat abgenommen. Der Einfluss der Religionen hat sich verringert. Daraus kann jedoch nicht geschlossen werden, dass die Menschen früher „besser" waren. Mit wachsender Freiheit haben sich aber die Möglichkeiten für den einzelnen Menschen, sein Leben individuell nach eigenen Entwürfen zu führen, vermehrt. Zwar haben gleichzeitig auch die sozialen Kontrollen und Standardisierungen beispielsweise über die Massenmedien zugenommen, trotzdem bleibt für den Einzelnen ein großer Handlungsspielraum. Damit einher geht ein erhöhter Orientierungsbedarf, der das gesteigerte Begehren nach ethischer Orientierung verständlich macht.

Ein zweiter Grund für das Verlangen nach Ethik ergibt sich aus dem gefährlichen Überschuss des wissenschaftlichen und technischen Könnens in der modernen Welt. Die Möglichkeiten, in die Natur und das menschliche Leben verändernd einzugreifen, nehmen unter anderem durch die Entwicklungen in der Biotechnik und in der medizinischen Technik schnell zu und schaffen dadurch völlig neue menschliche Handlungsmöglichkeiten oder stellen diese in Aussicht. Dieses neue Können drängt die Frage auf, was der Mensch tun soll und darf. Ausdruck dieser Situation ist beispielsweise die Einrichtung von Ethikkommissionen. Zwar gehört das Missverhältnis zwischen Können, Wählen und Wollen immer schon zu den Problemen ethischer Orientierung; die Handlungsmöglichkeiten jedoch, die Wissenschaft und Technik im 20. Jahrhundert geschaffen haben, sind geschichtlich bislang einmalig und führen dadurch zu völlig neuartigen Orientierungsproblemen.

Ethik ist eine Angelegenheit geschichtlichen menschlichen Denkens und Handelns. Sogar Jahrtausende alte, wenn auch wenig wirkungsvolle Gebote wie das Tötungsverbot sind heute nicht mehr selbstverständlich. Der Streit um Sterbehilfe und um den Begriff von „Leben“ und „Tod“ angesichts der fortschreitenden Medizintechnik macht dies deutlich, egal auf welcher Seite man zu stehen geneigt ist. Weder können wir uns im ethischen Diskurs auf eine für alle Menschen gleichermaßen glaubhafte außermenschliche Instanz stützen, die uns allgemeinverbindliche Gesetze, Normen und Gebote vorgibt; noch können wir auf eine unveränderliche menschliche Natur oder einen Wesenskern zurückgreifen, um von daher zu allgemeingültigen ethischen Orientierungen zu gelangen.

Traditionelle ethische Regeln sind problematisch geworden, weil sie von einer neuen Generation befragt, geprüft, verstanden, akzeptiert und auch kritisiert werden müssen, falls uns an der Herausbildung gedanklicher Selbständigkeit liegt und falls wir einräumen, dass unsere eigenen ethischen Überzeugungen „menschlich“ sind. Das heißt, dass sie grundsätzlich fragwürdig sind und nicht bedingungslos gültig wie göttliche Gebote.

In diese Überlegungen fließt der Gedanke ein, dass so etwas wie ethisch orientierte Erziehung möglich ist. Sie scheint möglich in Form der Beteiligung der Heranwachsenden an gemeinsamen Aufgaben, in Form von argumentativen Dialogen über Handlungsziele und praktische Grundsätze. Trotzdem bleibt die Erinnerung an Sokrates und in weiterer Folge an Immanuel Kant. *„Der Mensch kann nur Mensch werden durch Erziehung. Er ist nichts, als was Erziehung aus ihm macht. Es ist zu bemerken, dass der Mensch nur durch Menschen erzogen wird, durch Menschen, die ebenfalls erzogen sind.“* (Kant 1984, S. 29) Erziehung hat nicht die Macht, andere Menschen „gut“ zu machen. Es fehlen hinreichende Gründe für die Behauptung, dass durch Erziehung mit Sicherheit zur Moralität hingeführt werden kann. Eines, was zu einer vernünftigen Lebensführung auch in ethischer Hinsicht gehört, kann jedoch erzieherisch angestrebt werden: die Einsicht, dass wir unsere individuellen und gemeinsamen Bestrebungen abwägen müssen und dass auch die Maßgaben, die wir dabei voraussetzen, einen problematischen Charakter behalten. Das sokratische Problembewusstsein, auch in wichtigsten Angelegenheiten unserer Lebensführung nicht über letztgültiges Wissen zu verfügen und darum im Fragen und Prüfen wach zu bleiben, ist nicht folgenlos. Es bewahrt davor, in maßlosen Utopien, Postulaten und Überschätzungen zu versinken.

Die lebenslange Erziehungsaufgabe könnte insofern darin bestehen, die fragwürdige Gültigkeit von persönlichen Orientierungen zu ermöglichen und sichtbar werden zu lassen. Wenn unser Denken zu letztbegründeten Gewissheiten nicht ausreicht, dann ist mit Orientierung im Denken und Handeln ein „provisorisches" Leben verbunden und das bedeutet ein vorausschauendes, aber auch auf „Umdenken-Müssen" gefasstes Leben. Die moralische Erfahrung und Selbsterfahrung, die daraus hervorgehen kann, wäre dann zugleich eine bildende. Und gewiss liegt darin gerade die ethische Dimension der Bildung.

Bildung als Wissen und Haltung ist das sachliche und sittliche Verhältnis zur Welt – zu anderen, zu sich selbst – mit dem Anspruch eines sinnvoll gelingenden Lebens durch Unterricht und Erziehung.

3.2 Wesensmerkmale des Menschen – Sprachlichkeit

Die gedankliche Auseinandersetzung mit der Sprache war schon immer ein bevorzugtes Gebiet der Philosophie. Erich Heintel, einer der bedeutendsten Sprachphilosophen des 20. Jahrhunderts, sucht nach einer gemeinsamen Basis aller Strömungen der Sprache. Er findet sie in der „Universalen Sprachkritik". Methodisch folgt er Georg Christoph Lichtenberg, der alle Philosophie als Berichtigung des Sprachgebrauches bezeichnet. In der universalen Sprachkritik werden die Wörter wirklich beim Wort genommen. Das, was man sagt, soll man auch verstehen und hinterfragen. In allem Erkennen, Forschen und Wissen setzen wir immer schon Sprachsinn in der Weise formulierter Sätze voraus. Zwei sprachphilosophische Denker des 19. Jahrhunderts, Wilhelm von Humboldt und Johann Gottfried Herder, haben die Sprache als allgemeines Wesensmerkmal des Menschen bezeichnet. Heintel spricht in diesem Sinne von der Sprachlichkeit des Menschen ähnlich der Vernünftigkeit, Freiheitlichkeit und Geschichtlichkeit. In diesem Zusammenhang sagt er: *„Der Mensch wird erst Mensch durch Sprache."* Diesen Gedanken hat aber schon Michel de Montaigne formuliert: *„Wir sind nur Menschen durch die Sprache und halten uns nur einer zum anderen durch das Wort."* Seit der Antike gilt das Sprachvermögen, also die Fähigkeit, Sprache zu erlernen und zu sprechen, als die eigentliche gattungsunterscheidende Fähigkeit des Menschen, durch die er sich aus der Tierwelt erhebt (vgl. Heintel 1986, 67 ff.).

Es ist daher auch nachvollziehbar, dass das Interesse für die Sprache bei Philosophen immer vorhanden war, denn die Eigenschaften der Sprache haben auf die Möglichkeit von Erkenntnis – also einem wesentlichen Ziel der Philosophie – bedeutende Auswirkungen. Erkenntnis, ob auf empirischem Wege oder logisch gewonnen; ob abgesichert oder vermutet, lässt sich nur auf eine Weise darstellen: durch die Sprache. Was Sprache allerdings ist, lässt sich gar nicht so leicht „sagen". Dass es schwierig sein kann, etwas, von dem man eine relativ klare Vorstellung hat, auch in Worte zu fassen, gehört zu den interessantesten Eigentümlichkeiten der Sprache. Sie ist alles andere als präzise und Mehrdeutigkeit gehört eben zum Wesen der Sprache – mehrdeutig ist schon der Begriff Sprache selbst, er wird in den unterschiedlichsten Zusammenhängen verwendet. Primär sind alle von Menschen gesprochenen Sprachen gemeint: Deutsch, Englisch, Russisch, ...; dann spezifische Fachsprachen: die Terminologie der Mathematiker, Mediziner, Philosophen oder Gauner, ...; dann die toten Sprachen: Altgriechisch oder Latein, ...; weiters gibt es Sprachen ohne Worte wie die „Sprache des Herzens", „das Wort Gottes" oder die Tiersprachen bei Bienen und Schimpansen. Und die immer bedeutsamer werdenden künstlichen Sprachen wie zum Beispiel die Computersprache Basic oder Logo.

Welche Gemeinsamkeiten gibt es, die den Begriff „Sprache" rechtfertigen? Die Differenzierungen sind außerordentlich wichtig, denn eine differenzierte Sprache ist Ausdruck von dem, was einen Menschen auszeichnet: Bewusstsein und Vernunft. Die Sprache entscheidet über Zugehörigkeit und Identitätsgefühl. Die Frage nach den Grenzen zwischen Mensch und Tier, zwischen Mensch und Gott und zwischen Mensch und Maschine ist wohl nur beantwortbar, wenn klar ist: Wer kann hier mit wem sprechen?

Versucht man das Gemeinsame der unterschiedlichen Sprachen herauszuarbeiten, so könnte man zum Beispiel sagen, Sprachen sind Zeichensysteme. Unter Zeichen ist – der Wissenschaft vom Zeichen, der Semiotik entsprechend – ein Symbol zu verstehen, dem eine Bedeutung zugeordnet werden kann. Zeichen sind also Symbole (Gesten, Bilder, Laute), die eine spezifische Bedeutung repräsentieren. Sie sind aber nicht diese Bedeutung, sie stellen sie nur dar: Ein Verkehrszeichen etwa signalisiert einen bestimmten Sachverhalt: Achtung! Vorrangstraße. Das Zeichen selbst ist aber keine Vorrangstraße, es verweist nur auf diese. Spricht man von der Bedeutung der Zeichen, bewegt man sich auf der Ebene der Semantik. Zeichen allein sind aber noch keine Sprache. Auch die Summe aller Verkehrszeichen ergibt kein sinnvolles System, das „Sprache" genannt werden könnte. Zu einem funktionierenden Sprachsystem werden Zeichen erst, wenn genaue Regeln und Vorschriften existieren, die angeben, wie einzelne Zeichen miteinander verknüpft werden können. Erst durch die Verknüpfung mehrerer Zeichen zu einer Kette ergibt sich jene zusätzliche Bedeutungsvielfalt, die charakteristisch für eine Sprache ist. Ist von solch einer Verknüpfung von Zeichen die Rede, bewegt man sich auf der Ebene der Syntax. Die Summe aller Verknüpfungsregeln kann als Grammatik bezeichnet werden.

Sprache hat immer eine Funktion, im einfachsten Fall die der Mitteilung. Eine Botschaft, eine Information, soll von einem Sender an einen Empfänger weitergegeben werden. Man will jemand damit erreichen, mit ihm kommunizieren. Etwas damit in Bewegung setzen – man bewegt sich damit auf der Ebene des Handelns mit Sprache. Sprache regelt somit das Zusammenleben, den Informationsfluss, die Kommunikation.

Sprache und soziales Leben sind enger miteinander verbunden, als vielleicht angenommen wird. Die Handlungen und Beziehungen des Alltags laufen fast ausschließlich über die Sprache ab. Denken und Bewusstsein sind untrennbar an Sprache gebunden. Philosophen wie Günther Anders sind sogar der Meinung, dass auch ein differenziertes Gefühlsleben nur möglich ist, wenn dafür eine differenzierte Sprache zur Verfügung steht. Der Mensch gewinnt seine Identität, sein Selbstbewusstsein, seine Zugehörigkeit durch die Sprache, in die er hineinwächst. Wobei hier nicht nur die jeweils gesprochene Sprache im Sinne von Deutsch oder Englisch gemeint ist, sondern auch die Form, in der er die Sprache beherrscht, und die Einstellung, die er zur Sprache hat. Heintel sagt in diesem Zusammenhang, dass wir mit der Muttersprache eine erste menschliche und geistige Heimat gewinnen. Wir leben in der Sprache so unmittelbar wie in der Natur, sodass es uns schwer fällt, uns von ihr zu distanzieren und auf sie zu reflektieren (vgl. Heintel 1986, S. 68).

Der österreichische Philosoph Ludwig Wittgenstein formuliert: „Die Grenzen meiner Sprache bedeuten die Grenzen meiner Welt“ (Wittgenstein 1989, S. 67). Die Sprache ist nicht nur der Rahmen, in dem sich menschliches Handeln abspielt, sondern ist auch maßgeblich für die Erkenntnisfähigkeit des Menschen. Wittgensteins Einsicht, dass es ganz verschiedene Sprachformen gibt, gänzlich unterschiedlich strukturierte Sprachen, hat ihn auch dazu geführt, von „Sprachspielen“ zu sprechen. Die Elemente (Zeichen) und Regeln (Grammatik) dieser Spiele können sich gravierend unterscheiden. Das Chinesische ist ganz anders strukturiert als das Indoeuropäische, aber auch die Sprache von Fußballfans weist eine andere Struktur auf als die der Philosophiestudenten. Die Sprache, die ich spreche, das Sprachspiel, das ich spiele, ist Ausdruck dafür, welches Weltbild ich habe. Der Universalgelehrte Voltaire gab 1737 an Journalisten den Ratschlag:

> *„Verwendet nie ein neues Wort, sofern es nicht drei Eigenschaften besitzt: Es muss notwendig sein, es muss verständlich und es muss wohlklingend sein“ (Voltaire 1737). Ludwig Wittgenstein hingegen gibt zu bedenken: „Wovon man nicht sprechen kann, darüber muß man schweigen“* (Wittgenstein 1989, S. 85).

> *Pflege als gelebter Dialog – ausgehend von der Individuallage des zu Pflegenden als dem jeweils erreichten Selbstsein – bedeutet, für einen Menschen in Mitmenschlichkeit sorgen.*

3.3 Wesensmerkmale des Menschen – Freiheitlichkeit

Es kann davon ausgegangen werden, dass der Mensch sich als bestimmtes menschliches Geschöpf weiß und damit seine Lebensvollzüge nicht nur unmittelbar vollzieht, sondern auch zum Gegenstand des Wissens macht. Damit lässt sich vom Menschen im Sinne seiner „spezifischen Menschlichkeit“ sprechen. Diese findet ihren extremsten Ausdruck in der Möglichkeit der freiheitlichen Selbstbestimmung. Allerdings wird der Mensch nicht in freiheitlicher Selbstbestimmung in die Welt gesetzt, er wächst nicht einfach heran und verendet, wie es tierischem Dasein entspricht, sondern er hat sein Leben zu „führen“, wie immer er sich zu seinem Schicksal stellen mag (vgl. Kemetmüller 1998, S. 45).

Da dem Menschen freiheitliche Selbstbestimmung wesensmäßig zukommt, lässt sich die Verantwortung für sein Handeln nicht wegdiskutieren, selbst dann nicht, wenn menschliches Versagen dazu führt, diese Verantwortung zu negieren. Eigentliches Handeln in dem Sinne, wie es menschliches Handeln darstellt, ist motiviert, denn es erfolgt aufgrund einer bestimmten Einsicht und vorgängiger Entscheidungen, durch die ein bestimmtes Motiv verwirklicht wird. Es müssen dabei jedoch wenigstens zwei Motive als Handlungsmöglichkeiten zur Auswahl stehen, da sonst nicht von Entscheidung die Rede sei kann. Diese Möglichkeiten freiheitlicher Selbstbestimmung im Gesamtraum der Humanität können als mögliche Sinngebungen des menschlichen Daseins und zugleich als Versuche zur Begründung dessen, was im weitesten Wortsinn „Ethik“ heißt, aufgefasst werden (vgl. Heintel 1990, S. 246).

Exkurs: *Zu den Sinnstufen freiheitlicher Selbstbestimmung – vier Freiheitsbegriffe*
Bei allem Bemühen um seine moralische Bewährung ist der Mensch zur Förderung und Kultivierung der Humanität bei sich selbst und in allen öffentlichen Belangen verpflichtet. Daraus haben sich im Denken der europäischen philosophischen Tradition differenzierte Sinnstufen freiheitlicher Selbstbestimmung entwickelt.

In Bezug auf diesen Anspruch formuliert Erich Heintel vier Freiheitsbegriffe:

Freiheit als Wesenmerkmal des Menschen:
Freiheit als Freiheitlichkeit ist ein Wesensmerkmal des Menschen im Unterschied zu allen Geschöpfen, bei denen nicht von motiviertem Handeln gesprochen wird.

Freiheit im Gesamtraum des Handelns in „qualifizierter Weise freiheitlicher Selbstbestimmung:
Vor allem Kant versteht unter ihr das rechtlich und sittlich motivierte Handeln des Menschen, also dessen Selbstbestimmung im Bereich der Rechtsordnung und über sie hinaus im Zeichen des Guten. Qualifiziertes Handeln im Sinne freiheitlicher Selbstbestimmung erhebt das „kluge Tier" Mensch erst im moralischen Handeln aufgrund des Gewissens zu der ihm möglichen und zu verwirklichenden Humanität. Auf ihr beruht seine Würde als Mensch. Kant spricht von Freiheit bezüglich des moralischen Handelns, während er im übrigen Bereich freiheitlicher Selbstbestimmung aus bloßer Natur des klugen Tieres Mensch lediglich von „Willkür" redet (vgl. Heintel 1990, S. 247). Er will mit seiner Argumentation aufzeigen, dass es im Rahmen der Humanität rangordnungsmäßig verschiedene Weisen freiheitlicher Selbstbestimmung gibt, die den Menschen vor die Frage stellen: „Was soll ich tun – Was soll ich nicht tun?".

Freiheit im Raum von Gesellschaft und Politik:
Es ist bei der Beurteilung verschiedener Staatsformen von Bedeutung, ob und wie weit in ihnen freiheitliche Selbstbestimmung des Individuums gesichert erscheint oder nicht. Trotzdem bleibt der Unterschied dieses Freiheitsbegriffes von den bisher erwähnten Freiheitsbegriffen bestehen, denn im Sinne des Wesensmerkmales des Menschen und im Unterschied zum Tier ist auch der Gefangene frei, obwohl er gesellschaftlich und politisch unfrei ist. Auch ein Gefangener oder Sklave kann im Sinne des qualifizierten Freiheitsbegriffes moralisch gut oder böse handeln. Es ist daher nicht vertretbar, dass sich der Mensch bei moralischem Versagen auf bestimmte Gesellschaftsformen und ihre politische Beschaffenheit „ausredet". Nach Heintel gibt es keine Gesellschaft, die so schlecht ist, dass in ihr nicht moralische Selbstbestimmung zugemutet werden kann, und keine, die so gut ist, dass es nicht ihre moralische Pflicht wäre, sie zu verbessern (vgl. Heintel, 1986, S. 24).

Freiheit im Raum des Glaubens und der Theologie:
In Bezug auf die Problematik des Gottesverhältnisses, der „Freiheit vor Gott", gerät der Mensch in der Differenzierung und Durchführung freiheitlicher Selbstbestimmung an die Grenzen dessen, was in seiner Macht und in seiner Verfügbarkeit steht. Bei allem Vorrang

der Moralität im Rahmen möglicher Motivationshorizonte kann auch die Freiheit vor Gott keine letzte Antwort auf die Sinnfrage sein. In diesem Zusammenhang ergeben sich im Christentum die Grenzen angesichts dessen, was Sünde, Tod und Schuld heißt. Nur der Mensch weiß von seinem Gewissen her, was gut und böse ist, und doch ist er nicht gut, denn niemand ist im Besitz des Guten. „Insofern“ erfährt der Mensch sich in seiner Sündigkeit. Selbst wenn er sich moralisch nichts vorzuwerfen hat, ist er in Schuld verstrickt, wie immer er sich wendet (vgl. Heintel, 1986, S. 99). Der Mensch lebt von anderen Geschöpfen und wird seinen Mitmenschen zum Schicksal, einfach dadurch, dass er da ist. Die Einsicht erfährt er gerade in den engsten und wertvollsten Bindungen seines Daseins, zum Beispiel im Verhältnis von Mann und Frau oder Pflegeperson und Patient oder von Lehrer und Schüler.

Angesichts der Einsicht, dass der Mensch zwar weiß, was gut und böse ist, aber doch nicht gut und böse ist, dass er den Tod vorwegnimmt und dass er in der Natur und Geschichte unvermeidbar in Schuld gerät, erheben sich für ihn unabdingbare Fragen, auf die nur der Glaube eine Antwort bereithält. Die einem solchen Glaubensverständnis zugeordnete Theologie kann nach Heintel nur eine der denkenden Aneignung des jeweils vorausgesetzten bestimmten Glaubens sein, wie er im „Totalexperiment“ gläubiger Existenz sich wirklich weiß und um seine Bewährung bemüht. Im Totalexperiment kommt eine gewisse Konsequenz der Lebensführung auf der Grundlage der Einsicht in bestehende Rangordnungen freiheitlicher Selbstbestimmung zum Zuge (vgl. Heintel 1986, S. 101). Dieses Totalexperiment lässt sich als Versuch betrachten, in ständig kritischer Selbstprüfung Prinzipien immer wieder in Frage zu stellen und dennoch von einer bestimmten Rangordnung in den Entscheidungen des Handelns auszugehen, die eine reife Daseinsführung und eine konsequente Verlässlichkeit im Gesamtverhalten eines menschlichen Individuums in der Welt ermöglicht.

3.4 Anschauungsformen Zeit und Raum

Der Mensch spricht in der Alltagssprache kaum jemals von der Zeit als solcher, sondern von dem, was sie erfüllt, von guten und schlechten Zeiten, von langweiligen und wie im Flug vergehenden Zeiten, von gemessener und erlebter Zeit. „*‚Die Zeit ist doch überhaupt nicht eigentlich, sie ist nichts Eigentliches. Wenn sie einem lang vorkommt, so ist sie lang, und wenn sie einem kurz vorkommt, so ist sie kurz, aber wie lang oder kurz sie in Wirklichkeit ist, das weiß doch niemand.‘ Darauf kommt folgende Antwort: ‚So verhält sich die Sache nicht. Wir messen die Zeit doch, wir haben doch Uhren und Kalender, und wenn ein Monat um ist, dann ist er für dich und mich und uns alle um, eine Minute ist so lang sie dauert, so lang, wie der Sekundenzeiger braucht, um seinen Kreis zu beschreiben.‘*“ (Mendelssohn 1982, S. 105) Die Messung der Zeit ist immer an ihren Bezug zum Raum gebunden, sie misst immer wiederkehrende Ereignisse, physikalische Phänomene, die sich an periodischen Abläufen orientieren.

Die Zeit hat im Lebenslauf jedes Menschen eine andere Bedeutung, denn die Leere versäumter Zeit kann nicht im Nachhinein ausgefüllt werden. Erfüllte Gegenwart dagegen wird auf ihre Zeitlichkeit hin meist nicht reflektiert. Um sie geht es bei der Lebensgestaltung, wenn der Mensch versucht, Zeit zu gewinnen oder sich Zeit zu lassen. Erst nachher wird eine derart erlebte Zeit als mehr oder minder langer Abschnitt in das individuelle Kalendarium eingeordnet. *„Bezüglich der erfüllten Zeit spricht man auch in geschichtlicher Dimension von einer ‚Hochzeit' bedeutsamer Ereignisse und ihrer Ermöglichung und Chance zu einer bestimmten Zeit. Und wiederum andererseits können wir auf die als Linie vorgestellte Zeit die Gegenwart überhaupt nicht als Dauer auftragen: sie wird zum Punkt zwischen Vergangenheit und Zukunft, der sich zwar auf dieser Zeitlinie weiterschiebt, aber niemals eigentliche Zeiterstreckung sein kann."* (Heintel 1986, S. 91) Ein weiterer Aspekt ergibt sich bei der Gegenüberstellung von Zeit und Ewigkeit. Zunächst erscheint das Wort „ewig" auf eine möglichst lange, nicht zu Ende gehende Zeiterstreckung (Dauer) zu zielen. Ewigkeit ist eine Bestimmung, die mit Zeitlichem zu tun hat. Wäre die Ewigkeit eine bezugslose und bloße Negation der Zeit, könnte der Mensch über sie nichts denken.

Der Mensch lebt nicht nur in der Gegenwart, er hat auch ein Bewusstsein von der Zukunft und er kann sich an Vergangenes erinnern. Das bedeutet aber auch, dass er seiner Vergangenheit nicht entkommen kann. Er kann zwar versuchen, sie zu verdrängen, das Bewusstwerden des Vergangenen in Betriebsamkeit oder Rausch zu ertränken, aber nie und nimmer wird er seine Vergangenheit los.

Es ist ein Wesenmerkmal des Menschen, in „Geschichtlichkeit" zu stehen, in einer bewussten Stellung also zu seiner Vergangenheit und in bewusster Vorwegnahme seiner Zukunft. Die Zukunft wirkt in unsere Gegenwart hinein, weil der Mensch von ihr ein Bewusstsein hat, ohne zu wissen, was sie für ihn bereithält. Der Mensch versucht, sie zu planen und Vorhaben zu verwirklichen, Vorsätze zu fassen und Versprechen abzugeben; er versucht also, die Zukunft zu planen und ihre Möglichkeiten zu erfassen. Ohne Zukunft kann der Mensch nicht leben und doch bleibt sie ungewiss. Wenn er auch nicht weiß, wie die Zukunft sei wird, so weiß er doch, wie sie sein soll. Mit dem Wissen um das Sollen ist der Anteil menschlichen Bemühens um eine bessere Zukunft gemeint. Für sie ist angesichts der Geschichtlichkeit der Gegenwart mehr Gerechtigkeit, menschliche Rücksichtnahme, Besonnenheit und Verantwortungsbewusstsein gefordert. Marian Heitger lässt keinen Zweifel daran, dass das Wissen um das Bessere sein soll. Fragwürdig bleibt aber das Wissen um die Inhaltlichkeit des Besseren. Denn das Wissen darum, wie die Zukunft sein soll, enthält kein festes Programm. Es ist kein gegenständliches Wissen, sondern ein Wissen philosophischer Art (vgl. Heitger 1991, S. 108f.). So gewiss, wie die Zukunft ist, so gewiss ist ihr allgemeiner Auftrag, dem „guten Leben aufzuhelfen", damit mehr Humanität, Gerechtigkeit, Verständnis, Besonnenheit und Mitmenschlichkeit sei.

4 Professionalität und Ethik in der Pflege

Co-Autorinnen: Fischer Jaqueline/Köck Franziska/Wolf Daniela

Die Aussage, jemand habe eine schwierige Aufgabe „sehr professionell" bewältigt, bedeutet im Allgemeinen großes Lob, umgekehrt kommt es einer vernichtenden Kritik gleich, wenn es heißt, dass sich jemand „ausgesprochen unprofessionell" verhalten habe. Wird versucht, „Professionalität" näher zu definieren, hat dieser Begriff offensichtlich etwas mit Berufsethos zu tun, also mit bestimmten Standards, Werten und Spielregeln, die von „wahren Profis" einzuhalten sind – und in der Regel auch eingehalten werden. Dabei scheint es oft weniger um fachliches Wissen und Können zu gehen als um die Art, wie jemand in kritischen Situationen handelt. „Professionelles" Verhalten in einer schwierigen beruflichen Situation heißt also in der Regel nicht, dass die Person ihrer Aufgabe handwerklich gewachsen war, sondern dass sie mehr bewiesen hat als nur fachliches Wissen und Können.

Professionalität bedeutet, anspruchsvollen Maßstäben zu genügen: nicht nur bei der Arbeit, die erledigt wird, sondern im gesamten beruflichen Umfeld und im Umgang mit Menschen – mit Kunden, Patienten, Kollegen und Vorgesetzten. Professionalität zeigt sich aber vor allem dort, wo keine Gegenleistungen (mehr) zu erwarten sind, sie beinhaltet damit aber auch Werte wie Anstand oder Pflichtgefühl, also berufliches Ethos.

Die Einstellung dazu hat sich über Jahrhunderte immer wieder verändert. Bei den alten Griechen war körperliche Arbeit geradezu verpönt, das hochgeschätzte Philosophieren setzte Muße voraus. Auch im Mittelalter wurde Arbeit als Mühsal oder gar Strafe angesehen. Augustinus betont in seinen „Predigten zum Buch Genesis, 2.11", im Paradies sei lobenswerte Arbeit nicht mühselig gewesen, während die Strafe in der Hölle in ewiger Arbeit bestünde.

Die protestantische Arbeitsethik ist gekennzeichnet durch „Arbeit als Pflicht", die nicht in Frage gestellt werden darf. Sie bildet den Mittelpunkt des Lebens, um den herum Freizeit gestaltet wird, „... selbst im Himmel können wir ohne Beschäftigung nicht gesegnet sein" erklärt Johann Kaspar Lavater 1773 in seinen „Aussichten in die Ewigkeit".

Im Geiste einer derartigen Einstellung zur Arbeit konnten natürlich Leidenschaft der Tätigkeit gegenüber, Spaß und Freude am Zweck der selbst gewählten Beschäftigung und damit wahrhaft „professionelles" Verhalten im Beruf nicht aufkommen.

Bezüglich Professionalität in der Gesundheits- und Krankenpflege kann auf das Gesundheits- und Krankenpflegegesetz zurückgegriffen werden. Im § 4 des GuKG steht, dass „Gesundheits- und Krankenpflegepersonen das Wohl und die Gesundheit der Patienten, Klienten und pflegebedürftigen Menschen unter Einhaltung der hierfür geltenden Vorschriften und nach Maßgabe der fachlichen und wissenschaftlichen Erkenntnisse und Erfahrungen" zu wahren haben (vgl. Weiss-Faßbinder/Lust 2004, S. 28).

Betreffend die spezielle Bedeutung von Wissenschaftlichkeit für die professionelle Pflege wird auf Barbara Carper verwiesen. Sie hat 1978 folgende vier Elemente pflegerischen Wissens definiert:

- Empirisches Wissen (Wissen, das verifizierbar, objektiv, sachbezogen und forschungsbasiert ist)

- Ethisches Wissen (Wissen, das uns lehrt, was wertvoll oder wertlos, gut oder schlecht, erwünscht oder unerwünscht ist)
- Ästhetisches Wissen mit dem Fokus auf der Kunst der Pflege (im Sinne von Fähigkeiten und Intuition)
- Persönliches Wissen mit dem Fokus auf Selbstbewusstsein, Selbsterkenntnis und Empathie (Carper 1978, zit. in Cody 20006, S. 19–26)

Diese vier Aspekte sind nach Carper als gleichwertig anzusehen. Wichtig ist, dass im Zusammenhang mit der Kunst des Pflegens nicht das Wort „Intuition", sondern „Ästhetik" gebraucht wird. Bei der Kunst des Pflegens geht es also nicht um Intuition im Sinne von spontanen Eingebungen, Kreativität, schnellen Einsichten in Zusammenhänge und ihrer Erkenntnis ohne bewusste rationale Ableitung oder Schlüsse. Eine solche Einstellung wäre aus pflegewissenschaftlicher Perspektive durchaus kritisch zu hinterfragen, da dadurch die Pflege wieder in Verbindung mit informellem, traditionellem Wissen gebracht und somit die Wissenschaftlichkeit der Pflege in Frage gestellt wird.

Im „Etymologisches Wörterbuch des Deutschen" wird „Kunst" als eine „... schöpferische und gestalterische Fähigkeit der Gesellschaft, vornehmlich ihrer mit besonderen Begabungen ausgestatteten Vertreter, Überlieferung und Produkte dieser Fähigkeit ..." definiert (Pfeifer 2005, S. 745). Das Wort Kunst bezeichnet im weitesten Sinne jede hoch entwickelte Tätigkeit, die auf Wissen und Übung begründet ist. Seit Gottfried Wilhelm Leibniz wird das Wort Kunst aber auch in Zusammenhang mit wissenschaftlichen Disziplinen gebraucht, also etwa „Sprachkunst" (Grammatica), „Redekunst" (Rhetorica) oder „Sittenkunst" (Ethika). Oft wird Kunst mit „Ästhetik" gleichgesetzt, allerdings hat sich in der Antike der Begriff der Kunst nicht nur auf Ästhetik beschränkt. So wird bei Aristoteles im VI. Buch seiner ethischen Hauptschrift – der „Nikomachischen Ethik" – praktisches Können als ein Hervorbringen bezeichnet, als eine handwerkliche Kunstfertigkeit im Sinne des griechischen Wortes „techné", welches missverständlich oft mit „Kunst" übersetzt wird.

Bezogen auf die Pflege ist daher nicht primär der Begriff der Kunst, sondern der der „Kunstfertigkeit" zu gebrauchen, das heißt, Pflege ist ein spezifisches Können, das unter anderem auf fundiertes Wissen zurückgreifen sollte, um adäquate Ergebnisse zu erzielen. Die Begriffe Wissenschaft, Kunst und Kunstfertigkeit weisen durchaus Gemeinsamkeiten auf, so zum Beispiel stellen sie nach Heiner Friesacher alle eine Wirklichkeit, aber auf unterschiedliche Weise dar (vgl. Friesacher 2008, S. 205).

Ein wesentlicher Unterschied zwischen Wissenschaft und Kunst liegt darin, dass die Kunst keiner Begründungspflicht unterliegt, das heißt, sie ist keiner und keinem Argumente schuldig, wohingegen die Wissenschaft auf Argumentation und Begründung angewiesen ist.

Hinsichtlich der Thematik „Professionalität in der Pflege als Wissenschaft und Kunst" scheint eine Schlussfolgerung zulässig: Da Wissenschaft im Gegensatz zur Kunst ihr Handeln begründen muss, müssen auch professionell Pflegende und Pflegewissenschafter ihr Handeln nach wissenschaftlich anerkannten Regeln ausrichten.

„Die Wissenschaft ist der Verstand der Welt, die Kunst die Seele" sagt Maksim Gorkij.

Der zweite Grundpfeiler pflegerischen Wissens nach Carper ist das ethische Wissen. Aristoteles nennt die Ethik eine praktische Wissenschaft. Die Praxis – der Bereich des Handelns – ist ihr Gegenstand, eine verbesserte Praxis ist ihr Ziel. Im 1. Kapitel des zweiten Buches der „Nikomachischen Ethik", heißt es, dass uns die sittliche Tugend durch Gewöhnung zuteil wird. Nach Aristoteles ist Gewohnheit das Entscheidende im ethischen, im tugendhaften, im moralischen, also sittlichen Verhalten des Menschen.

An der genannten Stelle begründet er in zweifacher Hinsicht seine Gedanken:
1. Ein sittlicher Mensch wird man nicht von einem Moment zum nächsten sondern durch Übung, und es gehört auch Erfahrung dazu.
2. Die sittlichen Tugenden haben wir nicht einfach von Natur aus. Man kann die Ausbildung sittlicher Tugenden – so seine These – nicht mit der Ausbildung sonstiger Fähigkeiten vergleichen, wie zum Beispiel unsere Gliedmaßen zu gebrauchen. Der sittliche Charakter ergibt sich nicht einfach durch Entwicklung einer Anlage, sondern er bildet sich nur innerhalb einer Gesellschaft aus.

Die „Nikomachische Ethik" lässt den Eindruck zu, dass sie an jeden einzelnen gerichtet ist. Sie entfaltet nicht eine „Sollensethik", nicht eine „Gesetzesethik", nicht eine „Gebotsethik" – also im Sinne von „Ethik-Kodizes" –, nicht eine deontologische, also Pflichtenethik, oder eine teleologische, also zielgerichtete Ethik, sondern sie entfaltet eine „Strebeethik". Die grundlegende Frage ist nicht, was geboten ist, was man soll, sondern wonach man strebt. Die Antwort auf diese Frage muss letztlich sein: Der Mensch strebt nach dem Guten, nach der Glückseligkeit – der Eudaimonie: Eine „Glücksethik" kann man sie von daher auch nennen.

Wesentlich bei diesem Ansatz ist, dass der Mensch das erstrebte Ziel – die Glückseligkeit – nicht irgendwann bekommt oder erreicht hat, wie einen weltlichen Besitz, dieses Ziel erreicht der Mensch nur, indem er sittlich handelt. Die aristotelische Ethik ist also eine „Gelingens- oder Erfüllungsethik". Das entscheidende Phänomen, auf das sie sich konzentriert, ist die sittliche Handlung, sofern sie eine solche ist, die ihre Erfüllung, das angestrebte Glück in sich hat. Es geht um gelingendes menschliches Leben, das nicht von Geboten und Verboten einer höheren Macht bestimmt wird.

Im Gegensatz zu Aristoteles gibt es bei Immanuel Kant eine „Pflichtethik". Nach Kant darf keinesfalls die Neigung, die Freude, der Spaß am Handeln der Beweggrund der Handlung sein, sondern eine sittlich gerechtfertigte Handlung hat allein aus Pflicht zu erfolgen. Pflicht ist die Notwendigkeit einer Handlung aus Achtung fürs Gesetz, schreibt Kant in der „Grundlegung zur Metaphysik der Sitten". Die Vernunft ermöglicht uns dabei, das Sittengesetz zu erkennen (vgl. Kant 1995, S. 487).

Aristoteles würde sagen, beides ist wichtig, aber im Grunde ist es wichtiger, dass jemand gut und gerecht handelt, weil er will, und nicht nur, weil es geboten ist, und die Freude, die Lust dabei, die bekommt der Mensch dann dazu. In diesem Zusammenhang ist der Tugendbegriff von besonderer Bedeutung.

Aristoteles unterscheidet zwei Arten von Tugenden:

1. die dianoetischen, also die Verstandestugenden, wie Weisheit und Klugheit, die auf das Erkennen ausgerichtet sind, und
2. die ethischen Tugenden, wie Besonnenheit, Gerechtigkeit, Tapferkeit. Hierbei gebrauchen wir den Verstand und die Vernunft als Hilfestellung für die ethische Handlungsstruktur, um zu sittlichen Handlungen zu gelangen. Jeder einzelne Mensch hat sich eine ethische Verfassung gegeben, die es ermöglicht, nicht den „Affekten" ausgeliefert zu sein, sondern sie unter Leitung von Verstand und Vernunft zu beherrschen.

Das Wort Tugend kommt von Taugen, Tauglichkeit her, hat also mit Können zu tun, mit der Fähigkeit, aus einer bestimmten Lebenshaltung heraus zu leben. Tugend zu leben ist vergleichbar mit dem Erreichen einer Bestzeit, einer Höchstleistung, allerdings nicht mit heroischen Einzelleistungen, sondern mit dem richtigen Verhalten auf ein ganzes Leben ausgebreitet.

> *Woran denken Sie, wenn Sie den Begriff Tugend hören? Zunächst vielleicht an Ordnung, Fleiß, Sparsamkeit und Pünktlichkeit. Andere verbinden damit Anstrengung, Schuld, Schwierigkeiten, Pflicht und Askese – nach dem Motto: wenn ich moralisch tugendhaft handle, dann muss ich zurückstecken, mir werden Zügel auferlegt, ich ziehe den Kürzeren. Nur wenige werden mit Tugend positive Gefühle wie Stimmigkeit, Freude, Lust und Freiheit assoziieren.*

Aber es gibt noch einen weiteren Grund für die Negativkarriere des Tugendbegriffes: Aristoteles nennt nämlich das ständige Üben der sittlichen Haltung als das Grundelement einer Tugend. Die Haltung, die sich dadurch im Menschen ausprägt, macht das sittliche Handeln leicht und bereitet ihm auch Freude. Geblieben ist im Laufe der Tradition die Meinung, dass Tugend und Tugenderwerb ständiges Üben, Sich-Anstrengen, und immer wieder das gleiche Tun erfordert. Damit ist aber der eigentliche Vorteil der Tugendethik gegenüber der Pflichtenethik verloren gegangen. Denn das wesentliche Wort der Tugendethik ist nicht „Du sollst", sondern „Du kannst". Dies bedeutet: Ich entdecke in mir Möglichkeiten, Fähigkeiten, Züge dessen, der ich sein möchte, sozusagen mein moralisches Selbstportrait, und ich entdecke in mir, dass ich das auch kann, wenn ich es beginne. In der Geschichte des Begriffes ist dieser Aspekt völlig verloren gegangen, und deshalb erscheint Tugend häufig als langweilig, abgestanden, in gar keiner Weise faszinierend.

Tugend bedeutet aber nicht eine sozial gezähmte Bravheit, Angepasstheit und Ordentlichkeit. Tugend bedeutet, dass jemand gut ist, ein Guter ist, das heißt, nicht nur gelegentlich oder ständig sogar gut handelt. Zur Tugend gehört das selbstverantwortliche Handeln und auch, das Gute selbstverantwortlich zur Welt zu bringen, und das als erworbene Grundhaltung, als eine Einstellung, die verlässlich und unbeirrbar geworden ist im Sinne einer Standfestigkeit. Im Sinne einer Tüchtigkeit im Hervorbringen des Guten.

Eine Antwort auf die Frage, wie dieses „Gute" beim Handeln definiert werden kann, findet sich bei Immanuel Kants „Kategorischem Imperativ" (vgl. Kant 1995, S. 470). Nach Kant ist das Gute nicht beliebig. Das Gute muss für alle Menschen gelten können.

„Ich" kann mir daher bei „meinem" moralischen Handeln keine Ausnahmegenehmigung gestatten. In diesem Zusammenhang denken Sie bitte an den heutigen Tag, wie viele Situationen sich ergeben haben, in denen sich Menschen im Sinne der moralischen Regeln – nicht im Sinne der Legalität – eine Ausnahmegenehmigung gestattet haben.

Was soll ich tun? Diese Frage steht im Mittelpunkt von Immanuel Kants Pflichtenethik. Die zentrale Frage der Antike war allerdings eine andere: Wie soll ich leben? Aristoteles hat daraus eine detaillierte Theorie des guten Lebens gemacht, deren zentraler Bestandteil die ausdifferenzierte Tugendlehre war.

Die meisten Menschen denken nicht über Moralphilosophie nach, wenn sie vor einer Entscheidung stehen. Sie wollen etwas „gut und richtig" machen, wissen aber nicht, wie sie sich in einer bestimmten neuen Situation verhalten sollen. Sie informieren sich, fragen Arbeitskollegen, Freunde, Ratgeber. Doch dann kommt auch oft der Tugendgedanke ins Spiel. Wie würde sich ein bestimmter Mensch – den ich als moralisches Vorbild empfinde – in einer solchen Situation entscheiden? Ich frage mich also, wie würde sich der Tugendhafte in einer solchen Situation entscheiden?

Seit der Antike wurden die Tugenden systematisiert, um ihre inneren Zusammenhänge deutlich zu machen. Eine der ältesten Klassifikationen ist die der vier Kardinaltugenden von Platon: Klugheit, Gerechtigkeit, Tapferkeit und Mäßigung. Die Bezeichnung Kardinaltugenden hat nichts mit Kardinälen zu tun, sondern leitet sich vom lateinischen Wort cardo – Türangel, Angelpunkt – ab. Das heißt, es handelt sich um Grundtugenden, in denen das moralische Leben wie in einer Türangel schwingt.

Für ein ethisch gelingendes Handeln ist jede dieser vier Tugenden notwendig. Dies kann an praktischen Beispielen des beruflichen Alltags durchgespielt werden: Sobald versucht wird, eine einzelne zu isolieren, fällt das ganze Unternehmen auseinander und verliert seinen ethischen Charakter. Das heißt, Tugend betrifft eine Person als Ganzes in ihrem Umgang mit der Welt, und dieser Umgang wird immer komplexer.

Die Charaktereigenschaften, die ein Mensch im Laufe seines Lebens erworben hat, prägen sein Handeln; aber auch das Handeln selbst wirkt sich auf die Charakterbildung aus. Dazu gibt es ein Beispiel bei Aristoteles: Er diskutierte einmal die Frage, ob man einen Jähzornigen für eine Tat, die er im Zorn begangen hat, verantwortlich machen kann. Aristoteles sagt, in dem Augenblick, als er sie vollbracht hat, da war er vielleicht nicht frei, im Augenblick, da ihn der Jähzorn überkam, konnte er die Tat vielleicht nicht unterlassen. Aber dass er zu solch einem unbeherrschten Menschen geworden ist, hat eine lange Vorgeschichte. Diese Entwicklung setzt sich aus vielen einzelnen Entscheidungen zusammen, wo er es in der Hand gehabt hätte, aber dann nicht an sich gearbeitet hat, den leichteren Weg gegangen ist, sich vor sich selber entschuldigt hat, „ich bin nun einmal so". Also: Die Verantwortlichkeit für die eigene Lebensgeschichte setzt eben schon früher ein.

In der Tugendethik steht also nicht die Bewertung der einzelnen Handlung im Vordergrund, sondern die der handelnden Person. Das erschwert in manchen praktischen Fragen eine klare ethische Orientierung – so der Vorwurf der Pflichtenethiker an die Tugendethiker.

Aber es könnte sein, dass die Tugend der Klugheit – also die praktische Urteilskraft – zu wenig Beachtung findet. Dazu Annemarie Pieper: Es gibt Menschen, über die sagt man: Die sehen den Wald vor lauter Bäumen nicht, aber es gibt auch Menschen, die sehen nur den Wald und keine Bäume, mit denen können Sie nicht über die einzelnen Bäume reden. Die können hochintelligent sein, hoch technisiert, aber die sind einfach nicht in der Lage, am konkreten Baum zu erkennen, dass er ein Teil des Waldes ist. Genauso ist es auch mit Handlungen: Wir kennen die Normen, an denen wir uns orientieren sollen, in einer gegebenen Situation sind wir aber unfähig, zu erkennen, was wir uns zum Beispiel unter Gerechtigkeit vorstellen und was von uns verlangt wird. Entweder können wir die Situation nicht einschätzen oder wir sehen überhaupt nicht, dass es ein Gerechtigkeitsproblem ist, das uns vor Augen liegt, weil wir Gerechtigkeit eben nur auf einer abstrakten Ebene diskutieren (vgl. Pieper 2002).

> *Dazu ein einfaches Beispiel für die Urteilskraft: Wir können nicht einkaufen gehen und ein Kilo Obst verlangen, denn dann kommt direkt die Rückfrage, was man denn haben wolle? Äpfel, Birnen oder Kirschen? Insofern ist dieses Differenzierungsvermögen der Urteilskraft etwas, was wir immer schon erledigen. Aber in Konfliktfällen ist eine besondere Überlegung nötig: Wie ist die Situation? Was ist überhaupt das Problem? In solchen Situationen ist es eben die Klugheit, die den Menschen befähigt, die richtige Lösung zu finden. Im Sinne von: Was ist von mir jetzt gefordert als einem vernünftig denkenden und sittlich handeln wollenden Menschen?*

Als Problemlösungsansatz bietet sich der „Diskurs“ an, bei Jürgen Habermas der „Schauplatz kommunikativer Rationalität“. In den Siebziger Jahren des vergangenen Jahrhunderts wurde diese Methode vom französischen Philosophen Michel Foucault weiterentwickelt.

Im Diskurs soll geklärt werden:

1. die Sachlage,
2. welcher normative Ansatz sich bei dieser Sachlage zeigt,
3. nach welchen Gesichtspunkten man sie beurteilen kann (vgl. Foucault 1981, S. 33–38).

Dabei ist dann die Urteilkraft im Sinne der „Klugheit“ gefragt.

Die Kardinaltugend Klugheit bedeutet das Anwenden der richtigen Mittel für den richtigen Fall, das heißt, abschätzen zu können, was in einer bestimmten Situation notwendig ist, um dann die verschiedenen Erfordernisse richtig aufeinander abstimmen zu können. Professionalität in der Pflege erfordert ein Handeln nach ausgeprägten Wertvorstellungen: Integrität und Redlichkeit, Verlässlichkeit, Transparenz, soziale Risikobereitschaft, Empathie. Wir lernen die ethischen Tugenden durch Bildung in der Gesellschaft. Sie braucht auch den gesellschaftlichen Raum, sie braucht Vorbilder und Nachahmung; sie braucht Lob und Tadel; sie braucht Erziehung und Gewöhnung.

Aber vielleicht lässt sich alles viel einfacher sagen und zwar mit einem Satz von Wilhelm Busch: „Das Gute – dieser Satz steht fest – ist stets das Böse, was man lässt!“ (Busch 2008, S. 172)

5 Denkanstöße

Pflegepersonen sollten Fragen nachgehen, wie der Einzelne, wie Gruppen, wie Menschen als Gemeinwesen sowohl für sich als auch mit- und gegeneinander ein gutes und gerechtes Leben führen können, wie sich Kräfte aus Wirtschaft und Technik in das Berufsleben einbinden lassen und wie deren negative Auswirkungen bewältigt werden können.

In diesem Sinne soll der Leser ermutigt werden, das Selber-Denken zu üben.

1. *Versuchen Sie eine Auflistung von typischen philosophischen und wissenschaftlichen Fragen.*
2. *Welche Kriterien finden Sie für Wissenschaftlichkeit unentbehrlich?*
3. *Wie, meinen Sie, ist es heute um die Wertfreiheit von Wissenschaft bestellt?*
4. *Welche der vier Fragen Immanuel Kants erscheint Ihnen in der heutigen Zeit am wichtigsten? Warum?*
5. *Der Philosoph Odo Marquard verwendet den Begriff „Inkompetenzkompensationskompetenz“ – welche Gedanken löst dieser Begriff bei Ihnen aus?*
6. *Der Philosoph Michel de Montaigne sagt: „Nichts wird so zuversichtlich geglaubt als das, wovon man am wenigsten weiß“ – diskutieren Sie Ihre persönliche Meinung und begründen Sie diese.*
7. *Nach dem Philosophen Konrad Paul Liessmann will heute kaum jemand „tugendhaft“ sein – warum eigentlich nicht?*
8. *Der Existenzphilosoph Karl Jaspers sieht das Motiv für die vielen Vorurteile gegen die Philosophie in der Abwehr, in der Sorge: Würde ich mich näher auf die Philosophie einlassen, müsste ich mein Leben verändern, meine Urteile korrigieren usw. – Was halten Sie von dieser Einschätzung?* (vgl. Liessmann/Zenaty/Lacina 2007, S. 3)
9. *Wie sehen Sie die Zusammenhänge zwischen Vorurteil und Urteil, zwischen Meinung und Wissen, Naivität und Reflexion?* (vgl. Liessmann/Zenaty/Lacina 2007, S. 3)
10. *Über 2500 Jahre ist es her, dass der weise Kuan Tse sagte: „Siehe, wie glücklich sind die Fische im Wasser.“ – Sein Begleiter aber meinte: „Woher weißt du, dass sie glücklich sind, du bist nicht ein Fisch?“ und Kuan Tse antwortete: „Woher weißt du, dass ich es nicht weiß, du bist nicht ich?“. Wie würden sie diese Unterhaltung im Spannungsfeld von Weisheit, Religion und Philosophie einordnen?* (vgl. Liessmann/Zenaty/Lacina 2007, S. 6)
11. *Ob Vernunft oder Erfahrung Quelle der Erkenntnis sei, interessiert heute vielleicht nur wenige Menschen. Aber wie sieht es im Alltag damit aus? Was halten Sie von einem Menschen, der aus einer einmal gemachten Erfahrung auf eine allgemeine Erkenntnis schließt? Warum könnte hier ein Fehlschluss vorliegen? Und wie ließe er sich beheben? Durch mehr Erfahrung?* (vgl. Liessmann/Zenaty/Lacina 2007, S. 98)
12. *Unternehmen Sie einmal den Versuch, etwas zu denken, was nicht „sprachlich“ ist – geht das überhaupt?* (vgl. Liessmann/Zenaty/Lacina 2007, S. 99)
13. *Ludwig Wittgenstein hat die „Befreiung des Verstandes von den Verhexungen der Sprache“ gefordert. Welche Verhexungen könnten damit gemeint sein? Finden Sie, dass in unserer Gesellschaft, in den Bildungseinrichtungen genug Sprachkritik betrieben wird, um solchen „Verhexungen“ zu entgehen? (vgl. Liessmann/Zenaty/Lacina 2007, S. 104)*
14. *Gemeinsam leben. – Konstruieren Sie eine Dialog zwischen einem gläubigen und einem nichtgläubigen Menschen. Thema: Vom Nutzen und Nachteil des Glaubens für das Leben.* (vgl. Liessmann/Zenaty/Lacina 2007, S. 136)

15. *Was ist für Sie Kunst? Versuchen Sie eine Definition und dann versuchen Sie Pflege als Kunst und als Kunstfertigkeit zu definieren.*
16. *Welche der unter „2. Zum Menschenbild in der Philosophie" genannten Definitionen kommt Ihrem Menschenbild am nächsten? Begründen und diskutieren Sie Ihre Entscheidung.*

Literatur

Aristoteles (1972): Die Nikomachische Ethik. München: Deutscher Taschenbuch Verlag.
Busch, Wilhelm (2008): Das Große Lesebuch. Die Fromme Helene. Frankfurt am Main: Fischer Taschenbuch Verlag.
Carper, Barbara (1978): Fundamental patterns of knowing in nursing. S. 13–24. In: Cody, William, K. ([4]2006): Philosophical and theoretical perspectives in advanced nursing practice. Sudbury, Mass.: Jones and Bartlett Pub. S. 19–26
Demme, Jonathan (1993): Philadelphia (Film mit Denzel Washington und Tom Hanks).
Feyerabend, Paul (1993): Philosophie heute. Lieber Himmel – Was ist ein Mensch? Paul Feyerabend. Hamburg: Westdeutscher Rundfunk. Köln. Video.
Foucault, Michel (1974): Die Ordnung der Dinge. Frankfurt am Main: Suhrkamp Taschenbuch.
Foucault, Michel (1977): Überwachen und Strafen. Die Geburt des Gefängnisses. Frankfurt am Main: Suhrkamp Taschenbuch.
Foucault, Michel (1981): Archäologie des Wissens. Frankfurt am Main: Suhrkamp Taschenbuch.
Foucault, Michel ([7]2005): Die Geburt der Klinik. Eine Archäologie des ärztlichen Blicks. Franfurt am Main: Fischer Taschenbuch Verlag.
Friesacher, Heiner (2008): Theorie und Praxis pflegerischen Handelns. Begründung und Entwurf einer kritischen Theorie der Pflegewissenschaft. In: Remmers, Hartmut (Hg.): Pflegewissenschaft und Pflegebildung. 2. Band. Osnabrück: V&R unipress Universitätsverlag. S. 205.
Gadamer, Hans Georg (14. 03. 2002): Dimensionen – Die Welt der Wissenschaft. In memoriam Hans Georg Gadamer. Die Kunst des Verstehens. Wien: ORF. Audiokassette.
Gadenne, Volker (2007): Bewährung (X. Kap.). In: Keuth, Herbert (Hg.) ([3]2007): Karl Popper. Logik der Forschung. Berlin: Akademie Verlag. S. 125 f.
Geier, Manfred (2003): Karl Popper. Hamburg: Rowohlt Taschenbuch Verlag.
Gorkij, Maksim (o. J.): Zitat – Die Wissenschaft ist der Verstand der Welt, die Kunst ihre Seele. In: http://zitate.net/zitate/kunst/zitat_3396.html 11. 12. 2007.
Grondin, Jean (2000): Einführung zu Gadamer. Tübingen: Mohr Siebeck.
Hackenesch, Christa (2001): Jean-Paul Sartre. Reinbek bei Hamburg: Rowohlt Taschenbuchverlag.
Hallwirth–Spörk, Christina (2004): Merkmale der sokratischen Methode im mäeutischen Pflegekonzept von Cora van der Kooij. Master Thesis, Donau-Universität Krems.
Heidegger, Martin ([17]1993): Sein und Zeit. Tübingen: Max Niemeyer Verlag.
Heintel, Erich (1986): Was kann ich wissen? Was soll ich tun? Was darf ich hoffen? Versuch einer gemeinverständlichen Einführung in das Philosophieren. Wien: Literas Universitätsverlag.
Heintel, Erich (1990): Die Stellung der Philosophie in der Universitas Literarum. Wien: Verlag der österreichischen Akademie der Wissenschaften.
Heitger, Marian (1991): Bildung für die Zukunft – die Zukunft der Bildung. Innsbruck: Tyrolia-Verlag.
Held, Klaus (Hg.) (1985): Edmund Husserl. Die phänomenologische Methode. Ausgewählte Texte I. Stuttgart: Reclam.

Held, Klaus (Hg.) (1986): Edmund Husserl. Phänomenologie der Lebenswelt. Ausgewählte Texte II. Stuttgart: Reclam.
Jacoby, Edmund (2004): 50 Klassiker Philosophen. Denker von der Antike bis heute. Hildesheim: Gerstenberg Verlag.
Kampits, Peter (1985): Ludwig Wittgenstein. Wege und Umwege seines Denkens. Graz Wien Köln: Verlag Styria.
Kampits, Peter (2003): Grundlose Freiheit (833–949 und 950–955). In: Schumacher, Bernhard N. (Hg.) (2003): Jean-Paul Sartre Das Sein und das Nichts. Berlin: Akademie Verlag. S. 212–224.
Kant, Immanuel (1984): Über Pädagogik. Bochum: Verlag Ferdinand Kamp.
Kant, Immanuel ([11]1993): Die drei Kritiken in ihrem Zusammenhang mit dem Gesamtwerk. Stuttgart: Alfred Kröner Verlag.
Kant, Immanuel (1995): Die Metaphysik der Sitten. Köln: Könemann Verlagsgesellschaft.
Kemetmüller, Eleonore (1998): Ethik in der Pflegepädagogik. Zum Verhältnis von Theorie und Praxis unter dem Aspekt einer philosophisch-kritischen Bildungstheorie. Wien München Bern: Verlag Wilhelm Maudrich.
Keuth, Herbert (Hg.) ([3]2007): Karl Popper. Logik der Forschung. Berlin: Akademie Verlag.
Kuhn, Thomas S. ([2]2002): Die Struktur wissenschaftlicher Revolution. Frankfurt am Main: Suhrkamp Taschenbuch.
Liessmann, Konrad Paul/Zenaty, Gerhard/Lacina, Katharina ([5]2007): Vom Denken. Eine Einführung in die Philosophie. Wien: Wilhelm Braumüller
Marquard, Odo (2003): Zukunft braucht Herkunft. Philosophische Essays. Stuttgart: Reclam.
Marquardt, Udo (2000): Spaziergänge mit Sokrates. Große Denker und kleine Dinge des Lebens. München: Verlag C. H. Beck.
Mendelssohn, Peter de (1982): Nachbemerkungen zu Thomas Mann. Frankfurt /Main: Fischer Taschenbuchverlag.
Mitterer, Felix (1989): Sibirien. Sprecher: Fritz Muliar. Verlag: Preiser Records. CD.
Nussbaum, Martha (2001): Arbeit an der Kultur der Vernunft. In: Schulte, Joachim/Wenzel, Uwe Justus (Hg.): Was ist ein ‚philosophisches' Problem? Frankfurt am Main: Fischer Taschenbuch Verlag, S. 145 f.
Pfeifer, Wolfgang ([8]2005): Etymologisches Wörterbuch des Deutschen. München: Deutscher Taschenbuch Verlag.
Pieper, Annemarie (3.–6. 6. 2002): Je freier wir leben, desto nötiger wird Moral. Über die Renaissance klassischer Tugend. Wien: ORF. CD.
Platon ([4]1931): Apologie des Sokrates. In: Grimmelt, Bernhard (Hg.): Platons Apologie und Kriton nebst Abschnitten aus Phaidon, Symposion und Staat. Münster i. W.: Verlag der Aschendorffschen Verlagsbuchhandlung, S. 117 f.
Platon (1973): Protagoras. In: Nestle, Wilhelm (Hg.): Platon Hauptwerke. Stuttgart: Alfred Kröner Verlag, S. 3–16.
Platon ([181–184]1988): Politeia. In: Otto, Walter F./Grassi, Ernesto/Plamböck, Gert (Hg.): Platon. Sämtliche Werke 3. Phaidon. Politeia. Bd. 4. Hamburg: Rohwohlt Taschenbuch Verlag, S. 224.
Platon (1991): Gorgias. In: Rufener, Rudolf (Übs.) (Hg.): Platon. Die großen Dialoge. München: Deutscher Taschenbuchverlag. Artemis Verlag, S. 209 f.
Popper, Karl ([11]2005): Logik der Forschung. Tübingen: Mohr Siebeck.
Rehfus, D. Wulff (Hg.) (2003): Handwörterbuch Philosophie. Göttingen: Vandenhoeck & Ruprecht.
Russell, Bertrand ([4]2007): Philosophie des Abendlandes. München: Piper Verlag.
Safranski, Rüdiger (2001): Ein Meister aus Deutschland. Heidegger und seine Zeit. München Wien: Carl Hanser Verlag.

Sartre, Jean-Paul ([2]2002): Der Existentialismus ist ein Humanismus und andere philosophische Essays. Reinbek bei Hamburg: Rowohlt Taschenbuch Verlag.
Sartre, Jean-Paul ([33]2002): Die Wörter. Reinbek bei Hamburg: Rowohlt Taschenbuch Verlag.
Sartre, Jean-Paul (2003): Das Sein und das Nichts. Berlin: Akademie Verlag.
Schiller, Friedrich (1796): Gedankengedichte. In: http://mitglied.lycos.de/sprangenberg/gedichte/schiller/schi02a.html (11. 07. 2007).
Schopenhauer, Arthur (1987): Aphorismen zur Lebensweisheit. Zürich: Diogenes Verlag.
Schopenhauer, Arthur (2005): Welt und Mensch. Stuttgart: Reclam.
Schlaffer, Heinz (26. 05. 2007): Wo führt Nietzsche hin? In: Die Welt 21, S. 1.
Steenblock, Volker (Hg.) (2007): Philosophisches Lesebuch. Von den Vorsokratikern bis heute. Stuttgart: Reclam.
Störig, Hans Joachim ([76–84]1998): Kleine Weltgeschichte der Philosophie. Frankfurt am Main: Fischer Taschenbuch Verlag.
Taschwer, Klaus (23. 01. 2007): Der Philosoph als Zeitdiagnostiker. In: Der Standard, S. 25.
Taureck, Bernhard H. F. (1997): Michel Foucault. Reinbek bei Hamburg: Rowohlt Taschenbuch Verlag.
Tucholsky, Kurt (1931): Der Mensch. In: http://www.yolanthe.de/stories/tucho01.htm (11.07. 2007).
Ubaldo, Nicola (2007): Bildatlas Philosophie. Die abendländische Ideengeschichte in Bildern. Berlin: Parthas Verlag.
Voltaire, Francois Marie Arouet (1737): http://www.rosentreters.de/dokumente/prominente_und_anglizismen.pdf (17. 07. 2007).
Weischedel, Wilhelm (1975): Die philosophische Hintertreppe. 34 große Philosophen in Alltag und Denken. München: Deutscher Taschenbuch Verlag.
Wittgenstein, Ludwig ([6]1989): Tractatus logico-philosophicus. Bd. 1. Frankfurt am Main: Suhrkamp Verlag.
Weiss-Faßbinder, Susanne/Lust, Alexandra (2004): Gesundheits- und Krankenpflegegesetz – GuKG. Wien: Manzsche Verlags- und Universitätsbuchhandlung.
Wuchterl, Kurt (2000): Einführung in die Philosophiegeschichte. Bern Stuttgart Wien: Verlag Paul Haupt.

II Ethische Grundlagen

Franz Hirsch

Immer wenn bezüglich der Gentechnik ein neuer Durchbruch präsentiert wird, dauert es nicht lange, bis in Fernseh- und Zeitungskommentaren besorgt der Ruf nach Ethik laut wird. Wir wissen aber, dass der Ethiker bei Fragen, ob man etwas machen soll, wenn man es technisch auch schon machen kann, immer zu spät kommt. Ethik soll nicht nur die Aufgabe einzelner Spezialisten sein, die der Wissenschaft meist sowieso keine wirksamen Verbote aussprechen können, sondern Ethik muss alle angehen. Erst wenn Forscher selber ein ethisches Qualitäts- und Wertempfinden haben und verantwortlich handeln, werden sich gewisse Probleme vielleicht gar nicht stellen und von vornherein anderen Lösungen zugeführt (vgl. Good 2000, S. 26 f.).

Ganz ähnlich verhält es sich auch mit der Pflegeethik. Nicht vordergründig Ethikspezialisten sind gefragt, sondern Pflegepersonen, die durch eine reflektierte ethische Haltung zu verantwortetem Handeln befähigt sind. Dazu ist es notwendig, die eigenen persönlichen Grundeinstellungen (manchmal auch Vorurteile) immer wieder zu hinterfragen, anfragen zu lassen und weiterzuentwickeln. Theologisch wird diese ethische Bildung Gewissensbildung genannt.

Pflegepersonen sollten Fragen nachgehen, wie der einzelne, wie Gruppen, wie Menschen als Gemeinwesen sowohl für sich als auch mit- und gegeneinander ein gutes und gerechtes Leben führen können, wie sich Kräfte aus Wirtschaft und Technik in das Berufsleben einbinden lassen und wie deren negative Auswirkungen bewältigt werden können (vgl. Pieper 2007, S. 11).

Im ersten Teil geht es um das Begriffsfeld *Berufsethik* und um die Klärung, was Ethik und *Ethos* bedeuten. Im zweiten Teil werden zwei bekannte Persönlichkeiten und deren Ethikentwürfe vorgestellt, die gerade für eine Berufsethik im Pflegebereich einen wertvollen Beitrag leisten können. Genannt werden Albert Schweitzer (1875–1965) mit der von ihm entwickelten Ethik der Ehrfurcht vor dem Leben und Max Scheler (1874–1928), der Begründer der Wertethik. Im dritten Teil schließlich wird Viktor E. Frankl (1905–1997), der Schelers Wertethik mittels der Logotherapie und Existenzanalyse in die Praxis umzusetzen versuchte, vorgestellt. Frankls Anthropologie der ganzheitlichen Menschensicht und Menschenpflege und die Auseinandersetzung mit Werten und Sinn können Inspirationsquelle und Richtlinie für eine zukünftige Berufsethik der Pflege sein.

1 Berufsethik

Begriffsklärung – Beruf

Unter dem Stichwort Beruf ist im Herkunftswörterbuch des Duden Folgendes zu finden: Die neuhochdeutsche Bedeutung hat Luther geprägt, der den Begriff in der Bibel zunächst als Berufung durch Gott gebrauchte, dann auch für Stand und Amt des Menschen in der Welt, die schon Meister Eckhart als göttlichen Auftrag erkannt hatte. Dieser ethische

Zusammenhang von Berufung und Beruf ist bis heute wirksam geblieben, wenn das Wort jetzt auch nur die bloße Erwerbstätigkeit meint. Existenzanalytisch könnte man den Begriff Beruf auch folgendermaßen verstehen: Im Wort Beruf steckt das Verbum rufen, etwas hat mich gleichsam angerufen oder angesprochen – etwas hat mich berührt und mein Interesse geweckt. Dieses Etwas lässt mich nicht mehr in Ruhe und beginnt mich zu bewegen, es fordert mich auf, diesem Etwas nachzugehen und zu schauen, was es für mich bedeutet. Habe ich die Bedeutung und den Sinn für mich erkannt, liegt es an mir, zu entscheiden, ob ich diesem Ruf in Form des Berufes folgen möchte. Da Sie als Pflegeperson oft mit Menschen in Grenzsituationen zu tun haben und manchmal vielleicht an Ihre eigenen physischen und psychischen Grenzen stoßen, wird es umso wichtiger sein, nachzuforschen und zu ergründen, was Sie ruft, was Sie motiviert, den Pflegeberuf zu erlernen.

Folgende Fragen mögen Sie zum Nachdenken anregen:
- *Was gewinne ich durch diese Ausbildung, was wird mir dadurch möglich?*
- *Was muss ich zurücklassen, worauf muss ich verzichten?*
- *Warum will ich helfen und für andere Menschen da sein?*

Der Pflegeberuf kann wahrscheinlich nur dann erfüllend gelebt werden, wenn ich mir immer wieder meiner eigenen tiefen Motivation bewusst werde; nur dann werde ich meinen Beruf auch als Berufung erleben und nicht nur als bloßen Job.

Begriffsklärung – Ethik

Ethik ist die Wissenschaft von der Theorie der menschlichen Lebensführung. Es geht in der Ethik, die oft auch als *praktische Philosophie* bezeichnet wird, um die systematische Darstellung der Sittlichkeit und um die Reflexion der Gesamtheit der moralischen Verpflichtungen des Menschen. Es werden grundsätzlich zwei verschiedene Kategorien ethischer Methoden unterschieden:
- Der *deskriptiven Ethik,* die auch empirische Ethik genannt wird, geht es um das Verstehen und um das Beschreiben der verschiedenen Formen der Sittlichkeit mit Hilfe der verschiedenen Einzelwissenschaften.
- Die *normative Ethik* setzt sich mit Normen kritisch auseinander, versucht aber auch, diese argumentativ zu begründen und als objektiv verbindlich auszuweisen (beispielsweise die vorgestellten Ethikentwürfe von Schweizer und Scheler).

1.1 Unterschiedliche Ansätze ethischer Argumentation

Ein kurzer Überblick über verschiedene Ansätze in der ethischen Diskussion und eine Klärung der entsprechenden Begriffe (diese unterschiedlichen Positionen müssen sich aber keineswegs gegenseitig ausschließen):
- Die *deontologische Ethik* geht davon aus, dass das Gute etwas immer schon Vorgegebenes ist, das unabhängig von der menschlichen Erkenntnis und Einsicht existiert. Beim ethischen Überlegen kommt es darauf an, dieses Gute, dieses sittlich Gebotene zu erkennen und zu tun (griech., *to deon*, das Sein-Sollende, die Pflicht).

- Der *teleologischen Ethik* geht es, wie das Wort (griech., *to telos*, das Ziel) schon sagt, um die sittlichen Ziele und Zwecke, die vorher erst diskutiert und vielleicht sehr unterschiedlich festgelegt werden: Handle so, dass das sittliche Ziel erreicht wird.
- Für eine *heteronome Ethik* wird das sittlich Gesollte gleichsam von *außen her* an den Menschen herangetragen. Das Gesetz (griech., *nomos)* wird von einer fremden (gr., *heteros)* Autorität gegeben.
- Die *autonome Ethik* geht davon aus, dass sich der Mensch selber (griech., *autos)* in freier Selbstbestimmung die ethischen Normen setzt.
- Die *Normenethik* nimmt an, dass es immer und überall grundsätzlich gültige Normen gibt, aus denen Handlungsanweisungen abgeleitet werden können. Die Beurteilung eines Verhaltens erfolgt völlig situationsunabhängig.
- Dagegen sagt die *Situationsethik*, dass es eben von der konkreten Situation abhängt, wie etwas zu beurteilen ist.
- Die *Gesinnungsethik* beurteilt die sittliche Güte einer Handlung nach der Gesinnung, mit der diese vollzogen wird, unabhängig davon, ob das gut Gemeinte sich schlussendlich auch als etwas Gutes herausstellt. Der gute Wille wird als entscheidend angesehen.
- Die *Verantwortungsethik* will, dass jeder, der eine Handlung setzt, auch für die (voraussehbaren) Folgen dieser Handlung verantwortlich ist und dafür aufzukommen hat (vgl. Haag 1996, S. 15 f.).

1.2 Berufsethos – die Grundhaltung im Pflegeberuf

„Bisweilen kann Ethik freilich auch ein bestimmtes Ethos selbst meinen, etwa wenn man von der Ethik eines Berufsstandes spricht“ (Wolbert 1990, S. 158). Ethos ist aus dem Griechischen *ethos* (Charakter, gewohnte Art zu handeln, Sitte, Brauch) entlehnt und bedeutet die Gesamtheit der Überzeugungen, Gepflogenheiten und Verhaltensweisen, die von einem Einzelnen oder von einer bestimmten Gesellschaft gelebt werden. Der Begriff *Moral* wird meist synonym mit dem des Ethos gebraucht. Ein Bedeutungsunterschied dürfte darin bestehen, dass Ethos eine Moral mit einem höheren Reflexionsgrad ist, das heißt, eine bewusst vertretene (vgl. Haag 1996, S. 15).

In einer multikulturellen Gesellschaft, in der es keine allgemein akzeptierten Grundlagen der Ethik mehr gibt, wird es umso wichtiger sein, die eigenen, oft unreflektierten Moralvorstellungen immer wieder zu hinterfragen, um zu einer bewusst vertretenen persönlichen moralischen Einstellung zu kommen. Erst durch ein ethisches Nachdenken wird ein reflektiertes Handeln möglich, das der Mensch schließlich auch vor seinem Gewissen verantworten kann. Im medizinischen und pflegerischen Umfeld gibt es eine Reihe von rechtlichen Erklärungen, Vereinbarungen, Ethikkodizes und Leitbildern, in denen immer wieder von der Würde des Menschen, von den Rechten der Person und vom Wert des Lebens die Rede ist.

Wie aber die Würde des Menschen begründet wird, wer mit Person und was mit lebenswert gemeint ist, darüber gibt es verschiedene Auffassungen.

Dazu einige Fragen:

- *Was heißt würdevolles Sterben?*
- *Sterbebegleitung oder aktive Sterbehilfe?*
- *Besitzen auch ungeborene Menschen oder schwerstbehinderte Menschen Personenrechte?*
- *Wie ernst wird der Wert des Lebens in unserer Gesellschaft wirklich genommen?*

Die Beantwortung der Fragen wird die vielen unterschiedlichen ethischen Meinungen und Überzeugungen zum Ausdruck bringen. Gerade darum ist es wichtig, in einen ethischen Diskurs einzutreten, um zu einem Grundkonsens, der manchmal auch ein Minimalkonsens sein kann, zu kommen. Um an diesem ethischen Diskurs überhaupt teilnehmen zu können, braucht der Mensch eine eigene ethische Grundhaltung, ein persönliches Ethos.

Der norwegische Palliativmediziner Stein Husebø (2000, S. 46) empfiehlt Pflegepersonen und anderen Helfern einen Text *(Eine einfache Mitteilung)* von Søren Kierkegaard (1813–1855). Der dänische Existenzphilosoph legt darin sein persönliches Ethos, seine Grundeinstellung zum *Helfen* dar. „Wenn wir beabsichtigen, einen Menschen zu einer bestimmten Stelle hinzuführen, müssen wir uns zunächst bemühen, ihn dort anzutreffen, wo er sich befindet, und dort anfangen. Jeder, der dies nicht kann, unterliegt einer Selbsttäuschung, wenn er meint, anderen helfen zu können. Wenn ich wirklich einem anderen helfen will, muss ich mehr verstehen als er, aber zuallererst muss ich begreifen, was er verstanden hat. Falls mir das nicht gelingt, wird mein Mehr-Verständnis für ihn keine Hilfe sein. Würde ich trotzdem mein Mehrverständnis durchsetzen, dürfte dies wohl in meiner Eitelkeit begründet sein. Ich möchte meine Unterstützung durch seine Bewunderung ersetzen. Aber jede wahre Kunst der Hilfe muss mit einer Erniedrigung anfangen. Der Helfer muss zuerst knien vor dem, dem er helfen möchte. Er muss begreifen, dass zu helfen nicht zu beherrschen ist, sondern zu dienen."

2 Ehrfurcht und das Emotionale – zwei Versuche, ein Pflegeberufsethos zu begründen

Ursprünglich kommt der Begriff *Ehrfurcht* aus dem religiösen Umfeld und bezeichnet eine Haltung der eigenen Untergebenheit, die einer unantastbaren Person oder Instanz, vor allem Gott entgegengebracht wird. In einem weiteren Sinn wird aber auch von einem ehrfürchtigen Umgang mit Personen oder Dingen gesprochen, denen man eine besonders tiefe Art der Wertschätzung zukommen lässt.

2.1 Ehrfurcht vor Natur und Leben – Albert Schweitzer (1875–1965)

„Ehrfurcht meint dann eine Grundeinstellung, die es mit dem Achtbaren, Bewunderungswürdigen und zugleich Verletzlichen zu tun hat, das gegebenenfalls vor drohenden Übergriffen zu schützen ist" (Mertens 1998, S. 529). Betreffend das Wort Ehrfurcht ist heute oft von Respekt die Rede (engl. *respect for nature and life*, franz. *respect de la nature et de la vie)*. Die Achtung und der Respekt vor den Menschen gehören zur sittlichen Ethiktradition des Abendlandes, die auch in Form von menschenrechtlichen Forderungen weltweit ihren Niederschlag gefunden hat.

In der gegenwärtigen bioethischen Diskussion wird aber ebenso verstärkt die Forderung laut, auch der außermenschlichen Natur ethischen Schutz zukommen zu lassen. Ein einfacher Appell an das Verantwortungsbewusstsein der Menschen wird zu wenig sein und unerhört verklingen, daher bedarf es einer tragfähigen philosophischen Begründung. In einer modernen Gesellschaft, in der es viele verschiedene Weltanschauungen gibt, ist dieses Unterfangen jedoch sehr schwierig. Das einzige Fundament, auf dem sich nach Schockenhoff (1998, S. 66) eine Ethik aufbauen lässt, ist „die Tatsache des Lebens selbst", das wir zu respektieren und zu achten haben.

Viele Vertreter einer ökologischen Ethik berufen sich heute auf den Kulturphilosophen, Theologen und Mediziner Albert Schweitzer und auf seine Lehre von der Ehrfurcht vor dem Leben. Albert Einstein sagte über Schweitzer: „Nicht gepredigt und gewarnt hat er und nicht geträumt davon, dass sein Beispiel Vorbild und Trost für Unzählige werde. Einfach aus innerer Notwendigkeit hat er gehandelt. Am Ende muss doch ein unzerstörbarer Kern in vielen sein, sonst hätten sie nie seine schlichte Größe erkannt" (Steffahn 1985, 140 f.). Schweitzer hatte schon als junger Theologiestudent beschlossen, sein Leben einem *unmittelbaren menschlichen Dienst zu weihen*. Nach dem Medizinstudium ging er 1913 als Missionsarzt nach Lambarene (Gabun, Afrika), um dort ein kleines Spital zu gründen. Der dadurch weltweit bekannte *Urwaldarzt* hat 1952 den Friedensnobelpreis erhalten. Schweitzer versucht in seiner Schrift *Kultur und Ethik* eine umfassende Neubegründung der Ethik, indem er Arthur Schopenhauers (1788–1860) *Mitleidsethik* und Friedrich Nietzsches (1844–1900) Gedanken vom *Willen zum Leben* mit dem *christlichen Liebesgebot* verbindet. Nach anfänglicher verzweifelter Suche nach einem geeigneten Begriff, kam ihm während einer Urwaldflussfahrt die Idee von der *Ehrfurcht vor dem Leben*. Später formulierte er: „Was wir Liebe nennen, ist seinem Wesen nach Ehrfurcht vor dem Leben. ... Die fundamentale Tatsache des Bewusstseins des Menschen lautet: Ich bin Leben, das leben will, inmitten von Leben, das leben will." (Steffahn 1985, S. 98)

Schweitzer will allem Leben, auch dem Leben der Pflanzen und der Insekten, ehrfürchtig begegnen. Er weiß aber auch, dass wir oft nicht anders können, als fremdes Leben zu vernichten. Er möchte uns zu einer Haltung des solidarischen Mitleidens und Mitfühlens mit allem Lebendigen anregen. Wir können der Notwendigkeit, fremdes Leben zu schädigen, nicht entrinnen, aber wir sollen es nur dort tun, wo es absolut unvermeidlich ist. So stellt er neben das Ehrfurchtsprinzip einen zweiten Grundsatz, der uns in begrenztem Maß auch zum Eingriff in die lebendige Natur berechtigt. „Wo ich irgendwelches Leben schädige, muss ich mir auch klar darüber sein, ob es notwendig ist. Über das Unvermeidliche darf ich nicht hinausgehen, auch nicht in scheinbar Unbedeutendem." (Schockenhoff 1998, 69 f.)

Wo aber die Grenzen des Unvermeidlichen gezogen werden müssen und welche Normen zu beachten sind, wenn wir zwischen verschiedenen Lebensformen wählen, das sagt uns die Ehrfurcht vor dem Leben nicht. Sie fordert uns jedoch auf, wo immer es möglich ist, Leben zu schützen. Sie will uns zu einer denkenden Konfliktbewältigung anleiten, die stets von neuem prüft, wie die Ansprüche des eigenen Lebens gegen die des fremden abzuwägen sind. Die Bedeutung der Lehre von der Ehrfurcht vor dem Leben liegt in der Neubestimmung des Mensch-Natur-Verhältnisses und in der Begründung der respektvollen Haltung des Menschen gegenüber der Natur.

2.2 Das Emotionale als Grundlage der Ethik. Die materiale Wertethik – Max Scheler (1874–1928)

An Ethikdiskursen und Ethiktheorien fehlt es keineswegs, nur hat sie nach Scheler noch nie jemand besser gemacht. Damit das Verhalten tatsächlich besser wird, bedarf es der Förderung eines Ethos. Das hat mit Wertfühlen, mit Wertempfinden, mit Wertgespür, mit einer generellen Sensibilisierung für Werte und Qualitäten zu tun – mit dem *Emotionalen als Grundlage der Ethik* (vgl. Good 2000, S. 26).

Scheler steht mit seiner Wertethik in der philosophischen Tradition der *Phänomenologie* von Edmund Husserl (1859–1938). Es ist das Grundanliegen der phänomenologischen Methode, die Welt und die Dinge so zu sehen und wahrzunehmen, wie sie sich zeigen. Es geht um das reine Wesen und um die Wesenssachverhalte, die der inneren und äußeren Erfahrung zugrunde liegen, das heißt, das Wesen eines Menschen ist das, was ihn eigentlich ausmacht. Daher wird die Phänomenologie auch Wesensphilosophie genannt. Scheler wandte die phänomenologische Methode in modifizierter Form auf die Ethik und auf die Werte an. Er erkannte, dass der Zugang zu den Werten nicht so sehr über die Vernunft, sondern vielmehr über das Gefühl führt. Diese emotionale Dimension wurde in der bisherigen Philosophie, zum Beispiel im Rationalismus und Idealismus, in denen nur die Vernunft Bedeutung hatte, eher vernachlässigt. Scheler befreite das Emotionale im Menschen vom Vorurteil des bloß Sinnlichen und Subjektiven und gab ihm den Status des Geistigen zurück. Schon in der Antike wurde das Fühlen neben dem Erkennen und dem Wollen als geistiger Akt anerkannt. Scheler bezeichnete das Gemüt sogar als Mutter der Vernunft. Er war aber nicht der erste, der in der Neuzeit den Stellenwert des Gefühls wiedererkannte. Er bezieht sich auf den französischen Universalgelehrten Blaise Pascal (1623–1662), der von der Weisheit des Herzens spricht: *„Das Herz hat seine Gründe, die der Verstand nicht kennt“* (vgl. Anzenbacher 1992, S. 223–227). Scheler interpretiert diesen Satz folgendermaßen: „Es gibt eine Erfahrungsart, deren Gegenstände dem Verstande völlig verschlossen sind; für die dieser so blind ist wie Ohr und Hören für die Farbe – eine Erfahrungsart aber, die uns echte objektive Gegenstände, und eine ewige Ordnung zwischen ihnen, zuführt, eben die Werte, und die Rangordnung zwischen ihnen“ (Scheler 1966, 261). Diese Erfahrungsart nennt Scheler ein ursprüngliches intentionales Fühlen. Wichtig ist aber, so betont er, dieses von bloßen Gefühlszuständen, zum Beispiel Leiden oder Genießen, zu unterscheiden. Es geht viel mehr um ein tiefes Berührtsein von etwas, was dem Menschen wertvoll ist. Es geht um ein Angesprochensein von einem Wert, der gefühlsmäßig erkannt wird und den Menschen gleichsam anzieht. Scheler ist überzeugt, dass jeder Mensch diese Werte erfühlen kann und dass im Laufe der Geschichte der Menschheit eine objektiv gültige Werttafel entdeckt worden sei. So stellt er sich auch gegen jede Art von Wertsubjektivismus und Werterelativismus, das heißt, Scheler glaubt an das Gute im Menschen und daran, dass der Mensch das Gute erkennen kann.

Bereits in der Bibel ist von den Begriffen Herz und Herzensweisheit die Rede. Paulus (gest. um 64 n. Chr.) meint, dass den Heiden das Gesetz, das Gute also, ins Herz geschrieben ist. Alle anderen großen Weltreligionen formulieren, wenn auch auf unterschiedliche Weise, dass der Mensch fähig ist, das Gute zu suchen, zu finden und es auch zu tun. Scheler hat das Emotionale, in dem der Mensch durch Intuition und tiefstes Fühlen Werte erkennen kann, als neue Grundlage des sittlichen Verhaltens, des Ethos, aufgezeigt.

3 Werte und Sinn als ethische Kraftquelle für Menschen in der Pflege – Viktor E. Frankl (1905–1997)

Logotherapie und Existenzanalyse stehen in der Tradition von Max Scheler und versuchen das emotionale intentionale Wertfühlen des Menschen psychotherapeutisch in die Praxis umzusetzen. Für den einzelnen Menschen kann eine solche psychotherapeutische Begleitung eine Hilfe sein, zu seinen ureigensten Werthaltungen zu finden.

3.1 Grundkonzept der Logotherapie und Existenzanalyse

Viktor E. Frankl hat die Logotherapie und Existenzanalyse entwickelt. Sie ist nach Sigmund Freuds (1856–1939) *Psychoanalyse* und Alfred Adlers (1870–1937) *Individualpsychologie* die *Dritte Wiener Schule der Psychotherapie*. Tief geprägt wurde der Psychiater Frankl vom Aufenthalt in vier Konzentrationslagern. „In den Konzentrationslagern ... hatte ich Gelegenheit, die Logotherapie auf die Feuerprobe zu stellen. Tatsächlich war die Lektion von Auschwitz, dass der Mensch ein sinnorientiertes Wesen ist. Wenn es überhaupt etwas gibt, das ihn auch noch in einer Grenzsituation aufrechtzuerhalten vermag, dann ist es das Wissen darum, dass das Leben einen Sinn hat und sei es auch nur, dass sich dieser Sinn erst in der Zukunft erfüllen lässt. Die Botschaft von Auschwitz lautet: der Mensch kann nur überleben, wenn er auf etwas hin lebt." (Fabry 1980, S. 23 f.)

Alfried Längle (geb. 1953) hat die Logotherapie und Existenzanalyse zu einer eigenen psychotherapeutischen Richtung im Sinne einer Sinnfindungs- und Wertspürmethode weiterentwickelt. Der wichtigste Ansatzpunkt ist ein einfaches Grundprogramm, das *ursprüngliche Welterleben des Menschen*, das der Existenzanalyse und damit auch der Logotherapie zugrunde liegt (Längle 1988, S. 9–22).

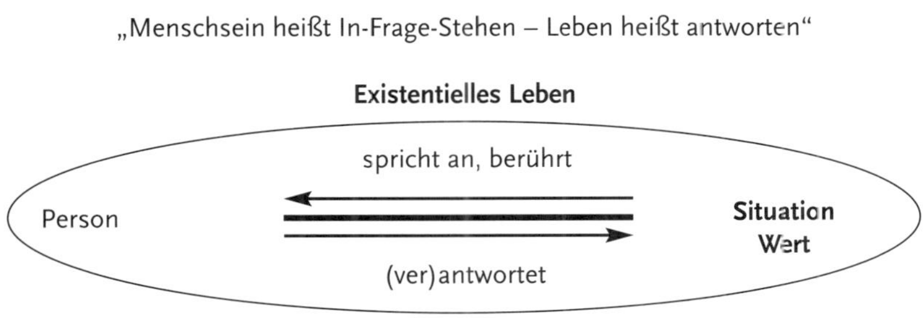

Abb. 2: Existenzielles Leben

Frankl spricht von einer kopernikanischen Wendung, die er der Frage nach dem Sinn des Lebens geben möchte. Nicht der Mensch ist es, der nach dem Sinn des Lebens fragt, sondern der Mensch ist der vom Leben Angefragte und er muss in irgendeiner Weise dem Leben antworten und es auch verantworten. Der Mensch wird von den Werten berührt, die das Leben, die Situation ihm bietet. Der Mensch ist nach Frankls *Motivationskonzept* also ein von Werten Angesprochener, ein auf Werte Bezogener, ein von Werten Gezogener. Daraus lässt sich die Frage ableiten: *„Was motiviert den Menschen, was bewegt ihn?"* Die Frage *Was bewegt den Menschen?* beantwortet die Psychoanalyse mit der Lehre von der *Psychodynamik*. Diese besagt, dass der Mensch durch den Druck der vitalen Bedürfnisse (Triebe) getrieben wird.

Frankl (1987a, S. 17f) stellt dem Konzept der Psychodynamik sein Konzept der *Noodynamik* entgegen. *Noo* (griech. *nous* bedeutet Geist). Der Mensch wird nicht als Getriebener gesehen, sondern als ein durch Werte und Sinn Gezogener. Frankl bezeichnet den Sinn auch als Schrittmacher des Seins und er nennt dieses Hingezogensein zum Sinn, das jeder Mensch verspürt, auch den Willen zum Sinn. Er sieht diesen Willen zum Sinn auch als Pendant zum *Willen zur Lust* von Sigmund Freud und zum *Willen zur Macht* von Alfred Adler. Dieses tiefste Verlangen nach Sinn kommt nach Frankl aus der Tiefenperson, aus dem Unbewussten, aus dem geistig Unbewussten. Dieses geistig Unbewusste stellt er gleichsam neben das triebhafte Unbewusste von Freud. Im Unbewussten gründen nicht nur die Triebe, sondern auch die geistige und emotionale Fähigkeit des Menschen. Es ist die Quell- und Wurzelschicht einerseits der bewussten Geistigkeit (des Intellekts und des Rationalen) und andererseits der Grund des Emotionalen, des Gemüts, und dieses reicht am tiefsten in das Geheimnis des Unbewussten hinein. In dieser emotionalen Tiefe gründet das Sinnorgan, das er Gewissen nennt. Nach Frankl erfolgen viele Entscheidungen nicht logisch-rational, sondern gefühlsmäßig-emotional, und er weist in diesem Zusammenhang auf den Satz von Blaise Paskal (1626–1682): *„Das Herz hat seine Gründe, die der Verstand nicht kennt."* Frankl (1987, S. 174) übersetzt frei: *„Das Gefühl kann viel feinfühliger sein, als der Verstand jemals scharfsinnig zu sein vermöchte."*

Das Gewissen ist aber nicht nur der Ort, an dem die innerste Emotion zur Sprache kommt, das Gewissen ist auch das *Etwas,* vor dem der Mensch verantwortlich ist. Aufgabe der Psychotherapie ist es, die manchmal verdeckte oder verkümmerte Emotionalität wiederzubeleben. Mit der psychotherapeutisch-biographischen Arbeit kann der Mensch zu seiner Entwicklung und Entfaltung kommen. Wenn der Mensch wieder Werte spüren und verwirklichen kann, so kann er im Laufe des Lebens zu einem Gesamtsinn gelangen. Wo die Werte herkommen, ob es eine ewige Ordnung von Werten gibt, wie Scheler sie annimmt, wird in der existenzanalytischen Psychotherapie bewusst offengelassen. Nach Frankl muss jedoch außer Zweifel gestellt werden, dass es emotionales Berührtsein gibt und damit Werte. Daraus eröffnet sich Sinn, wodurch wieder das persönliche Lebensethos des Menschen gefördert werden kann.

Fragen zum Nachdenken:

- *Wie verhält es sich mit meiner Emotionalität und wie offen bin ich auf Werte hin?*
- *Lasse ich mich von Werten berühren?*
- *Welche Werte erspüre ich als richtig und gut?*
- *Erlebe ich mein Leben als wert- und sinnvoll?*

3.2 Logotherapie und Existenzanalyse – Viktor Frankl

Nach der Klärung des Grundkonzepts der Existenzanalyse und der Logotherapie soll nun ein Überblick über ihre Anthropologie gegeben werden. Hierzu eignet sich im Besonderen das von Frankl wiederholt benutzte und didaktisch bewährte „4-E"-Schema. Die spezifischen Bereiche der Existenzanalyse und der Logotherapie sind durch fette Balken gekennzeichnet (vgl. Längle 1988, S. 13–19).

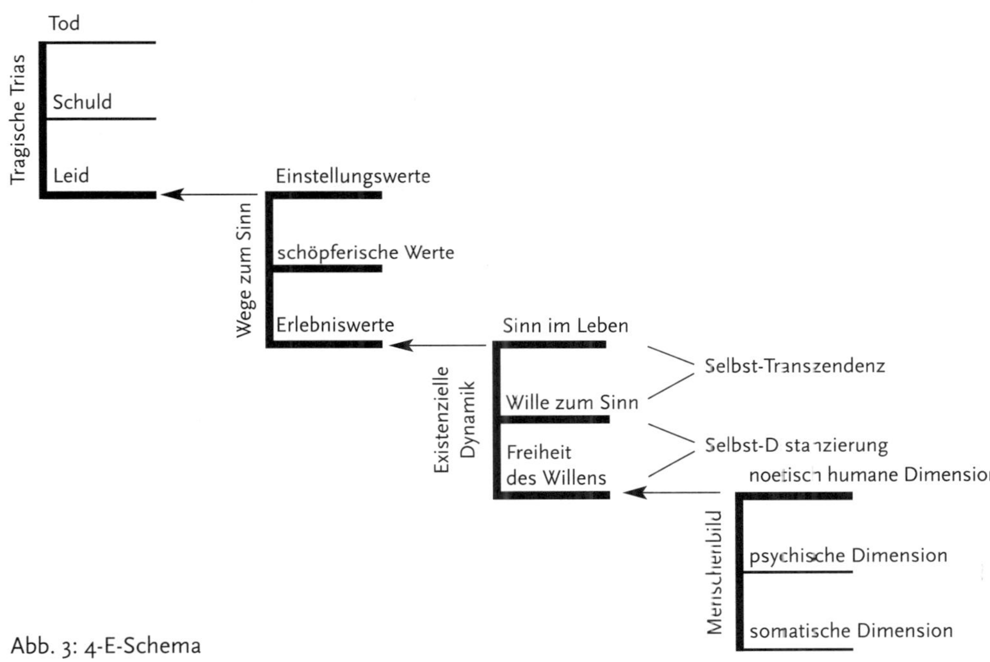

Abb. 3: 4-E-Schema

3.2.1 Das erste „E": Das dreidimensionale Menschenbild

Erfolgt eine Auseinandersetzung mit Ethik und vor allem mit dem Berufsethos der Gesundheits- und Krankenpflege, ist es unabdingbar, sich über das Menschenbild Gedanken zu machen. Kaum ein anderer Beruf ist so nahe am Menschen und kommt, im wahrsten Sinne des Wortes, so eng mit ihm in Berührung. Darum ist es wichtig, ein Menschenbild zu entwickeln, das möglichst dem ganzen Menschen gerecht wird. Frankl zeigt auf, dass auch das psychoanalytische Menschenbild, das nur eine somatische und eine psychische Dimension kennt, der Ganzheit des Menschen nicht gerecht wird. Diese reduktionistische Sichtweise bezeichnet Frankl (1991, S. 166 f.) als den heutigen Nihilismus. „Während sich der Nihilismus von gestern durch das Gerede vom Nichts verriet, tut es der Nihilismus von heute durch die Redewendung – ‚nichts als'." Er stellt sich gegen Aussagen wie: „Das Leben ist letzten Endes nichts anderes als ein Verbrennungsprozess – ein Oxydationsvorgang", oder: „Der Mensch ist nichts als ein Computer." Der Mensch ist unendlich mehr. Er wird, wie ein Rahmen ein Bild umgibt, durch physikalische, biologische, psychologische und soziale Bedingungen begrenzt. Aus reduktionistischer Sicht betrachtet wäre der Mensch dann *nichts als* der Rahmen. Daher zeigt Frankl die Dimension des Geistigen auf. In dieser ist der Mensch zwar *nicht frei von Bedingungen,* aber er ist *frei zu einer Stellungnahme* gegenüber den Bedingungen. In diesem Rahmen befindet sich das bunte Bild der existentiellen Freiheit, die immer eine bedingte Freiheit ist. Diese Freiheit nennt er die *Trotzmacht des Geistes* (vgl. Frankl 1987a, S. 46). Diese Formulierung verweist auf Scheler, der den Menschen als *„Neinsagenkönner"* bezeichnete.

Drei Dimensionen des Menschen in einem Koordinatensystem

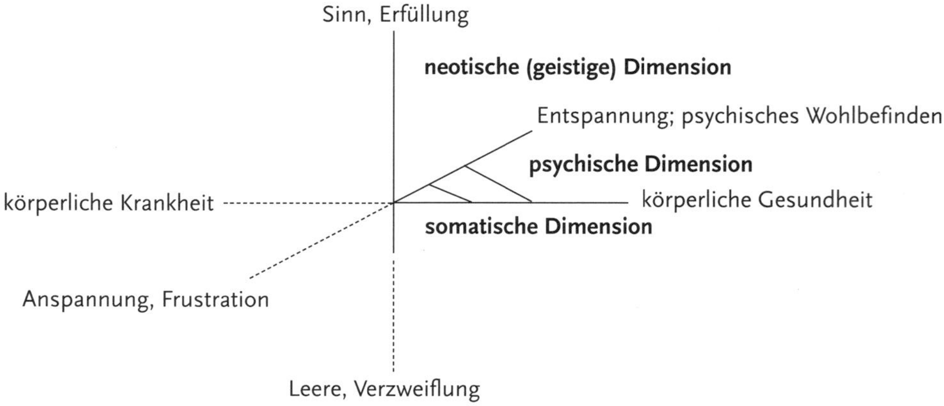

Abb. 5: Drei Dimensionen des Menschen in einem Koordinatensystem

Die x-Achse zeigt die somatische Dimension auf, die sich zwischen körperlicher Gesundheit und Krankheit befindet, zwischen intakten Körperfunktionen und gestörten. Auf der y-Achse wird die psychische Dimension dargestellt. Sie erstreckt sich zwischen psychischem Wohlbefinden, Lustgefühl und Befriedigung auf der Plus-Seite und Unlustgefühl und Frustration auf der Minus-Seite. Zwischen x- und y-Achse spannt sich die Ebene des Psychophysikums auf. Gleichsam aus dieser Ebene aufsteigend erhebt sich die z-Achse, die die noetische, die geistige Dimension symbolisiert. Die z-Achse erstreckt sich zwischen Leere, Sinnlosigkeitsgefühl und Verzweiflung auf der einen und zwischen Erfüllung und Sinn auf der anderen Seite.

Fragen zum Nachdenken:

- *Fühle ich mich in meinem Körper wohl und zu Hause?*
- *Wo, wann und wie oft tue ich mir körperlich Gutes?*
- *Lebe ich mit allen Sinnen?*
- *Wie gesund und zuträglich ist mein Lebensstil für meinen Körper?*
- *Sind die Zeiten meiner Anspannung und Entspannung ausgewogen?*
- *Kann ich genießen?*
- *Welches sind meine Werte, nach denen ich mein Handeln ausrichte?*
- *Denke ich über den Sinn meines Lebens nach?*
- *Habe ich ein gutes Leben?*

3.2.2 Das zweite „E“: Die Freiheit der inneren Einstellung und der Wille zum Sinn

„Und mögen es auch nur wenige gewesen sein – sie haben Beweiskraft dafür, dass man dem Menschen im Konzentrationslager alles nehmen kann, nur nicht: die letzte menschliche Freiheit, sich zu den gegebenen Verhältnissen so oder so einzustellen.“ (Frankl 1999, S. 108)

Die Freiheit der inneren Einstellung und die Überzeugung, dass der Mensch die Wahl hat, gehört zu dessen noetischen (geistigen) Grundfähigkeiten. „Zwischen Reiz und Reaktion liegt ein Hiatus. In diesem Hiatus liegt unsere Freiheit, weil er es uns ermöglicht, uns für eine Reaktion zu entscheiden. Mit unserer Reaktion beeinflussen wir unser Wachstum und unser Glück.“ (Pattakos 2005, S. 9)

Es liegt an jedem einzelnen Menschen, diese Freiheit der inneren Einstellung zu nutzen. Der Mensch ist natürlich nicht absolut frei, sondern relativ frei. Das Schicksal, die Abstammung und die Naturgesetze kann er nicht ändern, aber wie er sich zu diesen verhält, wie er Stellung zu diesen nimmt, das liegt an ihm. Die Lebensbasis ist vorgegeben, was der Mensch aber darauf baut, was er daraus macht, liegt in seiner Freiheit. Es ist für mich sehr bewundernswert, wie onkologische PatientInnen oft mit ihrer schweren Krankheit konstruktiv und kreativ umgehen. Eine 35-jährige Patientin sagte mir: „Das letzte Jahr war ein gutes Jahr, denn durch meinen Krebs habe ich so vieles gelernt.“ Auch gegenüber von psychischen, ja psychotischen Krankheiten ist es möglich, sich frei zu verhalten. Frankl (1991, S. 158 f.) schreibt dazu: „Ich kenne Fälle von Paranoia, die aus ihren Verfolgungswahnideen heraus ihre vermeintlichen Verfolger und Gegner getötet haben. Und ich kenne Fälle von Paranoia, die den vermeintlichen Feinden verziehen haben. Sie haben nicht aus ihrer Psychose heraus agiert, sondern auf diese Psychose reagiert und zwar aus ihrer Menschlichkeit heraus.“

Wir Menschen haben durch die Freiheit die Fähigkeit, unsere Aufmerksamkeit zu lenken. Wenn wir uns mit „einer Wolke von Klagen über die gemeine und böse Welt einhüllen“, auch wenn diese berechtigt sein mögen, machen wir uns zu „Gefangenen unserer Gedanken“ und verstellen uns die Sicht auf eine konstruktive Lösungsmöglichkeit (vgl. Pattakos 2005, S. 162).

Das Wortspiel „Vorstellungen verstellen das Leben!“ bringt genau diesen Sachverhalt auf den Punkt. Für Frankl war das Bergsteigen eine besondere Möglichkeit, sich von alltäglichen Problemen, die im gleichsam nebeligen Tal undurchsichtig, übergroß und daher bedrohlich erscheinen, zu lösen und Abstand und Überblick zu bekommen. Das Bergsteigen hat für Frankl noch eine zweite therapeutische Wirkung: genau das zu tun, vor dem man sich fürchtet. Seine Höhenangst hat er mit dem Klettern bekämpft. Aus dieser Erfahrung entwickelte er die psychotherapeutische Technik der *Paradoxen Intention*, die auf der Fähigkeit der Selbstdistanzierung des Menschen beruht. Sie wird vor allem gegen die Erwartungsangst, die Angst vor der Angst, erfolgreich angewendet. Der phobische Patient wird angeleitet, der Angst gleichsam ins Gesicht zu schauen und sich gerade das, wovor er sich fürchtet, innigst zu wünschen. Auf diese Weise wird der Angst der Boden entzogen (vgl. Frankl 1987a, S. 231). „Frei von” und „frei für” sind die zwei Grunddimensionen der Freiheit. Das „frei von“ ist die Fähigkeit des Menschen, sich von Bevormundungen von außen, aber auch von eigenen einengenden Gedanken zu befreien. Nicht einmal von mir selber brauche ich mir alles gefallen zu lassen!

Frankl (1991a, S. 156) dazu: „Es gibt kaum etwas im menschlichen Dasein, das es dem Menschen so sehr und in einem solchen Ausmaß ermöglichte, Distanz zu gewinnen, wie der Humor." Über sich selber lachen können ist eine echte Therapie und es entspannt ungemein. Vor allem auch eigene Fehler zugeben und über diese schmunzeln zu können entkrampft den Menschen, lässt ihn handlungsfähig bleiben und hilft ihm, daraus zu lernen und zu wachsen. Humortherapie und Clini-Clowns sind aus vielen Krankenhauseinrichtungen nicht mehr wegzudenken.

Das „frei von" ist nur die halbe Freiheit, es ermöglicht aber das „frei für". Schon im biblischen Buch Genesis steht, dass der Mann Vater und Mutter verlassen muss (der pubertäre Aspekt der Freiheit – frei von), um sich dann an eine Frau zu binden, um eine Familie gründen zu können und damit Verantwortung zu übernehmen (der erwachsene Aspekt der Freiheit – frei für). Keine Frau wünscht sich einen Mann, der sich von seinen Eltern nicht lösen kann und von diesen emotional abhängig ist. Das oben Gesagte gilt natürlich auch umgekehrt für die Geschlechter. Frankl empfahl immer wieder in seinen Vorträgen, als Pendant zur Freiheitsstatue in New York müsste eine Verantwortungsstatue in Los Angeles gebaut werden. Das „frei für" ist das Sinnvollwerden der Freiheit. Dieses Verlangen nach Sinn, dieser Wille zum Sinn, wie Frankl es nennt, ist eine weitere Frucht der noetisch-humanen Dimension und gründet wie die Freiheit gleichursprünglich in dieser. Der Mensch ist somit nicht nur fähig zur Selbstdistanz, sondern vor allem auch zur Selbsttranszendenz. Wenn der Mensch gleichsam über sich hinauswächst und auf etwas anderes hin lebt, erlebt er Sinn. Auch Abraham Maslow (1908–1970), der wichtigste Gründer der Humanistischen Psychologie, griff am Ende seines Lebens die Vorstellung von Frankls „Willen zum Sinn" auf. Nicht die Selbstverwirklichung soll an der Spitze seiner Bedürfnispyramide stehen, sondern die Selbsttranszendenz (vgl. Pattakos 2005, S. 11).

Auf Basis der Fähigkeit der Selbsttranszendenz hat Frankl die logotherapeutische Technik der *De-Reflexion* entwickelt. Erfolgreich eingesetzt wird diese Methode gegen Zwangsgedanken und Beobachtungszwang. Als klassisches Beispiel bringt Frankl den Sexualneurotiker, der nur auf den eigenen gestörten Orgasmus fixiert ist. Dieser wird angewiesen, sich selbst zu ignorieren und ganz beim Du zu sein. Erst jetzt kann sich Lust, die ja ein Effekt ist und bei direkter Intendierung gehemmt wird, einstellen. Schon Søren Kierkegaard (1813–1855) sagt, dass die Tür zum Glück nach außen aufgehe und sie sich umso mehr verschließt, je mehr man in das Glück hinein will (vgl. Frankl 1991a, S. 146). Frankl sagt im Film *Land der Berge* über sich selber, dass er den Sinn seines Lebens darin gesehen hat, anderen Menschen zu helfen, in ihrem Leben Sinn zu sehen. Und er fügt hinzu: „Auch wenn wir nicht das Beste erreichen können, wir müssen das Beste anpeilen, anstreben, damit wenigstens etwas halbwegs Gutes herauskommt." (Maurer 2002, o. S.)

Fragen zum Nachdenken:

- *Nutze ich den Humor als Möglichkeit, mich von mir selbst und von den Herausforderungen am Arbeitsplatz (Schule) zu distanzieren, statt mich völlig von der Situation vereinnahmen zu lassen (vgl. Pattakos 2005; S 157)?*
- *Wachse ich immer wieder über mich selber hinaus?*

3.2.3 Das dritte „E“: Die drei Hauptstraßen zum Sinn

Drei Wege nennt Frankl (1987a, S. 81–84), mit denen es jedem Menschen prinzipiell möglich ist, in jeder Lebenssituation Sinn zu finden. Sie können nicht nur ein Wegweiser für die Erstellung von Pflege- und Betreuungsmodellen sein, sondern eine konkrete Hilfe für den Umgang mit sich selbst und dem betreuungsbedürftigen Menschen.

Erlebniswerte

Stellen Sie sich vor, Sie sitzen als Musikliebhaber in einem Konzert, in dem gerade Ihre Lieblingsmusik erklingt, oder Sie stehen als begeisterter Schifahrer oben auf einem frisch verschneiten Hang, auf den die Sonne strahlt, und genau in diesen Augenblicken würden Sie gefragt, ob Ihr Leben jetzt einen Sinn habe – Sie würden diese Frage sicher bejahen. Überall dort, wo der Mensch die Schönheit der Natur, die Formen- und Klangvielfalt der Kunst, aber auch die Errungenschaften von Technik und Wissenschaft bewusst erlebt und auskostet, stellt sich Sinn von selbst ein. Ganz besonders tief kann Sinn in der Beziehung zu geliebten Menschen erfahren werden, wo der andere in seiner Einzigartigkeit wahrgenommen wird. „Wenn Du in einem Zug sitzt und liest und es ist gerade ein schöner Sonnenuntergang, bist Du verpflichtet (sic!) hinzuschauen.“ So betonte Frankl immer wieder in seinen Vorträgen. „Zum Sinn werden Erlebnisse dann, wenn erstens die Dinge, denen man begegnet, an sich schön sind und zweitens, wenn der Erlebende sie aufnehmend zugleich mitgestaltet und so ihr Wesen innerlich nachvollzieht. Dadurch nimmt er Wertvolles aus der Welt in sich auf und ‚bereichert‘ sich durch sie.“ (Längle 1989, S. 40)

Durch die Musik-, die Tier- die Aroma- und die Humortherapie, aber auch durch verschiedene Entspannungs- Bewegungs- und Berührungstherapien kann auch pflege- und betreuungsbedürftigen Menschen oft wieder Lebenssinn eröffnet werden. Als wirksamstes Mittel bezüglich Sinn erweist sich in allen Therapieformen (inklusive Pflege, Medizin, Psychotherapie und Seelsorge) die echte menschliche Begegnung.

Schöpferische Werte

Indem der Mensch kreativ schaffend in die Welt hineinwirkt, erfährt er sein Leben als sinnvoll. Beim Schaffen eines Werkes oder beim Setzen einer Tat geht es nicht so sehr darum, dass das Geschaffene möglichst großartig ist, sondern vielmehr darum, mit welcher Hingabe sich der Mensch als Ganzer einbringt. Gerade für betreute alte Menschen, die sich ein Leben lang über das Schaffen definiert haben, kann es hilfreich sein, mit ihnen Ausschau zu halten, wo sie noch sinnvoll tätig werden und soweit möglich ihr Leben aktiv gestalten können. Vor allem durch die Ergo-, die Musik- und die Kunsttherapie und durch das bewusste Einbeziehen der BewohnerInnen in die Stations- und Festgestaltung kann Sinn erlebbar werden.

Einstellungswerte

Wie aber kann ein Mensch Sinn erfahren, dem es durch eine Krankheit oder durch andere Umstände unmöglich wird, Schöpferische und Erlebniswerte zu verwirklichen? Frankl macht es sich nicht leicht, aus gesicherter Position über das Leiden zu philosophieren, sondern spricht hier aus eigener bitterer Erfahrung, wenn er sagt, dass *„das Leben des Menschen ... seinen Sinn* bis ‚in ultimis'" behalten kann (vgl. Frankl 1987a, S. 83). Ist durch einen Schicksalsschlag eine Situation eingetreten, die nicht mehr änderbar ist, kommt es darauf an, *wie* der Mensch mit dieser Gegebenheit umgeht und wie er sich, kraft seiner Fähigkeit zur Selbstdistanzierung, seiner Einstellung, dazu verhält. Dieses „Verhalten zu" ist eine Leistung, die den Menschen wachsen, reifen und reicher werden lassen kann.

3.2.4 Das vierte „E": Umgang mit den leidvollen Situationen im Leben

Frankl spricht davon, „dass es das Wesen des Menschen ist, ein leidender zu sein: ein Homo patiens" (Frankl 1990, S. 331). Da Leiden aber an sich eine negative Größe ist, muss alles Menschenmögliche dagegen unternommen und dieses Leid gelindert werden. Wenn dieses aber nicht mehr verhinderbar oder linderbar ist, kann der Mensch kraft seiner Einstellung dem Leiden gleichsam einen Sinn abringen, indem er sich bewusst wird, *für wen* oder *wofür* er leidet. Frankl betonte immer wieder, die höchste Leistung, zu der ein Mensch fähig sei, ist es, dem Leiden einen Sinn abzuringen. Es gibt drei Möglichkeiten, woraufhin der Mensch sein Leiden „transzendieren" kann. (ebd., S. 333) Erstens kann der Mensch für die Familie und für die Mitmenschen das Leid tapfer auf sich nehmen, sodass er ihnen zum Beispiel gerade dadurch das Leben erleichtert. Als Beispiele für ein *wofür* nennt Pattakos (2005, S. 184 f.) neben Viktor Frankl auch Nelson Mandela, Mahatma Gandhi, den Dalai Lama, Erzbischof Desmond Tutu und Aung Sang Suu Chi. Letztere haben ihr Leid als ein Kämpfen für die Freiheit und dadurch als einen Dienst an ihren Mitmenschen in ihrem jeweiligen Land gesehen. So konnten sie ihr Leid als zutiefst sinnvolle Erfahrung erleben. Es hat sie nicht verbittert, sondern gestärkt, und es hat sie Liebe gelehrt und Sinn. Zweitens kann der Mensch aber auch für sich selbst leiden, um sich selbst treu zu bleiben, um sich selber auch weiterhin in die Augen schauen zu können und um reifer zu werden. Drittens kann der Mensch schließlich um Gottes Willen leiden, ihm seine Schmerzen hingeben und sich in ihm trotzdem geborgen wissen. Die Menschen leiden unterschiedlich, so wie jeder Mensch anders lebt und liebt.

Tod und Schuld, die Frankl gemeinsam mit dem Leid als tragische Trias bezeichnet, sind ja nicht mehr explizites Thema der Existenzanalyse und der Logotherapie. Echte Schuld wird aber als Schuld ernst genommen und nicht wegrationalisiert oder wegpsychologisiert, vielmehr wird gemeinsam mit dem Patienten ein Weg gesucht, wie er damit umgehen kann. Ohne den bevorstehenden Tod, so Frankl, wäre das Leben sinnlos, denn, würden wir ewig leben, würde der Wert jeder einzelnen Situation relativiert. Es könnte so ja alles auf eine spätere Zeit verschoben werden, und aus keiner Situation würde der Anspruch kommen, es genau jetzt zu tun. Erst aus der Einmaligkeit der Situation erwächst Verantwortung und damit Sinn (vgl. Frankl 1987a, S. 108–113).

Wie zu Beginn postuliert, braucht es Pflegepersonen, die durch eine reflektierte ethische Haltung zu verantwortetem Handeln befähigt sind. Es liegt an jeder/jedem Einzelnen von uns, dazu ihren/seinen Beitrag zu leisten. Wir selber müssen uns immer wieder fragen: „Was also ist der Mensch? Er ist das Wesen, das immer *entscheidet*, was es ist. Er ist das Wesen, das die Gaskammern erfunden hat; aber zugleich ist er auch das Wesen, das in die Gaskammern gegangen ist, aufrecht und ein Gebet auf den Lippen" (Frankl 1999, S. 139).

Literatur

Anzenbacher, Arno (1992): Einführung in die Ethik. Düsseldorf: Patmos Verlag.

Fabry, Joseph B. (1980): Das Ringen um Sinn. Eine Einführung in die Logotherapie. Freiburg im Breisgau: Herder Verlag.

Frankl, E. Viktor (1987): Theorie und Therapie der Neurosen. München-Basel: Ernst Reinhardt Verlag.

Frankl, E. Viktor: (1987a): Ärztliche Seelsorge. Frankfurt am Main: Fischer Taschenbuch Verlag.

Frankl, E. Viktor (1990): Der leidende Mensch. München: Piper Verlag.

Frankl, E. Viktor (1991): Der Wille zum Sinn. München: Piper Verlag.

Frankl, E. Viktor (1991a) Die Psychotherapie in der Praxis. München: Piper Verlag.

Frankl, E. Viktor (1999): ... trotzdem ja zum Leben sagen. Ein Psychologe erlebt das Konzentrationslager. München: Deutscher Taschenbuch Verlag.

Good, Paul (2000): Max Scheler lesen heißt, den Sinn für Werte wecken. In: Scheler, Max. (2000): Grammatik der Gefühle. Das Emotionale als Grundlage der Ethik. München: Deutscher Taschenbuch Verlag, S. 7–29.

Haag, Karl Friedrich (1996): Nachdenklich handeln. Studienbuch Religionsunterricht. Göttingen: Vandenhoeck und Ruprecht.

Husebö, Stein, Klaschik, Eberhard (2000): Palliativmedizin. Praktische Einführung in Schmerztherapie, Ethik und Kommunikation. Berlin-Heidelberg: Springer-Verlag.

Längle, Alfried (1988): Was ist Existenzanalyse und Logotherapie? In: Längle, Alfried (Hg.): Entscheidung zum Sein. München: Piper Verlag, S. 9–22.

Längle, Alfried (1989): Sinnvoll leben. St. Pölten: NÖ Pressehaus.

Maurer, Lutz (2002) (Regisseur): Die Trotzmacht des Geistes – Viktor Frankl. Land der Berge. ORF. DVD.

Mertens, Gerhard (1998): Ehrfurcht vor Natur und Leben In: Lexikon der Bioethik, Band 1. Gütersloh: Gütersloher Verlagshaus, S. 529–533.

Pattakos, Alex (2005): Gefangene unserer Gedanken. Viktor Frankls 7 Prinzipien, die Leben und Arbeit Sinn geben. Wien: Linde Verlag.

Pieper, Annemarie (^{6}2007): Einführung in die Ethik. Tübingen und Basel: UTB

Scheler, Max (1966): Der Formalismus in der Ethik und die materiale Wertethik. Gesammelte Werke Bd. 2. Bern-München: Francke Verlag.

Schockenhoff, Eberhard (1998): Ethik des Lebens. Mainz: Matthias Grünewald Verlag.

Steffahn, Harald (1985): Albert Schweitzer. Hamburg: Rowohlt Taschenbuch Verlag.

Wolbert, Werner (1990): Ethik. In: Rotter, Hans/ Viert, Günther (Hg.): Neues Lexikon der christlichen Moral. Innsbruck-Wien: Tyrolia-Verlag, S. 158–164.

III Transkulturelle Aspekte der Pflege

Ulrike Lenthe

Veränderungen, welche die bisher gewohnten Bahnen des Denkens, Beurteilens und Handelns erfassen, machen auch vor der Pflege nicht Halt. Das betrifft nicht nur neue Erkenntnisse im eigentlichen Fachbereich, sondern auch veränderte gesellschaftspolitische Gegebenheiten, deren Auswirkungen von der Pflege entsprechende Adaptionsmaßnahmen verlangen. Insbesondere die starken Migrationsbewegungen in und nach Europa erfordern von der Pflege sowohl eine entsprechende Wahrnehmung als auch die Fähigkeit, die damit verbundenen kulturellen Veränderungen integrativ in ihr Berufskonzept mit einzubinden. Welche Erkenntnisgrundlagen, Erwägungen und Techniken dabei hilfreich und zielführend sein können, sollen die folgenden Ausführungen aufzeigen.

1 Begriffsdefinitionen und Denkansätze

Die Entwicklung der Gesundheits- und Krankenpflege in Europa ist in Theorie und Praxis weitgehend von den Wertvorstellungen des christlichen Abendlandes geprägt. Es waren die geistlichen Orden, die sich als erste der Krankenpflege angenommen und sie im Verständnis der christlichen Nächstenliebe für Arme und Kranke ausgeübt und institutionalisiert haben. Diese Tatsachen sind so selbstverständlich, dass sie im Pflegealltag von heute kaum mehr bewusst wahrgenommen werden.

Fast tausend Jahre lang war das christliche Abendland ein weitgehend geschlossener, auf seine eigenen Wertvorstellungen und Lebensformen bezogener Kulturkreis. Heute leben wir in einer Welt, die immer enger zusammenrückt, wo Informationen fast gedankenschnell um den Globus laufen und die Begegnung mit Menschen aus anderen Kulturen zum Alltag gehört.

Die grenzenlose Globalisierung, die rasant betriebene Beseitigung aller nationalstaatlichen Grenzen in Europa, verbunden mit einer immer komplexeren internationalen Medienverflechtung, dazu ein nur über die finanzielle Leistungsfähigkeit des Einzelnen definierter Massentourismus, haben den Prozess einer vielschichtigen, andauernden Grenzüberschreitung in Gang gesetzt. So geschehen auch Kulturbegegnungen nicht mehr nur in Teilbereichen wie Politik, Wirtschaft oder Technik, sondern sie umfassen und durchdringen alle Lebensbereiche gleichermaßen. Diese permanenten Grenzüberschreitungen auf zahlreichen Ebenen haben längst den Lebensalltag jedes Einzelnen erfasst und verlangen die integrative Fähigkeit, sein Leben in mehreren Welten gleichzeitig zu führen. Häufig aber sind immer noch Menschen, die einer in Jahrhunderten gewachsenen, gemeinsamen Kultur angehören, durch willkürlich gezogene Staatsgrenzen voneinander getrennt, wie etwa die Kurden, die Bengalen und zahlreiche afrikanische Völker. Im Gegensatz dazu müssen auch Menschen mit unterschiedlichem Kulturhintergrund in meist künstlich geschaffenen Staatsgebilden miteinander leben (z. B. Katholiken und Protestanten in Nordirland, Schiiten und Sunniten im Irak, Basken in Spanien, Kurden in der

Türkei, im Irak und im Iran, die religiös und ethnisch unterschiedlich definierten Bevölkerungsgruppen im ehemaligen Jugoslawien etc.).

Vor diesem Hintergrund ist auch die Pflege gefordert, die relevanten neuen Perspektiven der fortwährenden kulturellen Grenzüberschreitungen zu erkennen, zu definieren und zu verwirklichen.

In Österreich ist der Arbeitsalltag vieler Pflegepersonen bereits multikulturell geprägt. Denn oft stammen sowohl im intramuralen als auch im extramuralen Bereich, einerseits Patienten und andererseits Pflegepersonen aus unterschiedlichen Ländern und Kulturen.

Seit etwa 1970 hat sich Österreich von einem Gastarbeiterland auf Zeit hin zu einem Einwanderungsland auf Dauer verändert. Während in den Siebzigerjahren zuerst nur Männer zum Arbeiten und Geldverdienen kamen, ohne dabei ihre Familien mitzubringen, leben und arbeiten mittlerweile zehntausende, oft mehrere Generationen umfassende Familien aus den ehemaligen Ostblockstaaten, aus Ländern des Vorderen Orients, aus Ostasien und Afrika in Österreich.

Um dem Mangel an Pflegepersonen zu begegnen, wurden bereits in den Siebzigerjahren Pflegepersonen von den Philippinen nach Österreich geholt, später dann auch aus China, aus Indien sowie aus Ländern Nordafrikas. Als Folge der Kriege im ehemaligen Jugoslawien arbeiten heute auch viele Pflegepersonen aus Bosnien, Kroatien und Serbien in österreichischen Krankenanstalten, in Alten- und Pflegeheimen sowie in Organisationen für ambulante Pflegedienste.

Dies bedeutet auch für die Gesundheits- und Krankenpflege eine Neuorientierung und den Dialog mit anderen Kulturen. Der Ansatz dazu liegt im Verständnis und in der Akzeptanz dieser Kulturen. Ein Schlüssel für das Verständnis von Menschen aus anderen Kulturen ist die zumindest allgemeine Kenntnis jener Religionen, welche diese Kulturen geformt und zu ihrer sozialen Ausprägung geführt haben.

Im Hinblick auf die Pflege einen einführenden Beitrag für das Verständnis anderer Kulturen zu leisten ist die Absicht der folgenden Ausführungen.

1.1 Kultur und Pflege

Unter dem Begriff Kultur werden jene bekannten Äußerungen des Menschen wie Sprache, Glaubensvorstellungen, Kunst und Wissenschaft, Lebensgewohnheiten und Umweltgestaltung, zusammengefasst. Somit bedeutet Kultur „die Gesamtheit der typischen Lebensformen größerer Gruppen, einschließlich ihrer geistigen Aktivitäten, besonders der Werteinstellungen“ (Brockhaus 1975, 3. Bd., S. 278). Der deutsche Kulturphilosoph Oswald Spengler hat Kultur mit einem lebenden Organismus verglichen und den Satz formuliert: „Hohe Kultur ist das Wachsein eines einzigen ungeheuren Organismus, der nicht nur Sitte, Mythos, Technik und Kunst, sondern auch die ihm einverleibten Völker und Stände zu Trägern einer einheitlichen Formensprache mit einheitlicher Geschichte macht“ (Spengler 1923, 2. Bd., S. 41).

Das Wort Kultur wurde Ende des 17. Jahrhunderts aus dem Lateinischen (cultura = Bebauung, Bestellung, Pflege) übernommen, und zwar in zweifacher Bedeutung: einmal im Sinne von landwirtschaftlicher Anbau-Kultur sowie auch als Pflege der Sprache einer

Wissenschaft, kurz der Geisteskultur. Geisteskultur ist ein sehr alter Begriff, der auf die „cultura animi“ (Kultur des Geistes), eine Formulierung des römischen Staatsmannes Cicero, zurückgeht (vgl. Kluge 1975, S. 411).

Die Definition von Kultur als „Gesamtheit der typischen Lebensformen größerer Gruppen“ schließt die Gesundheits- und Krankenpflege als einen untrennbaren Bestandteil der typischen Lebensformen mit ein. Denn die professionelle Pflege als beabsichtigte Interaktion mehrerer Personen einer Kulturgruppe verfolgt ein festgelegtes, von allen akzeptiertes Ziel: Gesundheit zu fördern, Krankheit zu verhüten, Gesundheit wiederherzustellen und Leiden zu lindern. Pflege ist somit an sich ein elementarer Grundbestandteil jeder Kultur, wie immer sich diese Kultur auch sonst als typische Lebensform ausgebildet hat und darstellt.

1.2 Zum Begriff der transkulturellen Pflege

Peter Caws, Professor für Philosophie an der George Washington-Universität, versteht unter „transkulturell“ die kultur-unabhängigen Formen des Wissens. Für ihn ist die Identität des westlichen Menschen in vielen Bereichen transkulturell beeinflusst, ob dieser das nun wahrhaben will oder nicht (vgl. Caws 1994, S. 372, 380).

Das für die Begriffsbedeutung von „transkulturell“ maßgebliche lateinische Verhältniswort „trans“ meint „über (etwas) hinweg, bzw. jenseits (von etwas)“ (vgl. Heinichen 1881, S. 888). Der Begriff „transkulturell“ wird demnach den derzeitigen Verhältnissen gerecht, die sich sowohl durch Globalisierungs- als auch durch Individualisierungstendenzen charakterisieren lassen.

Transkulturelle Pflege ist demnach kulturübergreifend und bedeutet Pflege über die Grenzen von kultureller Verschiedenartigkeit hinweg; somit Pflege an sich, als die reine Idee in ihrer kultur-unabhängigen Form. Transkulturelle Pflege kann daher als ein allgemeingültiges ideelles Prinzip verstanden werden.

Sinngemäß formulieren auch Uzarewicz/Piechotta (1997, S. 7): „Transkulturelle Pflege bezieht sich auf das Kulturgrenzen überschreitende, das grundlegend Gemeinsame, das Wesentliche von Pflege, nicht zuletzt um festzustellen, was Pflege (erkenntnistheoretisch) eigentlich ist.“

Grundlage der transkulturellen Pflege ist die Ethik. Die im Jahre 1973 vom Weltbund der Krankenschwestern und -pfleger (ICN) formulierten ethischen Grundregeln für die Krankenpflege bringen das tragende Prinzip der transkulturellen Pflege wohl am besten zum Ausdruck, wenn es heißt: „Zur Pflege gehört die Achtung vor dem Leben, vor der Würde und den Grundrechten des Menschen. Sie wird ohne Rücksicht auf die Nationalität, die Rasse, den Glauben, die Hautfarbe, das Alter, das Geschlecht, die politische Einstellung oder den sozialen Rang ausgeübt“ (ICN 1973, S. 2).

Ziel der transkulturellen Pflege ist die Verknüpfung von individuellen Verhaltensweisen, Interpretationen und kollektiven Wissens- und Sinnordnungen. Dies geschieht durch die Biographiearbeit, bei der versucht wird, die kulturellen Erfahrungsräume eines jeden Einzelnen herauszufiltern und stereotype Denkmuster zu vermeiden, wie z. B.: Essen wirklich alle Muslime kein Schweinefleisch? Essen wirklich alle Christen am Freitag kein Fleisch? Die transkulturelle Pflege soll in ihren Handlungsdimensionen eben diese Differenzen erfassen, um eine individuelle und ganzheitliche Pflege gewährleisten zu können (vgl. Uzarewicz 2002, S. 15).

Man spricht auch dann von transkultureller Pflege, wenn sich grundlegende Pflegetheorien, die in einem bestimmten Kulturkreis entwickelt wurden, unabhängig davon in allen anderen Kulturkreisen erfolgreich anwenden lassen.

Pflege ist vor allem dann und von sich aus transkulturell, wenn sie sich an den existentiellen Bedürfnissen des Menschen orientiert. Denn diese Bedürfnisse sind für alle Menschen aller Kulturkreise dieselben. Bloß ihre Reihung, Gewichtung und Bedeutung wird oft unterschiedlich sein, was auf kulturbedingte Auffassungsunterschiede zurückgeführt werden kann. So mag zwar ein Buddhist den Tod nicht fürchten, da er in ihm den Durchgang in eine neue, womöglich bessere Wiedergeburt sieht; dennoch wird er pflegerisch-therapeutische Maßnahmen zur Erhaltung seines Lebens in der Regel nicht zurückweisen.

1.3 Interkulturelle Ansätze der Pflege

Die Tatsache, dass es nicht eine einzige, einheitliche Weltkultur gibt, sondern dass sich räumlich und zeitlich zahlreiche unterschiedliche Kulturen gebildet haben, führt zur Frage, wie sich diese Kulturen voneinander unterscheiden und welche geographischen Gebiete sie umfassen. In diesem Zusammenhang existieren etliche Begriffe, die dieses Problem der unterschiedlichen Kulturen zu strukturieren suchen. Man spricht dabei von vorgeschichtlichen Kulturstufen, von geographischen Kulturräumen, von Kulturerdteilen, von Kulturbereichen oder vereinfachend von Kulturen. Oswald Spengler hat den Begriff der „Kulturepochen" geprägt, die einander ablösen, nachdem sie ihre Vorzeit, Frühzeit und Spätzeit hinter sich gebracht haben und zur Zivilisation erstarrt sind (vgl. Spengler 1923, 1. Bd., S. 144 ff.). Alle diese Begriffe haben ihre wissenschaftlichen Anhänger und Gegner. Heute ist wieder vermehrt der Begriff der Kulturkreise im Gespräch. Dies ist vor allem auf den amerikanischen Politologen Samuel P. Huntington zurückzuführen, der in seinem 1996 erschienenen Werk „The Clash of Civilizations" („Kampf der Kulturen") die umstrittene These vertritt, dass es im 21. Jahrhundert zwischen den großen, von ihm definierten Kulturkreisen zum Kampf um eine Neugestaltung der Weltpolitik kommen werde (vgl. Huntington 1996, S. 28 und S. 57 ff.).

Welche Begriffe auch immer für die Verbreitung der verschiedenen Kulturen verwendet werden, die Unterschiede zwischen den Kulturen bedeuten für den immer intensiveren und schnelleren weltweiten Austausch von Informationen, Waren und Dienstleistungen einen nicht unwesentlichen Verzögerungsfaktor. Zur Handhabung dieser Kulturdifferenzen bedient sich die Wirtschaft einer besonderen Form des Managements: Das „Management der kulturellen Vielfalt" zielt auf ein besseres Verständnis zwischen den an interkulturellen Kommunikationsprozessen beteiligten Personen. Eine Schlüsselrolle kommt dabei dem Verständnis für unterschiedliche Grundwerte, Arbeitsweisen und der interkulturellen Kommunikation zu (vgl. Gabler 1997, 5. Bd., S. 1936).

Interkulturelle Kommunikation dient der mehr als nur sprachlichen Verständigung unter Angehörigen verschiedener Kulturkreise: Durch eine sachkundige Berücksichtigung der kulturspezifischen Verschiedenartigkeiten sollen Irritationen vermieden und eine Atmosphäre von innerer Übereinstimmung herbeigeführt werden. Die Voraussetzungen eines Managements der kulturellen Vielfalt gelten sinngemäß auch für die interkulturelle Pflege.

Das für die Begriffsbedeutung von „interkulturell" maßgebliche lateinische Verhältniswort „inter" bedeutet „zwischen, innerhalb; auch: untereinander" (vgl. Heinichen 1881, S. 444 f).

Interkulturelle Pflege bedeutet demnach Pflege unter Berücksichtigung der kulturellen Verschiedenartigkeiten. Interkulturelle Pflege kann daher als eine dialoggesteuerte, anwendungsorientierte Methode verstanden werden.

Dazu führen Uzarewicz/Piechotta (1997, S.7) aus: „Ein Begriff, der davon (von der transkulturellen Pflege, Anm. d. Verf.) abzugrenzen ist, ist der des ‚Interkulturellen'; er bezieht sich auf Aspekte zwischen Kulturen, betont damit den differenten, den differenzierenden Vergleich und hebt auf die kulturell bedingten Unterschiede ab. Während also der Terminus ‚transkulturell' anthropologisch universelle Aspekte fokussiert und die Suche nach den fundamentalen allgemeinen Charakteristika von Pflege an sich impliziert, geht es bei dem Begriff ‚interkulturell' um die pflegerische Vielfalt, also um die jeweils spezifischen kulturellen Ausprägungen von Pflege. Beide Perspektiven sind aneinander gebunden, denn transkulturelle Pflegetheorie kommt ohne interkulturelle Vergleichsstudien nicht aus."

Wenn interkulturelle Pflege in der täglichen Berufspraxis erfolgreich umgesetzt werden soll, muss die kulturelle Vielfalt der davon betroffenen Menschen wahrgenommen, berücksichtigt und anerkannt werden.

Eine Aufgabe der interkulturellen Pflege als Teilbereich der Pflegewissenschaft liegt in der praxisbezogenen interkulturell-vergleichenden Pflegeforschung, die den Austausch von Pflegeerkenntnissen zwischen den verschiedenen Kulturen der Welt zum Ziel hat. Kulturüberschreitende Interaktion und weltweiter Erkenntnisaustausch werden heute allgemein als ein Prozess von wechselseitigem Geben und Nehmen verstanden. Das allzu lang gepflegte westliche Vorurteil, dass dies kein Austausch, sondern eine Einbahnstraße sei, auf der Technologie und naturwissenschaftliche Erkenntnisse von West nach Süd und Ost transferiert würden, hat sich wohl endgültig als Fehlurteil erwiesen. Dafür stehen im Gesundheitsbereich nicht nur die zahlreichen therapeutischen Methoden der Völker Asiens oder die pharmazeutischen Kenntnisse der indigenen Völker Mittel- und Südamerikas, die in den Westen gelangt sind. Den Paradigmenwechsel hat auch C. G. Jung längst vorhergesehen, bevor er wohl zum Erstaunen der Technokraten des Westens als Faktum zur Kenntnis genommen werden musste. Denn „eine überwiegend naturwissenschaftlich-technische Bildung, wie sie für die Vereinigten Staaten charakteristisch ist, kann eine Rückläufigkeit der geistigen Kultur und damit eine erhebliche Zunahme der psychischen Dissoziation bewirken. Mit Hygiene und Wohlfahrt allein ist der Mensch noch lange nicht gesund, denn wenn dem so wäre, so müssten die reichsten und aufgeklärtesten Leute auch die gesündesten sein" (Jung 1977, S. 194).

Eine der Grundvoraussetzungen für den Austausch von Erkenntnissen ist es, dass die Daten der in den betreffenden Kulturbereichen geübten Pflegepraxis durch ethnographische Feldforschung laufend methodisch erhoben, dokumentiert und im Kontext interpretiert werden. Interkulturelle Pflege kann damit auch als Teil eines weltweiten Referenzsystems gesehen werden, in welchem Unterschiede artikuliert und Gemeinsamkeiten gefunden werden und vorher unverbundene Lebenswelten miteinander in Beziehung treten.

2 Religionen: die Grundlagen der Kulturen

Als Grundlage und schöpferisch-belebende Kraft jeder Kultur gilt die Religion: „Am Anfang jeder wahren Kultur steht ein göttliches Faktum“, formulierte der italienische Kulturphilosoph Julius Evola, und „jede große Kultur besteht auf dem Mythos, von Göttern begründet zu sein“ (Evola 1982, S. 89).

In allen alten Kulturen zählten Gesundheit und Krankheit sowie ihre wechselseitigen Bedingungsfaktoren zum Wissens- und Kompetenzbereich der jeweiligen Religion. Mit der Welt der Götter und Menschen im Einklang zu stehen war Voraussetzung für die eigene, geistig-körperliche Harmonie und Gesundheit. Viele religiöse Verhaltensnormen und Praktiken zielten darauf ab, diese Voraussetzung zu erhalten oder wiederherzustellen. Doch nicht nur in der Frühzeit der Kulturen haben die Religionen unmittelbar auf den Alltag der Menschen eingewirkt. Religiöse Gesetze und Gebote bestimmen auch heute in vielen Kulturen das tägliche Leben und Sozialverhalten der Menschen. Einige charakteristische Beispiele dafür werden in den folgenden Darstellungen der großen nichtchristlichen Weltreligionen jeweils unter dem Untertitel „Lebensgewohnheiten“ gebracht. Dabei handelt es sich um allgemeine Verhaltensmuster, die im Einzelfall zur Geltung kommen können, es aber durchaus nicht immer müssen. In mehr oder minder abgeschwächten Varianten können diese Verhaltensmuster jedoch generell bei den Vertretern der betreffenden Kulturkreise vorausgesetzt werden.

2.1 Der Islam

Mit 1,2 Milliarden Bekennern in 172 Ländern der Welt ist der Islam die zahlenmäßig größte der nichtchristlichen Weltreligionen. 65,8 % der Muslime leben in Asien, 28,4 % in Afrika, die übrigen verteilt auf die anderen Kontinente der Erde.

2.1.1 Die religiöse Lehre

Der Monotheismus bildet die Grundvoraussetzung des Islams. Der Islam (arab.: Hingabe – an Gott) ist die von Mohammed (arab.: „der Gepriesene“, ca. 570–632 n. Chr.) in Mekka gestiftete Religion. Im Jahre 610 erfuhr Mohammed in einer Traumvision eine erste Offenbarung Allahs, die sich tief in sein Bewusstsein eingeprägt hat. Zahlreiche weitere Offenbarungen folgten, und Mohammed erfährt sich als „der Erwählte Allahs“ mit dem Auftrag, die Offenbarungen als Gesandter Gottes zu verkünden.

Allah (aus arab.: al-ilah, „der Gott“) ist die Bezeichnung für das höchste Wesen, den einzigen Gott. Der Gottesname Allah wird mit zahlreichen Attributen verbunden – z. B. Der Große, Erhabene, Allmächtige, Bezwingende, Weise, Allwissende, Gerechte –, die zusammengestellt als „die schönsten Namen“ die 99 Perlen des islamischen „Rosenkranzes“ (im Arabischen: tasbih) darstellen (vgl. Sandolini 1985, S. 8). Die Rezitation der 99 Gottesnamen wird üblicherweise an der hundertsten Perle, der Verschlussperle, mit dem Bekenntnis der All-Einheit Allahs beendet: „la ilaha illa-l-Lah“ (arab.: „Es existieren keine anderen Götter außer dem Einen und Einzigen Gott“).

Für den Gläubigen liegen Grund und Sinn der Schöpfung einzig und allein darin, Gott zu dienen. Der Weg, Gott zu dienen, ist die Hingabe, die Unterwerfung unter seinen Willen, also Islam: „Islam ist das Bekenntnis, dass es keinen Gott außer Allah gibt und dass Mohammed sein Prophet ist sowie die Durchführung der Gebete, die Zahlung der Armensteuer (zakat), die Einhaltung des Fastens im Monat Ramadan, und die Pilgerfahrt zum Heiligen Haus in Mekka (Ka'aba), falls einer die Mittel dazu hat“ (Al-Omar 1991, S. 27). Das Glaubensbekenntnis, das fünfmalige tägliche Gebet (salah) mit Blickrichtung Mekka, die Entrichtung der Armensteuer (2,5 % der jährlichen Ersparnisse), das Fasten im Monat Ramadan und die Wallfahrt (hadsch) nach Mekka, werden auch „die fünf Säulen des Islam“ (arkan) genannt.

Den Lohn für die Summe seines Lebens erhält der Mensch nach seinem Tode. Denn bei der Auferstehung zum endzeitlichen Weltgericht, das sich durch Naturkatastrophen, Sonnenfinsternis, Erdbeben und Feuerbrände ankündigt (Sure 81:1 ff), werden alle guten und bösen Taten des Menschen, die in einem Buche verzeichnet sind, auf einer Waage gewogen und vergolten. Danach wird der Mensch entweder mit dem Paradies, einem Ort der Sinnesfreude und der Gottesschau, belohnt oder mit der Hölle bestraft (Sure 82: 10–15). Jeder, der vor dem Weltgericht stirbt, muss nach seinem Tode bis zum Tage der Auferstehung bewusstlos im Grabe ruhen. Nur die im Heiligen Krieg (Dschihad) für den Islam Gefallenen gehen sofort ins Paradies ein.

Sämtliche Fragen über Glaubensinhalt, Glaubensziel und Lebenssinn des Islams finden im Koran (arab.: Qur'an = Rezitation) ihre Antwort. Dort sind in 114 Kapiteln (Suren) die von Mohammed verkündeten Offenbarungen Allahs schriftlich überliefert. Der Koran ist zugleich liturgischer Text, Erbauungsschrift, Sozialkodex und Quelle des islamischen Rechtes. Selbst Kunst und Dichtung stehen im islamischen Bereich unter dem umfassenden Einfluss des Korans.

Eine wichtige Rolle spielt für Muslime die Sunna (Hadithsammlung). Damit werden die gesammelten, mündlich überlieferten Aussagen, Verhaltens- und Handlungsweisen Mohammeds bezeichnet. Die Hadithsammlung dient als wichtige Quelle für das Recht und das Verhalten im täglichen Leben. Weil vieles im Koran nicht explizit erwähnt oder im Detail beschrieben wird, ist die Sunna unverzichtbar, um das Leben nach dem Vorbild Mohammeds zu gestalten. Im Gegensatz zu den Sunniten lassen die Schiiten allerdings nur jene Hadithe (arab.: hadîth = Gespräch, Mitteilung) gelten, die auf Mohammeds Vetter Ali oder die auf ihn folgenden Imame zurückgehen.

2.1.2 Lebensgewohnheiten

Soziales Verhalten: Darreichungen jeglicher Art, vor allem von Lebensmitteln, aber auch von Medikamenten, dürfen nur mit der rechten Hand erfolgen, da die linke Hand für Intimwaschungen verwendet wird und deswegen als unrein gilt. Wer etwa ein angebotenes Glas Tee mit der linken Hand ergreift, bricht damit ein schwerwiegendes gesellschaftliches Tabu oder will dem anderen bewusst seine Missachtung zum Ausdruck bringen. Ebenso kommt es fast einer Beleidigung gleich, wenn man im Sitzen die Beine überkreuzt und dem Gegenüber dabei die Fußsohle zuwendet. – In der islamischen Gesellschaft ist Geschlechtertrennung üblich. Männer und Frauen, die nicht miteinander verheiratet oder eng verwandt sind, dürfen nicht unmittelbar nebeneinander sitzen, dürfen einander nicht berühren, zur Begrüßung auch nicht die Hand reichen und sich nicht ohne Beisein Dritter allein in einem Zimmer aufhalten. Auch bei privaten Zusammenkünften halten sich Männer und Frauen in getrennten Räumen auf oder sitzen im gemeinsamen Wohnraum zumindest in getrennten Gruppen beisammen. Weil es aber nicht immer möglich ist, die Geschlechtertrennung konsequent durchzuführen, gibt es dafür bestimmte Verhaltensregeln, die strikt eingehalten werden müssen. So dürfen z.B. in Bus oder Bahn Männer und Frauen, wenn kein anderer Platz frei ist, nebeneinander sitzen. Allerdings sollen dabei Frau und Mann einander nicht in die Augen schauen, sondern sie sollen die Blicke senken. – Der Großfamilie kommt in der islamischen Gesellschaft eine hohe Bedeutung zu; besonders stolz sind Männer, wenn sie mehrere Söhne haben. – Eheschließungen zwischen Muslimen und Nichtmuslimen sind nach islamischem Recht nur dann gültig, wenn der nichtmuslimische Partner vor der Eheschließung ordnungsgemäß zum Islam übergetreten ist.

Glaubensausübung: Großer Wert wird darauf gelegt, die täglichen fünf vorgeschriebenen Gebetszeiten einzuhalten, die vom Lauf der Sonne bestimmt werden. Die Gebete werden mit Blickrichtung nach Mekka verrichtet, gebetet wird weltweit nur in arabischer Sprache. – Religiöser Wochenfeiertag der Muslime ist der Freitag, an dem auch das öffentliche Leben ruht. Die Teilnahme am Freitagsgebet in der Moschee ist für den guten Muslim eine Selbstverständlichkeit. Der muslimische „Rosenkranz" wird von Männern meist auch in der Öffentlichkeit getragen. Ein Koranexemplar darf nur von Gläubigen und im Zustand ritueller Reinheit berührt und gelesen werden. Die Verschleierung oder das Tragen eines Kopftuches ist für die Muslimin keine Frage modischer Tradition, sondern ein Ausdruck ihres Glaubens (Suren 24:31; 33:53, 59).

Ernährung: Im Fastenmonat Ramadan wird während der Tagesstunden (von Sonnenaufgang bis Sonnenuntergang) weder gegessen noch getrunken. Mahlzeiten dürfen erst nach Sonnenuntergang eingenommen werden. Ausnahmeregelungen gelten unter anderem für schwangere Frauen und Kranke (Sure 2:181). – Der Genuss von Schweinefleisch (Sure 2:168) und Alkohol (Sure 5:92) ist dem Muslim verboten.

Körperpflege: Körperpflege hat für den Muslim nicht nur hygienische, sondern auch eine rituelle Bedeutung. Bedingung für die Gültigkeit eines Gebetes ist neben der Sauberkeit der Kleidung und des Ortes (weshalb der Boden mit einem Teppich oder Tuch bedeckt sein soll) auch die kultische Reinheit des Betenden. Sie wird bei den Schiiten stets, bei den Sunniten nur im Falle von Unreinheit jeweils vor Beginn des Gebetes durch die kleine Waschung (wudu) gewährleistet. Dabei werden mit dreimaliger Handbewegung Hände, Unterarme, Gesicht und Füße gesäubert sowie der Mund ausgespült, die Nase ausgeschnaubt und die Ohren ausgerieben. Nach Geschlechtsverkehr, Menstruation und Entbindung ist die große Waschung (ghusl) vorgeschrieben, die alle Körperteile umfasst. Als unrein gelten alle Ausscheidungen von Mensch und Tier: Urin, Kot, Eiter, aber auch Blut. Muslime waschen sich grundsätzlich unter fließendem Wasser, ein Bad in der Badewanne wird als unhygienisch empfunden.

Sexualität: Sexualität ist in der islamischen Welt grundsätzlich ein Tabuthema; vor allem deshalb, weil Lust auf unerlaubte Sexualität zur Abweichung vom Weg des Islams führt (vgl. Al-Omar 1991, S. 98).

Geburt: Die Geburt eines Kindes ist für die Familie ein Freudentag, denn es gehört zu den Bestimmungen der Ehe, dass ein Ehepaar Kinder bekommt. Dem Neugeborenen wird gleich nach der Geburt das Glaubensbekenntnis in das Ohr geflüstert. Sieben Tage nach der Geburt findet die Zeremonie der Namensgebung statt. Die Beschneidung der Knaben ist eine Handlung, die Mohammed empfohlen hat. Sie bestimmt aber nicht über die Zugehörigkeit zum islamischen Glauben. Die Beschneidung kann vom ersten Lebenstag bis zum neunzehnten Lebensjahr vorgenommen werden. Der Eingriff wird von einem Arzt oder einem Beschneider unter Beachtung der hygienischen Maßnahmen durchgeführt.

Gesundheit und Krankheit: Muslime betrachten Krankheit nicht als Strafe, sondern als Prüfung, da sie wie alles andere auch von Gott geschaffen worden ist. Ebenso vertrauen sie in Bezug auf Heilung oder Genesung auf die heilende Kraft Gottes. – Die Patienten werden oft von einem oder mehreren Familienmitgliedern in das Krankenhaus begleitet. Manchmal wollen auch dem Patienten nahe stehende Personen bei Gesprächen mit dem Arzt und bei Untersuchungen mit dabei sein. – Grundsätzlich sollten Muslime gleichgeschlechtlich gepflegt werden. Vor allem bei Behandlungen im Intimbereich ist es wichtig, dass Arzt und Pflegeperson das gleiche Geschlecht haben wie der Patient.

Schmerz: Eine sofortige Schmerzlinderung wird erwartet und verlangt. Schmerz wird nur im privaten Kreis zum Ausdruck gebracht, außer in den Wehen und bei der Geburt.

Sterben und Tod: Wenn die Lebenszeit eines Menschen abgelaufen ist, befiehlt Allah dem Engel des Todes, diesem Leben ein Ende zu setzen. Für viele Muslime bedeutet der Tod nichts anderes, als für ein mühseliges Leben mit einem Platz im Paradies belohnt zu werden (Sure 4:17). Ein sterbender Muslim soll auf dem Rücken, den Kopf leicht angehoben und das Gesicht gegen Mekka gerichtet liegen und das Glaubensbekenntnis rezitieren. Ist er dazu nicht mehr fähig, sollten dies seine Angehörigen für ihn tun. Der Leichnam wird von den Angehörigen nach islamischer Tradition gewaschen und anschließend in weiße Tücher gewickelt. Die Trauer um den Verstorbenen wird oft durch lautes Wehklagen zum Ausdruck gebracht.

2.2 Der Hinduismus

Der Hinduismus prägt mit 880 Millionen Bekennern die Kulturen in Indien, Nepal und Bangladesch. Weitere 220 Millionen Hindus leben verteilt auf 85 Länder der Erde, vor allem aber in Ostasien.

2.2.1 Die religiöse Lehre

Im Unterschied zu anderen Religionen kennt der Hinduismus keinen Religionsstifter und keine allgemeinverbindliche Dogmatik. Hinduismus ist die Sammelbezeichnung für mehr als hundert unterschiedliche Religionen und Glaubensformen. Die heutige Selbstbezeichnung des Hinduismus ist Sanatana Dharma, das heißt „Ewiges Gesetz". Hindus können Polytheisten, Monotheisten oder Agnostiker sein. Die Mehrheit der Hindus sind Polytheisten, die daran glauben, dass sich das Göttliche in zahlreichen unterschiedlichen Formen manifestiert. Neben der höchsten Göttertriade Brahma als Weltschöpfer, Wischnu als Welterhalter und Schiwa als Weltzerstörer werden zahlreiche lokale Gottheiten, Geister, Dämonen und Heilige verehrt. Eine Vielzahl von Göttern verkörpert Naturelemente oder Lebensumstände, wie etwa Agni das Feuer, Surya die Sonne, Soma den Mond, Kama die Liebe, Skanda den Krieg, und Kubera den Reichtum.

Das religiös-soziale System des Hinduismus beruht auf der Vorstellung, dass alle Lebewesen der in ständigem Entstehen und Vergehen begriffenen Welt eine bei den Pflanzen beginnende und bei den Göttern endende Stufenleiter bilden. Die Seele ist dabei einem ewigen Geburtenkreislauf (samsāra) unterworfen, in welchem der Mensch auch in den Kreislauf der Tier- und Pflanzenwelt mit einbezogen ist. Nachdem die Seele den Sterbenden verlassen hat, kehrt sie nach einer bestimmten Zeit in den Körper eines neu entstehenden Lebewesens zurück. Rang und Art der Wiedergeburt werden dabei nicht von den Göttern oder dem Zufall bestimmt, sondern beruhen auf dem „karman" (sanskr., Tat, Werk), dem Gesetz der Vergeltungskausalität. Das Gesetz des Karma basiert auf dem gerechten Ausgleich sämtlicher ethisch positiv oder negativ zu bewertenden Handlungen des Menschen. Dabei dient die derzeitige Lebensexistenz der Aufarbeitung von Lohn und Strafe aus dem vorangegangen Leben. Gleichzeitig aber setzt der Mensch durch seine Handlungen in diesem Leben auch die guten oder schlechten Voraussetzungen für sein nächstes Leben, zu dem er wiedergeboren wird. Der Karma-Prozess ist ohne Anfang und ohne Ende, es sei denn, dass eine in zahlreichen Existenzen geläuterte Seele die Befreiung aus dem Kreislauf der Wiedergeburten erreicht. Die Lehre von „samsāra" und „karman" bildet auch die Grundlage des Kastensystems.

Die hinduistische Kastenordnung kennt vier Hauptkasten. Die höchste Kaste ist die der Brahmanen. Sie bilden den Stand der Gelehrten und Priester und werden daher auch als „Kopf des Volkes" bezeichnet. Auf die Brahmanen folgt in absteigender Reihenfolge die Kaste der „kshatriya". Zu ihr zählen die Herrschenden, der Adel und die Krieger. Ihre Aufgabe ist es, für die Ordnung im Staat zu sorgen; sie werden auch „die Arme des Volkes" genannt. Die dritte Kaste bilden die „vaishya", was so viel wie „die sich auf dem Wege zur Selbständigkeit Befindenden" bedeutet. Zu ihnen gehören meist Bauern, Handwerker und Händler. Man bezeichnet sie als die „Schenkel des Volkes". Die unterste und zahlenmäßig größte der vier Kasten bilden die „shudra", die Dienenden, zu denen vor allem Arbeiter gehören. Sie gelten als „die Füße des Volkes". Infolge der Spezialisierung der Berufe hat sich auf der Grundlage der vier Hauptkasten eine Vielzahl von Unterkasten gebildet.

So tief, dass sie aus dem Rahmen des Kastensystems herausfallen, stehen die Parias, die „Unberührbaren". Die Vorstellung von Unberührbarkeit hat sich aus dem Begriff des rituell Unreinen entwickelt. Als rituell unrein gelten auch alle Berufe, die mit Geburt und Tod zu tun haben oder mit Verschmutzung in Berührung kommen.

2.2.2 Lebensgewohnheiten

Soziales Verhalten: Das Kastendenken ist noch tief verwurzelt. Jede Kaste hat eigene Tugenden und Pflichten. Je höher ein Hindu aufgrund seiner Kastenzugehörigkeit in der sozialen Rangordnung steht, desto strenger sind die für ihn geltenden Kastenvorschriften. So dürfen z.B. die Angehörigen niedriger Kasten zum Teil Fleisch essen, was Angehörigen höherer Kasten verboten ist, da für sie das Gebot des Nichtverletzens gilt. Untereinander sind die Mitglieder einer Kaste durch strenge Vorschriften bezüglich Ehe und Beruf, Brauch und Sitte, Essen und Trinken verbunden und von den anderen Kasten abgegrenzt. So darf in Hindufamilien niemand aus niedrigerer Kaste die Küche (Verunreinigung der Speisen) oder den Raum der Hausgötter betreten. – Nicht-Hindus werden grundsätzlich den niederen Kasten zugerechnet. – Die Geschlossenheit der Kasten ist ein Hauptprinzip des Hinduismus: Eheschließungen dürfen nur innerhalb der eigenen Kaste erfolgen, es dürfen nur die für die betreffende Kaste erlaubten Berufe ausgeübt werden, und gemeinsame Mahlzeiten dürfen nur mit Angehörigen derselben Kaste eingenommen werden. – Hierarchien sowie die Geschlechtertrennung sind von großer Bedeutung. Manche Frauen lassen sich daher von männlichen Ärzten nicht untersuchen. – Alte Menschen genießen hohe Achtung und unbedingten Gehorsam. – Armut gilt nicht als Schande, daher sind Geben und Schenken hoch bewertet. – Fühlt sich ein Hindu kritisiert, hat er „sein Gesicht verloren“ und erlebt sich als für nicht vollwertig genommen. – Hindus empfinden es z.B. als ausgesprochen unhöflich, wenn ein Gesprächspartner seine Hand in der Hosentasche stecken hat. Ebenso unhöflich ist es, jemanden mit den Füßen zu berühren. Geschieht dies dennoch, ist eine Entschuldigung unbedingt erforderlich. – Berührungskontakt zum anderen Geschlecht wird vermieden, gleichgeschlechtlicher Körperkontakt ist üblich.

Glaubensausübung: Für den Hindu gehören die täglichen Gebete (Morgen-, Mittags- und Abendgebet) zu den Verdiensten, durch die man ein gutes Karma für die Wiedergeburt zu erlangen hofft. Zum Morgengebet steht der Hindu vor Sonnenaufgang auf, geht zu einem Fluss, Teich oder Schwimmbecken und taucht zur Reinigung unter. Kranke, die diese Waschung so nicht durchführen können, dürfen die Reinigung auch symbolisch im Geiste vornehmen. Erst nachdem auch die Zähne gereinigt wurden, beginnt der Hindu mit dem Morgengebet. Er schöpft Wasser, wiederholt mehrfach die heilige Silbe „OM“, rezitiert heilige Sprüche und lässt dabei das Wasser wieder zurückfließen. Er bespritzt seinen Kopf, schlürft etwas Wasser aus der hohlen Hand und bläst unter Zuhalten des einen Nasenloches auf das Wasser in seiner Hand. Damit sind die Sünden der Nacht „wie weggeblasen“. Zum Schluss bringt der Gläubige die von seiner Religionsgemeinschaft vorgeschriebenen Zeichen auf der Stirn oder dem Körper an, wozu Asche, Kreide oder Farbe verwendet wird. Das Mittags- und das Abendgebet verlaufen ähnlich.

Ernährung: Das Rind gilt als heiliges Tier, daher essen Hindus kein Rindfleisch. Viele Inder sind überhaupt Vegetarier. Vegetarisch zu essen, mindestens an Freitag (allgemeiner Hindufeiertag) und Dienstag (der „Ammantag“ für die Göttin Parvati/Durga), ist für Hindus eine Verpflichtung. Alkohol ist weitgehend verpönt, gläubige Hindus lehnen ihn gänzlich ab. Bevorzugte Getränke sind Tee, Wasser oder Fruchtsaft. – Hindus, die um einen Angehörigen trauern, halten sich streng an die Fastenvorschrift, zehn Tage lang kein Fleisch zu essen.

Körperpflege: Persönliche Hygiene genießt einen hohen Stellenwert. Hindus waschen sich mehrmals täglich, reinigen sich oft die Zähne (Reinigung vor dem Gebet) und ziehen täglich frische Wäsche an. Ungewaschene Hände gelten nicht nur als unsauber, sondern auch als rituell unrein. Verheiratete Frauen dürfen sich die Haare nicht schneiden. Die dementsprechend langen Haare dürfen sie aber nicht offen tragen. Frauen und Mädchen tragen unmittelbar über der Nasenwurzel einen Punkt, den Pottu: Mädchen und ledige Frauen einen schwarzen Pottu, verheiratete Frauen einen roten. Witwen tragen keinen Pottu.

Sexualität: Hindus besitzen eine strikte Sexualmoral. Sex vor der Ehe ist strengstens verboten. Ehen werden von den Eltern vermittelt. – Frauen gelten während der Menstruation als unrein und müssen sich aus dem Alltag zurückziehen.

Geburt: Nach der Geburt wird dem Neugeborenen mit Honig die heilige Silbe „OM" auf die Zunge geschrieben, und heilige Mantrams (Beschwörungs- und Zauberformeln aus den Veden) werden ihm ins Ohr geflüstert. Nach der Geburt eines Kindes gilt die ganze Familie 31 Tage lang als unrein.

Gesundheit und Krankheit: Es werden lediglich akute Krankheiten behandelt. – Krankheit und Behinderung werden als Karma angesehen, oft als Folge von unwürdigen Taten im gegenwärtigen oder vorangegangenen Leben. So kann z.B. das Ausplaudern von Geheimnissen anderer Leute als Ursache von Herzkrankheiten angenommen werden, als Ursache von Tuberkulose der Mord an einem Gelehrten oder von Harnwegsinfekt die unerlaubte sexuelle Beziehung zu einem Mann oder einer Frau von niedrigerer Kaste. Auch der böse Blick kann nach dem Glauben der Hindus Krankheiten hervorrufen.

Schmerz: Leiden gehört zum Leben. Jeder Mensch muss auf dieser Welt drei Arten von Leiden ertragen: „Adhi" (seelisches Leiden), „Vyadhi" (körperliche Schmerzen) und „Upadhi" (naturbedingtes Unglück). Auch Schmerzen werden oft als karmischer Ausgleich angesehen und somit schmerzlindernde Mittel oder Maßnahmen gegebenenfalls abgelehnt.

Sterben und Tod: Aufgrund des Glaubens an die Wiedergeburt ist der Tod nicht mit Angst besetzt, sondern wird als Chance auf ein neues Leben gesehen. Der Sterbende sollte möglichst auf den Boden gebettet und dem Verstorbenen Wasser in den Mund gegossen werden. Die Angehörigen wünschen oft nicht, dass Nicht-Hindus den Leichnam berühren oder waschen. – Die Witwe eines Verstorbenen zerbricht ihre Armreifen, die sie bei der Eheschließung anstelle des bei uns üblichen Eheringes erhalten hat. – Verstorbene werden eingeäschert und die Asche wird nach Möglichkeit zu den Verwandten in der Heimat geschickt, damit sie in den heiligen Fluss Ganges gestreut werden kann. – Die traditionelle Trauerfarbe ist weiß.

2.3 Der Buddhismus

Weltweit bekennen sich 310 Millionen Menschen zum Buddhismus, die auf insgesamt 86 Länder der Erde verteilt sind. Die meisten Buddhisten leben in Asien, vor allem in Japan, China, Thailand, Burma, Vietnam, Sri Lanka, Taiwan, Kambodscha und Indien.

2.3.1 *Die religiöse Lehre*

Der Buddhismus ist die auf Siddhãrta Gautma (ca. 563–483 v. Chr.) aus Kapilawastu am Himalaja als Stifter zurückgeführte und nach dessen Ehrentitel Buddha (sanskr., Erleuchteter) benannte Religion.

Ausgangspunkt der buddhistischen Lehre ist der Grundsatz vom Leiden, der in den „Vier edlen Wahrheiten", die Buddha in Benares verkündet hat, zusammengefasst ist: 1. Das Leben im Daseinskreislauf ist leidvoll. 2. Die Ursache des Leidens ist die Begierde nach persönlicher, selbstsüchtiger Lust. 3. Das Leiden wird aufhören, wenn diese Begierde überwunden ist. 4. Der Weg zum Aufheben des Leidens ist der „Edle achtfache Pfad". Zum „Edlen achtfachen Pfad" gehören rechte Anschauung, rechte Gesinnung, rechtes Reden, rechtes Handeln, rechter Lebensunterhalt, rechtes Streben, rechtes Überdenken und rechtes Sich-Versenken.

Nach der buddhistischen Lehre gelten alle Menschen als gleichwertig. Ein Gesichtspunkt dieser Gleichheit ist der Zyklus der Wiedergeburt, dem alle Kreaturen unterworfen sind. Die Geschichte eines Individuums beginnt nicht mit der Geburt, und sie endet nicht mit seinem Tode. Es gibt keinen Zufall, nichts Nebensächliches. Das Gesetz des Karma ist das Gesetz von Ursache und Wirkung. Während das westliche Denken dieses Prinzip jedoch nur im materiellen Bereich akzeptiert, bezieht sich Karma auf jegliches Tun und Lassen sowie auf die nichtmateriellen Ebenen des Denkens und Fühlens. All das erzeugt entweder gutes oder schlechtes Karma oder kann, karmisch gesehen, neutral sein. Gutes oder schlechtes Karma erzeugt die Folge der Wiedergeburten.

Buddha erkannte nun, dass alles Leben leidvoll sei; als einzig erstrebenswertes Ziel erschien ihm die Befreiung aus der endlosen Folge der Wiederverkörperung, das Erreichen von Nirwana. Wörtlich bedeutet „Nirwana" „Verlöschen", „Verwehen"; Nirwana ist ein Zustand vollkommener Ruhe und absoluten Friedens, die Erfahrung der alles beendenden vollkommenen Leerheit, die absolute, unpersönliche letzte Wirklichkeit, in welche die Erlösten eingehen.

2.3.2 *Lebensgewohnheiten*

Soziales Verhalten: Der Kopf gilt als Sitz der Seele und des Geistes. Daher sollte man den Kopf eines anderen nicht berühren, ebenso wenig etwas über den Kopf eines Menschen hinweg reichen oder über den Kopf hinweg nach etwas greifen. Geschieht dies versehentlich, muss man sich unbedingt entschuldigen. Niemals sollte Kindern über den Kopf gestrichen werden. – Die Füße gelten als unreinster Teil des Körpers und sollten anderen Menschen nie entgegengestreckt werden. Deshalb sollte die Sitzweise mit überkreuzten Beinen vermieden werden. – Gegenstände überreicht man mit der rechten Hand, weil die linke als unrein gilt. – Die Familie gibt den Menschen Geborgenheit und soziale Absicherung. Ein krankes Mitglied wird von der gesamten (Groß-)Familie umsorgt. Kinder bilden den Kern des Familienlebens, die Großmütter haben bei der Kindererziehung eine wichtige Rolle.

Ernährung: Reis ist das wichtigste Nahrungsmittel und Grundbestandteil jeder Mahlzeit. So isst man auch zum Frühstück meist eine Reissuppe. – Alkohol ist verpönt, das beliebteste Getränk ist der Tee. – In ländlichen Gebieten wird mit den Fingern gegessen, die linke Hand wird dabei nicht verwendet, da sie als unrein gilt. Sonst isst man mit dem Löffel in der rechten Hand, auf den man mit der Gabel das Essen schiebt.

Körperpflege: Mindestens einmal am Tag wird der gesamte Körper gründlich gewaschen. Dies geschieht, indem man den ganzen Körper einseift und sich dann mit Wasser aus einer Schale oder einem Eimer übergießt. Ein Bad in der Badewanne wird nicht gerne genommen. Wenn man beim Waschen von anderen beobachtet wird, behält man mitunter die Kleidung an und wäscht sich darunter. Die Reinigung nach dem Stuhlgang wird noch oft mit der linken Hand mit Hilfe von Wasser und Seife durchgeführt, weil Toilettenpapier als unhygienisch empfunden wird. Daher auch gilt die linke Hand als unrein.

Sexualität: Schwangere werden in den heiligen Stand der Mutter erhoben und gelten als unantastbar. Während der Schwangerschaft kommen buddhistische Mönche ins Haus und singen. Für Schwangere gelten auch viele Tabus, wie etwa das Besuchen von Kranken oder die Teilnahme an einer Beerdigung. Ein Verstoß gegen die Tabus bringt das Ungeborene in Gefahr.

Geburt: Drei Tage nach der Geburt des Kindes wird eine Zeremonie abgehalten, bei der das Kind symbolisch dem Geist abgekauft wird, der es in den Mutterleib gesandt hat.

Gesundheit und Krankheit: Wer sich von weltlichen Genüssen und egoistischen Bedürfnissen löst und anderen Menschen gegenüber liebevoll und mitfühlend ist, erreicht einen emotional positiven Zustand, der Gesundheit mit sich bringt. Die Ursachen von Erkrankungen liegen in der menschlichen Begierde nach weltlichen Genüssen, im Egoismus und im Stolz. – Zur Behandlung von Krankheiten werden noch oft traditionelle Heiler (etwa buddhistische Mönche) herangezogen, die biomedizinische und magisch-religiöse Behandlungsformen anwenden.

Schmerz: Schmerzen werden selten verbal geäußert, weil das Zeigen von extremen Gefühlen zur Störung der Harmonie führt.

Sterben und Tod: Der Tod wird als Übergang und als Möglichkeit für eine neue Geburt angesehen. Der Verstorbene wird von den Familienmitgliedern gewaschen, parfümiert, angezogen und auf eine Matte gebettet. Verwandte und Freunde segnen dann den Toten, indem sie ihm Wasser über seine rechte Hand gießen. Die Toten werden verbrannt, die Feuerbestattung ist die wichtigste Zeremonie im Lebenszyklus. Diese Zeremonie ist kein trauriges Fest, und die Gäste kommen mit der Absicht, die Trauernden aufzuheitern. Es gibt keinen Grund, traurig zu sein, weil der Verstorbene dem Nirwana, dem Zustand vollkommenen Friedens, einen Schritt näher gekommen ist.

2.4 Der Konfuzianismus

Die Lehre des Konfuzius prägt die Kultur in den Ländern China, Japan, Korea, Taiwan und Vietnam, und bildet das Grundfundament der gesellschaftlichen Werteordnung. Die Japaner sind zwar nominell Buddhisten und Shintoisten, dennoch ist der Konfuzianismus auch in Japan das kulturprägende Element.

2.4.1 Die religiöse Lehre

Der Konfuzianismus ist die auf den chinesischen Philosophen und Staatsmann K'ung-futse (551–479 v. Chr.) zurückgehende sozialethische und religionsphilosophische Schule, die nach dessen latinisierter Namensform (Konfuzius) benannt ist.

Nach der konfuzianischen Lehre ist der Mensch von Natur aus weder gut noch schlecht. Tugend ist erlernbar und so kann sich der Mensch zum Weisen wie zum Toren entwickeln. Konfuzius teilt die Menschen in drei Gruppen ein: in die Vollkommenen (Weisen), die Edlen und die Gemeinen. Das Ziel konfuzianischer Ethik ist der Edle. Von einem Edlen wird erwartet, dass er Taktgefühl (= Li) in allen Lebenslagen zeigt. Gemeint ist damit korrekte Form, gutes Benehmen, Höflichkeit und Ordnung. Li ist auch die gestaltende Kraft der Ordnung in Staat und Familie. Aus dem Li ergeben sich die Tugenden, die als „die 5 Ewigen", als die Kräfte des Sittlichen bezeichnet werden. Zu ihnen zählen die Menschlichkeit, die Rechtschaffenheit, die Schicklichkeit, der Wissensdrang und die Aufrichtigkeit. Die Aufrichtigkeit ist die Grundlage der Moral. Sie ist nach Konfuzius das Ergebnis gänzlichen Gleichgewichts und vollkommener Harmonie.

Die Grundlage für das rechte pflichtgemäße Verhalten innerhalb der Gesellschaft, bilden die sogenannten „5 Beziehungen": zwischen Herrscher und Staatsdiener, Vater und Sohn, älterem und jüngerem Bruder, Freund und Freund sowie zwischen Ehemann und Ehefrau. Für die „5 Beziehungen" gilt die auch in anderen Religionen bekannte Maxime: „Was ihr nicht wollt, das man euch tut, das fügt auch keinem anderen zu".

Ein Schlüsselbegriff der konfuzianischen Lehre ist die Pietät. Sie bestimmt die zwischenmenschlichen Beziehungen in Staat und Familie und äußert sich in der Hochschätzung von Tradition und Riten, von Höhergestellten und der Eltern. Die Pietät dauert über den Tod hinaus (Ahnenkult) und gilt als Wurzel aller Tugenden.

In der Selbstkultur des Einzelnen sieht der Konfuzianismus eine weitere Grundlage für ein geordnetes Staatswesen. Selbstkultur wird nur durch Wissen erreicht, denn das Wissen vermag den Menschen tugendhaft zu machen.

Ein weiterer Schlüsselbegriff der konfuzianischen Lehre ist die „rechte Mitte". Unter „rechte Mitte" wird das innere Gleichgewicht des Gemütes, in dem die Affekte gleichsam im latenten Zustand ruhen, verstanden. Auf der Verbindung von innerem Gleichgewicht und äußerer Harmonie beruht nach Konfuzius die sittliche und physische Weltordnung.

2.4.2 Lebensgewohnheiten

Soziales Verhalten: Die komplexe hierarchische Wertordnung des Konfuzius hat seit nunmehr 2500 Jahren eine klare gesellschaftliche Strukturierung geprägt: der Einzelne erfährt seine Identität, indem er sich der Gesellschaft und ihren Anforderungen unterordnet. – In der konfuzianisch bestimmten Gesellschaft ist die Wahrung des Gesichtes sowohl des eigenen als auch das der anderen oberstes und absolutes Gebot. Das Gesicht zu verlieren bedeutet so viel wie die Seele zu verlieren. Meinungsverschiedenheiten und entgegengesetzte Vorstellungen werden daher nicht offen angesprochen, Kritik gilt als Beleidigung. – Der Familie kommt ein hoher Stellenwert zu, da sie soziale Absicherung bedeutet. Keine Nachkommen zu haben ist nach konfuzianischer Ethik pietätlos und wird als Pflichtverletzung gegenüber den Ahnen betrachtet. – Alte Menschen genießen hohes Ansehen und große Autorität, da man mit dem Alter Weisheit und Erfahrung verbindet. Alte Menschen werden von ihren erwachsenen Kindern versorgt, Altenheime sind traditionell undenkbar. – Pünktlichkeit wird hoch geschätzt und Verspätung als große Unhöflichkeit angesehen.

Glaubensausübung: Der Konfuzianismus ist weniger als Religion, sondern vielmehr als traditionelles Wertgefüge und sozialer Moral- und Verhaltenskodex zu sehen.

Ernährung: Hauptnahrungsmittel ist der Reis. Milchprodukte werden (Ausnahme: in China trinkt man Joghurt als Erfrischungsgetränk) nicht konsumiert, daher besteht auch meist eine Laktose-Unverträglichkeit. Gegessen wird mit Stäbchen und auch mit dem Löffel.

Sexualität: Sexualität ist ein Tabuthema, sexuelle Aufklärung findet daher nur selten statt.

Gesundheit und Krankheit: Der Gesundheit kommt ein hoher Stellenwert zu. Sie gilt als Zustand geistiger und körperlicher Harmonie mit der Natur. Nach konfuzianischer Lehre wurde einem der Leib von den Eltern gegeben und man hat daher die Pflicht, ihn gesund zu erhalten, um sich den Eltern gegenüber als dankbar zu erweisen. – Körperliche und geistige Behinderungen werden als Stigmata betrachtet, psychische Krankheiten treten daher oft als somatische Beschwerden zu Tage. – Einen Psychologen oder Psychiater zu konsultieren wird als peinlich empfunden und gilt als Zeichen ernsthafter Geistesschwäche. – Behinderte werden von den Familienmitgliedern vor der Öffentlichkeit versteckt, zu Hause jedoch liebevoll und fürsorglich gepflegt. Körperliche Unversehrtheit ist äußerst wichtig. Man heiratet nicht gerne in eine Familie mit einem behinderten Mitglied.

Schmerz: Das Äußern von Schmerz gilt als Charakterschwäche und ist ein gesellschaftliches Tabu. Schmerz wird daher nicht gezeigt, sondern still und schicksalhaft erlitten. – Offen ausgedrückte negative Gefühle bedeuten immer eine Störung der Harmonie.

Sterben und Tod: Nach dem Tod wird der Leichnam in saubere weiße Tücher gehüllt. Die Teilnahme an der Einsargung ist für die Angehörigen bindend. Auf den Sarg werden Reis und Räucherstäbchen gelegt. – Die traditionelle Trauerfarbe ist weiß.

2.5 Das Judentum

Mit rund 13 Millionen Angehörigen ist das Judentum die zahlenmäßig kleinste unter den Weltreligionen. Etwa 5,7 Millionen Juden leben in den USA und 5 Millionen in Israel. Insgesamt leben Juden in 125 Ländern der Erde.

2.5.1 Die religiöse Lehre

Der mosaische Glaube gründet auf den fünf Büchern des Moses, denen zufolge Gott mit Abraham und dem ganzen Volk einen unauflöslichen Bund geschlossen (1 Mo 15:8) und auf dem Sinai mit Moses erneuert hat. Es ist der Glaube an einen einzigen, immanenten Gott, der nicht jenseitig, sondern diesseitig und gegenwärtig ist: „Sie sollen mir ein Heiligtum errichten, und ich will in ihrer Mitte wohnen", sprach Gott zu Moses (2 Mo 25:8).

Das Bekenntnis Israels ist an die Unterwerfung unter den Willen Gottes gebunden und verpflichtet zu einer Lebensführung, die dem in der Thora schriftlich festgelegten Willen Gottes entspricht. Denn Gott, so steht es geschrieben, gab Moses und dem Volk Israel am Sinai die Verheißung: „Wenn ihr nun getreu auf meine Stimme hört und meinen Bund haltet, so werdet ihr unter allen Völkern mein besonderes Eigentum sein; denn mein ist die ganze Erde! Ihr sollt mir ein Königreich von Priestern und ein heiliges Volk sein!“ (2 Mo 19:5–6). Diese Verheißung soll mit dem Erscheinen des Messias bzw. im messianischen Zeitalter ihre Erfüllung finden.

Die Thora (hebr., Belehrung, Weisung) und der Talmud (Sammlung religiöser Lehren und Erkenntnisse, welche die mündliche und schriftliche Überlieferung begründen und erklären) bilden das Fundament des jüdischen Glaubens. In der Thora sind die fünf Bücher Moses und weitere 24 den religiösen Vorschriften entsprechende Bücher zusammengefasst. Die Thora bedeutet für den Juden das Wort Gottes, Offenbarung der Liebe Gottes zu seinem auserwählten Volk Israel sowie Gesetz und Weisung für sämtliche Situationen des täglichen Lebens. Durch insgesamt 248 Gebote werden Reinheitsgesetze und Speisegesetze, soziale und ethische Gesetze sowie Ehegesetze geregelt. Zu den 365 Verboten gehören u.a. Speiseverbote, verbotene Mischungen, Boden- Sozial- und Sklavengesetze sowie Ehe- und Sexualvorschriften (vgl. Bellinger 1999, S. 272).

Die meist sehr komplizierte Auslegung der Thora und ihrer Begründungen aus dem Talmud, insbesondere auch wenn es sich um Anwendungsfragen der modernen Technologie handelt, wird von den Rabbinern (hebr. Rabban = unser Meister) vorgenommen. Sie sind nicht Priester (wie etwa bei den Christen), sondern ordinierte Gelehrte des mosaischen Glaubens, die selbständig Entscheidungen fällen können. Die Antworten, die auf neu entstandene Situationen und ihre Probleme gefordert wurden, umfassen eine eigene Literatur von etwa tausend Bänden mit gut einer halben Million Antworten, deren Ausmaße die der überlieferten talmudischen Kommentare bei weitem übersteigt. Sie werden als die talmudischen „Responsen“ (= Antworten) bezeichnet. Auch heute bildet der Talmud die verpflichtende Grundlage für die Lebensführung von Juden, die in traditioneller Weise dem Glauben ihrer Väter anhängen (vgl. Mayer 1963, S. 51 f.).

2.5.2 Lebensgewohnheiten

Soziales Verhalten: In der jüdischen Gesellschaft werden am Sabbat, dem siebenten Tag der Woche, strikte Ruhebestimmungen eingehalten (2 Mo 31:14). – Da im Judentum Glaube und gelebter Alltag untrennbar miteinander verwoben sind, kommt den Entscheidungen der Rabbiner auch im täglichen Leben jüdischer Gemeinschaften große Bedeutung zu. So hat z.B. die Auslegung der Bibelstelle: „Ihr sollt am Sabbattag kein Feuer anzünden an irgendeinem eurer Wohnorte“ (2 Mo 35:3) mit einer Anzahl von Rabbinatsentscheidungen (Responsen) dazu geführt, dass zwischen Sabbatbeginn (Freitagabend) und Sabbatende (Samstagabend) in öffentlichen Gebäuden Israels kein elektrisches Licht eingeschaltet werden darf: Denn dabei entsteht ein durch Menschenhand verursachter elektrischer Feuerfunke, was für den Sabbat verboten ist. Durch im Vorhinein eingestellte Zeitschaltuhren, die bei Dunkelheit nach Bedarf das Licht ein- und ausschalten, wurde dieses neuzeitliche Problem technisch einwandfrei und in voller Übereinstimmung mit dem Gesetz der Thora gelöst. – Für den Juden gilt es als selbstverständlich, eine Ehe einzugehen, um den Fortbestand seines Volkes zu sichern (vgl. Kolatch 2005, S. 41; dazu: 1 Mo 1:28). Mischehen werden von Vertretern der jüdischen Religion als ein Vergehen angesehen, weil man um den Bestand des jüdischen Volkes fürchtet (vgl. Kolatch 2005, S. 44; dazu: 2 Mo 34:16). Wenn die Mutter keine Jüdin ist, sind auch die Kinder nicht jüdisch, auch wenn der Vater praktizierender Jude ist (vgl. Baumann 2005, S. 89). Allerdings hat ein Beschluss des Reformrabbinates vom März 1983 anerkannt, dass auch ein Kind einer nichtjüdischen Mutter und eines jüdischen Vaters unter bestimmten Voraussetzungen als jüdisch gelten kann (vgl. Kolatch 2005, S. 26).

Glaubensausübung: Gläubige Juden tragen als rituell vorgeschriebene Kopfbedeckung ein Kippa genanntes Käppchen, das in seiner Form der Kalotte katholischer Geistlicher ähnlich ist. – Religiöser Wochenfeiertag der Juden ist der Samstag (Sabbat), an dem auch das öffentliche Leben ruht. – Das Glaubensbekenntnis „Schma Jisrael“ (hebr., Höre, Israel! 5 Mo 6:4) soll von jedem erwachsenen Juden täglich morgens und abends gesprochen werden. – Beim Gebet wird in vielen Fällen der Gebetsmantel (Tallith), ein rituell vorgeschriebenes Umhangtuch, über die Schultern gelegt.

Ernährung: Die Ernährung gläubiger Juden ist von zahlreichen Verboten und Vorschriften über rituelle Reinheit bestimmt, die als Kaschruth-Bestimmungen bekannt sind. Am bekanntesten ist wohl das Verbot, Schweinefleisch zu essen (3 Mo 11:7; 5 Mo 14:8). Darüber hinaus darf nur Fleisch von geschächteten Tieren verzehrt werden, welches darüber hinaus noch gekoschert werden muss, weil es nach biblischem Gesetz verboten ist, Blut zu verzehren (3 Mo 7:26–27). Des Weiteren sind auch nicht alle Fische als Speise erlaubt. So gelten zum Beispiel Fische ohne Schuppen, ebenso wie Krustentiere, als nicht koscher (5 Mo 14:9–10). Unter anderem ist auch der gleichzeitige Genuss von Fleisch- und Milchspeisen verboten (2 Mo 23:19; 5 Mo 14:21). Gute jüdische Haushalte verfügen sogar über zwei Kühlschränke: einen für Milchprodukte und einen anderen für Fleischprodukte. Auch Geschirr und Besteck zur Verwendung für Milchspeisen und Fleischspeisen sind in Privathaushalten und Gastbetrieben voneinander getrennt und durch Markierung deutlich voneinander unterschieden, damit sie nicht verwechselt werden können. Denn dies würde zu ritueller Verunreinigung führen (vgl. De Vries 2006, S 185).

Körperpflege: Die Reinheitsgesetze schreiben unter anderem eine Händewaschung vor dem Morgengebet sowie vor und nach der Mahlzeit vor. – Zur Erfüllung der Reinheitsgesetze gibt es in den Gemeinden die „mikwe“ (hebr., Wassersammlung, Bassin), ein rituelles Tauchbad, das rund 800 Liter frisches Wasser enthält. Dieses Kultbad ist für Frauen vor der Hochzeit, nach der Geburt sowie allmonatlich nach der Menstruation vorgeschrieben (3 Mo 15:5; 4 Mo 19:19; 5 Mo 23:12). Nach dem normalen Reinigungsbad und der Haarwäsche taucht die Frau in der Mikwe unter Aufsicht einer anderen Frau einmal ganz unter, bis auch die Haare unter Wasser sind. – Für die Bekleidung gilt, dass nur „ungemischte“ Stoffe verwendet werden: „Ein Kleid, das aus zweierlei Fäden gewebt ist, soll nicht auf deinen Leib kommen“ (3 Mo 19:19). Frauen tragen keine Männerkleidung, daher tragen streng religiöse Jüdinnen auch keine Hosen. Verheiratete Frauen sollen ihre Haare immer bedeckt halten, sei es mit einer Perücke oder einer Haube; von da soll auch die Redewendung „unter die Haube kommen“ herstammen. Aufgrund der Worte in 3 Mo 21:5 „Sie sollen keine Glatze scheren auf ihrem Haupte und die Ecken ihres Bartes nicht abscheren" rasieren sich viele fromme Juden nicht mit dem Rasiermesser bzw. mit einer Rasierklinge.

Sexualität: Die Sexualität ist mit etlichen Tabus und Reinheitsgeboten besetzt. So gilt etwa der Samenerguss als rituelle Verunreinigung (3 Mo 15:16–18). Ebenso gelten menstruierende Frauen als unrein. Während der Menstruation sind die Berührung jedes Mannes und jegliche Sexualität verboten.

Geburt: Nach der Geburt eines Sohnes ist die Mutter sieben Tage lang rituell unrein. Am achten Tag soll der Knabe beschnitten werden. Die Reinigungszeit der Mutter dauert dann noch weitere 33 Tage, sie darf in dieser Zeit nichts Heiliges berühren, da dies sonst als verunreinigt gilt (3 Mo 12:2–4). Die Beschneidung ist die Erfüllung eines biblischen Gebotes und gilt als das wichtigste Zeichen des Bundes zwischen Gott und Israel. Erst durch die Beschneidung wird ein männliches Wesen wirklich zum Juden (1 Mo 17:11–12). Nach der Geburt einer Tochter ist die Mutter 14 Tage lang unrein. Ihre Reinigungszeit, während der sie das Haus nicht verlassen sollte, dauert dann noch weitere 66 Tage lang an (3 Mo 12:5). – Geburtenkontrolle und Abtreibung verstoßen gegen das Fortpflanzungsgebot (vgl. Barden 1992, S. 26).

Gesundheit und Krankheit: Gott ist es, der alle Krankheiten heilt (Ps 103:3). Etliche Krankheiten sind mit ritueller Unreinheit gleichgesetzt (3 Mo 15:1–33). – Gewisse Krankheiten sind vermeidbar, wenn die Gebote Gottes eingehalten werden (2 Mo 15:26). Hingegen droht Gott demjenigen, der die Worte seines Gesetzes nicht befolgt, sogar tödliche Krankheiten an: „Schwindsucht und Fieber, welche die Augen zum Erlöschen und das Leben zum Schwinden bringen" (3 Mo 26:16; 5 Mo 28:61).

Sterben und Tod: Ist der Tod eingetreten, wird von den Trauernden ein Kleidungsstück eingerissen, und dabei werden Gebete gesprochen (vgl. Kolatch 2005, S. 78). – Tote gelten als unrein (3 Mo 21:1). Gemäß jüdischer Ansicht zeugt es von Mangel an Ehrerbietung, einen Toten allein zu lassen. Es muss jemand da sein, der bis zur Beerdigung beim Toten sitzt und Psalmen liest. Die Beerdigung soll innerhalb von vierundzwanzig Stunden nach Eintreten des Todes stattfinden (5 Mo 21:23). Wenn die Umstände es verlangen, kann das Begräbnis hinausgeschoben werden, doch nie mehr als drei Tage. – Größten Wert legen gläubige Juden darauf, dass der Leichnam nicht beschädigt wird. Denn nur dann, wenn auch nicht der kleinste Knochen ihrer Leiche verloren geht, können die Gerechten, wie es heißt, beim Kommen des Messias körperlich auferstehen (Hes 37:4–10; Ps 34:21). Sie lehnen daher eine Autopsie ab. Auch eine Feuerbestattung wird vom Judentum abgelehnt (vgl. Neuner 1990, S. 83). Als Bestattungsart kommt ausschließlich das Erdbegräbnis in Frage (1 Mo 3:19).

3 Interkulturelle Pflege in der Praxis

Jeder Mensch wird durch die Kultur, in der er aufwächst, entscheidend mitgeprägt. Die kulturspezifischen Eigenheiten sind für ihn selbstverständlich, und da für die Menschen seiner Umgebung die gleichen Selbstverständlichkeiten gelten, gibt es im Allgemeinen keinen Anlass, darüber nachzudenken. Begegnet man jedoch Menschen aus einem anderen Kulturkreis, stellt man fest, dass es kulturspezifische Verhaltensweisen gibt, die sich mit den gewohnten Schemata nicht vereinbaren lassen und bei interkulturellen Begegnungen zu Interaktionsproblemen führen. Interaktionsprobleme, wie sie im engen Kontakt zwischen Angehörigen verschiedener Nationen und Kulturen entstehen, machen sich demnach auch im Bereich der Pflegepraxis bemerkbar.

In der Pflegepraxis werden interkulturelle Beziehungen insbesondere von zwei Dominanten wesentlich beeinflusst: Einerseits müssen sowohl Pflegepersonen als auch Patienten aus unterschiedlichen Kulturen eine umfassende Kooperationssituation bewältigen; und andererseits ist die Pflege der Patienten von der Kultur der Gesellschaft geprägt. Gesellschaftliche Werte, Normen und Vorstellungen beeinflussen nicht nur das Pflegeverständnis, sondern auch das Rollenbild der Pflegepersonen und der Patienten und somit die wechselseitigen Erwartungen. Kulturell bedingte Unterschiedlichkeiten in den Erwartungshaltungen können zu Missverständnissen sowohl im interkulturellen Pflegeteam als auch zwischen einzelnen Pflegepersonen, aber auch zwischen Pflegepersonen und Patienten führen

Um solche Missverständnisse, die ihren Ursprung in multikulturell bedingten Ansätzen haben, zu vermeiden oder zu reduzieren, ist es wesentlich, diese Ansätze zu kennen und Techniken des Ausgleiches und der Moderation zu entwickeln. Dabei stellt sich meist heraus, dass es nicht allzu viele trennende Grundansätze sind, die zu Missverständnissen führen können. Dem steht eine Vielfalt von generellen, situativen und individuellen Verfahrensvarianten gegenüber, um einen kooperativen Ausgleich herbeizuführen.

3.1 Barrieren der interkulturellen Pflegepraxis

Barrieren sind in der Regel künstlich errichtete Hindernisse, etwas, das sich trennend zwischen Dingen oder Personen befindet. Dabei kann es sich sowohl um materielle und reale als auch um gedachte, also in unserer Vorstellung errichtete Sperren handeln. In beiden Fällen aber lassen sich Barrieren, ebenso wie sie entstanden sind oder errichtet wurden, auch wieder abbauen. Dies gilt insbesondere auch für hemmende Barrieren der interkulturellen Pflegepraxis. Ihre vier wesentlichen Barrieren sollen hier kurz umrissen werden, wobei durch die Benennung der Probleme auch bald die Ansätze für eine Lösung kenntlich werden. Denn auch hier gilt: Erst wenn man das Trennende beim Namen nennt, lässt sich das Gemeinsame herausarbeiten.

3.1.1 Kommunikationsprobleme

Wie es in der pflegerischen Praxis immer wieder zu beobachten ist, zählen sprachliche Verständigungsschwierigkeiten zu den häufigsten Problemen im Rahmen der interkulturellen Beziehungen in der Pflege. Denn interkulturelle Beziehungen verschlechtern sich im zwischenmenschlichen Bereich meist dann, wenn erhebliche Sprachbarrieren vorhanden sind. Durch die Sprache und über die nonverbale Kommunikation übermittelt der Mensch bestimmte Botschaften oder Hinweise, die soziale Bedeutung haben. Werden diese Botschaften nicht verstanden oder missverstanden, kann dies zu Stereotypien und zu Vorurteilen führen.

Dabei liegt die Problematik des Verstehens sowohl im Nichtverstehen als auch im Missverstehen. Der Unterschied liegt darin, „dass bei Nichtverstehen kein gemeinsames System von Sprachsymbolen der Kommunikationspartner perzipiert wird, wogegen bei Missverstehen zwar ein gemeinsames System von Sprachsymbolen besteht, diese aber unterschiedlich interpretiert werden" (Bartholy 1992, S. 176). Dies bedeutet, dass selbst dann, wenn bei der interkulturellen Kommunikation beide Partner dieselbe Sprache sprechen, es aufgrund unterschiedlicher Begriffssysteme zu Missverständnissen kommen kann, da Begriffe außer ihrer denotativ-lexikalischen Bedeutung auch ein konnotatives Umfeld haben. So bedeutet etwa für einen Engländer „compromise" eine Übereinkunft, die beiden Partnern zugute kommt; ein Amerikaner sieht darin eine Lösung, bei der beide Partner verlieren.

In hohem Maße kulturell überformt sind die Erscheinungsformen der nonverbalen Kommunikation. So wird etwa Lachen in den meisten westlichen Ländern mit Fröhlichkeit und Freude assoziiert. In Japan ist Lachen oft ein Zeichen von Verwirrung und Unsicherheit. Ebenso gehört in westlichen Kulturen der direkte Blickkontakt mit dem Kommunikationspartner zum guten Ton; in manchen Kulturen Asiens dagegen verbietet es oft der Respekt, den anderen direkt anzuschauen.

Ebenso können die paralinguistischen Aspekte, also die Art und Weise, wie die Menschen miteinander reden, von Kultur zu Kultur variieren. So gibt es bekanntlich Völker, deren Angehörige gerne und viel reden, andere dagegen sind wortkarg und sprechen nur, wenn sie wirklich etwas mitzuteilen haben. Die einen erscheinen den anderen als geschwätzig, die anderen erscheinen den einen als mufflig (vgl. Maletzke 1996, S. 78).

So mag es auch im Umgang mit Patienten aus anderen Kulturkreisen wegen Kommunikationsproblemen zu Fehlinterpretationen und Missverständnissen kommen, was schließlich zu negativen Auswirkungen auf die Qualität der Pflege führen kann. Denn das Risiko, dass aufgrund von falschen Erklärungen und Interpretationen Handlungen gesetzt werden, ist bei Patienten mit einem anderen kulturellen Hintergrund und anderer Sprache größer als bei inländischen Patienten. Auch werden bei Patienten, die wegen mangelnder Sprachkenntnisse nicht rasch genug antworten können, die Antworten von den Pflegepersonen oft voreilig vorweggenommen, wodurch sich der Patient fremdbestimmt fühlt. Nicht verstandene Bedürfnisäußerungen rufen bei kranken Menschen Gefühle von Ohnmacht und Distanz hervor, sie empfinden sich als nicht angenommen. Auf Grund des Sprachproblems hat man mit ausländischen Patienten im Allgemeinen auch weniger Kontakt als mit inländischen. Viele Patienten aus anderen Herkunftsländern müssen daher wegen der Sprachbarriere auf die informelle Plauderei mit den Pflegepersonen verzichten. Doch gerade diese ungezwungene Form des Gespräches vermittelt den Patienten Vertrauen, Sicherheit und Beruhigung.

Im interkulturellen Pflegeteam werden die fachlichen Fähigkeiten fremdsprachiger Mitarbeiter oft unterschätzt. Auch dabei wird meist von der Sprachkommunikation ausgegangen. Mangelhafte Ausdrucksfähigkeit führt zu Hemmungen beim Sprechen, daher verhalten sich die davon betroffenen Pflegepersonen bei fachlichen Gesprächen oft passiv. Der zwischenmenschliche Zugang ist schwieriger, Pflegepersonen mit Sprachproblemen finden sich somit oft in einer Außenseiterrolle. Sprachprobleme führen zu Verständigungsproblemen und damit zu Kooperationsproblemen im Pflegeteam und letztlich wiederum zu negativen Auswirkungen auf die Pflegequalität.

Lösungen von Kommunikationsproblemen im Rahmen der interkulturellen Pflegepraxis werden sowohl im individuellen als auch im institutionellen Bereich zu erarbeiten sein.

3.1.2 Kulturspezifische Hemmnisse

Krankheiten und Beschwerden werden in anderen Kulturen oft anders erlebt und ausgedrückt. So wird die Reaktion auf *Schmerzen* auch davon beeinflusst, welcher gesellschaftliche Stellenwert der Schmerzäußerung in dem betreffenden Kulturkreis des Patienten zugeschrieben wird. Patienten anderer Kulturkreise zeigen oft eine expressive Art der Schmerzäußerung, die meist als Übertreibung abgetan wird, bzw. besteht auch manchmal die Neigung, diese Patienten als Simulanten hinzustellen. Dies geschieht z.B. meist dann, wenn trotz einer angemessen ausreichenden Gabe von Schmerzmedikamenten der Patient keine Anzeichen von Linderung erkennen lässt, sondern nach wie vor ein deutliches Schmerzverhalten an den Tag legt. Oft jedoch wollen Patienten anderer Kulturen durch eine heftige Schmerzbekundung vor allem ihre soziale Umwelt veranlassen, ihnen zu helfen: und zwar nicht so sehr durch die Verabreichung von schmerzlindernden Medikamenten als vielmehr durch Zuwendung.

In manchen Kulturen Asiens und Afrikas sind die Vorstellungen über die Verhinderung bzw. die Ursachen von Erkrankungen von kulturspezifischen Formen des *Volksglaubens* beeinflusst. So sind beispielsweise Marokkaner oft der Ansicht, dass böse Mächte oder der böse Blick Krankheiten verursachen und dass durch das Tragen von Amuletten zum Schutz gegen den bösen Blick Krankheiten verhindert werden können (vgl. Alban/Leininger/ Reynolds 2000, S. 158). Viele Bantu glauben sogar, dass „durch Zauber ausgelöste Krankheiten [...] bisweilen ärztlich nicht zu behandeln [sind]" (ebd., S. 133). Wenn Pflegepersonen diese kulturspezifischen Formen des Volksglaubens von Patienten weder kennen noch respektieren, kann dies bei beiden Partnern zu Belastungen führen: bei den Pflegepersonen aufgrund von Unverständnis, dass Pflegemaßnahmen abgelehnt werden, bei den Patienten aufgrund ihrer Überforderung, mit für sie unverständlichen Maßnahmen konfrontiert zu werden.

Ebenso kennt man in verschiedenen Kulturen eine stark differenzierte *Scham-Schwelle*. Nicht überall wird gleich unbefangen mit Körperlichkeit umgegangen. Die Pflegepersonen aber scheinen sich bei diesen Problemen auf ihre Berufsrolle zurückzuziehen, die für sie mit „neutralem", d.h. asexuellem, schamfreien Verhalten verbunden ist. Dabei wird vor allem dem Aspekt der Scham gegenüber dem anderen Geschlecht in der interkulturellen Pflege noch viel zu wenig Bedeutung beigemessen. So empfinden es muslimische Frauen zumeist als schamlos, von einer männlichen Pflegeperson gepflegt zu werden. Und nicht selten wollen muslimische Patientinnen auch im Krankenbett ihr Kopftuch tragen, weil sie davon ausgehen müssen, dass männliche Ärzte, Pflegepersonen und Besucher ihr Zimmer betreten.

Ein weiteres allseits bekanntes Problem stellt oft auch die als unangemessen empfundene Präsenz und intensive Anteilnahme der Familie am Leiden des Patienten dar, wobei die stets allgegenwärtigen Familienmitglieder für die Pflegeroutine ein hohes Maß an Konfliktpotential darstellen. Darunter fallen unter anderem auch das Mitbringen und die

Verabreichung von selbst zubereiteten heimischen Speisen, vielfach auch ungeachtet der Tatsache, dass für den Patienten eine bestimmte Diät verordnet wurde. All diese auf das eigene Familienmitglied gerichtete betriebsame Anteilnahme ist für die anderen Patienten im Zimmer mit Unruhe verbunden, die wiederum Anlass zu Beschwerden gibt.

Missverständnisse können auch entstehen, wenn Menschen mit unterschiedlichen *Zeitkonzepten* einander begegnen. So etwa, wenn der eine Partner aus einer vergangenheits- bzw. gegenwartsorientierten, der andere aus einer zukunftsorientierten Kultur kommt. Menschen, die vorwiegend zukunftsorientiert sind, organisieren und planen. Wer dagegen eher in der Vergangenheit bzw. in der Gegenwart lebt, wird wenig Verständnis für die Zukunftsorientierung aufbringen. Einem frommen Muslim mag es sogar als frevelhaft erscheinen, die Zukunft planend vorwegnehmen zu wollen, deren Kenntnis allein bei Allah liegt. „Vorauszuplanen heißt, sich Gottes Willen zu widersetzen, daher betont ein Mangel an Bereitwilligkeit zur Planung nicht auch einen Mangel an Interesse oder Anteilnahme" (Alban/Leininger/Reynolds 2000, S. 230). Pünktlichkeit hat daher auch nicht denselben Stellenwert wie in anderen Kulturen. Verspätungen werden toleriert, da sie nicht als verlorene Zeit gelten, sondern als Zeit, der ihre eigene, gottgewollte Qualität zukommt.

Vor allem im Umgang mit diesen und vergleichbaren xenogenen Hemmnissen der interkulturellen Pflegepraxis ist von allen Betroffenen im berechtigten Interesse aller Patienten ein Höchstmaß an Einsicht, Rücksicht und Takt, aber auch an kompetenter Konsequenz gefordert.

3.1.3 Unterschiede im Pflege- und Berufsverständnis

Wie bereits in den vorangegangenen Ausführungen aufgezeigt, spiegelt jedes Pflegeverständnis Kulturelemente der Gesellschaft wider. Daher ist es auch nicht verwunderlich, dass die Auffassungen darüber, was qualitative Pflege ist, wer sie auszuführen hat und welche Rollenbeziehungen sich daraus ergeben, sehr unterschiedlich sein können. Interkulturelle Missverständnisse in Bezug auf das Pflege- und Berufsverständnis können demnach nicht nur in der Pflegebeziehung mit Patienten aus anderen Kulturen auftreten, sondern auch im interkulturellen Pflegeteam. Einige Beispiele sollen solche möglichen Missverständnisse deutlich machen.

In vielen Ländern sind Pflegepersonen hauptsächlich mit Aufgaben befasst, die hierzulande mehr dem ärztlichen oder therapeutischen Bereich zugeordnet sind. Pflegepersonen delegieren in diesen Ländern pflegerische Tätigkeiten wie z. B. die Unterstützung bei der Körperpflege oder bei der Einnahme von Speisen und Getränken an Hilfskräfte, die sie anleiten und beaufsichtigen. In vielen Ländern ist es auch üblich, dass die Körperpflege der Patienten bzw. die Verabreichung von Speisen und Getränken von deren Angehörigen vorgenommen wird. Diese Patienten neigen dann dazu, die Pflegepersonen als „Mutter" zu definieren, was wiederum dem pflegerischen Selbstverständnis der professionell Pflegenden zuwiderläuft, nämlich als Pflegeperson in einer Art Mutterrolle gesehen zu werden.

Pflegepersonen, deren Tätigkeitsbereich im Herkunftsland vor allem in der medizinisch-diagnostischen Assistenzleistung lag und weniger im eigenverantwortlichen Tätigkeitsbereich der Pflege, wie dies im Österreichischen Gesundheits- und Krankenpflegegesetz definiert ist, haben oft Probleme, hier ihren Aufgabenbereich in den unmittelbar pflegerischen Aufgaben zu erkennen und sich auf diese zu beschränken. Österreichische Pflegepersonen kritisieren dabei ein Pflegeverhalten, das ihnen zu wenig um eine körperbezogene, unmittelbare Pflege der anvertrauten Patienten bemüht zu sein scheint.

Auch das in Österreich als zielführend-professionell erkannte, auf die Persönlichkeit sowie auf Selbstbestimmung und Selbstpflege des Patienten ausgerichtete Pflegeverständnis steht mit einem am abgegrenzten Spezialistentum orientierten Rollenverständnis, wie es Pflegende aus manchen Ländern mitbringen und in welchem für eine aktivierende Pflege wenig oder gar kein Verständnis vorhanden ist, geradezu im Widerspruch.

Dementsprechend legen auch Patienten oft ein Verhalten an den Tag, wie es dem Rollenverständnis eines Patienten in ihrem Herkunftsland entspricht. Sie wollen sich auf die passive Rolle des Kranken reduziert sehen, um jene mit einer Erkrankung untrennbar verbundene emotionale Zuneigung von Seiten der Heiler und der Familie, wie sie ihnen in ihrem Herkunftsland „zusteht“, auch von den Pflegepersonen in westlichen Krankenhäusern bzw. Alten- und Pflegeheimen zu erlangen.

Auch hier, bei den Unterschieden im Pflege- und Berufsverständnis, können sich die Ansätze zur Problemlösung nur aus dem erkannten Problemfeld, seinen relevanten Zusammenhängen und den auszugleichenden Divergenzen selbst ergeben.

3.1.4 Institutionelle Mängel

Für einen reibungslosen Ablauf interkultureller Pflege ist es auch von Bedeutung, auf welcher institutionellen Basis die Interaktion zwischen Pflegepersonen und Patienten stattfinden kann. Betrachtet man die institutionelle Ebene, so wird erkennbar, wie gering dort die positiven Voraussetzungen für interkulturelle Pflege zumeist sind. Sowohl in den Krankenanstalten als auch im extramuralen Bereich bestehen großteils Defizite hinsichtlich der interkulturellen Integration bzw. mangelndes Interesse in Bezug auf interkulturelle Kompetenz (vgl. Bundesministerium für Gesundheit und Frauen 2005, S. 5, 10). Vielfach mangelt es an fremdsprachigem Informationsmaterial und Formularen; es gibt kaum offizielle Dolmetscher, deren Dienste die Pflegepersonen im Bedarfsfall auf kurzem Wege anfordern können; häufig fehlen geeignete Räume für die islamische Religionsausübung; ebenso besteht ein Mangel an Räumlichkeiten, in denen sich Patienten, die gemäß ihrer kulturellen Tradition von zahlreichen Angehörigen besucht werden, mit diesen aufhalten können; vielfach besteht auch keine Verbindung zu Mitarbeitern und Geistlichen von nichtchristlichen Glaubenseinrichtungen. Viele Dienstleistungen im Krankenhaus bzw. im Alten- und Pflegeheim übergehen die Bedürfnisse von Patienten anderer Kulturen.

Bei der Behebung institutioneller Mängel im interkulturellen Kontext ist vor allem das Management der Krankenanstalten, der Alten- und Pflegeheime sowie der extramuralen Gesundheitseinrichtungen gefordert, wobei insbesondere die spezifischen Bedürfnisse der interkulturellen Pflege mit zu berücksichtigen wären.

3.2 Grundvoraussetzungen der interkulturellen Pflege

Aus den hier aufgezeigten Problemen ergibt sich eine Reihe von Ansätzen, um die Grundvoraussetzungen der interkulturellen Pflege zu definieren. Dabei wird jedoch kein starres System gefragt sein, sondern vielmehr eine zielorientiert-verbindliche Gestaltungs- und Verfahrensvorgabe, nach der sich im Rahmen des interkulturellen Pflegealltages die individuell abgestimmte Interaktion von Pflegepersonen und Patienten situationsgerecht entfalten kann.

3.2.1 Die Entwicklung von transkultureller Kompetenz

Die Praxis zeigt, dass es einer transkulturellen Kompetenz bedarf, wenn der interkulturelle Arbeitsansatz in der Pflege nicht der Alltagsroutine zum Opfer fallen soll.

Transkulturelle Kompetenz beinhaltet die Fähigkeit, in einer besonderen Situation individuelle Lebenswelten zu erfassen, zu verstehen und entsprechende Handlungsweisen daraus abzuleiten. Nach Domenig entsteht transkulturelle Kompetenz aus der Interaktion von Selbstreflexion, Hintergrundwissen und Erfahrung sowie aus Empathie im Umgang mit Anderem und Anderen (vgl. Domenig 2001, S. 148).

Um mit ungewohnten fremden Verhaltensweisen kulturüberschreitend umgehen zu können, ist es notwendig, das eigene kulturelle Selbstverständnis in Frage zu stellen und in seiner kulturellen Bedingtheit zu erkennen. Dies bedarf besonderer Reflexion, weil die Prägung durch die eigene Kultur weitgehend ins Unbewusste abgesunken ist. Sie muss aber bewusst werden, um den Blick dafür zu öffnen, dass auch andere ihre eigene Kulturperspektive für richtig und wahr halten, ohne sich ihrer kulturellen Bedingtheit bewusst zu sein.

Eine weitere Komponente, die zu transkultureller Kompetenz führt, ist das Hintergrundwissen über Gesundheits- und Krankheitskonzepte, über soziokulturelle Faktoren im Herkunftsland und über die soziokulturelle Lebenssituation des ausländischen Patienten im Aufnahmeland.

Darüber hinaus ist es im kulturellen Kontext unverzichtbar, sich dem Gegenüber aufgeschlossen und interessiert zuzuwenden, auf Befremdliches nicht mit Zurückweisung oder vorschnellen Korrekturversuchen zu reagieren, sondern auch das Anderssein zu akzeptieren und zuzulassen. Empathie und Verstehen sind somit elementare Voraussetzungen für transkulturelle Kompetenz.

Transkulturelle Kompetenz führt daher zu einer Sichtweise, die den Menschen sowohl in seinem komplexen historischen, vor allem aber auch in seinem aktuellen Kontext betrachtet. Damit schützt transkulturelle Kompetenz vor einer diffusen Bewertung jener differenziert zu Tage tretenden Elemente anderer Kulturen, wie sie in einer gemischt-kulturellen Gesellschaft, je nach individueller Gewichtung, immer wieder begegnen. In einer gemischt-kulturellen Population ist die eindeutige Zuordnung individueller Verhaltensweisen zu einer bestimmten Kultur oft weder möglich noch gerechtfertigt, da die ursprünglichen kulturellen Hintergründe zunehmend überlagert und von verschiedenartig hinzugekommenen fremden Kulturelementen durchsetzt werden.

Transkulturelle Kompetenz ist somit kein abgeschlossenes, sondern ein offenes Konzept. Denn alle Kulturen unterliegen einem stetigen Wandel und somit auch die adaptiven Voraussetzungen und Inhalte der interkulturellen Beziehungen in der Pflege.

3.2.2 Die strukturelle Verankerung der transkulturellen Kompetenz

Transkulturelle Kompetenz bedarf der institutionellen Verankerung. Um den transkulturellen Wandel zu implementieren, muss die transkulturelle Ausrichtung top-down erfolgen, als Querschnitts- und Stabsaufgabe gesehen und auf der Leitungsebene verankert werden. Dazu bedarf es interkulturell angepasster Leitbilder sowie entsprechender Standards und Richtlinien. Als erster Schritt dazu sollte im Rahmen einer Organisationsentwicklung die Orientierung des Angebotes nach den Bedürfnissen aller potentiellen Patienten ausgerichtet und das Organisationsleitbild sowie das Pflegeleitbild um interkulturelle Zielsetzungen erweitert werden. Damit muss eine laufende Überprüfung, Differenzierung und Erweiterung des Leistungsangebotes im Hinblick auf interkulturelle Erfordernisse einhergehen und nicht zuletzt auch eine interkulturell ausgerichtete Personalanwerbung und -förderung. Unter den Gesichtspunkten einer interkulturellen Pflege wird insbesondere die Adaptierung bestehender Standards, eine klientengerechte Ablaufplanung sowie die Erstellung neuer Pflegekonzepte zu erfolgen haben. Das Ziel einer interkulturell orientierten Organisationsentwicklung könnte darin bestehen, dass die Grundsätze der transkulturellen Kompetenz in jedem Bereich der Organisation gelebt und sichtbar gemacht werden und vor allem auch in der interkulturell ausgerichteten Öffentlichkeitsarbeit zum Ausdruck kommen.

3.2.3 Interkulturelles Lernen in der Aus- und Weiterbildung

Die Voraussetzungen für interkulturelle Pflege liegen in einer qualifizierten Aus- und Weiterbildung der Pflegepersonen. Ein erster Schritt dazu kann durch eine gut vorbereitete und sachkundig moderierte interkulturelle Fortbildung innerhalb eines multikulturellen Teams gesetzt werden. Wenn dabei im zielführenden kollegialen Austausch voneinander gelernt wird, entspricht dies dem klassischen Verständnis von Wissensmanagement, indem das Wissen einzelner Mitarbeiter zum Wissen der gesamten Organisation wird.

Von Bedeutung sind auch Fortbildungsveranstaltungen, die kulturvermittelndes Wissen anbieten und durch einen Überblick über zentrale Elemente fremder Kulturen bei den Pflegepersonen das Verständnis und die Toleranz für diese Kulturen wecken bzw. erhöhen. Aufgrund der Vielzahl von Kulturelementen, mit denen das Pflegepersonal in Kontakt kommen kann, empfiehlt es sich auch, nicht nur die Verständigungskompetenz gegenüber den Vertretern einer bestimmten Kultur zu fördern, sondern kulturübergreifendes Denken zu lehren. Fortbildung meint aber auch die kontinuierliche Arbeit am eigenen Verhalten sowie die interessierte Teilnahme an den soziokulturellen Hintergründen von Kollegen und Patienten.

Fortbildung über interkulturelle Themen sollte nicht nur mit mehr Gewicht und in verbindlicher Form angeboten werden, sondern die ethnische Vielfalt der Lebenswirklichkeit müsste sich in allen Fächern des Ausbildungscurriculums für Pflegepersonen widerspiegeln. Nur so kann deutlich werden, dass Interkulturalität nicht bloß ein Thema für Soziologen ist, sondern vor allem als ein Prinzip der praktischen Auseinandersetzung mit der sozialen Alltagswirklichkeit gelten kann.

4 Die Theorie der kulturspezifischen Fürsorge nach Leininger

Im Rahmen der transkulturellen bzw. der interkulturellen Pflege kommt der amerikanischen Pflegetheoretikerin Madeleine M. Leininger ein besonderer Stellenwert zu, weil sie als erste die Pflege in einen kulturellen Rahmen gestellt hat. Als Leininger Mitte der 1950er Jahre als Krankenschwester in einer psychiatrischen Kinderklinik gearbeitet hat, bemerkte sie, dass Kinder mit unterschiedlichem kulturellen Hintergrund auch unterschiedliche Erwartungen an die Pflegepersonen richteten. Diese Erwartungen konnten von den Pflegepersonen vielfach nicht erfüllt werden, da ihnen die kulturellen Faktoren, welche die psychische und physische Gesundheit beeinflussen, nicht bekannt waren. Die Erkenntnis, dass Kultur und Pflege unauflösbar miteinander verbunden sind, veranlasste Leininger, Anthropologie zu studieren. Nachdem im Jahre 1970 ihr erstes Buch zum Thema transkulturelle Pflege erschienen war, und zwar „Nursing and Anthropology: Two Worlds to Blend“, veröffentlichte sie im Jahre 1978 ihr Grundlagenwerk „Transcultural Nursing: Concepts, Theories and Practices“(vgl. Domenig 2001, S. 141). Mit diesem Buch hat Leininger den Grundstein für die Entwicklung der transkulturellen Pflege gelegt.

4.1 Hauptannahmen der Theorie

Nach Leininger ist die Pflege ein universelles Kulturphänomen, wobei allerdings die Begriffe, Prozesse, strukturellen Formen und Pflegemuster in den einzelnen Kulturen unterschiedlich sind. Deshalb verwendet Leininger in ihrer Theorie auch den weitgefassten Begriff „care“ (Fürsorge) und nicht den Begriff „nursing“ (professionelle Pflege). „Fürsorge (care) bezieht sich auf abstrakte und konkrete Phänomene in Form von helfenden, unterstützenden oder fördernden Erfahrungen oder Verhaltensweisen zum Wohle anderer Menschen, die ein offensichtliches oder potentielles Bedürfnis aufweisen, ihre menschlichen Lebensbedingungen oder Lebensweisen zu verbessern und weiter zu entwickeln“ (Leininger 1998, S. 72f). Unter professioneller Pflege (nursing) versteht Leininger „den erlernten, humanistisch ausgerichteten und wissenschaftlich fundierten Beruf und die entsprechende (wissenschaftliche) Disziplin, welche die Phänomene menschlicher Fürsorge zum Gegenstand haben, mit denen Menschen Einzelpersonen oder Gruppen helfen, sie unterstützen, es ihnen erleichtern oder sie dabei fördern, ihr Wohlbefinden (oder ihre Gesundheit) auf kulturell angemessene und positive Weise zu erhalten oder sie wieder zu erlangen oder mit Behinderungen oder dem Tod besser umzugehen“ (1998, S. 73). Für Leininger bildet somit die Fürsorge den Kern der professionellen Pflege. Denn Fürsorge ist das kennzeichnend-unterscheidende Element des kulturellen Phänomens Pflege: Sie gibt dem Phänomen Pflege jene besondere Eigenart, die es von den anderen kulturellen Phänomenen unverkennbar unterscheidet.

In der Theorie der kulturspezifischen Fürsorge werden die beiden Hauptkonstrukte „Kultur“ (culture) und „Fürsorge“ (care) zu einem einheitlichen Konstrukt (cultural care) zusammengefasst und eng miteinander verwoben, um damit Pflegephänomene wirklich erklären, sie deuten und dazu Prognosen erstellen zu können. Da Pflege eine physiologische, psychologische, kulturelle, soziale und ökologische Dimension hat, bietet das Konzept der kulturspezifischen Fürsorge umfassende Möglichkeiten, um Pflege kennenzulernen und zu verstehen. Pflege ist auch deshalb ein transkulturelles Phänomen, weil Pflegepersonen mit den Patienten, ihren Kollegen und anderen Personen interagieren. Daher ist es erforderlich, dass Pflegepersonen die interkulturellen Faktoren der Pflegepersonen-Patienten-Beziehung erkennen und anwenden.

Da Pflege größtenteils kulturell abgeleitet ist, sind auch ein kulturell begründetes Wissen und entsprechende Fähigkeiten erforderlich, um die Pflegetätigkeiten zufriedenstellend und wirksam ausführen zu können. Leininger sieht den Zweck ihrer Theorie darin, „zu erforschen, wie die Unterschiede und Übereinstimmungen der menschlichen Fürsorge mit dem Welt- und Wirklichkeitsverständnis, mit den sozialen Strukturen und anderen Faktoren zusammenhängen, um auf der Grundlage entsprechender Befunde Möglichkeiten aufzuzeigen, wie Pflegende Menschen verschiedener oder ähnlicher Kulturen eine kultur-kongruente Pflege gewährleisten können, damit sie auf kulturell angemessene Weise Wohlbefinden und Gesundheit (wieder-)erlangen oder den Umgang mit dem Tod erlernen“ (1998, S. 64).

4.2 Das Sunrise-Modell

Um die Dimensionen der Theorie einer kulturspezifischen Fürsorge besser verstehen zu können, hat Leininger das Sunrise-Modell entwickelt. Das Sunrise-Modell (engl.: Sonnenaufgang) ist allerdings kein begriffliches Modell, ebenso wenig ein abstraktes oder allgemeines System von Begriffen; Leininger versteht unter dem Begriff „Modell“ vielmehr eine bildliche Darstellung (vgl. Leininger 1998, S. 76), denn das Modell gibt symbolisch eine aufgehende Sonne wieder.

Das Sunrise-Modell soll die Pflegepersonen dabei unterstützen, die kulturelle Welt mit ihren unterschiedlichen Einflüssen auf die menschlichen Lebensbedingungen zu verstehen, die berücksichtigt werden müssen, wenn man die menschliche Fürsorge umfassend erforschen will. Nach Leininger (vgl. 1998, S. 77) kann der Forschungsprozess an jedem beliebigen Punkt beginnen. Meistens beginnen die Pflegepersonen im oberen, weitgespannten Teil des Modells, mit der Untersuchung des betreffenden Weltbildes und seinen kulturspezifischen und soziostrukturellen Dimensionen. Dabei gilt es zu erfahren, inwieweit technische Faktoren, religiöse und philosophische Faktoren, familiäre und soziale Faktoren, kulturelle Werte und Lebensstile, politische und rechtliche Faktoren, ökonomische Faktoren, Erziehungs- und Bildungsfaktoren sowie ethnohistorische Faktoren miteinander in Verbindung stehen und menschliches Verhalten in verschiedenen Umweltsituationen beeinflussen können. Das präzise Studium dieser Faktoren ist von besonderer Bedeutung, damit ihr Einfluss auf die Fürsorgetätigkeiten, auf das Wohlbefinden sowie auf die Gesundheit oder die Krankheit verständlich werden, um sodann dieses Wissen bei den verschiedenen Arten menschlicher Fürsorge anwenden zu können.

Nach Leininger existieren in jeder Kultur sowohl volkstümliche (informelle) als auch professionelle (formelle) Gesundheitssysteme (health systems). Volkstümliche Gesundheitssysteme beziehen sich auf kulturell erlerntes und überliefertes, volkstümlich-bodenständiges Wissen und entsprechende Fertigkeiten, die eingesetzt werden, um helfende, unterstützende, befähigende oder erleichternde Handlungen gegenüber Einzelpersonen, einer Gruppe oder einer Institution mit eindeutigen oder angenommenen Bedürfnissen nach Verbesserung oder Verfeinerung einer humanen Lebensweise, eines Gesundheitszustandes oder Wohlbefindens oder in Bezug auf den Umgang mit Behinderung und Tod vorzunehmen (vgl. Leininger 1998, S. 74).

Professionelle Gesundheitssysteme beziehen sich auf professionelle Wissenskompetenzen, die normalerweise in multidisziplinären Teams vorliegen und mit Gesundheit, Krankheit und Wohlbefinden im Zusammenhang stehen. Es handelt sich dabei um formal unterrichtetes, erlerntes und kognitiv erworbenes professionelles Wissen und entsprechende praktische Fertigkeiten, die in professionellen Institutionen mit dem Ziel unterrichtet werden, Personen zu dienen, die um Gesundheitsleistungen nachsuchen (vgl. Leininger 1998, S. 74).

Die professionelle Pflege (nursing care) bietet hier eine Verbindungsmöglichkeit beider Gesundheitssysteme. Damit Menschen, welche professionelle Pflege in Anspruch nehmen, auch tatsächlich eine kulturkongruente Pflege (culture congruent nursing care) erhalten, müssen sowohl die Erkenntnisse des volkstümlichen Gesundheitssystems, als auch die des professionellen Gesundheitssystems mit dem professionellen Pflegewissen verbunden werden. Wenn Pflegepersonen nun eine Pflege gewährleisten wollen, die kulturkongruent und für den betroffenen Menschen sinnvoll ist, müssen sie die Pflegeplanung unter der Berücksichtigung folgender drei Fürsorgemodi vornehmen:

- Bewahrungs- und/oder Erhaltungsfunktion kulturspezifischer Fürsorge: diese Funktion bezieht sich auf jene professionellen Handlungen und Entscheidungen, „die Menschen einer bestimmten Kultur helfen, fürsorgerelevante Werte zu erhalten und/oder zu bewahren, die sie gesund bleiben und von Krankheiten genesen lassen oder sie lehren, mit Behinderungen und/oder Tod umzugehen“ (Leininger 1998, S. 75).
- Anpassungs- und/oder Verhandlungsfunktion kulturspezifischer Fürsorge: diese Funktion bezieht sich auf jene professionellen Handlungen und Entscheidungen, „die Menschen einer bestimmten Kultur helfen, sich anderen anzupassen oder mit ihnen zu verhandeln, um zusammen mit professionellen Pflegenden zu einem positiven oder zufriedenstellenden Ergebnis in Bezug auf ihre Gesundheit zu gelangen“ (Leininger 1998, S. 75).
- Änderungs- oder Umstrukturierungsfunktion kulturspezifischer Fürsorge: Diese Funktion bezieht sich auf jene professionellen Handlungen und Entscheidungen, „die Patienten bei der Neuordnung, Veränderung oder umfassenden Modifizierung ihrer Gewohnheiten und bei der Entwicklung neuer, veränderter und positiver Strukturen der Gesundheitspflege behilflich sind. Bei dieser Pflege müssen die Pflegenden die kulturellen Werte und Überzeugungen der Patienten berücksichtigen, damit diese Lebensweisen übernehmen und ausbilden, die positiver und gesünder sind als diejeni-

gen, die vor der Zusammenarbeit mit ihnen vorhanden waren" (Leininger 1998, S. 75).

Gemäß Leiningers Theorie kann manchmal bereits ein Fürsorgemodus völlig ausreichen bzw. auch nur einer benötigt werden. Aufgrund der aus dem Studium aller Komponenten des Sunrise-Modells gewonnenen Daten werden die Pflegepersonen von Fall zu Fall entscheiden, welcher Fürsorgemodus oder welche Fürsorgemodi den jeweiligen Bedürfnissen des Patienten gerecht werden und ihm nützen.

Diese drei Varianten der Handlung und Entscheidung führen nun zum Ziel des Sunrise-Modells, das darin besteht, eine kulturkongruente Pflege bereitzustellen und zu verwirklichen.

Literatur

Alban, Susanna/Leiniger Madeleine M./Reynolds, Cheryl L. (2000): Multikulturelle Pflege. München: Urban&Fischer.

Al-Omar, Abdul Rahman Ben Hammad (1991): The Religion of Truth. Riyadh: The General Presidency of Islamic Researches.

Barden, Ingeburg (1992): Glaube – Leben – Pflege im Judentum, Christentum und Islam. Freiburg im Breisgau: Lambertus-Verlag.

Bartholy, Heike (1992): Barrieren in der interkulturellen Kommunikation. In: Reimann, Horst (Hg): Transkulturelle Kommunikation und Weltgesellschaft. Opladen: Westdeutscher Verlag, S. 174–191.

Baumann, Christoph Peter (2005): Der Knigge der Weltreligionen. Feste Brauchtum und richtiges Verhalten auf einen Blick. Stuttgart: Kreuz Verlag.

Bellinger, Gerhard. J. (1999): Knaurs Gr. Religions-Führer. Augsburg Weltbild-Verlag.

Brockhaus, Der Neue ([5]1975): Lexikon und Wörterbuch in fünf Bänden und einem Atlas. Band 3. Wiesbaden: F. A. Brockhaus.

Bundesministerium für Gesundheit und Frauen (Hg.) (2005): Interkulturelle Kompetenz im Gesundheitswesen. Wien: Kopierstelle BMGF.

Caws, Peter (1994): Identity: Cultural, Transcultural, and Multicultural. In: Goldberg, David Theo (Hg.): Multiculturalism: A Critical Reader. Oxford: Basil Blackwell Ltd., S. 371–387.

De Vries, Simon Philip., ([10]2006): Jüdische Riten und Symbole. Reinbek bei Hamburg: Rowohlt TaschenbuchVerlag GmbH

Domenig, Dagmar (2001): Einführung in die transkulturelle Pflege. In: Domenig, Dagmar (Hg): Professionelle transkulturelle Pflege. Handbuch für Lehre und Praxis in Pflege– und Geburtshilfe, Bern et al.: Verlag Hans Huber, S. 137–157.

Evola, Julius. (1982): Revolte gegen die moderne Welt. Interlaken: Ansata Verlag.

Gabler-Wirtschafts-Lexikon (1997): Taschenbuch-Ausgabe in 10 Bd. Wiesbaden: Gabler.

Hamp, Vinzenz/Stenzel, Meinrad/Kürzinger, Josef (Hg. u. Übs.) (1985): Die Bibel. Die Heilige Schrift des Alten und Neuen Testamentes. Köln: Naumann & Göbel.

Heinichen, Friedrich Adolph (1881): Lateinisch-deutsches Schulwörterbuch Leipzig: B. G. Teubner.

Henning, Max (Übs.) (o. J.): Der Koran. Wiesbaden: Verlag Modernes Antiquariat (VMA).

Huntington, Samuel P. (1996): Der Kampf der Kulturen. Die Neugestaltung der Weltpolitik im 21. Jahrhundert. Wien: Kremayr & Scheriau.

ICN-Weltbund der Krankenschwestern und Krankenpfleger (1973): Ethische Grundregeln für die Krankenpflege. Genf: International Council of Nurses.

Jung, Carl Gustav (1977): Aion. Beiträge zur Symbolik des Selbst. Olten und Freiburg im Breisgau: Walter-Verlag.

Kolatch, Alfred J. (2005): Jüdische Welt verstehen. Sechshundert Fragen und Antworten. Wiesbaden: Matrix Verlag GmbH

Kluge, Friedrich (1975): Etymologisches Wörterbuch der deutschen Sprache. Berlin: Walter de Gruyter.

Leininger, Madeleine, M. (1998): Kulturelle Dimensionen menschlicher Pflege. Freiburg im Breisgau: Lambertus-Verlag.

Maletzke, Gerhard (1996): Interkulturelle Kommunikation. Zur Interaktion zwischen Menschen verschiedener Kulturen. Opladen: Westdeutscher Verlag.

Mayer, Reinhold (Hg.) (1963): Der Babylonische Talmud. München: Wilhelm Goldmann Verlag.

Neuner, Olga/Schäfer, Karl Friedrich (1990): Krankenpflege und Weltreligionen. Basel/Baunatal: Recom Verlag.

Sandoli, Sabino de (1985): The „Rosary" of the Moslems. Jerusalem: Franciscan Printing Press.

Spengler, Oswald (1923): Der Untergang des Abendlandes. Umrisse einer Morphologie der Weltgeschichte. 2 Bände und Namens- und Sachverzeichnis. München: C. H. Beck'sche Verlagsbuchhandlung.

Uzarewicz, Charlotte/Piechotta, Gudrun (Hg.) (1997): Transkulturelle Pflege. Sonderband 10/1997 zu „Curare", Zeitschrift für Ethnomedizin. Berlin: Verlag für Wissenschaft und Bildung, S. 7.

Uzarewicz, Charlotte (2002): Sensibilisierung für die Bedeutung von Kultur und Migration in der Altenpflege. http://www.die–bonn.de/esprid/dokumente/doc–2002/uzarewicz02_01.pdf (13. 1. 2007).

IV Zur Geschichte der beruflichen Gesundheits- und Krankenpflege

Gerhard Fürstler

Mit der Geschichte der beruflichen Krankenpflege in Österreich haben sich in den letzten 15 Jahren doch schon einige Autorinnen und Autoren beschäftigt, sodass sich der Forschungsstand inzwischen beträchtlich weiterentwickelt hat. Es war daher eine Herausforderung, die vorliegenden Arbeiten zusammenzufassen, für den Unterricht aufzubereiten und für die fünfte Auflage (!) wichtige Befunde, die bis zur Drucklegung Mitte 2008 erhoben werden konnten, gleich auch mit einzuarbeiten. Als wesentliche Grundlage dienten dafür die Arbeiten der beiden Pflegewissenschaftlerinnen Elisabeth Seidl und Ilsemarie Walter, die schon Anfang der 1990er Jahre begonnen haben, die Geschichte der beruflichen Krankenpflege in Forschung und Lehre aufzuarbeiten. Von Ilsemarie Walter liegen außerdem noch zwei weitere, erst vor wenigen Jahren verfasste, ausgezeichnete Arbeiten vor: 1998 beschrieb Ilsemarie Walter in einem inzwischen gedruckten Referat schwerpunktmäßig die folgenschweren Auswirkungen des „Anschlusses" auf die österreichische Krankenpflege. 2002 veröffentlichte sie eine Darstellung der Situation des „Wartpersonals" und der Ordensfrauen in den Wiener Krankenhäusern im 19. Jahrhundert, wobei dieses Thema mittlerweile als Diplomarbeit und auch als Buch vorliegt. Eine brillant verfasste Arbeit ist auch die gedruckte Dissertation von Gabriele Dorffner (2000) über die Professionalisierung der Krankenpflege in Österreich unter besonderer Berücksichtigung der „Verordnung des Ministers des Innern vom 25. Juni 1914" sowie die ebenfalls gedruckte, umfangreiche Dissertation von Margit Sailer (2000) über die Entwicklung der beruflichen Krankenpflege in der Zwischenkriegszeit. Aber auch der wertvolle Beitrag von Birgit Bolognese-Leuchtenmüller (1998) zur Entwicklung der Krankenpflege im sozialhistorischen Kontext war hier einzubeziehen gewesen.

Außer den bisher angeführten Publikationen zur Pflegegeschichte in Österreich erwies sich auch die erst vor kurzem – 2004 – ebenfalls der Öffentlichkeit zugänglich gemachte zeitgeschichtliche Untersuchung „Ich tat nur meinen Dienst" als unverzichtbar, weil die beiden Autoren Gerhard Fürstler und Peter Malina darin zum ersten Mal die aktive Mitwirkung zahlreicher Pflegepersonen an den in Österreich begangenen NS-(Euthanasie-) Verbrechen belegen und dokumentieren, und so nach Berta Schrems (2006) mit der österreichischen Version an die Arbeiten von Hilde Steppe (1947–1997) – die der beruflichen Krankenpflege in Deutschland die systematische Aufarbeitung und Darstellung der Situation der Pflegenden vor und in der Zeit des Nationalsozialismus hinterlassen hat – anschließen (vgl. S. 10). Daher war auch auf die Arbeit von Birgit Poier (2001) aufmerksam zu machen, weil sie darin zum ersten Mal aus dem Blickwinkel der Krankenpflege das schreckliche Schicksal der aus der Heil- und Pflegeanstalt „Feldhof" (Graz) stammenden „T4"-Patienten aufarbeitet. Einen ganz wesentlichen Impuls zur Vertiefung weiterer Forschungsarbeiten zu diesem Problemkreis aber gab in Österreich neben Hilde Steppe vor allem auch Elisabeth Seidl (1998) mit der Auswertung der Erzählungen von Zeitzeuginnen, die in der NS-Zeit der „DRK-Billrothschwesternschaft" angehörten.

Nicht zuletzt konnte auch noch die eine oder andere pflegewissenschaftliche Diplomarbeit und Dissertation hier miteinbezogen werden, weil sie in ihrem Fragestellungskomplex mehr oder weniger auch geschichtliche Fragestellungen der Krankenpflege aufgreifen, wobei hier die Arbeit von Inge Fürst (2001), die die schwierige Entwicklung der psychiatrischen Krankenpflege in Österreich nachzeichnet, genannt werden kann. Auch wenn inzwischen eine Reihe von Arbeiten vorliegt, ist die österreichische Geschichte der Krankenpflege bei weitem noch nicht vollständig erforscht. Das betrifft nach wie vor die Situation der Pflege vor und während des Nationalsozialismus, aber auch in der Nachkriegszeit, ja bis hin zur Gegenwart. Dafür gibt es Gründe: Es gab bisher zu wenige wissenschaftlich ausgebildete Pflegepersonen, die eine Geschichte der Krankenpflege hätten schreiben können, in der auch gesellschaftliche und berufsspezifische Einflüsse berücksichtigt sind. In den Krankenpflegeschulen war die Sichtweise lange Zeit eher unkritisch und mehr oder weniger auf eine ärztliche Heroen- und Ereignisgeschichte reduziert. In Österreich wurde bis vor wenigen Jahren außerdem auch noch die deutsche Literatur zur Pflegegeschichte auch gleich als österreichische Geschichte der Krankenpflege übernommen. Auch aus diesem Grund war lange Zeit kaum Literatur zu finden, die sich mit der österreichischen Krankenpflege beschäftigte. In Österreich ist die historische Pflegeforschung ein Zweig der ebenfalls noch sehr jungen Pflegewissenschaft und gleichermaßen noch im Aufbau begriffen.

1 Zur Identität einer österreichischen Geschichte der Krankenpflege

Eine Sozialgeschichte der Krankenpflege lässt sich nicht auf angeblich herausragende Vertreterinnen oder Vertreter von Medizin und Krankenpflege reduzieren (Heroengeschichte) – auch nicht auf den Chirurgen Theodor Billroth (1829–1894), den Begründer der ersten Pflegerinnenschule im Wiener Rudolfinerhaus, und auch nicht auf die Londoner Krankenschwester Florence Nightingale (1820–1910), die Begründerin der Krankenpflege in England.

Exkurs: Florence Nightingale

Florence Nightingale wurde zu Beginn des 19. Jahrhunderts in Florenz geboren. Sie gehörte der gehobenen britischen Gesellschaft an, lernte Sprachen und absolvierte gegen den Widerstand ihres Elternhauses im Diakonissenmutterhaus Kaiserswerth (D) ihre Krankenpflegeausbildung. Ihr großer Verdienst war es zweifellos, dass sie – in der Zeit des auslaufenden 19. Jahrhunderts, gerade als sich die Krankenpflege beruflich zu etablieren begann – nicht nur ihre Erfahrungen als Generaloberin der englischen Militärkrankenpflege während des Krimkrieges (1853–1856) einsetzte, sondern dieses praktische Wissen auch nutzbringend zur Verbesserung der zivilen Krankenpflege verwendete und so erstmals den Erfolg einer gut organisierten Pflege aufzeigte.

Anschließend gründete sie 1860 am St. Thomas Hospital in London eine Krankenpflegeschule, deren Leitung sie aber nicht übernahm, sondern im Hintergrund die Fäden zog. Mit dieser Schulgründung trug sie wesentlich dazu bei, in England den Beruf der Krankenpflege auch außerhalb konfessioneller Gemeinschaften mit fest umrissener Ausbildung zu etablieren. Darüber hinaus verfasste sie ein Lehrbuch für Krankenpflege, das auch in deutscher Sprache erschien. Sie war bekannt mit Theodor Billroth, der bei der Konzeption der Pflegerinnenschule am Wiener Rudolfinerhaus unter anderem auch auf ihre ihm selbst berichteten Erfahrungen, vor allem jene im Diakonissenmutterhaus Kaiserswerth, zurückgriff.

Wenn dadurch auch das Wirken von Florence Nightingale unzweifelhaft weltweite Folgen hatte, kann daraus aber weder der Schluss einer in weiten Teilen identischen Berufsgeschichte der Pflege in Europa gezogen noch Florence Nightingale als Begründerin der Pflegewissenschaft genannt werden. Zum einen begrenzten oder erweiterten gesellschaftliche Zäsuren pflegerische Handlungsfelder und zugeschriebene Funktionen (vgl. Steppe 1996, S. 8). Zum anderen sind die ersten Implementationsversuche der Pflegewissenschaft an die Universitäten wesentlich später, genauer gesagt, lange nach Nightingales Tod, erst um 1950, in den USA anzusetzen und bauten vor allem auf sozialpsychologischen Theorien auf. Von dort erreichte die Pflegewissenschaft mit großer zeitlicher Verzögerung zwischen 1980 und 1990 dann endlich auch den deutschsprachigen Raum.

Was die Entwicklung der Krankenpflege in Österreich betrifft, ist festzuhalten, dass wesentliche Züge der Berufsentwicklung in Österreich vor allem mit denen in Deutschland nicht vergleichbar sind. Für die Entstehung des starken deutschen Berufsverbandes B.O.K.D. (Berufsorganisation der Krankenpflege Deutschlands) und seiner vielfältigen Tätigkeit kurz nach der Jahrhundertwende (19./20. Jahrhundert) gibt es in Österreich keine Parallelen. In Österreich konnte eine starke, durchsetzungsfähige und auch mit Macht ausgestattete Berufsvertretung der Krankenpflege – ähnlich jener der Mediziner – bis heute nicht erreicht werden. Gegenwärtig gibt es zwei größere berufspolitische Interessensvertretungen: (a) den Österreichischen Gesundheits- und Krankenpflegeverband und (b) die Fachgruppenvereinigung des Gesundheits- und Krankenpflegepersonals im Rahmen des Österreichischen Gewerkschaftsbundes. Auch zu den „wilden Schwestern“, denen während des Deutsch-Französischen Krieges (etwa von 1866–1870) in den Kriegslazaretten die Pflege und Wartung der Verwundeten oblag, gibt es in Deutschland keine Parallelen. Deren fachliche Unkenntnis haben die beiden Ärzte und Zeitgenossen Theodor Billroths, Gustav Juriè und Vinzenz Czerny, recht anschaulich beschrieben und unter anderem deswegen gemeinsam mit Theodor Billroth die Gründung der ersten Pflegerinnenschule im Wiener Rudolfinerhaus (1882) wesentlich vorangetrieben. Auch die in Deutschland einst sehr mächtige Diakonissenpflege kam in Österreich infolge der zahlenmäßig weit weniger vertretenen Diakonissenmutterhäuser nicht zum Tragen, Einfluss übten in Österreich eher die katholischen Mutterhäuser aus. Das auf beide kirchliche Organisationen zurückgehende „Mutterhaussystem“ wurde aber mehr oder weniger stark abgeändert auf die Krankenpflege, insbesondere auf die Krankenpflegeschulen übertragen, was einem indirekten, aber starken Einfluss gleichkommt, der sich als überaus stabil erwies. Zu den österreichischen Besonderheiten gehört auch, dass in den bisher erlassenen Gesundheits- und Krankenpflegegesetzen – einschließlich der Verordnung des Ministers des Innern betreffend die berufsmäßige Krankenpflege (1914) – sowohl Berufsvollzug als auch Ausbildung in ein und demselben Regulativ geregelt wurde. Das stellt auch für Österreich eine ungewöhnlich starke Ausrichtung und Anbindung auf die Bedürfnisse des Berufsvollzuges dar. Die Ausbildung wurde nie in die Unterrichtsbehörde ressortiert, sondern stets von dem Ministerium, welches mit den Gesundheitsagenden befasst war, im Berufsvollzugsgesetz mit geregelt. Die Verhinderung der Einbindung der Krankenpflegeausbildung in das Höhere Ausbildungswesen war die Folge.

Insbesondere aber verlief die Etablierung des Krankenpflegeberufs anders als in Deutschland. Wurde in Deutschland der Krankenpflegeberuf vor allem auf die bürgerliche Frau hin ausgerichtet, die die weibliche bürgerliche Moral (Dienen, Opfertum, Selbstlosigkeit und Gehorsam) total verinnerlichte und auf diese Weise zur Konstruktion eines weiblich-dienenden, aber der Medizin untergeordneten Hilfsberuf wesentlich beitrug, so gewann in Österreich die bürgerliche Frau in der Krankenpflege nie so an Bedeutung. In Österreich versuchte von Anfang an die Medizin durch ihren raschen wissenschaftlichen Aufschwung die Krankenpflege zu ihrem Hilfsberuf zu konstruieren und damit zu einer von ihr gelenkten und kontrollierten Berufsgruppe, die obendrein auch immer verfügbar sein sollte. Auf diese Weise blieb die Krankenpflege bis in die jüngste Vergangenheit hinein ein medizinischer Hilfsberuf, der vor allem an der Übernahme von medizinischen Hilfstätigkeiten gemessen wurde. Das Schicksal eines der Medizin untergeordneten Berufs teilen sich letztendlich die deutsche und die österreichische Krankenpflege gleichermaßen, doch der Weg dorthin war unterschiedlich (vgl. Fürstler 2003, S. 64 ff.).

Beleuchtet man die Entwicklung der Krankenpflegeberufe in Österreich im sozialhistorischen Kontext – wie dies die Sozialhistorikerin Birgit Bolognese-Leuchtenmüller 1998 versuchte –, so zeigt sich, dass der Krankenpflegeberuf und ihm vergleichbare Berufe, wie jener der Kindergärtnerin, der Sozialarbeiterin (früher Fürsorgerin) und der medizinisch-technischen Assistentin und bis zu einem gewissen Grad sogar die Lehrerberufe gemeinsame berufliche Wurzeln aufweisen:

- Es lassen sich in all diesen Berufen zeitliche und inhaltliche Parallelen im Professionalisierungsgrad erkennen: Alle diese Berufe entstanden am Ende des auslaufenden 19. Jahrhunderts in den eng verbundenen und tragenden Institutionen – Spital, Fürsorgeeinrichtung, Schule und mit ihr der Kindergarten. Auch am Beginn des Kindergartenwesens stand, genau wie in der Krankenpflege, die nicht ausgebildete „Wärterin" (Gehilfin) in sogenannten „Kinderbewahranstalten".
- Die Berufe der medizinisch-technischen Dienste gingen überhaupt aus der Gesundheits- und Krankenpflege hervor, und
- noch in der Zwischenkriegszeit (1918–1938) bildeten die Fürsorgerinnen mit den Krankenschwestern gemeinsame Interessensorgane.
- Die Einrichtungen zeichneten sich sehr lange durch eine strikt hierarchische Struktur aus (in der Krankenpflege war das „Mutterhaussystem" vorherrschend).
- Sämtliche genannten Berufskategorien weisen einen extrem hohen Feminisierungsgrad aus bzw. wurden im Rahmen ihrer Berufsgeschichten sogar exklusiv weiblich definiert.
- Der Frauenanteil in all diesen Berufen beträgt daher im Schnitt über 90 %.
- Eine weitere Gemeinsamkeit all dieser Berufe besteht in der praktischen Ausrichtung ihrer Tätigkeiten. Beim Krankenpflegeberuf wurde dies allerdings bis heute am stärksten herausgestrichen.

- Der Konstituierung all dieser Berufe liegt im Prinzip das „verbindliche Mütterlichkeitsideal“ zugrunde.
- Was ihre Ausbildungen betrifft, so sind heute mit zwei Ausnahmen alle an den Hochschulen angesiedelt: Die Kindergartenpädagogin wird noch immer in einer fünfjährigen Bildungsanstalt für Kindergartenpädagogik ausgebildet (die Überleitung dieser Ausbildung in die Pädagogische Hochschule wird aber vorangetrieben) und die diplomierte Pflegekraft in einer dreijährigen, spitalsinternen Gesundheits- und Krankenpflegeschule (die Überführung dieser Ausbildung in die Fachhochschule – zunächst als Pilotprojekt – hat dagegen begonnen).

1.1 Zum zeitlichen Ablauf der beruflichen Krankenpflege

Der Beginn der beruflichen Krankenpflege in Österreich ist mit der Gründung des Wiener Allgemeinen Krankenhauses im Jahre 1784 anzusetzen. Zu bedenken ist aber, dass eine Darstellung der österreichischen Geschichte der Krankenpflege aufgrund der im Laufe der Jahrhunderte wechselvollen territorialen Grenzen der ehemaligen Donaumonarchie und durch die Zeit des Nationalsozialismus ein äußerst schwieriges Unterfangen ist. Je nach dem Zeitpunkt der Betrachtung ist die österreichische Geschichte der Krankenpflege unter Zugrundelegung der heutigen Landesgrenzen stets auch Teil der ungarischen, tschechischen, slowakischen, italienischen, polnischen und deutschen Krankenpflege (vgl. Steppe, 1996, S. 18).

→ 1784	1882	1889	1904	1912	1913	1914
→ 1917	1918	1934	1929	1933	1934	1938
→ 1939	1945	1949	1961	1969	1980	1989
→ 1997	1999	2002	2003	2004	2006	2007
→ 2008						

Abb. 6: Zeitlicher Ablauf der beruflichen Krankenpflege

1784: Gründung des Wiener Allgemeinen Krankenhauses durch Kaiser Josef II. mit 2.000 Betten. Die „Krankenpflege“ übernehmen zum ersten Mal in einer Art Dienstverhältnis und unter Lohnbedingungen „Wärterinnen“ und „Wärter“.

1882: Gründung der Pflegerinnenschule am Wiener Privatkrankenhaus „Rudolfinerhaus“.

1899: Beschlussfassung des Niederösterreichischen Landtages, die hausinternen „Fachkurse für die Irrenpflege“ erstmals zu regeln. Diese Kurse werden in der Folge – außer in der NS-Zeit – bis 1961 als psychiatrische Krankenpflegeausbildung geführt.

1904: Gründung des „Pflegerinnen-Instituts“ am Wiener Allgemeinen Krankenhaus.

1912: Einrichtung eines Kinderkrankenpflegekurses an der Kinderklinik in Wien.

1913: Gründung der ersten öffentlichen Krankenpflegeschule am Wiener Allgemeinen Krankenhaus auf der Grundlage des „Pflegerinnen-Instituts" und unter Einbeziehung der Kinderkrankenpflegekurse der Kinderklinik.

1914: Erlass der „Verordnung des Ministers des Innern vom 25. Juni 1914, betreffend die berufsmäßige Krankenpflege" (erstes Regulativ für die Krankenpflege).

1917: Gründung der „Fachorganisation der geschulten Krankenpflegerinnen, Fürsorgerinnen und verwandter Berufe Österreichs" (frühes Beispiel einer Interessenvertretung).

1918: Errichtung eines Ministeriums für Volksgesundheit. Die Belange der Krankenpflege werden in dieses Ministerium ressortiert und verbleiben dort. Sichtbare Zeichen sind bis heute die stets gemeinsame Regelung von Ausbildung und Berufsvollzug dieser im Grunde genommen auf höchst unterschiedliche Zielsetzungen ausgerichteten Bereiche in ein und demselben Regulativ.

1929: Die Weltwirtschaftskrise erfasst auch den Krankenpflegeberuf in Österreich und führt zu Verschärfungen in Ausbildung und Praxis der Krankenpflege.

1933: Gründung des „Verbandes diplomierter Krankenpflegerinnen Österreichs" (Vorläufer des Österreichischen Gesundheits- und Krankenpflegeverbandes).

1934: Die finanzielle und sozialrechtliche Lage des Krankenpflegepersonals verschlechtert sich im autoritär-christlichen Ständestaat immer mehr.

1938: Einmarsch der Nationalsozialisten in Österreich und „Anschluss" Österreichs an das Deutsche Reich. Nur drei Tage nach dem „Anschluss" übersandte Oberschwester Hedwig Birkner, die Vorsitzende der „Vereinigung der diplomierten Krankenpflegerinnen Österreichs", dem Fachausschuss für das Schwesternwesen in der Arbeitsgemeinschaft der freien Wohlfahrtspflege in Berlin, ein Telegramm, in dem sie begeisterte Grüße an die Deutschen Schwestern „in diesen herrlichen Tagen der Auferstehung Österreichs" übermittelte, dennoch wird die „Vereinigung der diplomierten Krankenpflegerinnen Österreichs" innerhalb weniger Tage aufgelöst. Österreich hört als Staat zu bestehen auf. Übernahme reichsdeutschen Rechts und Inkraftsetzung der Vorschriften zur Ordnung der Krankenpflege.

1939: Der „Reichsausschuß zur wissenschaftlichen Erfassung von erb- und anlagebedingtem Leiden" in der „Kanzlei des Führers" wird mit der Realisierung der „Euthanasie" beauftragt, die auch Österreich erfasst. Erwachsene werden vor allem im Rahmen der Aktion „T4" und „Wilden Euthanasie" und Kinder in „Kinderfachabteilungen" ermordet. Pflegepersonen wirken an diesen NS-(Euthanasie-) Verbrechen aktiv mit.

1945: Niedergang des Nationalsozialismus und Ende des Zweiten Weltkrieges. Neben Ärzten werden auch zahlreiche Pflegepersonen (bis 1948) wegen Mitschuld an den NS-(Euthanasie-)Verbrechen vor Gericht gestellt und (in einigen Fällen auch zum Tode) verurteilt.

1949: Die Umstellung der Ausbildung zur Krankenpflege auf österreichische Verhältnisse erfolgt erst mit dem Bundesgesetz betreffend die Regelung des Krankenpflegewesens (BGBl. Nr. 93/1949).

1961: Das Bundesgesetz betreffend die Regelung des Krankenpflegefachdienstes, der medizinisch-technischen Dienste und der Sanitätshilfsdienste (BGBl. Nr. 102/1997) tritt in Kraft. Die Ausbildung im Krankenpflegefachdienst umfasst erstmals die drei Sparten: Allgemeine Krankenpflege, Kinder- und Säuglingspflege sowie Psychiatrische Krankenpflege.

1969: Erstmals Durchführung einer Ausbildung für lehrendes und leitendes Pflegepersonal. Vorreiter ist die Akademie für Höhere Fortbildung in der Pflege in Mödling und ab 1970 auch die Fortbildungsakademie am Wiener Allgemeinen Krankenhaus.

1980: Beginnende Implementierung – vorangegangene Versuche reichen bis in die 1970er Jahre zurück – der aus den USA stammenden „Pflegemodelle", des „Pflegeprozesses" und der Konzepte der „Patientenorientierten Pflege" in Ausbildung und Praxis der Pflege.

1989: Die Mordserie im Pavillon V des Wiener Krankenhauses Lainz („Lainz I") löst unter anderem eine über eine breite Öffentlichkeit hinweg geführte, heftige, bisweilen auch emotional getragene Ausbildungsdiskussion aus.

1997: Inkrafttreten des neuen Gesundheits- und Krankenpflegegesetzes. Es verankert erstmals die Dokumentationspflicht, die eigenverantwortliche Diagnostik, Planung, Organisation aller pflegerischen Maßnahmen, die Gesundheitsförderung und -beratung im Rahmen der Pflege, die Pflegeforschung und die Durchführung administrativer Aufgaben in den eigenverantwortlichen Tätigkeitsbereich der Angehörigen des gehobenen Dienstes für Gesundheits- und Krankenpflege. Außerdem wird die gesamte pflegerische Tätigkeit unter den Primat der Verantwortung gestellt.

1999: Die Einrichtung eines „Individuellen Studiums der Pflegewissenschaft" an der Universität Wien – nach langen Bemühungen und federführendem Betreiben der Pflegewissenschaftlerinnen Elisabeth Seidl und Ilsemarie Walter durchgesetzt – setzt die langjährige Forderung nach Akademisierung der Pflege erstmals in die Praxis um.

2002: An den 1993 in Österreich neu errichteten Fachhochschulen wird Pflege erstmals als Studiengang eingerichtet. An der Fachhochschule Technikum Kärnten in Feldkirchen startet der Studiengang „Gesundheits- und Pflegemanagement", dem in der Folge weitere Studiengänge an den Fachhochschulen Krems an der Donau, Pinkafeld im Burgenland und Steyr folgten. Studiengänge sind inzwischen auch an der Fachhochschule Joanneum in Graz und an der Fachhochschule in Linz geplant.

2003: Medienberichte über Missstände im Pflegeheim Wien-Lainz („Lainz II") machen eine breite Öffentlichkeit erneut auf die immer weniger zu bewältigende Situation der Krankenpflege, insbesondere der Altenpflege, aufmerksam. Ein Arzt wird „Pflege-Anwalt" für Wien. 2006 wird die Pflegeombudsmannstelle mit der Wiener Patientenanwaltschaft zusammengelegt, der Arzt als „Pflegeanwalt" seines Amtes wieder enthoben.

2004: Die Forderungen nach akademischer Ausbildung von Pflegepersonen und wissenschaftlicher Aufwertung der Gesundheits- und Krankenpflege werden zunehmend lauter. Es gelingt die Einrichtung eines Studiums der Pflegewissenschaft sowohl an der der privaten Universität für Gesundheitswissenschaften, Medizinische Informatik und Technik UMIT in Hall als auch an der Universität Graz (Studienversuche für Pflegewissenschaft reichen in Graz aber bis in die 1980er Jahre zurück). An der Universität Wien wird die Stiftungsprofessur für Pflegewissenschaft von Caritas und Rotem Kreuz mit der aus dem Wiener Rudolfinerhaus stammenden habilitierten Pflegewissenschafterin Elisabeth Seidl besetzt.

2006: Christa Them, habilitierte Pflegewissenschafterin, wird Inhaberin des Lehrstuhls für Pflegewissenschaft an der Privatuniversität UMIT in Hall und die aus Berlin stammende promovierte Diplompflegepädagogin Christa Lohrmann zur Professorin für Pflegewissenschaft an die Universität Graz berufen.

2007: Seit 2003 wird an der Paracelsus Medizinischen Privatuniversität Salzburg (PMU) an der Entwicklung eines pflegewissenschaftlichen Studiums gearbeitet. Der Studienbeginn Pflegewissenschaft an der PMU Salzburg wird mit Herbst 2007 aufgenommen, der Lehrstuhl Pflegewissenschaft mit dem bisher in Nürnberg und als Gastprofessor an den beiden Universitäten Florida und Witten/Herdecke lehrenden Pflegewissenschaftler Jürgen Osterbrink besetzt.

Eine in ihrer Art neue Ausbildung startet im Herbst 2007 in Wien, Tirol und Oberösterreich. Das „Kombistudium Pflege“ ist eine Kooperation und Kombination zwischen den Gesundheits- und Krankenpflegeschulen Vinzentinum des Krankenhauses der Barmherzigen Schwestern (Linz), Hall (Tirol), Barmherzige Brüder (Wien) und der privaten Universität für Gesundheitswissenschaft, Medizinische Informatik und Technik UMIT in Hall in Tirol. In vier Jahren können die Studierenden gleichzeitig das Diplom für den gehobenen Dienst für Gesundheits- und Krankenpflege und das Bakkalaureat für Pflegewissenschaft erwerben.

An der Universität Wien läuft die Stiftungsprofessur Pflegewissenschaft von Caritas und Rotem Kreuz aus, seit Herbst 2007 kann daher in Wien – bis zur Neustrukturierung – niemand mehr das Studium Pflegewissenschaft neu inskribieren, weil alle Verträge rund um die ehemalige Stiftungsprofessur auslaufen. Der Wissenschaftsminister kündigt im April 2007 eine Lösung noch vor dem Sommer 2007 an. Mit 1. Oktober 2007 wird die weit über die pflegerische Fachwelt Österreichs hinaus bekannte promovierte Pflegewissenschafterin Hanna Mayer neue Inhaberin des Lehrstuhls für Pflegewissenschaft an der Universität Wien und zugleich Vizestudienprogrammleiterin des IDS Pflegewissenschaft an der Universität Wien.

2008: Die Novelle zum Gesundheits- und Krankenpflegegesetz vom 16. Jänner 2008 beinhaltet auch eine Erweiterung der Ausbildung zum gehobenen Dienst der Gesundheits- und Krankenpflege an Fachhochschulen – neben der Regelung der häuslichen 24-Stunden-Betreuung, diese sieht die Möglichkeit der Delegation einzelner pflegerischer und medizinischer Leistungen an persönliche Betreuerinnen und Betreuer vor, allerdings nur nach genauer Anleitung und Einschulung durch einen Arzt bzw. eine diplomierte Pflegefachkraft, und gewährleistet, so der Gesetzgeber, eine praxisnahe Lösung für die 24-Stunden-Betreuung. Mit der Novelle werden erstmals die notwendigen rechtlichen Grundlagen geschaffen, die Ausbildung zum gehobenen Dienst für Gesundheits- und Krankenpflege auch an einer Fachhochschule absolvieren zu können, die auch mit der Berufsberechtigung endet. Mit der Ermöglichung der Ausbildung an den Fachhochschulen soll – so der Gesetzgeber weiter – auch die derzeit mangelnde Attraktivität der Ausbildung speziell für Maturantinnen und Maturanten gesteigert werden. An der Fachhochschule „Campus Wien“ startet daher schon im Herbst 2008 ein Pilotprojekt für die Ausbildung zum gehobenen Dienst für Gesundheits- und Krankenpflege in Form eines Bachelor-Studiums. Für dieses Pilotprojekt fördert das Wissenschaftsministerium 50 Studienplätze, die Stadt Wien stellt in Zusammenarbeit mit dem Krankenanstaltenverbund (KAV) die Praktikumsplätze zur Verfügung. Zur Studiengangsleiterin wird die aus Wien stammende promovierte Pflegepädagogin Roswitha Engel berufen. Diese Ausbildung soll aber – so der Gesetzgeber in seinen Erklärungen abschließend – auch weiterhin jungen Menschen ohne Hochschulreife die Möglichkeit gewährleisten, den gehobenen Pflegeberuf an den bisherigen Schulen für Gesundheits- und Krankenpflege zu erlernen, sodass diese beiden Ausbildungen zunächst parallel geführt werden sollen. (vgl. (1) Österreichischer Gesundheits- und Krankenpflegeverband, 2008, Homepage und (2) Entwurf einer Verordnung über Fachhochschul-Bachelorstudiengänge für die Ausbildung in der allgemeinen Gesundheits- und Krankenpflege, 2008).

Ebenfalls mit Herbst 2008 wird an der IMC Fachhochschule Krems an der Donau der Bachelor-Studiengang „Advanced Nursing Practice“ mit den Spezialisierungsgebieten Pflegemanagement bzw. Pflegeentwicklung und Patienten-Education eingerichtet. Zur Studiengangsleiterin wird die lange Jahre an der Akademie für Höhere Fortbildung in der Pflege in Mödling als Direktorin tätige, akademisch ausgebildete Pflegepädagogin Marianne Kriegl designiert.

An der Medizinischen Universität Graz wird das Studium „Gesundheits- und Pflegewissenschaft“ an die für Österreich neue akademische Struktur angepasst und ab nun in ein Bachelor-, Master- und Doktoratsstudium gegliedert.

Im November 2008 nehmen auf Initiative des Österreichischen Gesundheits- und Krankenpflegeverbandes (ÖGKV) zahlreiche Vertreterinnen und Vertreter der beruflichen Gesundheits- und Krankenpflege an der Enquete mit dem Titel „Keine Ausnahme“ im österreichischen Parlament teil, die den schwierigen Versuch einer Aufarbeitung und Auseinandersetzung mit der Geschichte der österreichischen Pflege zur Zeit des Nationalsozialismus zum Inhalt hat. Im Juni 2008 wird die Ausbildung zum gehobenen Dienst für Gesundheits- und Krankenpflege an Fachhochschulen erstmals gesetzlich geregelt.

1.2 Krankenpflege vor und nach der Gründung des Wiener Allgemeinen Krankenhauses

Nach Gabriele Dorffner (2000) ist in der Entwicklung der Krankenpflege ein weiter Bogen zu spannen. Sie war durch die Bedürfnisse der Gesellschaft geprägt. Im Mittelalter war die ständische Gesellschaft in Innungen und Zünften so organisiert, dass auch in Krankheit und Not für ihre Mitglieder Sorge getragen wurde. Für die Armen, Pilger und diejenigen, die außerhalb der Gesellschaft standen, war aber nicht gesorgt. Dieser Menschen nahmen sich in erster Linie die geistlichen Orden an. Aus den Hospizen, die den Pilgern in den Klöstern als Unterkünfte bereitstanden, entwickelten sich die Hospitäler, die neben den Kranken auch Arme, Waisen, Invalide, Sieche und Gebärende betreuten und so zu den Vorläufern der heutigen Krankenhäuser wurden. Kaiser Josef II. (1780–1790) war es, der 1783 mit der Umgestaltung des Großarmenhauses Wien in ein Allgemeines Krankenhaus, das ab nun nur mehr Kranke aufnahm, den Schritt vom mittelalterlichen Hospital zum neuzeitlichen Krankenhaus vollzog, dem er auch die medizinische Ausbildung und akademische Lehre vorbehielt. Diese Reform war nur auf der Grundlage der bereits von seiner Mutter Maria Theresia (1740–1780) eingeleiteten strukturellen Veränderungen möglich, die auf die Seuchenabwehr und Seuchenbekämpfung ausgerichtet waren und auf ihren Leibarzt Gerhard van Swieten (1700–1772) zurückgehen. Das Allgemeine Krankenhaus bestand bei seiner Eröffnung am 15. August 1784 aus vier medizinischen und zwei chirurgischen Abteilungen sowie einer Abteilung für Geschlechtskrankheiten. Es verfügte über 2.000 Betten und hatte 111 Krankenzimmer, für die 140 „Wärterinnen und Wärter" verantwortlich waren (vgl. S. 31).

1.3 Krankenpflege durch „Wärterinnen und Wärter"

Im Allgemeinen Krankenhaus in Wien pflegten von dessen Gründung an bis 1899 nur weltliche Wärterinnen und Wärter. Sie übten die Krankenpflege nicht (mehr nur) aus reiner Nächstenliebe aus, sondern waren angestellt und bezogen zum ersten Mal Lohn für diese Arbeit. Das besoldete „Wartpersonal", wie die Wärterinnen und Wärter genannt wurden, setzte sich zu Beginn aus Männern und Frauen gleichermaßen zusammen, doch schon wenige Jahre nach der Gründung des Allgemeinen Krankenhauses kam es zu ersten Veränderungen (vgl. Dorffner, 2000, S. 36). Waren die Männer als Wärter den Männerzimmern zugeteilt, so wurden ab 1796 auch Frauen für dieselben aufgenommen. Ab diesem Zeitpunkt wurde nicht mehr so wie bisher – in Anlehnung an die Ordenspflege – geschlechtsspezifisch gepflegt. Die Wärter wurden sukzessive durch Wärterinnen ersetzt, bis sie in die Psychiatrie und auf die dermatologische Station abgedrängt waren. Zu diesem Zeitpunkt dürfte der Prozess der „Verweiblichung" in der Krankenpflege eingesetzt haben, weil man sich von den Frauen „mehr Geduld, Mäßigkeit und Reinlichkeitssinn" erwartete als von den Männern (vgl. Walter, 2002, S. 22). Dieser Prozess sollte sich im Laufe des 19. und 20. Jahrhunderts in dieser Richtung weiter fortsetzen und festigen, wobei die Führungspositionen (Aufsicht über das Wartpersonal) durch „Oberkrankenpfleger", die aber keine in der Karriereleiter aufgestiegenen Wärter, sondern Beamte mit einer Kanzlistenlaufbahn waren, noch länger in männlicher Hand blieben.

Die Wärterinnen und Wärter haben sich – so Ilsemarie Walter weiter – nicht selbst artikuliert. Vielfach konnten sie nicht lesen und schreiben, und in den zahlreichen zeitgenössischen Veröffentlichungen über Krankenhäuser ist meist wenig über Krankenpflege zu finden. In den amtlichen Akten erschienen die Wärterinnen und Wärter meist erst, wenn etwas passierte: wenn ein Kranker zu Schaden kam, wenn der Verdacht eines Diebstahls bestand usw. Dann erst wurden sie wahrgenommen und ihre Aussagen protokolliert. Die Wärterinnen und Wärter waren dem Vorwurf ausgesetzt, sie seien ungebildet und kämen „aus den untersten Schichten", was aber nicht für alle zutraf. Auch Töchter von Lehrern, Beamten, Offizieren und Geschäftsleuten waren unter den Wärterinnen zu finden. Für die überwiegende Mehrzahl von ihnen dürfte dieser Umstand aber zugetroffen haben, was bei den ihnen zugemuteten Arbeitsbedingungen nicht weiter verwunderlich ist. Sie mussten, um ständig verfügbar zu sein, hinter Verschlägen im Krankensaal schlafen, in denen man sich gerade noch umdrehen konnte. Ihr Lohn war niedrig, wobei die Wärter lange Zeit etwas mehr verdienten als die Wärterinnen. Die körperliche Züchtigung für Wärterinnen und Wärter (im ersten Drittel des 19. Jahrhunderts noch eine reguläre Maßnahme) wurde erst 1835 abgeschafft. Der „Wartdienst" war eine reine „Anlerntätigkeit" und durch die Gesindeordnung geregelt. Er zählte nicht zu den ehrbaren Berufen, die Arbeit war schwer und mühsam. Dabei kann die Wiener Situation, vor allem die im Allgemeinen Krankenhaus, nicht einfach auf die anderen Bundesländer übertragen werden. Ähnliche Einrichtungen wie das Allgemeine Krankenhaus in Wien entstanden in den Bundesländern erst später, z. B. in Linz und Graz 1788, doch pflegten dort katholische Ordensschwestern schon wesentlich früher und sicherten sich so Einfluss auf die Entwicklung der beruflichen Krankenpflege. Wien hat aber wegen der großen Anzahl von Pflegepersonen, die hier tätig waren, Bedeutung: Erstens lassen sich Grundmuster des späteren Spannungsfeldes „weltliche Pflege und Ordenspflege" herauslesen. Zweitens waren ab 1900 nicht nur mehr in Wien, sondern in ganz Österreich beide, Wartpersonal und Ordensschwestern, in der Krankenpflege tätig und unterschieden sich lange Zeit im zahlenmäßigen Verhältnis auch nicht wesentlich (vgl. ebd., S. 23).

Über den Tätigkeitsbereich des Wartpersonals gibt eine Tagesordnung Aufschluss, in der die zu verrichtenden Arbeiten vorgeschrieben wurden. Dazu gehörten Belüften und Beheizen des Krankenzimmers, Verabreichung der Mahlzeiten, Bettenrichten und Austausch des benutzten Bettzeugs, Arzneien aus der Apotheke zu holen und deren Einnahme zu beobachten und das In-Ordnung-Halten der Gegenstände im Krankenzimmer. Durch Kontrollen und Strafandrohungen versuchte man diesen Anordnungen Nachdruck zu verleihen, doch das Wartpersonal, das meist von einfachstem niedrigen Stand war, verrichtete seine Tätigkeit, den „Wartdienst" (Krankenpflege), ohne Vorkenntnisse, sodass es dem guten Willen der Wärterinnen und Wärter überlassen blieb, ob sie in den Pflegedienst hineinwuchsen. Die Qualität der Versorgung der Kranken war zwar durch die Gründung des Allgemeinen Krankenhauses gestiegen, dennoch scheint es vermessen, beim Wartdienst von Krankenpflege im heutigen Sinn zu sprechen. Die Tätigkeit des Wartpersonals beschränkte sich in erster Linie auf Reinigungsarbeiten und die Verpflegung der Kranken. Eine Tätigkeit, die sich nicht wesentlich von dem unterschied, was noch weit bis nach dem Zweiten Weltkrieg Aufgabe der Krankenschwestern und Krankenpfleger war, grobe Hausarbeiten ausgenommen (vgl. ebd., S. 24).

1.4 Krankenpflege durch Ordensschwestern und Diakonissen

Wenn dem tatsächlich nicht ausgebildeten, sondern nur angelernten Wartpersonal die – wie es hieß – „gut ausgebildeten Ordensschwestern" gegenübergestellt werden, so ist hier eine Richtigstellung notwendig. Die katholischen Ordensschwestern übten die Krankenpflege – im Unterschied zu den Bundesländern – in Wien erst spät aus, etwa von der Mitte des 19. Jahrhunderts an. Zu einer Zeit, als hier die Wärterinnen und Wärter die Krankenpflege längst ausübten. Die Ausbildung der Ordensschwestern (vgl. Walter, 2002, S. 24) und der in Österreich erst ab 1874 vom Diakonissenmutterhaus Gallneukirchen (Oberösterreich) aus tätig gewordenen Diakonissen (vgl. Fürstler, 2006, S. 57) war aber –

so Ilsemarie Walter (2002) weiter – genauso gering, weil die Mutterhäuser andere Prioritäten setzten. Vieles, was als Eignung zum Ordens- bzw. Diakonissenberuf und damit auch als Befähigung zur Krankenpflege galt, war in der Fähigkeit zur Selbstverleugnung durch die Verrichtung niedriger Arbeiten gebündelt bzw. bestand in einer religiösen Unterweisung. Die Ordensschwestern und Diakonissen machten in der Praxis aber ihre fehlende fachliche Ausbildung durch besonders fürsorgliche Betreuung wett, und es herrschte dort, wo sie tätig waren, eine ruhigere und entspanntere Atmosphäre. Deshalb wurde in der Weiterentwicklung der Krankenpflege immer wieder bei den geistlichen Schwestern um Rat gefragt, sowohl in pflegerischer Hinsicht als auch im Umgang mit den Patienten. Von der religiösen Orientierung als Vorbedingung für die Aufnahme in das Mutterhaus abgesehen, unterschied sich die fachliche Kompetenz aber kaum von jener der Wärterinnen und Wärter. In Österreich waren die katholischen Ordensschwestern zahlenmäßig den evangelischen Diakonissen aber bei weitem überlegen. Die wenigen Diakonissen konnten deshalb in Österreich, anders als dies in Deutschland, dem Mutterland der Reformation, der Fall war, keine Machtstellung innerhalb der beruflichen Krankenpflege erringen. Beide – Ordensschwestern wie Diakonissen – leb(t)en aber in der strengen Ordnung von Mutterhäusern, in denen zugleich straffe Regeln herrsch(t)en, denen sich die Schwestern unterwerfen und sich so (vor allem) den Oberinnen unterordnen mussten und müssen. Dafür gewährte ihnen das jeweilige Mutterhaus im Gegenzug Schutzfunktion und die Möglichkeit, im Rahmen der Schwesterngemeinschaft eine „berufliche Tätigkeit“ auszuüben, was für die unverheiratete Frau des 19. Jahrhunderts von existentieller Bedeutung war, freilich ohne feste Bezahlung oder Gehalt. Lediglich ein Taschengeld und das Leben in Gemeinschaft wurden ihnen gewährt.

Ab der Mitte des 19. Jahrhunderts kam es zu einer Konkurrenzsituation zwischen weltlicher und geistlicher Krankenpflege. Die Wärter und Wärterinnen fürchteten um ihre Existenz, weil vor allem die Ordensschwestern immer häufiger in Regie den „Wart- und Pflegedienst“ in den Spitälern übernahmen und lange Zeit die Ausübung der Krankenpflege an religiöse Motive banden, d.h. gute Pflege könne nur aus reiner Nächstenliebe, nicht aber für Lohn geleistet werden. Außerdem herrschte die Überzeugung, dass die Ordenspflege billiger als die berufliche Pflege käme. Man übersah dabei geflissentlich die Tatsache, dass nur die einzelne Ordensschwester keinen Lohn bekam, der von den Ordensschwestern aber in Regie übernommene „Wart- und Pflegedienst“, in den die einzelne Ordensschwester arbeitend eingebunden war, aber hohe (Personal-)Kosten für den Spitalserhalter verursachte. Ferner beanspruchten die Ordensschwestern eine eigene Klausur, die auch häufig für sie extra errichtet wurde – während die Wärter und Wärterinnen diese für sie so dringend benötigten Wohnräume kaum bekamen, sondern nach wie vor hinter den Verschlägen in den Krankenzimmern leben mussten, die ihnen nicht einmal ein Mindestmaß an Privatsphäre boten. Dadurch gerieten die Wärter und Wärterinnen in eine für sie schwierige Situation, die erst mit der gesetzlichen Regelung der Krankenpflegeausbildung im Jahre 1914 einigermaßen gelöst werden konnte. Ilsemarie Walter (2002) kommt mit Recht zu dem Schluss, dass die geschilderte Situation der Spitalskrankenpflege dieser Zeit für die Entwicklung eines auf guter Ausbildung basierenden Krankenpflegeberufs nicht förderlich war. Fast immer stand die Behauptung im Raum, Krankenpflege könne eigentlich nur aus Nächstenliebe geleistet werden, sei ein schwesterlicher Dienst der Ordensschwestern und Diakonissen und habe keine beruflichen Grundlagen. Das schlechte Image, das Wärterinnen und Wärter genossen, weil sie weiterhin die Krankenpflege beruflich ausübten, blieb lange am Krankenpflegeberuf haften. Die ersten staatlich diplomierten weltlichen Pflegerinnen hatten es schwer, in den Augen der Bevölkerung Achtung zu gewinnen, weil sie stets mit einem idealisierten Bild der hingebungsvollen, auf alles verzichtenden Ordensschwester und Diakonisse verglichen wurden. Das „Wartpersonal" jedoch selbst, die Ordensfrauen und auch die Diakonissen konnten an den Bedingungen nicht viel ändern – das, was sie konnten, haben sie getan: Krankenpflege in Österreichs Krankenhäusern wäre damals ohne sie nicht möglich gewesen. Sie alle mussten Krankenpflege – unter Ausnützung ihrer Opferbereitschaft – ohne Ausbildung und auch unter menschenunwürdigen Bedingungen leisten. Es war die Politik, die die Pflege damals und bis heute beeinflusst und mitbestimmt hat (vgl. S. 24 ff.).

1.5 Entwicklungen der Krankenpflege im 19. Jahrhundert

Zu Beginn des 19. Jahrhunderts versuchte man in Österreich Verbesserungen in der Krankenpflege einzuführen. Eine davon war der Versuch des Wiener Arztes Maximilian Schmidt (1784–1846), eine Schulung für das Wartpersonal einzuführen. Diese Schulungen wurden an der Wiener Universität an Sonn- und Feiertagen gegen ein zu entrichtendes Honorar eingerichtet. Die Kurse wurden aber von Studenten besucht und erreichten das Wartpersonal nicht, das bei dem anstrengenden Dienst, der kaum einer zeitlichen Regelung unterlag, auch nur wenig Interesse zeigte, sich zusätzliche Belastungen aufzubürden. Außerdem waren die intellektuellen Voraussetzungen beim Wartpersonal meist nicht gegeben. Weil die Fluktuation ein Problem darstellte, versuchte man als zweite Verbesserungsmaßnahme in der Krankenpflege über eine Provision das Wartpersonal zu motivieren, ihren Dienst wenigstens zehn Jahre lang zu versehen. Mit der zweiten Hälfte des 19. Jahrhunderts setzten erneut Versuche ein, Veränderungen in der Krankenpflege zu bewirken. Theodor Helm (1810–1875), Direktor des Allgemeinen Krankenhauses, versuchte die Qualifikation des Wartpersonals über einen Unterricht zu verbessern. Er forderte vom Wartpersonal Eigenschaften, die er für die Krankenpflege vorausgesetzt haben wollte. Das waren vor allem Bescheidenheit und Sanftmut, freundliches Wesen, Geduld, Verschwiegenheit und Vorsicht, Gewissenhaftigkeit und Zuneigung zu den Kranken. Dies ging in Richtung „bürgerliche Frau des 19. Jahrhunderts". Doch anders als in Deutschland gelang es in Österreich nicht, die bürgerliche Frau in die Krankenpflege einzubinden. Trotzdem gingen Theodor Helms Intentionen in Richtung weibliche Krankenpflege weiter, die er als Direktor des Allgemeinen Krankenhauses auch umsetzte. Er unterstrich zudem die (vermeintlichen) Vorteile der in den Spitälern eingesetzten Ordensschwestern. Gleichzeitig wollte er das Pflegepersonal zu einer von der Medizin gelenkten und kontrollierten Berufsgruppe formieren, die nahezu rechtlos, aber immer verfügbar sein sollte.

Hier wird deutlich, warum die Krankenpflege zu einem reinen Frauenberuf wurde. Nur die Frauen des auslaufenden 19. Jahrhunderts, denen man lediglich eine untergeordnete Stellung zuerkannte, die leichter dirigierbar waren als die Männer, leichter eingesetzt werden konnten und auch weniger Lohn bekamen, konnten in ein derartiges Berufssystem gedrängt werden. 1869 gelang es Theodor Helm, eine Reform der Krankenpflege durchzuführen, die für das Wartpersonal entscheidend war: Man stellte ihm „Tagelöhnerinnen“ zur Seite, die für die groben Arbeiten zuständig waren, sodass das Wartpersonal wenigstens von der Verrichtung schwerster Schmutzarbeiten befreit war (vgl. Dorffner 2000, S. 40).

Die Frau hatte in der Krankenpflege Fuß gefasst und den Mann verdrängt. Dies geschah nicht in einer aktiven Rolle, sondern war bedingt durch die Ideologie des auslaufenden 19. Jahrhunderts. Die Krankenpflegerin erfüllte in ihrem Beruf eine Rolle, die ihr auch im täglichen Leben zukam: vermittelnd zwischen den einzelnen Proponenten, stark in Notsituationen und ansonsten im Hintergrund wirkend. Das Familienmodell wurde daher gerne zur Veranschaulichung der beruflichen Situation der Heilkunde verwendet: der Arzt als Vaterfigur, die Krankenpflegerin in der Mutterrolle und der Patient in der Rolle des Kindes. Dieses Modell impliziert dadurch die Gleichsetzung von Krankenpflege mit Hausarbeit. Daher galt die Krankenpflege als „unbezahlbarer Liebesdienst“ (vgl. ebd.). Birgit Bolognese-Leuchtenmüller (1998) meint hiezu, dass erhebliche Teile der Berufe im Gesundheits- und Sozialbereich von den Frauen nicht so sehr erkämpft werden mussten, sondern vielmehr für sie reserviert erschienen (vgl. S. 18). Andere Länder waren in der Entwicklung der Krankenpflege schon weiter. In Deutschland entstand in Berlin schon 1832 eine Schule für Pflegerinnen am Krankenhaus der Charitè, in England gründete Florence Nightingale (1820–1910) in London 1860 eine Krankenpflegeschule am St. Thomas-Hospital. Vor allem Nightingale erkannte die Notwendigkeit der Ausbildung. Aber auch unter Helm wusste man im Allgemeinen Krankenhaus in Wien, dass die Pflegerin zu den Voraussetzungen, die sie im Umgang mit den Patienten benötigte, auch medizinische Kenntnisse haben müsste, die sie befähigen sollten, die medizinischen Maßnahmen zu unterstützen. Eine Reform in Richtung Ausbildung war daher unumgänglich.

Einen entscheidenden Schritt setzte der Chirurg Theodor Billroth, indem er im „Rudolfinerhaus“ in Wien, einem Privatkrankenhaus, das er mitbegründete, am 30. Mai 1882 die erste Ausbildungsstätte für Pflegerinnen eröffnete. Er hatte wie Helm erkannt, dass der gelungenen Operation die sachkundige Pflege – Hilfeleistungen bei ärztlichen Behandlungen und das Ausführen von ärztlichen Verordnungen – folgen müsste. Ein derartiges Vorhaben war für ihn aber im Allgemeinen Krankenhaus nicht möglich. Er war Vorstand der 2. Chirurgie und erlebte die katastrophalen Betreuungsverhältnisse durch das Wartpersonal. Außerdem bemühten sich auch andere Klinikvorstände um eine Verbesserung der Situation des Wartpersonals (allerdings vergeblich). Und er war in allen wirtschaftlichen Fragen dem administrativen Direktor unterstellt. Er suchte deshalb für die Pflegerinnenschule einen anderen Ort und fand ihn im Rudolfinerhaus; das Protektorat übernahm Kronprinz Rudolf (1858–1889). Dieses Krankenhaus wurde der Heranbildung von Pflegerinnen für Kranke und Verwundete gewidmet. Ähnlich wie Theodor Helm setzte sich Theodor Billroth zum Ziel, die Pflegerin zur Helferin des Arztes heranzubilden. Gestärkt hatten ihn die Erlebnisse mit dem Betreuungspersonal („den Damen“) in den Lazaretten während des Deutsch-Französischen Krieges 1870, das in seinen Augen nur „wilde Krankenpflege“ praktizierte. Die Anforderungen an die Pflegerinnen im Rudolfinerhaus waren höher als beim Wartpersonal und richteten sich an die bürgerliche Frau. Vorbilder für die Schule waren die Mutterhäuser der Diakonissen und Ordensschwestern in Frankreich und

Deutschland, Rat erteilte auch Nightingale aus England. Die Ausbildung dauerte drei Jahre, wurde aber praktisch ausgerichtet. Sichtbares Zeichen war die Verleihung des Rudolfinerdiploms, das nach dem dritten Dienstjahr verliehen wurde. Unterricht war im ersten Dienstjahr vorgesehen.

Nach Else Reichel (1873–1960) und Dominika Pietzcker (1887–1976), Oberinnen des Rudolfinerhauses, war die Ausbildung aber eine bescheidene und reduzierte den Unterricht auf ein Mindestmaß. Insofern muss die Feststellung, die Ausbildung dauerte drei Jahre, heute relativiert werden. Theodor Billroth setzte im Unterricht nur Ärzte ein, die Pflegerinnen waren für das praktische Anlernen zuständig. Damit zeichnete Billroth eine Aufgabenverteilung vor, die bis in die jüngste Vergangenheit galt: theoretische Unterweisung durch Ärzte, praktische Ausbildung durch Krankenschwestern (vgl. Fürstler/Malina 2004, S. 55 ff.).

Durch Riten, wie Einkleidung, Vergabe diverser Broschen – die weltweit kaum einen Vergleich findet (vgl. Kozon 2006, S. 14) – und feierliche Aufnahme in den Verband der Rudolfinerinnen, wurde für die Schule das „Mutterhaussystem" der Ordensschwestern und Diakonissen nachgebildet. In Anlehnung an die geistlichen Schwestern wurden die Rudolfinerinnen „Schwestern" genannt. (vgl. Walter 2002, S. 19). Die staatliche Anerkennung erfolgte erst 1919. Nach wie vor herrschten im Allgemeinen Krankenhaus schlechte Bedingungen. Die Reformen um eine Besserstellung des Wartpersonals griffen nicht, und so gab es kaum Frauen, die in den Wartdienst gingen. Zwei englische Krankenschwestern kamen nach ihrem Besuch im Allgemeinen Krankenhaus zu der Überzeugung, „dass man in keinem Land ein unterdrückteres und mehr mit Füßen getretenes Pflegepersonal finden konnte als in Österreich". Den Ordensschwestern ging es etwas besser, weil sie den existenziellen Sorgen enthoben waren. Viktor Mucha (1877–1933), Direktor des Allgemeinen Krankenhauses, regte die Heranziehung von Ordensschwestern an. Trotzdem gelang es nicht, dem Bedarf an Krankenpflege gerecht zu werden. Man entschloss sich, „Kurse für Krankenpflege" einzuführen, von denen der erste 1903 stattfand. An diesem Kurs nahmen Bedienstete des Wartpersonals teil, der Unterricht wurde zweimal wöchentlich von 17–18 Uhr gehalten und war ein erster Schritt hin zur Etablierung einer geregelten Ausbildung (vgl. Dorffner 2000, S. 72).

1.6 Das „Pflegerinnen-Institut" im Allgemeinen Krankenhaus in Wien

In Anlehnung an das Rudolfinerhaus versuchte Viktor Mucha im Allgemeinen Krankenhaus 1904 eine ähnliche Institution einzurichten. Die öffentliche Hand aber sah keine Notwendigkeit, finanzielle Unterstützung für eine Krankenpflegeschule bereitzustellen, obwohl die Wichtigkeit einer solchen Einrichtung erkannt worden war. Deshalb wurde, durch private Geldgeber ermöglicht, im ehemaligen Versorgungshaus der Stadt Wien ein „Pflegerinnen-Institut" eingerichtet. Die Ausbildung sollte in einem Ausbildungs- und Probejahr erfolgen. Im ersten Jahr war vorgesehen, die Schülerinnen mit den Einrichtungen des Krankenhauses vertraut zu machen und gleichzeitig in einem theoretisch-praktischen Kurs in der Krankenpflege zu unterweisen. Im zweiten Jahr sollten sie an den Abteilungen mitarbeiten. Das Ministerium des Innern erhob Einwände. Dennoch wurde das „Pflegerinnen-Institut“ eröffnet. Die Voraussetzungen an Räumlichkeiten waren bescheiden und beinhalteten einige Schlafräume mit vier bis fünf Betten, ein kleines Schulzimmer und ein Speisezimmer. Die Pflegerinnen entwickelten aber Selbstbewusstsein und identifizierten sich mit dem Krankenpflegeberuf. Aufgrund der Tracht, bestehend aus einem blauen Kleid, einer weißen Schürze und einer Haube, waren diese Pflegerinnen bald als die „Blauen Schwestern“ bekannt. Die Ministerien für Unterricht und des Innern waren trotzdem gegen die Etablierung einer solchen Ausbildungsstätte. Sie regten die Schaffung einer Dienstordnung an und wollten es bei der Beibehaltung des bisherigen Wartdienstes belassen (vgl. Dorffner 2000, S. 85 ff.).

1.7 Die erste öffentliche Krankenpflegeschule im Allgemeinen Krankenhaus Wien

Die Errichtung einer Krankenpflegeschule im Allgemeinen Krankenhaus wurde bis zum Jahre 1912 von vielen Stellen gefordert, konnte aber der finanziellen Situation wegen nicht durchgesetzt werden. 1913 ergingen deshalb Noten an die Ministerien, in deren Kompetenzbereich eine etwaige Schulgründung und die damit verbundenen Maßnahmen fielen. Dennoch zogen sich die Diskussionen der Ausbildungsfrage hin und eine Lösung zeichnete sich auch 1913 noch nicht ab. Nur zögernd und erst allmählich übernahm das Ministerium des Innern die Initiative und regte die Gründung solcher Schulen an. Dabei dürften Intentionen des k. k. Kriegsministeriums die entscheidende Rolle gespielt haben: Durch diese Schulgründung wollte das Kriegsministerium Pflegepersonal für den (zu erwartenden) Kriegsfall zur Verfügung haben. Die Ministerien sicherten den Fondskrankenanstalten in Wien (Spitäler der Stadt Wien) Subventionen zur Errichtung einer Krankenpflegeschule im Allgemeinen Krankenhaus zu. Gleichzeitig wurde die Errichtung von Schulen in den Kronländern angeregt.

Weiters sollte das Pflegerinnen-Institut in diese Schule integriert werden. In den Ausbildungsplan der Schule wurde auch der Kinderkrankenpflegekurs integriert, der seit zwei Jahren an der Universitätskinderklinik abgehalten wurde. 1913 konnte der Unterricht mit 26 weltlichen und 10 geistlichen Schülerinnen begonnen werden. Es war festgelegt, dass die Schülerinnen des geistlichen Standes im jeweiligen Ordensverband verblieben. So umging man das Problem, wie man die Ordensfrauen unterbringen sollte. Die Schulleitung übernahm der Direktor des Allgemeinen Krankenhauses, Eduard Meder (1862–1937), zur Schuloberin wurde Helene Gräfin von Sternberg (1879–1966) bestellt. Ärzte des Allgemeinen Krankenhauses übernahmen den Unterricht. Außerdem wurden die Aufnahmebedingungen, die fachliche Ausbildung und der Abschluss der Ausbildung in Form eines Diploms geregelt. Diese Bestimmungen wurden im folgenden Jahr in die Verordnung aufgenommen. Der Besuch der Schule war kostenpflichtig. Im ersten Schuljahr musste eine Gebühr von 70 Kronen entrichtet werden. Die Bewerberinnen, die diesen Betrag nicht aufbringen konnten, mussten sich verpflichten, nach Ausbildung mindestens drei Jahre in den Dienst der Wiener Fondskrankenanstalten zu treten. Als Schülerinnen wurden nur Mädchen und Frauen aufgenommen. Ferner wurde darauf geachtet, dass die Schülerinnen frei von familiären Verpflichtungen waren, um sie fester an den Beruf zu binden. Sie sollten verfügbar sein und ein uneingeschränktes Interesse für ihren Beruf entwickeln, was einem Berufszölibat gleichkam – so, wie man es sich von einer aufopfernden Pflegerin erwartete. Die Ausbildung dauerte zwei Jahre. Im ersten Jahr wurden die Schülerinnen als „Pflegeschülerinnen" geführt, im zweiten Jahr als „Probepflegerinnen". In der Ausbildung wurde die Stellung der Krankenpflegerinnen als Hilfskräfte der Ärzte betont, womit die Begrenzung des (medizinischen) Lehrstoffes begründet wurde. Diese Sicht, ein Jahr später in die Verordnung aufgenommen, bestimmte nun das Verhältnis zwischen Medizin und Krankenpflege in Österreich. Die Krankenpflege wurde zwar gefördert, aber nicht als eigenständiger Beruf, sondern war mit der Codierung eines ärztlichen Hilfsdienstes versehen. Krankenpflege konnte sich nicht eigenständig weiterentwickeln, sondern wurde über die Medizin definiert (vgl. Dorffner 2000, S. 116 ff.)

1.8 Die Verordnung des Ministers des Innern

Noch während der Verhandlungen und Bemühungen um die Eröffnung der Krankenpflegeschule im Allgemeinen Krankenhaus wurden im Hintergrund Vorbereitungen für das Zustandekommen einer Verordnung getroffen, die eine Ausbildung und das Krankenpflegewesen von staatlicher Seite her regeln sollte. Am 25. Juni 1914 wurde in Österreich aufgrund eines „allerhöchsten Erlasses" die „Verordnung des Ministers des Innern (RGBl. Nr. 139/1914), betreffend die berufsmäßige Krankenpflege" in Kraft gesetzt, die den Beginn der staatlich geregelten Krankenpflegeausbildung und einer neuen Generation weltlicher Pflegerinnen darstellt. Sie setzte Maßstäbe für die Ausbildung, an deren Ende die Verleihung eines Diploms stand, regelte die Aufnahme und setzte Details, wie die Verleihung einer Ehrendekoration (Brosche), die nur unter ganz bestimmten Voraussetzungen verliehen werden durfte, fest. Außerdem legte die Verordnung die Leitung der Schule fest: Sie ordnete die Schuloberin dem ärztlichen Schulleiter unter. Von beiden verlangte sie nur die berufliche Erfahrung. Sie verband die Schule mit dem Krankenhaus. Doch der Zeitpunkt, zu dem diese Verordnung in Kraft gesetzt wurde, lässt aufhorchen. Vermutungen, wonach das plötzliche Interesse an der Krankenpflege nicht nur auf die Bestrebungen der Berufsverbände und der Frauenbewegungen zurückzuführen sei, sondern das unsichere politische Klima und die Angst, bei einem neuerlichen Krieg ohne ausgebildetes Pflegepersonal dastehen zu müssen, ausschlaggebend waren, erhärteten sich. Nun drängte man förmlich auf ein rasches Zustandekommen einer gesetzlichen Grundlage der Krankenpflegeausbildung.

Doch die Verordnung, wie sich rasch erkennen lässt, brachte nicht viel Neues, sondern ab diesem Zeitpunkt wurden lediglich Gepflogenheiten, die längst schon in der Praxis gehandhabt wurden, gesetzlich geregelt. Es wurden die Ausbildungskriterien übernommen, die ein Jahr zuvor anlässlich der Eröffnung der Krankenpflegeschule am Wiener Allgemeinen Krankenhaus erstellt wurden, die auch schon vorher im Pflegerinnen-Institut galten und auf das Rudolfinerhaus zurückgingen. Wirklich neu war nur, dass die Pflegerinnen ein Gelöbnis zur Leistung von Krankenpflege im Kriegsfalle und bei Epidemien leisten mussten. Am Zustandekommen dieser Verordnung waren mehrere Faktoren beteiligt: die gespannte politische Situation und der bevorstehende Erste Weltkrieg, die Emanzipationsbestrebungen der Frauen, ihre Forderungen, für die Krankenpflege Verbesserungen einzuführen, die wissenschaftliche Ausrichtung der Medizin und der Ruf der Ärzte nach einem besser ausgebildeten Pflegepersonal (vgl. Dorffner 2000, S. 129 ff.).

1.9 Bürgerliche Moral und Emanzipationsbestrebungen

Die bürgerliche Moral des auslaufenden 19. Jahrhunderts, deren wichtigste Pfeiler sittliche Integrität, ein eng gefasster Ehrbegriff, Staatsloyalität und ein ausgeprägtes Standesbewusstsein waren, drängte die Frau des auslaufenden 19. und beginnenden 20. Jahrhunderts in eine vom Mann abhängige Rolle. Die Frau verkörperte Dienen, Opfertum, Emotionalität, Selbstlosigkeit und Gehorsam. Der Mann Rationalität, Stärke, Selbstbewusstsein und absolute Entscheidungsgewalt. Die Begriffe Pflicht, Ordnung und Gehorsam sind Synonyme der bürgerlichen Gesellschaft des auslaufenden 19. Jahrhunderts. Der Frau kam eine untergeordnete Rolle zu – aus diesem Ansatz resultierte die Meinung nach der natürlichen Begabung der Frau zur Krankenpflege. Doch immer mehr Frauen begannen, sich gegen solche Klassifizierungen aufzulehnen und zu emanzipieren. Sie forderten Rechte, wie das Recht auf Bildung, auf Berufstätigkeit oder auf politische Betätigung. Diese Forderungen wurden von den Sozialdemokraten unterstützt. Die Durchsetzung des Frauenstudiums war – neben dem erkämpften Recht auf politische Betätigung – der Erfolg der Frauenbewegungen um die Jahrhundertwende (19./20. Jahrhundert). Leider ging ausgerechnet dieser zentrale Bestandteil der Frauenforderungen, nämlich das Recht auf Bildung, damals am Pflegeberuf vorbei: Seine Ausbildung wurde praktisch ausgerichtet und war bis auf geringe medizinische Kenntnisse auch praktisch zu erlernen – ein wissenschaftliches Fundament schien überflüssig. Die Pflegerinnen eroberten damals nicht mit den Ärztinnen die Universitäten (vgl. Steppe 1991, S. 15). Dies sollte in Österreich noch weitere 100 Jahre dauern. Erst 1999/2000 gelang es, an der Universität Wien ein „Individuelles Diplomstudium Pflegewissenschaft“ durchzusetzen, das auch Krankenschwestern und Krankenpflegern offensteht. Der Pflegeberuf hat in Österreich sehr lange gebraucht, um sich vom unbezahlbaren Liebesdienst zu einem Beruf, der auch ein wissenschaftliches Fundament hat, hin zu entwickeln.

1.10 Zur Konstruktion des Berufes Krankenpflege

Der Prozess der Etablierung des Krankenpflegeberufs ist vielfältig und wurde auch über die Annahme der Eignung der Frau für die Pflege und über Idealvorstellungen der bürgerlichen Moral des auslaufenden 19. Jahrhunderts konstruiert. Diese Idealvorstellungen reichten nach Elisabeth Seidl (1991) und Ilsemarie Walter (1991) vom Merkmal der Mütterlichkeit als wichtigste Eigenschaft der Frau über die Aufopferung als angeborene Fähigkeit der Frau bis zu den ihnen zugeschriebenen Fähigkeiten der Geschicklichkeit und praktischen Fertigkeit, indem sie auch die kleinsten und niedrigsten Arbeiten sehen und aufopfernd verrichten. Den Frauen wurde die Liebe zum Unscheinbaren, die mit Bescheidenheit gekoppelt wurde, zugeschrieben. Mit Selbstverständlichkeit wurde erwartet, dass es der Krankenschwester wenig ausmacht, wenn man ihre Arbeit nicht sieht. Die Haltung, jederzeit in den Hintergrund zu treten, sich aufzuopfern für andere und als Person zurückzutreten und die scheinbar unwichtigen Dienstleistungen zu bevorzugen, wurde von den Ärzten bei der Krankenschwester vorausgesetzt. Die „nur der Frau mit in die Wiege gelegten Eigenschaften" wie Geduld und Sanftmut, die mit Anspruchslosigkeit, Gehorsam und Entsagungsfähigkeit in Beziehung gesetzt wurden (vgl. Seidl, 1991 S. 82 ff./Walter 1991, S. 7 ff.), erwartete auch der Arzt Theodor Billroth von seiner Pflegerin. In seinem Lehrbuch hebt er „Wahrheitsliebe, Ordnungssinn, zuverlässige Treue, Folgsamkeit und Fügsamkeit" gegenüber dem Arzt hervor – und das begann bei der jungen Schülerin: „[...] die junge Schülerin muß gehorchen lernen, sie muß sozusagen allen gehorchen [...]." (Billroth 1881, S. 5) Wie kaum eine Tätigkeit, außer der der Hausfrau und Mutter, sollte die Pflege des kranken Menschen vor allem der unverheirateten Frau Befriedigung, Erfüllung und Glück bringen; hier sollte sie ihre Fähigkeiten und ihre Liebesfähigkeit einsetzen, zur Entfaltung bringen und so in der Krankenpflege das höchste Glück erkennen. Der Dienst am Patienten mit dem Einsatz ihrer Person und die Dankbarkeit der Patienten wurden stets in den Mittelpunkt gestellt. Finanzielle Entlohnung sollte ihr nicht wichtig sein. Als Entschädigung wurde der Schwester das Prestige durch die Nähe zum Arzt und Teilhabe an der Wissenschaft der Medizin sowie die Versorgung in einer Art „Mutterhaussystem" in Aussicht gestellt. Der Beruf der Krankenpflege war somit ein Modell, das auf weiblicher, unbezahlbarer Tätigkeit aufbaute. Er wurde zu einem der edelsten Frauenberufe erklärt, ja vom schönsten aller Berufe und von „Kunst der Krankenpflege" war die Rede. Aber dafür verlangte man von den Angehörigen dieses Berufes blinde Autoritätsgläubigkeit gegenüber dem Arzt und außerdem, im Dienst in Selbstlosigkeit, Pflichttreue, absolutem Gehorsam, Unterordnung, Ordnungsliebe und Wahrheitsliebe aufzugehen. Der Prozess dieser Berufskonstruktion, der bis in die Gegenwart hinein wirkte, formte die pflegerische Tätigkeit im Rahmen der Heilkunde zu ihrer weiblich-dienenden. Diese Vorstellungen trafen sich mit den Interessen der betroffenen Pflegerinnen, die so ihre vermeintlichen „natürlichen" Eigenschaften entfalten konnten. Das bot vor allem den unverheirateten Frauen des 19. Jahrhunderts, wie die Tätigkeit einer Hausfrau und Mutter, Beschäftigung und Existenzsicherung. Die Pflegerinnen stimmten mit den Ärzten bei der Konstruktion ihres Berufes überein. Eine Krankenschwester drückte dies 1906 folgendermaßen aus: „Wir Krankenschwestern sind nur die Dienerinnen der Ärzte und werden nie etwas anderes sein, und wir sollten gute Dienerinnen sein, glücklich in unserer Abhängigkeit, die dazu beitragen dürfen, große Taten zu vollbringen." Diese Berufskonstruktion erwies sich als stabil, die Werte und Zuschreibungen wurden von den Pflegerinnen verinnerlicht und von ihnen (insbesondere den Oberinnen), mit Hilfe autoritärer Erziehungs- und Sozialisationsmaßnahmen, an die nächste Generation von Pflegerinnen weitergegeben. Der Preis dieser Berufskonstruktion – absoluter Gehorsam, Unterordnung, Selbstaufgabe, unzureichende Bezahlung, unmenschliche Arbeitsbedingungen, Rechtlosigkeit, kaum Ausbildungsmöglichkeiten – aber war viel zu hoch. Man kann sich heute kaum vorstellen, wie unterdrückt die Pflegerinnen damals gewesen sein müssen. Kein anderer Beruf hat für die Entwicklung der Krankenpflege eine weitreichendere Bedeutung erlangt als der des Arztes. Die Einschränkung des Selbstverständnisses auf Medizinassistenz und die hierarchische Unterordnung unter die Medizin gehen auf ihn zurück, wobei das Pflegepersonal dies selbst lange Zeit kaum in Frage stellte. Die Beziehung zwischen den beiden Berufen war keine natürliche, sondern wurde in diese Richtung konstruiert. Dabei kamen die Ordens- und Diakonissenpflege und die Einflüsse der bürgerlichen Moralvorstellungen zu Hilfe (vgl. Steppe 1994, S. 46). Robert Gersuny (1844–1924), Nachfolger von Theodor Billroth, beschrieb in einer seiner Ansprachen an die Schwestern des Rudolfinerhauses 1907 die Stellung der Schwester: „Freilich, wenn Sie den Beruf des Arztes mit dem der Pflegerin vergleichen, werden Sie einen großen Unterschied finden. Dem Arzt wird eine Laufbahn beschieden sein, die möglicherweise eine glänzende ist; die Schwester hat in ihrem Leben keinen Glanz zu erwarten“ (Gersuny 1907, S. 30).

1.11 Kinderkranken- und Säuglingspflege und psychiatrische Krankenpflege

Zur historischen Aufarbeitung der „Kinderkranken- und Säuglingspflege“ wie auch der „psychiatrischen Krankenpflege“ liegen erst seit kurzem einige Befunde vor. Über das „Bundesgesetz vom 30. März 1949 betreffend die Regelung des Krankenpflegewesens“ wurde die dreijährige Ausbildung zur Krankenpflege erstmals zweigeteilt, wovon eine Sparte zur „Säuglings- und Kinderpflege“ führte. 1961 sah das „Bundesgesetz betreffend die Regelung des Krankenpflegefachdienstes vom 22. März 1961“ erstmals eine Ausbildung zur „psychiatrischen Krankenpflege“ vor. Damit umfasste die berufliche Krankenpflege ab dem Jahre 1961 die drei heute bekannten Sparten.

Hedwig Birkner (1878–1948) – sie war die erste Präsidentin des Verbandes diplomierter Krankenpflegerinnen Österreichs (1933–1938) – unterstützte die Vorbereitungen zur Eröffnung der von Professor Clemens von Pirquet (1874–1928) 1912 gegründeten, einjährigen „Pirquet-Schule“ an der Wiener Kinderklinik zur Heranbildung von Kinder- und Säuglingspflegerinnen tatkräftig. So wirkte sie an den Vorarbeiten des Lehrplans und der Einrichtung des Internates für zehn Schülerinnen mit (vgl. Dorffner 1999, S. 18 f.). Aber für eine „Kinderkranken- und Säuglingspflege“ als eigene Sparte der Krankenpflege war es zu früh. Erst 1939 wurde von den Nationalsozialisten eine Verordnung zur berufsmäßigen Ausübung der Säuglings- und Kinderpflege erlassen, die 1942 auch in Österreich in Kraft trat (vgl. Fürstler/Malina 2004, S. 65 f.).

Die Behandlungsmethoden psychiatrisch Erkrankter unterschieden sich, bis weit in das 19. Jahrhundert hinein, kaum von denen des Strafvollzugs. Zwangsmaßnahmen wie Internierungen in Verschlägen und Einzelkammern (Zellen) und die Anwendung physischer Strafen zur Disziplinierung waren gang und gäbe. Ab 1842 wurde die Behandlung dieser Patienten zwar menschlicher, auch ein freierer Umgang mit ihnen hielt Einzug, dennoch war sie geprägt vom Gedanken der Verwahrung und der „Arbeitstherapie“. Wie in den Spitälern übten in den psychiatrischen Heil- und Pflegeanstalten lange Zeit nur unausgebildete, „angelernte Aufseher“, so bezeichnete „Wärterinnen“ und „Wärter“, die psychiatrische Krankenpflege aus und gaben sozusagen „Berufsbild und Inhalte der Irrenpflege“ mündlich von Pflegegeneration zu Pflegegeneration weiter. Eine Tradition, die sich lange gehalten hat (vgl. Brandhuber/Heimel 2001, S. 3). Die Bedingungen der „Irrenpflege“ waren „ökonomisch miserabel, sozial verachtet und mit ständiger Lebensgefahr bei der

Arbeit mit den Patienten verbunden". Es gab kaum Freizeit für die Wärterinnen und Wärter, weder eine Pensionsvorsorge noch einen Kündigungsschutz und auch lange keine wirkliche Ausbildung. Hinzu kam die durch sehr restriktive Regeln und Normen (strenge Ausgangsregelungen, Heiratsverbote, keine eigenen Schlafräume) regelrechte „Disziplinierung" des Wartpersonals durch die Anstaltsdirektoren, womit das Wartpersonal rund um die Uhr dienstbereit zu sein hatte und ihm nur sehr wenig persönlicher Freiraum zugestanden wurde (vgl. Fürst 2001, S. 69, 78).

Von der Verordnung des Ministers des Innern blieb die psychiatrische Krankenpflege – damals „Irrenpflege" – davon bis 1961 ausgeschlossen. Stattdessen wurden die schon 1899 nur für die psychiatrischen Heil- und Pflegeanstalten geregelten, hausinternen „Fachkurse für Irrenpflege" (Weiterbildungskurse) – nur unterbrochen in der Zeit des Nationalsozialismus – bis 1961 (!) fortgeführt und als psychiatrische Krankenpflegeausbildung anerkannt. Über diese Maßnahme wollte man für die entstandenen und neu entstehenden Irrenanstalten genügend Personal rekrutieren und halten, denn das Problem der Personalfluktuation war ein brennendes. Der Umfang des Lehrstoffes war daher sehr bescheiden und umfasste Themen wie die wichtigsten und notwendigsten Verbände und Instrumente; die Dienstbelehrung und die Hausordnung der betreffenden Anstalt rundeten die Ausbildung ab und enthielten genau das „richtige" Maß an Information, um das Funktionieren des Anstaltslebens zu gewährleisten. Diese Ausbildung dauerte zunächst etwa drei Monate, wurde berufsbegleitend und für das männliche und weibliche Pflegepersonal getrennt durchgeführt und erst später auf ein Jahr verlängert. Die „Fachkurse für Irrenpflege" wurden von den Anstaltsdirektoren geleitet, schlossen mit einer Prüfung ab und sollten sich auf das Wesentliche beschränken, vorwiegend praktische Fähigkeiten zum Inhalt haben und keinerlei Anforderungen an die Redegewandtheit stellen. Die Absolventinnen und Absolventen durften sich als „Pflegerinnen" und „Pfleger" bezeichnen. Ab 1924 wurden dazu auch noch „höhere Fachkurse für Irrenpflege" eingerichtet. Diese dauerten weitere sechs Monate. Berechtigt zum Besuch waren Irrenpfleger, die eine Karriere zum Oberpfleger bzw. zur Oberpflegerin anstrebten (vgl. Brandhuber/Heimel 2001, S. 21 f., 29 ff). Auch diese Kurse wurden in der NS-Zeit unterbrochen bzw. nicht mehr weitergeführt. 1946 wurden beide Fachkurse wieder eingerichtet und erst ab 1961 durch eigene sogenannte „Ausbildungsstätten für psychiatrische Krankenpflege" ersetzt (vgl. Fürstler/Malina 2004, S. 70).

1.12 Krankenpflege in der Zwischenkriegszeit

Nach Ende des Ersten Weltkrieges verarmte die österreichische Bevölkerung, eine unvorstellbare Not erfasste Österreich und die politische Entwicklung führte über den Bürgerkrieg geradewegs in die Diktatur des christlichen Ständestaates. Die Krankenpflege war gekennzeichnet durch die Gründung vieler kleiner Berufsverbände, die sich aber bald wieder auflösten. Die mangelnde Einigkeit war das wohl größte Problem für den im Werden begriffenen Beruf. Es erfolgte die Errichtung eines Bundesministeriums für Gesundheit, dem die Belange der Krankenpflege zugeordnet wurden. Die Gründung von Schulen schritt nur zögerlich voran. 1930 gab es in Österreich nicht mehr als acht Krankenpflegeschulen. Als großes Problem erwies sich nach dem Ende des Ersten Weltkrieges auch die finanzielle und arbeitsrechtliche Situation des Pflegepersonals, weil sehr viele unausgebildete Kriegskrankenpflegerinnen zurückkehrten und, durch die Nachkriegsprobleme bedingt, kaum Aussichten auf Anstellung hatten. Durch die wirtschaftlichen Schwierigkeiten der folgenden Jahre kam es zu einem Abbau von Pflegepersonal, viele Schwestern und Pfleger schlitterten infolge der extremen Teuerungswelle in die Armut. Die hohe Arbeitslosigkeit dieser Zeit erfasste auch die Krankenpflege und erreichte 1933/34 einen Höhepunkt, der Streichungen von Taschengeld und Schulschließungen zur Folge hatte. Die Politik des Ständestaates hatte auch Auswirkungen auf das Pflegepersonal. Die Mitgliedschaft bei der „Vaterländischen Front" war für den Besuch der Krankrankenpflegeschule und eine Anstellung in der Pflege vorgeschrieben. Anfang März 1938 schlitterte Österreich geradewegs aus der Diktatur des christlichen Ständestaates in die Diktatur des NS-Regimes (vgl. Sailer 2000, S. 30 ff.).

2 Berufliche Krankenpflege ab 1938

Am 12. März 1938 marschierten reichsdeutsche Truppen in Österreich ein, einen Tag später hörte Österreich als selbständiger Staat zu bestehen auf. Einschneidende Veränderungen für die österreichische Pflege ergaben sich bereits im März 1938. Mit einem Erlass der Nationalsozialisten vom 16. März 1938 musste auch das Pflegepersonal den Eid auf Hitler ablegen. Juden waren ausgenommen. An zahlreichen Krankenpflegeschulen wurde die Leitung (ärztliche Direktoren, Schuloberinnen) ausgewechselt, teils wegen jüdischer Abstammung, teils wegen ihrer Tätigkeit im „Ständestaat". Sehr bald verloren auch viele nachgeordnete jüdische Pflegepersonen ihre Arbeit. Die Pflegeorganisationen wurden aufgelöst, die Pflegepersonen mussten sich entscheiden, welchem der drei großen Schwesternverbände sie sich anschließen wollten: Reichsbund der freien Schwestern und Pflegerinnen, NS-Schwesternschaft oder Deutsches Rotes Kreuz. Die Schwestern des Rudolfinerhauses in Wien beispielsweise traten in die Schwesternschaft des Deutschen Roten Kreuzes ein. Die Diakonissen der Mutterhäuser Gallneukirchen und Wien wiederum wurden gleich von vornherein in die Evangelische Diakoniegemeinschaft und die Schwestern der katholischen Orden in jene der Caritas eingeordnet. (vgl. Walter 2003, S. 10). Das österreichische Krankenpflegewesen hatte damit zu bestehen aufgehört. Die Neugründung von Krankenpflegeschulen wurde forciert, da sich ein großer Mangel an Pflegepersonal abzeichnete, vor allem im Hinblick auf einen kommenden Krieg.

Nahezu unbekannt sein dürfte, dass ab 1938 für Pflegepersonen, die sich in der Praxis bewährt hatten, eigens „Nachschulungslehrgänge" eingerichtet wurden, die es in ähnlicher Form auch schon ab 1914 gab. Die Ausbildung sollte ab 1938 (nur mehr) eineinhalb Jahre dauern. In der Praxis bestand diese aber in der Hauptsache nur aus „Nachschulungslehrgängen". Sie dauerten als Abend- und Wochenendkurse meist nur wenige Monate bzw. einige Wochen und im Extremfall nur zwei Wochenenden und schlossen mit der Berufsberechtigung ab. Diese Lehrgänge wurden bis Kriegsende (und danach bis in die 1960er Jahre) durchgeführt. Fest steht heute, dass damals der größere Teil des Pflegepersonals nur solche Nachschulungslehrgänge absolvierte. Die Absolventen (darunter viele geistliche Pflegepersonen) waren – wie schon in der NS-Zeit – denen der Krankenpflegeschulen gleichgestellt und galten als „diplomiert“ (vgl. Fürstler/Malina 2004, S. 83, S. 112–117).

Ab 1936 wurde auch die Krankenpflege in den von Hitler in Nürnberg verkündeten „Vierjahresplan“ eingebunden, der die Einsatzfähigkeit der Deutschen Armee und die Kriegsfähigkeit der deutschen Wirtschaft in vier Jahren vorsah und durch eine einheitliche Lenkung aller Kräfte des deutschen Volkes verwirklicht werden sollte. Für die Kranken-, Heil- und Pflegeanstalten bedeutete dies, dass sie zu dem Gelingen des „Vierjahresplanes“ beizutragen hatten. Dabei ging es aber nur um Kostensenkung, vor allem der Pflegesätze, die vor allem die Pfleglinge in den Heil- und Pflegeanstalten traf. Außerdem sollte das Pflegepersonal möglichst schnell ausgebildet werden. Die geforderten Zahlen konnten aber bei weitem nicht erreicht werden, dies lag zum Teil auch an der geringen Verweildauer im Beruf, aber auch am Widerstand bei der Gründung neuer Krankenpflegeschulen durch die Krankenhausträger (vgl. ebd., S. 86).

2.1 Die Ausbildung in der Krankenpflege ab 1938

Gesetzlich wurde in Deutschland die Krankenpflege reichseinheitlich erstmals am 28. September 1938 durch das „Gesetz zur Ordnung der Krankenpflege“ mit drei Verordnungen geregelt und aufgrund des „Gesetzes über die Wiedervereinigung Österreichs mit dem Deutschen Reich vom 13. März 1938“ auch auf das Land Österreich ausgedehnt und mit 2. Dezember 1938 in Kraft gesetzt. Die wichtigsten Bestimmungen, die ab nun die Ausbildung und den Berufsvollzug in der Krankenpflege regelten, sind nachfolgend aufgelistet:

- Die Bindung der beruflichen Ausübung der Krankenpflege an eine Erlaubnis als die wichtigste Bestimmung überhaupt.
- Der Nachweis deutschen oder artverwandten Bluts sowohl für Leiter und Lehrer der Krankenpflegeschulen als auch für die Bewerber und die Ausdehnung auf ihre Ehegatten.
- Der Nachweis der politischen Zuverlässigkeit im Sinne der NS-Ideologie.
- Die Herabsetzung der Ausbildung von drei bzw. zwei auf eineinhalb Jahre.
- Die Einführung in die weltanschaulichen und sittlichen Grundlagen des Berufs, hinter der sich die Erziehung zum nationalsozialistischen Zeitgeist verbarg.
- Die Erziehung zur regelmäßigen Körperschulung.
- Die großzügigen Anrechnungszeiten auf die Krankenpflegeausbildung, die nicht nur massenhaft Pflegepersonal mit – wenn überhaupt – nur geringster Ausbildung in die Krankenpflege einschleuste und auch in Führungspositionen gelangen ließ, sondern auch Pflegepersonal in die Krankenpflege einschleuste, das die Erlaubnis zur berufsmäßige Krankenpflege überhaupt ohne eine Ausbildung erhielt.
- Die gesetzlich geregelte Ausgrenzungspolitik gegenüber Juden und anderen Bevölkerungsgruppen.

Für Österreich stellte die „Erlaubnis zur berufsmäßigen Ausübung der Krankenpflege“ in Form eines „Ausweises“ etwas Ungewohntes dar und bot daher Anlass zu Missverständnissen, weil er mit dem bisherigen Diplom verwechselt wurde, das aber als staatliche Anerkennung galt (vgl. Walter 2001, S. 150). Die Festsetzung der Ausbildungszeit mit nur eineinhalb Jahren, noch viel mehr aber die großzügigen Übergangsbestimmungen – siehe „Nachschulungslehrgänge –, die sehr viel nur sehr gering ausgebildetes Personal in die Krankenpflege einschleusten, bedeuteten für die heimische Krankenpflege einen Rückschritt. Maßnahmen der ersten Art dienten der ideologischen Lenkung – jüdische Bewerberinnen wurden von der Ausbildung ausgeschlossen – und erfolgten über den Lehrplan in Form der „Weltanschaulichen Schulung" mit den Themen der Erb- und Rassenkunde, Erb- und Rassenpflege und Bevölkerungspolitik. Das Amtliche Krankenpflegelehrbuch war zugrunde zu legen, das weitere ideologische Inhalte enthielt. Die Ausbildung war eine praktische und mit 200 theoretischen Stunden äußerst bescheiden gehalten. Es herrschte „Saalpflege" und die Schülerinnen und Schüler leisteten – ab 1939 unter Kriegsbedingungen – ganz normalen Dienst.

Die Verkürzung der Ausbildung ist daher nicht nur mit dem permanenten Schwesternmangel zu erklären, sondern war auch ein Zeichen für das geringe Ansehen der Krankenpflege und steht deutlich im Widerspruch zu der vom Dritten Reich den Schwestern eingeredeten Verantwortung: „So hat der Nationalsozialismus der deutschen Schwester innerhalb der Volksgemeinschaft einen Platz von höchster Verantwortung eingeräumt, auf dem sie zu schaffen und zu wirken hat zum Besten ihres Volkes" (vgl. Fürstler/Malina 2004, S. 98 f.).

2.2 Organisation und Berufspolitik ab 1938

Die Berufsausübung in der Krankenpflege war auch in Österreich ab dem „Anschluss" an die „Erlaubnis zur berufsmäßigen Ausübung der Krankenpflege" gebunden. Alle Schwestern und Pfleger mussten sich in eine „Zentralkartei des deutschen Schwesterndienstes für Österreich" eintragen lassen. Der Wunsch, einer bestimmten Schwesternschaft anzugehören, konnte daher auch mit einem Arbeitsplatzwechsel verbunden sein, da jedes Krankenhaus von einer bestimmten Schwesternschaft übernommen wurde. Die Übernahme gelang jedoch nur sehr unvollständig. So arbeiteten beispielsweise im Jahr 1942 im Wiener Städtischen Krankenhaus Lainz neben NS-Schwestern auch Reichsbundschwestern und am „Polizeikrankenhaus Wien" Schwestern aller drei Schwesternverbände nebeneinander (vgl. Walter, 2001, S. 151). Die drei weltlichen Schwesternverbände arbeiteten aber durchaus auch mit denen der geistlichen Schwestern zusammen. Die Verbindungen zwischen den einzelnen Schwesternverbänden waren daher wohl weitaus enger, als dies heute vermutet wird. So gab es bezeichnenderweise Schulungsabende der Diakoniegemeinschaft, an denen neben Diakonissen auch Schwestern der NS-Schwesternschaft teilnahmen (vgl. Fürstler/Malina 2004, S. 126).

Ideologischer Einfluss sollte vor allem durch die dem nationalsozialistischen Zeitgeist verpflichteten Schwesternverbände ausgeübt werden. Dazu diente dem „Fachausschuss für das Schwesternwesen" die auch in Österreich weit verbreitete Zeitschrift „Die Deutsche Schwester", weil deren Bezug allen zur Pflicht gemacht war (vgl. Katscher 1989, S. 111) und in der alle fünf – auch die beiden geistlichen – Schwesternverbände regimekonform publizierten. Über „Erbe und Rasse“ wurde genauso geschrieben wie über den „Vierjahresplan“. Zur Kenntnis gebracht wurden Erlässe und Verordnungen und zur Disziplinierung der Leserschaft „Verhaltensregeln“ publiziert: „Angehörige von Heer, Luftwaffe und Marine grüßen einander, so auch die Schwestern der verschiedenen Schwesternverbände“ oder „Ich grüße jede Schwester zuerst“. Drei Tage nach dem „Anschluss“ übersandte die Vorsitzende der „Vereinigung der diplomierten Krankenpflegerinnen Österreichs“, Oberschwester Hedwig Birkner, der Berliner Redaktion ein Telegramm mit einem „warmherzigen Brief“, in dem sie begeisterte Grüße an die Deutschen Schwestern „in diesen herrlichen Tagen der Auferstehung Österreichs“ übermittelte (vgl. Fürstler/ Malina 2004, S. 127).

Der Tätigkeitsbereich des Pflegepersonals beschränkte sich nicht nur auf die Krankenanstalten. So arbeitete es auch in den Heil- und Pflegeanstalten, vor allem aber entsprechend der nationalsozialistischen Ideologie von Volksgesundheit in der „Volksgesundheitspflege und nachgehenden Fürsorge“ (Gemeindepflege) innerhalb der Nationalsozialistischen Volkswohlfahrt (NSV), eine Aufgabe der NS-Schwesternschaft. Ab 1939 wurden in Österreich auch Diakonissen in den Dienst der NSV gestellt (vgl. Fürstler 2006, S. 82 f.). Im Sinne des Nationalsozialismus stand die „gesunde, deutsche Familie“ an erster Stelle. Diese Aufgabe wurde als „Aufwertung“ des Schwesternberufs gesehen, wobei sie mit den Fürsorgerinnen gemeinsam eine wesentliche Rolle bei der Gesunderhaltung des Deutschen Volkes einnehmen sollten. Die in der NSV tätigen Schwestern hatten Unterlagen für die Vervollständigung der „Erbbestandsaufnahme“ zu liefern und so an der „Aufartung unseres Volkes“ mitzuwirken. Im Kommentar zum „Gesetz zur Verhütung des erbkranken Nachwuchses“ (1933) wurden unter den Personen, die ab sofort eine an Erbkrankheit oder an schwerem Alkoholismus leidende Person anzuzeigen hatten, Gemeindeschwestern ausdrücklich genannt. Es ist mit großer Sicherheit anzunehmen, dass dies ab 1938 auch in Österreich so geschehen ist.

Schwestern waren aber auch direkt in den Organisationen der NSDAP tätig, so z. B. in den Lazaretten der Waffen-SS, der Verfügungstruppen und der Totenkopfverbände der SS. Sie übernahmen den Pflegedienst in den Mütterheimen der SS und in den nationalpolitischen Erziehungsanstalten (Napola). Das Pflegepersonal war zu enger Zusammenarbeit mit allen Stellen des Gesundheits- und Wohlfahrtswesens wie auch mit allen Dienststellen der Partei und ihrer Gliederungen verpflichtet. Schwestern und Pfleger „taten ihren Dienst“ daher auch in den Konzentrationslagern und „Euthanasieanstalten“ – Stätten des Grauens – und auch in den Einrichtungen für „Asoziale“, die Arbeitslager waren. In Ausübung ihres Dienstes haben sie beigetragen, die lebensfeindliche Gesundheitspolitik des Nationalsozialismus auch in Österreich umzusetzen (vgl. ebd., S. 128 f.).

2.3 Zur Beteiligung und Mitwirkung von Pflegepersonen an Nationalsozialismus-(Euthanasie-)Verbrechen

Die Beteiligung und Mitwirkung von Pflegepersonen an NS-(Euthanasie-)Verbrechen ist ein dunkles Kapitel der beruflichen Pflege, denn die Krankenmorde im Rahmen der NS-Euthanasie haben auch in Österreich eine breite Spur tödlicher Vernichtung hinterlassen.

Nach der militärischen Niederlage des Nationalsozialismus wurden nur wenige Täterinnen und Täter direkt zur Verantwortung gezogen. Den meisten gelang es bald wieder, in ihrem Beruf (als Ärztin oder Arzt, als Schwester oder als Pfleger) Fuß zu fassen und die Karriereleiter weiterzuklettern. Die Opfer konnten nicht (mehr) sprechen, die Täterinnen und Täter hüteten sich nach 1945 wohl aus gutem Grund davor, ihre eigene Vergangenheit zur Sprache zu bringen, und behaupteten durchwegs, von allem nichts gewusst zu haben bzw. nur über Gerüchte und vom Hörensagen davon informiert gewesen zu sein. Lange Zeit blieb die Rolle von Pflegepersonen an den NS-(Euthanasie-)Verbrechen ausgeblendet, sodass es nicht weiter verwunderlich ist, dass auch in Österreich die historische Pflegeforschung sich diesem Thema erst seit einigen Jahren zugewendet hat (vgl. Fürstler/Malina 2006, S. 281 f.).

> Exkurs: *Aktion „T4" und „Wilde Euthanasie"*
> *Die im NS-Gesundheitssystem tätigen Ärzte und Pflegepersonen waren in ein System von „Heilen" und „Vernichten" eingebunden, dessen menschenfeindliche Praxis von der angeordneten Absonderung und Verwahrung Missliebiger oder nicht mehr hinreichend therapierbarer Kranker über die Zwangssterilisation und Zwangsabtreibung Unerwünschter bis hin zum Mord reichte. Daran, dass „Heil- und Pflegeanstalten" buchstäblich „Mordstätten" gewesen waren, wollte man sich nach 1945 allerdings nicht mehr erinnern* (vgl. Fürstler/Malina 2006, S. 290).

Ein schrecklicher Höhepunkt dieser „tatsächlich mörderischen NS-Medizin" (Horn/Malina 2001, S. 7) war die Realisierung der Euthanasieaktion, die nach dem Sitz der Dienststelle in der Berliner Tiergartenstrasse 4 als Aktion „T4" bezeichnet wurde. In einem auf den 1. September 1939 zurückdatierten Ermächtigungsschreiben bestimmte Hitler, „die Befugnisse namentlich zu bestimmender Ärzte so zu erweitern, daß nach menschlichem Ermessen unheilbar Kranken bei kritischster Beurteilung ihres Krankheitszustandes der Gnadentod gewährt werden kann". Dabei ging es aber in Wahrheit nicht um den kranken Menschen als Individuum, sondern die Euthanasie war nur die Vollstreckung der Rassenpolitik der Nationalsozialisten und hatte einen ökonomischen Zusammenhang. Es ging um das „Abschreiben" von geistig und körperlich behinderten Menschen als zu großem Kostenfaktor. Diese Aktion sollte daher geheim bleiben, deshalb wurde die „Kanzlei des Führers" mit der Umsetzung der Aktion „T4" beauftragt. Es wurden Tarnorganisationen gegründet, die die als unheilbar krank Eingeschätzten registrierten, auswählten, den Transport in die Tötungsanstalten organisierten und die Tötung schließlich auch durchführten. Das zuständige Amt des Reichsministeriums des Innern verschickte ab 1939 an alle Heil- und Pflegeanstalten „Meldebögen", die Anstalten hatten alle Pfleglinge zu melden, die u. a. an Schizophrenie, Epilepsie, Geschlechtskrankheiten und „Schwachsinn" litten, sich länger als fünf Jahre in der Anstalt befanden oder als „kriminelle Geisteskranke" verwahrt wurden, und auch solche, die nicht „deutschen oder artverwandten Blutes" waren. Angaben zur Arbeitsfähigkeit und Anzahl der Besuche rundeten den Fragenkatalog ab. Diese „Meldebögen" wurden in den Anstalten von Ärzten und Pflegepersonen meist gemeinsam ausgefüllt, nach Berlin übersandt, ärztliche „T4"-Gutachter – von insgesamt 40 stammten sieben aus Österreich – entschieden aufgrund der eingelangten

Daten über Leben und Tod. Gelegentlich kamen ärztliche Gutachter selbst in die Anstalten (fliegende Ärztekommissionen). Die Angehörigen der so zum Tode bestimmten Pfleglinge erhielten von der „Abgabeanstalt" die Mitteilung, dass diese in eine „unbekannte Anstalt" verlegt worden seien. Die Transporte gingen häufig über sogenannte „Zwischenanstalten", zwei davon waren die Anstalten Niedernhart und Ybbs an der Donau. Die Tötung selbst erfolgte in einer der sechs der Zentrale der Aktion „T4" unterstellten „Vernichtungsanstalten": Grafeneck (D), Brandenburg (D), Hadamar (D), Bernbeug (D), Hartheim bei Linz/Alkoven (A) und Sonnenstein Pirna (D).

1940 begannen die Deportationen und Ermordungen im großen Stil, die Heil- und Pflegeanstalten wurden dabei regelrecht geleert. Während die Kinder vorwiegend durch Tabletten und Spritzen in eigens dafür eingerichteten „Kinderfachabteilungen" – die in Österreich bekanntesten „Kinderfachabteilungen" waren die „Städtische Nervenklinik für Kinder" am „Spiegelgrund" in Wien sowie jene im „Feldhof" in Graz – ermordet wurden, richtete man für die Erwachsenen Gaskammern in oben angeführten „Vernichtungsanstalten" ein. Nachdem die Goldzähne gezogen waren, wurden die Leichen sofort verbrannt. In diesen Anstalten waren Standesämter untergebracht, die fingierte Todesurkunden ausstellten, um keinen Verdacht bei den Angehörigen zu erregen, wobei es zu haarsträubenden Irrtümern kam. Die Angehörigen erhielten die Nachricht, dass der Kranke unerwartet verstorben und bereits eingeäschert worden sei und die Urne übersandt werden könne. Im August 1941 ließ Hitler die Aktion „T4" einstellen, weil dieser Massenmord sich in erstaunlich kurzer Zeit herumsprach, sodass die herumschwirrenden Gerüchte vom Abtransport ins Ungewisse Angst und Schrecken auslösten und es zu Widersetzlichkeiten seitens der Pfleglinge bei den Transporten kam. Die Predigt des Bischofs Clemens August Graf von Galen (1878–1946) tat ein Übriges dazu. Außerdem war das angestrebte Ziel der Freimachung von mehr als 70.000 Betten erreicht. Tatsächlich fielen der Aktion „T4" 70.273 Menschen zum Opfer. Davon wurden allein in den beiden Jahren 1940 und 1941 in Hartheim 18.269 Menschen vergast, Nachdem die Aktion „T4" 1941 offiziell eingestellt wurde, fiel der sich anschließenden, wahrscheinlich aber sogar parallel und bis 1945 laufenden „Wilden Euthanasie" eine insgesamt noch weit größere Anzahl von Kranken zum Opfer. Die Tötungen wurden nun in den Heil- und Pflegeanstalten selbst, gleich an Ort und Stelle, durchgeführt. Der Mord durch „Hunger und Kälte" – Peter Schwarz (2002) bezeichnete dieses Morden als „biopolitisches Vernichtungskonzept" (S. 121) – wurde neben Tabletten und Spritzen die nun am meisten eingesetzte Tötungsmethode. Gleichzeitig gingen die Tötungen in den „Kinderfachabteilungen" bis 1945 weiter. Pflegepersonen wirkten bei all diesen Verbrechen aktiv mit (vgl. Fürstler/Malina 2004, S. 236–241).

Viele der damals in den Krankenanstalten und in den Heil- und Pflegeanstalten tätigen Pflegepersonen assistierten außerdem bei Zwangssterilisationen und Zwangsabtreibungen und waren an den Deportationen, die einem Todesurteil gleichkamen, beteiligt gewesen. Sie gaben jene Auskünfte den verantwortlichen Ärzten bzw. den in den Anstalten erschienenen Ärztekommissionen, die diese beim Ausfüllen der „Meldebögen" über die Angaben zur Krankheit und Art der Unterbringung „benötigten": So kamen sie der Aufforderung, ihr Urteil über die „Arbeitsfähigkeit" der Patienten abzugeben, nach und erstatteten darüber Meldung, ob diese besucht würden oder nicht. Sie übernahmen die „Transportlisten" und richteten die Pfleglinge bedenkenlos „reisefertig" für die Deportation her, obgleich ihnen zunächst gerüchteweise und später aufgrund der vielen eingelangten Todesnachrichten das bevorstehende Schicksal dieser Menschen bekannt war. Trotzdem brachten sie ihre Pfleglinge vielfach persönlich zum bereitgestellten Zug oder setzten sie in den vor der Anstalt wartenden „Omnibus", schickten sie „auf Nimmerwiedersehen" auf ihre letzte Reise und gaben ihnen oft nicht einmal mehr ihre wenigen Habseligkeiten mit. Pflegepersonen waren es auch, die im Rahmen der „Wilden Euthanasie" die angeordnete pflegerische Unterversorgung umsetzten. Im Auftrag der Ärzte gaben sie diesen nichts mehr zu essen bzw. versorgten sie nicht mit ausreichendem Essen. Pflegepersonen haben das wahre Ausmaß dieses vorsätzlichen Hungersterbens in den Anstalten direkt miterlebt. Sie haben die permanente Gewichtsabnahme des Opfers buchstäblich mit eigenen Augen verfolgt, in den Krankengeschichten dokumentiert, die Hungerödeme gesehen und schließlich die Pfleglinge als Leichen in die Pathologie abtransportiert. Ihre Täterschaft stand bis vor kurzem nicht einmal zur Diskussion, da selbst der historischen Forschung dieses verdeckte Morden erst jetzt zu Bewusstsein gekommen ist (vgl. ebd., S. 26 f.).

2.4 Nationalsozialismus-(Euthanasie-)Prozesse 1945–1948 im Überblick

Die „Euthanasie" zählt zu jenen NS-Verbrechen, deren Verfolgung in Österreich durch die Gerichte unmittelbar nach 1945 einsetzte. In vielen Fällen konnten die Hauptschuldigen – es handelte sich dabei in der Hauptsache um die verantwortlichen Ärzte – nicht vor Gericht gestellt werden, weil sie untergetaucht waren oder Selbstmord begingen. Von den 1945 eigens gebildeten „Volksgerichten" (Signatur: Vg, Vr) – die Akten befinden sich heute in den Landesarchiven bzw. im Dokumentationsarchiv des Österreichischen Widerstandes in Wien (DÖW) – wurden Strafverfahren gegen Ärztinnen und Ärzte sowie Schwestern und Pfleger einer Reihe von Anstalten geführt, die in den meisten Fällen auch zu Verurteilungen führten, wobei die Zahl der Verfahren, in denen Pflegepersonen abgeurteilt wurden, gegenwärtig mit sechs zu beziffern ist. In fünf Fällen endeten diese Verfahren mit der Todesstrafe. Grundlage der Entscheidungen der „Volksgerichte" waren das „Kriegsverbrechergesetz" vom 26. Juni 1945 (§ 1: Verbrechen gegen die Menschlichkeit und Menschenwürde") und das „Verbotsgesetz" (Verbot der NSDAP) vom 8. Mai 1945 (vgl. Fürstler/Malina 2006, S. 282).

Nationalsozialismus-(Euthanasie-)Prozesse 1945–1948 im Überblick:

Strafverfahren vor dem Volksgericht Graz-Außensenat Klagenfurt (Vg 18 Vr 907/45)
Am 4. April 1946 wurden in Klagenfurt der Primararzt der Irren- und Siechenanstalt des Landeskrankenhauses Klagenfurt, Dr. Franz Niedermoser (hingerichtet), die Oberschwester Antonie Pachner (zu 20 Jahren Zuchthaus begnadigt, 1951 dort auch verstorben) und die beiden diplomierten Pflegepersonen Ottilie Schellander (zu lebenslangem Zuchthaus begnadigt) und Eduard Brandstätter (Selbstmord) wegen der in der NS-Zeit an mindestens 400 Patienten begangenen Morde zum Tode verurteilt. Fünf weitere (diplomierte) Pflegepersonen – Paula Tomasch, Julie Wolf, Ilse Printschler, Maria Cholawa und

Ladislaus Hribar – wurden wegen aktiver Mitwirkung an den Morden zu empfindlichen Haftstrafen verurteilt. (In Klagenfurt lag die Opferzahl bei vermutlich 1.000 Patienten.)

Strafverfahren vor dem Volksgericht Linz I (Vg Vr 2407/46, Vg Vr 6741/47)
Am 25. und 26. November 1947 standen mehrere Pflegepersonen der Tötungsanstalt Hartheim bei Linz/Alkoven vor dem Volksgericht Linz. Das Verfahren endete mit der Verurteilung des aus der Heil- und Pflegeanstalt Ybbs an der Donau stammenden Krankenpflegers Herman Merta. Die mitangeklagten Pflegerinnen – Anna Griessenberger, Hermine Gruber, Maria Hammelsböck, Maria Raab und Maria Wittmann, die ebenfalls aus der Heil- und Pflegeanstalt Ybbs an der Donau stammten, wurden wegen der „Notdienstverpflichtung" aber freigesprochen. Wie das Gericht es jedoch ausdrücklich festhielt, hatten aber auch sie das Verbrechen als Gehilfen am vielfachen Mord begangen. Sie arbeiteten zum Teil bis 1943 in Hartheim. (Bis dahin wurden dort unter Mitwirkung von Pflegepersonen 30.000 Menschen vergast.)

Strafverfahren vor dem Volksgericht Linz II (Vg Vr 2407/46, Vg Vr 6741/47)
Am 3. Juli 1948 verurteilte das Volksgericht Linz mehrere Bedienstete der oberösterreichischen Landesheil- und Pflegeanstalt Niedernhart. In diesem Verfahren wurden auch die beiden Krankenpfleger Karl Harrer (Oberpfleger) und Leopold Lang wegen Mitschuld am 200-fachen Mord zu langjährigen Haftstrafen verurteilt. (Vermutliche Opferzahl: 800–1.000 Patienten.)

Strafverfahren vor dem Volksgericht Wien I (Vg Vr 455/46)
Am 14. Juli 1948 endete das Strafverfahren vor dem Volksgericht Wien gegen politisch Verantwortliche, Ärzte und 21 Pflegepersonen der beiden niederösterreichischen Heil- und Pflegeanstalten Mauer-Öhling und Gugging bei Wien. Das Gericht verurteilt unter ihnen zehn Pflegepersonen – Josef Kriz (Oberpfleger, Gugging), Marie Gutmann (Oberpflegerin, Gugging), Auguste Kabelka (Pflegerin, Gugging), Franz Priesner (Oberpfleger, Mauer-Öhling), Josef Dirnberger (Pflegevorsteher, Mauer-Öhling), Alois Kummer (Oberpfleger, Mauer-Öhling), Franz Fitzinger (Pfleger, Mauer-Öhling), Josef Maischberger (Pfleger, Mauer-Öhling), Katharina Westl (Oberpflegerin, Mauer-Öhling) und Rosa Schrabauer (Oberpflegerin, Mauer-Öhling) – wegen des vielfachen Verbrechens der Mitschuld am Meuchelmord zu langjährigen Haftstrafen. (In Mauer-Öhling wurden unter Heranziehung von Pflegepersonen mindestens 39 Patienten mit Tabletten und Injektionen und 149 Patienten mit Starkstrom ermordet. In Gugging lag die Opferzahl bei mehreren 100 Patienten, die mit Tabletten und Injektionen getötet wurden.)

Strafverfahren vor dem Volksgericht Wien II (Vg Vr 5542/46)
Ein weiteres Strafverfahren richtete sich gegen die Stationsschwester Anna Katschenka aus der „Wiener städtischen Nervenklinik für Kinder" am „Spiegelgrund", das in Wien am 9. April 1948 wegen Todschlags und Mitschuld am Tod von mindestens 24 Pflegepersonen durch Verabreichung von Giften wie Luminal, Veronal und Opium mit einer empfindlichen Zuchthausstrafe endete. (Am „Spiegelgrund" wurden 789 Kinder und Jugendliche ermordet.)

Strafverfahren vor dem Volksgericht Wien III (Vg Vr 3999/45, Vg Vr 7189/48)
Das Verfahren vom 21. bis 29. Oktober 1946, das die schweren Misshandlungen an den in der damals auf dem Gelände der Wiener Heil- und Pflegeanstalt „Steinhof" errichteten „Arbeitsanstalt für asoziale Frauen" angehaltenen Frauen zum Gegenstand hatte, endete mit Schuldsprüchen gegen den ärztlichen Leiter DDr. Alfred Hackel und vier beteiligte Pflegepersonen (Therese Horacek, Elfriede Merkl, Heinrich Raab [Pflegevorsteher] und Karl Teufl [Pflegevorsteher]). Im Wiederaufnahmeverfahren wurden die Strafen reduziert. Den Zeuginnen (es handelte sich um die damals internierten Frauen) wurde nicht mehr geglaubt.

In der Steiermark gab es keine Euthanasie-Verfahren. Ein Mantel des Schweigens legte sich über die damals in der Grazer Heil- und Pflegeanstalt „Feldhof" begangenen NS-(Euthanasie-)Verbrechen. Infolge der viele Jahrzehnte andauernden Archivsperre war es der Historikerin und diplomierten Krankenschwester Birgit Poier erst 2001 möglich, aus dem Blickwinkel der Krankenpflege das schreckliche Schicksal zahlreicher aus dem „Feldhof" stammenden „T4"-Patienten aufzuarbeiten und auch einer breiteren Öffentlichkeit zugänglich zu machen (vgl. S. 86–118). Auch zu den in der größten Wiener Heil- und Pflegeanstalt „Am Steinhof" verübten NS-(Euthanasie-)Verbrechen – Mord durch „Hunger und Kälte" im großen Stil im Rahmen der „Wilden Euthanasie" und der „Aktion Brandt" (Sammeltransporte nach „Steinhof") – kam es nach 1945 zu keinem entsprechenden Strafverfahren mit Urteilsspruch (vgl. Schwarz 2002, S. 113–141). Was die Mithilfe bei den Deportationen betrifft, wurde auch diese nicht als Tatbestand erfasst.

1948 war die gerichtliche Verfolgung von NS-(Euthanasie-)Verbrechen praktisch wieder beendet. Die „Schwamm-drüber-Mentalität", welche die NS-Verbrechen bis weit in die 1980er Jahre hinein unter den Tisch kehrte, begann sich auszuwirken. Von den Opfern wurde nicht mehr gesprochen, Täterinnen und Täter fassten schnell wieder Fuß in der österreichischen Nachkriegsgesellschaft und konnten ein ganz normales Leben führen. Das lässt sich am Beispiel der am Wiener „Spiegelgrund" von 1941–1945 tätigen Stationsschwester Anna Katschenka ganz konkret belegen: Anna Katschenka, am 9. April 1948 wegen des Verbrechens des Totschlags und der Mitschuld am Tod von mindestens 24 Pflegebefohlenen zu acht Jahren schwerem Zuchthaus verurteilt, wurde bereits am 24. Dezember 1950 aus der Haft entlassen (Probezeit bis 1955). Schon am 1. Juni 1951 konnte sie im Wiener St. Anna Kinderspital ihren Dienst als Diplomkrankenschwester wieder antreten. 1956 wurde sie vom Polizeikommissariat Wien-Margarethen als „gut beleumundet, ruhig und anständig" und im St. Anna Kinderspital als „umsichtige, fleißige und gewissenhafte Person" geschildert. Sie bezeichnete sich (ebenfalls 1956) in ihrem Ansuchen an den Justizminister um „gnadenweise Nachsicht der Rechtsfolgen" auch als einen „anständigen Menschen", der sich der Unterstützung „würdig erweisen wird" (vgl. Fürstler/Malina 2006, S. 284).

2.5 Kritiklose Unterwerfung von Pflegepersonen

Im Zuge der „Gleichschaltung“ war in der Zeit des Nationalsozialismus nahezu jeder Bereich des Staates und des sozialen Lebens nationalsozialistisch durchdrungen und beherrscht. Für die Krankenanstalten, die bisher schon autoritär strukturiert waren, bedeutete dieser Machtwechsel allerdings keine wesentliche Umstellung, außer dass es in den Heil- und Pflegeanstalten zu „eisernen“ Einsparungen kam, was zu einer „radikalen“ Schlechterstellung gegenüber den Krankenanstalten führte. So war es möglich, abgestützt auf die schon vorhandenen autoritären Machtstrukturen, die lebensfeindliche Ideologie des Nationalsozialismus fast ohne Widerstand – vor allem in die Heil- und Pflegeanstalten – zu implementieren. Auch das österreichische Gesundheitswesen war nach dem „Anschluss“ an das nationalsozialistische Deutschland 1938 davon erfasst.

Das lässt sich am Beispiel der „Verbrechen gegen die Menschlichkeit“ in den sechs erwähnten Heil- und Pflegeanstalten der damaligen „Ostmark“ detailliert nachvollziehen, in denen der pflegerische Alltag von diesen destruktiven Machtstrukturen bestimmt war. In der ärztlich-medizinisch-wissenschaftlich dominierten Spitalshierarchie nahmen die lediglich vor-, zu- und nacharbeitenden Schwestern und Pfleger eine vergleichsweise unbedeutende und deshalb von der historischen Forschung vielfach unterschätzte Rolle ein. Pflegepersonen waren nicht weisungsberechtigt und hatten sich auf die Durchführung ärztlicher Anordnungen zu beschränken. Allerdings sind die ihnen mögliche eigene Machtausübung und die „Gehorsamstruktur“ innerhalb der Pflege nicht zu unterschätzen. Denn sie reichten aus, dass – wie die Gerichtsakten belegen – Schwestern und Pfleger nicht nur von Ärztinnen und Ärzten, sondern auch von vorgesetzten Pflegepersonen dazu angestiftet werden konnten, „Verbrechen gegen die Menschlichkeit“ zu begehen. Wie sich im Zuge der Analyse der Gerichtsakten herausstellte, wurden diese Verbrechen fast durchwegs in „Arbeitsteilung“ begangen.

Ärztinnen und Ärzte – durchwegs Parteimitglieder – erteilten unter Berufung auf die ihnen im Rahmen des Mordprogramms der NS-Euthanasie vermeintlich gegebenen Machtbefugnisse die Tötungsaufträge. Dabei ordneten sie in manchen Fällen zugleich das Tötungsmedikament, die Dosis, die Applikation und den Zeitpunkt der Tötung an. Die Tötung selbst wurde Pflegepersonen überlassen. Auf dem „Spiegelgrund“, aber auch in den Anstalten Gugging und Niedernhart wurden Pflegepersonen auf diese Weise – im ärztlichen Auftrag mengten sie Veronal oder Luminal in tödlichen Dosen dem Essen bei oder injizierten schwer überdosiert Morphium und Modiskop – zu Mitschuldigen an den dort verübten Morden. In einigen Anstalten führte der Arzt die Tötung selbst durch, Pflegepersonen leisteten die erforderlichen Hilfestellungen. Dies war z. B. in der Tötungsanstalt Hartheim und in der Heil- und Pflegeanstalt Mauer-Öhling der Fall, Pflegepersonen waren hier als „Gehilfen“ mitschuldig. Während sie in Hartheim die Vor-, Zu- und Nacharbeit an den Vergasungen erledigten, wirkten sie in Mauer-Öhling bei der Verabreichung von tödlichem Starkstrom mit. In einigen Fällen hatten die Pflegepersonen allerdings auch einen Ermessens- und Entscheidungsspielraum. Dies war konkret in der Irren- und Siechenanstalt des Landeskrankenhauses Klagenfurt der Fall: Dort führten Pflegepersonen nicht nur die Tötung selbständig aus, sie wählten auch das Tötungsmedikament, die Dosis und die Applikation aus, ja bestimmten sogar den Zeitpunkt, und in manchen Fällen ordneten sie die Tötung auch an. Dabei verabreichten sie entweder den mit dem Schlafmittel Somnifen vergifteten Hustensaft oder injizierten Morphium bzw. Modiskop in tödlichen Dosen. Der Urteilsspruch des Gerichtes lautete: „Schuldig des Verbrechens des Mordes".

Den in Klagenfurt mit den Morden beauftragten Pflegepersonen war es weiters möglich, auch noch für jene Patienten Tötungsaufträge im Nachhinein zu erwirken, die ihnen „lästig" geworden waren oder die – gemäß dem Gerichtsprotokoll – ihre Geneigtheit beim Pflegepersonal verloren hatten. Dort hatte man die zum Tode bestimmten Pfleglinge vor ihrer Tötung noch „gebadet", um sich das Waschen der Toten zu ersparen. Eine Aufgabe der Oberschwester war es auch, die linke obere Ecke des „Obduktionszettels" mit einem Knick zu versehen. Diese nur für den Eingeweihten erkennbare Markierung aber war das Zeichen für den mitwissenden Pathologen dafür, dass der Pflegling – wie dies die verantwortliche Oberschwester 1945 vor der Polizei eingestand – „etwas bekommen habe". Dies ersparte allen Beteiligten unangenehme Rückfragen seitens der Pathologie und verhinderte die strafrechtliche Anzeige in verdächtigen Fällen. Nach langem und intensivem Befragen durch die ermittelnde Polizei musste die Oberschwester schließlich auch gestehen, „Tötungsaufträge" angeordnet bzw. an die Schwestern und Pfleger weitergegeben zu haben.

Diese Pflegepersonen führten ihre Taten in aller Regel ohne zu zögern und in „blinder Autoritätshörigkeit" aus. Der größere Teil dieser so verübten Morde wurde in Tateinheit mit schwerer Gewaltanwendung und dem bewussten Zufügen von Schmerzen verübt. Zynismus und Sarkasmus seitens der handelnden Pflegepersonen war bei all diesen Verbrechen mit dabei, und nicht selten spielten beim und im Umgang mit den Pfleglingen die Demütigung und Verspottung durch das Pflegepersonal eine nicht unwesentliche Rolle. In allen sechs dokumentierten Verbrechen missbrauchten die verurteilten Pflegepersonen das Vertrauen ihrer Pfleglinge, vertuschten und verschleierten ihre wahren Aufträge und nutzten die Wehrlosigkeit ihrer Opfer, um diesen genau jene Mittel zuzuführen, die zu ihrem Tod führten. Hinzu kamen schwere Misshandlungen in der „Arbeitsanstalt für asoziale Frauen". Das alles und die während der Prozesse durchwegs eingestandene Kälte, der rohe Umgangston und die von ihnen selbst vor Gericht zur Sprache gebrachte Härte beim und im Umgang mit den Pfleglingen belegen, in welch brutaler Weise diese Pflegepersonen ans Werk gingen.

Die berufliche Pflicht zur „kritiklosen Unterordnung" und „Fügsamkeit" und bei manchen wohl auch die Begierde, selbst über eine ähnlich große Macht zu verfügen, wie sie sonst Ärztinnen und Ärzten zukam, machten diese seit jeher im Gehorsam geschulten Pflegepersonen zu unentbehrlichen Vollstreckern ärztlich angeordneter Tötungsaufträge. In vielen Fällen schienen sie gar nicht bemerkt zu haben, dass sie selbst zu Täterinnen und Tätern wurden, die ihre Verbrechen ohne Skrupel, mitleidlos und unauffällig ausführten – freilich ohne dabei zu erkennen, dass auch ihre Namen längst als Synonym für schwersten Machtmissbrauch und Massenmord schlechthin standen. Sie pflegten im ärztlichen Auftrag Kranke, und zur gleichen Zeit brachten sie – durchwegs ängstlich bemüht, ihr Treiben vor der Öffentlichkeit zu verbergen – im ärztlichen Auftrag kranke Menschen um. Vor Gericht führten sie lediglich den aus anderen NS-Prozessen bekannten „Befehlsnotstand" ins Treffen und versuchten, ihre Mitwirkung an diesen Verbrechen herunterzuspielen und sich mit der in derartigen und vergleichbaren Fällen üblich gewordenen Antwort zu verantworten: „Ich habe ja nur im Auftrage gehandelt". Offensichtlich glaubten sie ernstlich daran, sich und ihre Taten damit entlasten zu können. Bedauern hatten sie immer nur mit sich selbst.

Nur in ganz wenigen Fällen, wie etwa bei einigen Pflegepersonen aus der Heil- und Pflegeanstalt Gugging, sah es das Gericht als erwiesen an, dass sie bei der Ausübung ihrer Taten tatsächlich unter Druck standen, eingeschüchtert und verängstigt waren (vgl. Fürstler/Malina 2006, S. 285 ff.). Hilde Steppe (2001) hielt mit Recht zusammenfassend fest, dass die Pflege in dieser Zeit den „endgültigen Verlust der Unschuld eines humanitären Berufes unter den Bedingungen einer Diktatur" gezeigt hat. Was die Aufarbeitung dieses Zeitraums pflegerischer Wirklichkeit betrifft, so ist der Pflegeberuf nicht schlechter oder besser als andere Berufe gewesen (S. 9), auch wenn weiterführende Untersuchungen zur Situation der österreichischen Pflege in der Zeit vor und während des Nationalsozialismus nach wie vor fehlen, ganz ähnlich der Arbeit „Krankenpflege im Nationalsozialismus", ein „Meisterstück der deutschsprachigen Pflegegeschichte", mit der Hilde Steppe der Pflege ein historisches Bewusstsein hinterlassen hat (vgl. Schrems 2006, S. 10).

2.6 Widerstand bzw. Verweigerung

Aktiver Widerstand von Pflegepersonen gegen das NS-Mordprogramm ist in Österreich nur von der Salzburger Ordensfrau Schwester Anna Berta von Königsegg (1883–1948) dokumentiert. Sie erhob in ihrer Funktion als Visitatorin (Generaloberin) der „Barmherzigen Schwestern" in Salzburg öffentlich und unerschrocken Protest gegen das NS-Mordprogramm und verbot ihren Schwestern jede Mithilfe an diesen Aktionen. Dafür wurde sie 1940 von der Gestapo zunächst in Haft genommen und schließlich des Landes verwiesen. Sie kehrte erst 1945 wieder nach Salzburg zurück.

Ein hohes Maß an Zivilcourage bewies auch der Ybbser Krankenpfleger Franz Sitter (1902–1980). Er war in der „Landesanstalt Schloss Hartheim" vom 10. bis 19. Oktober 1940 notdienstverpflichtet und verweigerte als Einziger jede weitere Mithilfe an den Vergasungen. Nachdem er gesehen hatte, worum es in Hartheim ging, setzte er entschlossen seine Rückversetzung nach Ybbs an der Donau durch. Am 6. Februar 1941 wurde er stattdessen zur Wehrmacht eingezogen und kehrte erst im Mai 1946 aus der Gefangenschaft zurück. Eine gehörige Portion Mut hatte auch die Wiener Krankenschwester Anny Wödl (1902–1996). Sie fuhr Anfang Jänner 1941 kurzerhand in die Reichskanzlei nach Berlin, traf dort auf Ministerialdirigent Dr. Herbert Linden, der verantwortlich für die planmäßige Umsetzung der NS-Krankenmorde war, und versuchte über ihn, ihr schwer behindertes Kind aus der Heil- und Pflegeanstalt Gugging herauszubekommen. Sie verlor den verzweifelt geführten Kampf um ihr Kind: Es wurde auf den „Spiegelgrund" transferiert und dort am 21. Februar 1941 ermordet.

Auch von der Klagenfurter Krankenschwester Josefine Messner – geboren am 3. September 1914, weitere Lebensdaten unbekannt – ist ein Akt der Verweigerung dokumentiert. Gemäß den Gerichtsakten weigerte sie sich dort als einzige „geradeaus", an den Morden mitzuwirken. Sie wurde auf eine andere Station versetzt.

Auch in der Heil- und Pflegeanstalt Gugging hatten – so der vorsitzende Richter in der Urteilsbegründung vom 14. Juli 1948 – „in der Tat zahlreiche Pflegerinnen und Pfleger energischen Widerstand geleistet“. Einige von ihnen hatten den Mut, die vom verantwortlichen NS-Arzt Dr. Emil Gelny selbst oder die in seinem Auftrag von ihnen in Wasser aufgelösten Medikamente in seiner Abwesenheit in den Abguss zu schütten und damit die tödlichen Befehle zu sabotieren. Andere blieben dem Dienst aus irgendwelchen Gründen fern bzw. kündigten und zogen sich so aus der Affäre (vgl. Fürstler/Malina 2006, S. 289 f.). Zu nennen ist hier heute aufgrund jüngster Forschungsergebnisse vor allem die aus Gugging stammende Pflegerin Emilie Mayer (1902–1984), deren tragische Lebensgeschichte erst jetzt rekonstruiert werden konnte und deren damalige Handlungsweisen höchste Anerkennung verdienen: Emilie Mayer kündigte 1943 ihren Arbeitsplatz in Gugging, schlitterte durch die Betreuung ihrer drei Kinder in schwerste wirtschaftliche Not und musste sich ab 1947 als Angeklagte vor Gericht wegen des Verdachtes der Mithilfe und Mitschuld an den in der Zeit von 1943–1945 in der Anstalt Gugging begangenen Euthanasieverbrechen verantworten. Sie verabreichte 1943 auf Anordnung des NS-Arztes Dr. Emil Gelny an zwei Patientinnen Luminal bzw. Veronal, worauf deren Tod erfolgte, so die Anklage vor dem Volksgericht Wien. Erst 1948 wurde Emilie Mayer wegen erwiesener Unschuld freigesprochen und wieder in Dienst gestellt (vgl. Fürstler, 2008, S. 20–29).

Das Unrecht und die Gewalt, die den Opfern in den Heil- und Pflegeanstalten angetan wurde, macht noch immer sprachlos – vor allem dann, wenn in den Gerichtsakten nachzulesen ist, wie die Beteiligten an den Krankenmorden ihre Entlastungsversuche vorbrachten. Wenn davon gesprochen wird, dass die Mittäterschaft der Ärzte das Ergebnis eines langsam sich entwickelnden Prozesses ist, so gilt dies gleichermaßen für das Pflegepersonal. Wie die Ärzte, so waren auch fast alle Pflegepersonen vor dem Nationalsozialismus schon den Weg der Entwertung ihrer Patienten mitgegangen, sodass es schließlich für einen kollektiven und systematischen Widerstand eigentlich schon zu spät war. Dazu kommt, dass nach 1945 die immer wieder behauptete Geheimhaltung der Krankenmorde als Entlastungsversuch der Beteiligten herangezogen wurde. Tatsache aber ist, dass unter den Bedingungen des Nationalsozialismus sich niemand zu rechtfertigen brauchte, wenn er gegen das Leben von behinderten Menschen vorging. Ganz im Gegenteil: Mitleid gegenüber Schwachen wurde damals als Schwäche ausgelegt. Es brauchte daher niemand seine Haltung vor anderen zu verbergen oder gar geheim zu halten (vgl. Fürstler/Malina 2006, S. 293).

So findet sich in der Auseinandersetzung mit der österreichischen Geschichte der Pflege beides: Humanitäres und Schreckliches, blinder Gehorsam und Anpassung – Mut und Verweigerung. Die Geschichte der Pflege im Nationalsozialismus zeigt, wie weit Pflegepersonen zu gehen bereit sind – im Sinne des Gehorsams, der Autoritätsgläubigkeit und der Anpassung und auch auf dem Weg des Widerstands und Sich-Verweigerns (vgl. Steppe 2001, S. 9 f.). Für heute gilt es daher, im Wissen um die Vergangenheit selbstkritisch die eigene persönliche wie berufliche Position zu hinterfragen, denn Pflegepersonen haben ein hohes Maß an Verantwortung und sollten sensibel drauf achten, nicht erneut an Aktionen mitwirken zu müssen, die das Lebensrecht und die Würde der ihnen anvertrauten Patienten in Frage stellen (vgl. Fürstler/Malina 2006, S. 293).

3 Berufliche Pflege von 1945 bis zur Gegenwart

Für diesen Zeitraum liegen in Österreich so gut wie keine systematisch-wissenschaftlichen Darstellungen vor. Nach Ilsemarie Walter (2003) aber fand nach Ende des 2. Weltkrieges die österreichische Pflege nur langsam Anschluss an die internationale Entwicklung, die vor allem im englischsprachigen Raum vor sich ging. Die Doppelgleisigkeit der Berufsverbände, die bereits in der Zwischenkriegszeit zu bemerken war, wurde fortgesetzt, mangelnde Einigkeit war die Folge. In den Spitälern war die Personalsituation im Pflegebereich meist angespannt, der „Schwesternmangel" ist ein in den Fachzeitschriften häufig diskutiertes Thema. Die Pflegeorden litten unter Nachwuchsmangel und zogen ihre Schwestern nach und nach aus den Krankenhäusern zurück, viele Krankenhausleitungen reagierten daraufhin mit der Gründung von Schulen, um genügend Personal für die eigene Institution zu erhalten, vielfach wurde auch ausländisches Pflegepersonal aus Fernost angeworben. Die Ausbildung des Pflegepersonals war medizinorientiert, daher war der Pflegeberuf bis weit in die 1970er Jahre von der Medizin bestimmt. In den 1980er Jahren zeichnete sich ein Wandel innerhalb der Berufsgruppe ab. Pflegepersonen sahen ihren Beruf nicht mehr als medizinischen Hilfsberuf, sie wollten die Entwicklung ihres Berufes mitgestalten, gleichzeitig begann sich die Position der Patienten zu ändern. Diese wurden Partner in der Bemühung um die Erhaltung oder Wiederherstellung ihrer Gesundheit, die Rechte besitzen und Entscheidungen treffen können (vgl. S. 10 f.). Meilensteine dieser Entwicklung sind die in den 1980er Jahren begonnene Implementierung – vorangegangene Versuche reichen bis in die 1970er Jahre zurück – der aus den USA stammenden „Pflegemodelle", des „Pflegeprozesses" und der Konzepte der „Patientenorientierten Pflege" in Ausbildung und Praxis sowie die Anfang der 2000er Jahre endlich in Gang gesetzte Akademisierung der Pflege. Vor allem aber auch äußere Ereignisse haben die Entwicklung der Pflege in den letzten Jahren beeinflusst und mehr oder weniger mitbestimmt bzw. zu einer Bewusstseinsänderung von Pflegepersonen beigetragen.

Eine Mordserie im Pavillon V des Wiener Krankenhauses Lainz („Lainz I") wurde 1989 zum Auslöser einer heftigen Diskussion über den Umgang mit alten Menschen und die Ausbildung zur Krankenpflege. Für die damalige Bundesregierung bestand die feste Absicht, die Krankenpflegeausbildung in das Berufsbildende Höhere Schulwesen überzuführen, mit einer Matura abschließen zu lassen und die Pflegelehrkräfte und Angehörigen des Pflegemanagements an der Universität im Rahmen eines Studiums für Pflegewissenschaft ausbilden zu lassen. Von diesen Maßnahmen wurde allerdings so gut wie nichts umgesetzt. Dennoch konnte wenigstens die Einrichtung von pflegewissenschaftlichen Studiengängen durchgesetzt werden, freilich erst nach langen Bemühungen und auf intensives Betreiben von engagierten Angehörigen des Berufes Pflege. Ungelöst ist aber nach wie vor die Situation der vom Bildungswesen bis heute vernachlässigten, abgekapselten, spitalsinternen und immer noch mit Attraktivitätsproblemen kämpfenden Schulen für Gesundheits- und Krankenpflege. Es ist inzwischen aber gar keine Frage mehr, will man die Herausforderungen, die die Zukunft an den Beruf Pflege stellen wird, bewältigen und an die gesamteuropäische Entwicklung anschließen, dass die Schulen für Gesundheits- und Krankenpflege – wie dies schon 2006 bei den Medizinisch-technischen Akademien der Fall war – heute in die Fachhochschulen übergeführt werden müssen (vgl. Fürstler/Malina 2004, S. 13 ff.).

Mit dem neuen Gesundheits- und Krankenpflegegesetz (GuKG) aber wurden 1997 Maßstäbe für die berufliche Pflege gesetzt, weil dieses Regulativ erstmals die Dokumentationspflicht, die eigenverantwortliche Diagnostik, Planung, Organisation aller pflegerischen Maßnahmen im intra- und extramuralen Bereich, die Gesundheitsförderung und -beratung im Rahmen der Pflege, die Pflegeforschung und die Durchführung administrativer Aufgaben in den in den eigenverantwortlichen Tätigkeitsbereich der Angehörigen des gehobenen Dienstes für Gesundheits- und Krankenpflege verankerte. Die pflegerische Tätigkeit wurde unter den Primat der Verantwortung gestellt und in einen eigen- und mitverantwortlichen sowie interdisziplinären Tätigkeitsbereich gesplittet. Es wurden zukunftsweisende Unterrichtsfächer – wie z. B. Grundlagen der Pflegewissenschaft und -forschung sowie Gesundheitserziehung und -förderung – neu in die Ausbildung aufgenommen, die Schülervertretung und außerdem die Fortbildungspflicht gesetzlich normiert (vgl. Bundesgesetz über die Gesundheits- und Krankenpflegeberufe, 1997 idgF. §§ 5, 14, 42, 53 und 63).

2003 machten Medienberichte über Missstände im Pflegeheim Wien-Lainz („Lainz II") erneut eine breite Öffentlichkeit auf die immer weniger zu bewältigende Situation der Krankenpflege, insbesondere der Altenpflege, aufmerksam. Wieder wurden Maßnahmen in Aussicht gestellt, die bis hin zu einer Änderung der Ausbildung des Pflegepersonals reichten. So sehr diese Absichtserklärungen zu begrüßen waren, so war gleichzeitig darauf hinzuweisen, dass diese auch umzusetzen wären. Als kontraproduktiv erwies sich allerdings die Berufung eines Arztes zum „Pflege-Anwalt" in Wien, der aber 2006 wieder seines Amtes enthoben wurde (vgl. Fürstler/Malina 2004, S. 14 f.).

Schließlich wurde 2006 im Zuge des Wahlkampfs für die Nationalratswahl die Öffentlichkeit erstmals auch mit dem Problemkreis rund um die Beschäftigung von illegalem Betreuungspersonal konfrontiert. Ob dies für die berufliche Pflege Auswirkungen hat, wird die Zukunft weisen, denn „geschätzte 40.000 Pflegerinnen aus der Slowakei und Tschechien arbeiten in Österreichs Haushalten" (Österreichischer Gesundheits- und Krankenpflegeverband, 2006, Homepage). Auch wenn inzwischen die ausländischen Pflegekräfte legalisiert und die betroffenen Familien amnestiert wurden, konnte bis Jänner 2008 auf das Problem einer leistbaren Pflege und Betreuung daheim rund um die Uhr keine passende Antwort gefunden werden, denn „es ist und bleibt eine kostspielige Sache, keine Frage, und mit der klassischen 40-Stunden-Woche ist das Problem der 24-Stunden-Pflege nicht zu lösen", so der Wirtschaftsminister (vgl. Bachner 2007, S. 7).

Die Novelle zum Gesundheits- und Krankenpflegegesetz vom 16. Jänner 2008 schließlich sieht, wie bereits erwähnt, neben der Regelung der häuslichen 24-Stunden-Betreuung auch eine Erweiterung der Ausbildung zum gehobenen Dienst der Gesundheits- und Krankenpflege an Fachhochschulen vor.

Resümee

Zusammenfassend lässt sich sagen, dass die Entwicklung der beruflichen Krankenpflege in Österreich vor allem durch politische Willensbildungen geprägt wurde – dies gilt für die Zeit des Nationalsozialismus in noch viel stärkerem Ausmaß – und dass neben der bis in die jüngste Vergangenheit bestehende Unterordnung des Berufes Pflege unter die Medizin auch aus diesem Grunde wenig Möglichkeiten für eine eigenständige Entwicklung offen blieben. Zum Teil reicht dieser Befund bis in die Gegenwart. Gerade deswegen müssen sich die Angehörigen der beruflichen Pflege bewusst sein, dass ihr Handeln niemals unpolitischen Charakter und daher stets wesentliche Auswirkungen auf die Gesundheitspolitik hat.

Literatur

Bachner, Michael (7. 2. 2007): Pflege rund um die Uhr für 3000 Euro. In: Der Standard, S. 7.

Billroth, Theodor ([8]1881): Die Krankenpflege im Hause und Hospitale. Ein Handbuch für Familien und Krankenpflegerinnen zum Besten des Rudolfiner-Vereines. Wien: Carl Gerold's Sohn.

Bolognese-Leuchtenmüller, Birgit (1998): Geschichte der Pflege und der Pflegeberufe – Überlegungen zu ihrer Positionierung in der Geschichtswissenschaft. In: Seidl, Elisabeth/Walter, Ilsemarie (Hg.): Rückblick für die Zukunft. Beiträge zur historischen Pflegeforschung. Pflegewissenschaft heute: Band 5. Wien: Verlag Wilhelm Maudrich, S. 13–22.

Brandhuber, Claudia/Heimel, Hildegard (2001): „Von der Irrenpflege zur psychiatrischen Gesundheits- und Krankenpflege". Aspekte der historischen Entwicklung am Beispiel der Schulen für psychiatrische Gesundheits- und Krankenpflege Baumgartner Höhe und Ybbs. Abschlussarbeit im Rahmen des 4. Universitätslehrganges für Lehrerinnen und Lehrer für Gesundheits- und Krankenpflege an der Akademie für Fort- und Sonderausbildung am AKH Wien: Lg. 1999/2001 F 31.

Bundesgesetz über die Gesundheits- und Krankenpflegeberufe – GuKG (1997): Bundesgesetz mit dem das Bundesgesetz über die Gesundheits- und Krankenpflegeberufe erlassen wird. BGBl. Nr. 108/1997 idgF.

Bundesministerium für Gesundheit, Familie und Jugend (2008): Entwurf einer Verordnung über Fachhochschul-Bachelorstudiengänge für die Ausbildung in der allgemeinen Gesundheits- und Krankenpflege (FH-Gesundheits- und Krankenpflege-Ausbildungsverordnung – FH-GuK-AV).

Dorffner, Gabriele (1999): Hedwig Birkner, eine Pionierin der österreichischen Krankenpflege. In: Österreichische Krankenpflegezeitschrift. 52/2. Wien: Eigenverlag, S. 18 f.

Dorffner, Gabriele (2000): „... ein edler und hoher Beruf". Zur Professionalisierung der österreichischen Krankenpflege. Strasshof, Freistadt: Vier-Viertel-Verlag.

Fürst, Inge (2001): Irrenpflege – Irre Pflege. Macht und Autorität in der Irrenpflege. Diplomarbeit, Universität Innsbruck.

Fürstler, Gerhard (2003): Geschichte der Gesundheits- und Krankenpflege. In: Kemetmüller , Eleonore (Hg.) ([2]2003): Berufsethik und Berufskunde für Pflegeberufe. Wien: Verlag Wilhelm Maudrich, S. 62–94.

Fürstler, Gerhard/Malina, Peter (2004): „Ich tat nur meinen Dienst". Zur Geschichte der Krankenpflege in Österreich in der NS-Zeit. Wien: Facultas WUV.

Fürstler, Gerhard (2006): Der Glaube, der durch die Liebe tätig ist. Evangelisches Diakoniewerk Gallneukirchen (OÖ): Eigenverlag.

Fürstler, Gerhard / Malina, Peter (2006): Macht im pflegerischen Alltag zwischen 1938 und 1945. Ein österreichisches Beispiel. In: Braunschweig, Sabine (Hg.): Pflege – Räume, Macht und Alltag. Zürich: Chronos Verlag, S. 281–297.

Fürstler, Gerhard (2008): Die Lebensgeschichte der Pflegerin Emilie Mayer aus Gugging, In: Fürstler, Gerhard (2008): „Haben Sie sich gar keine Gedanken gemacht, dass das, was Dr. Gelny oben tut, Mord ist?" Zum Gedenken an die Opfer nationalsozialistischer Verbrechen in niederösterreichischen psychiatrischen Krankenanstalten. Vortrag gehalten im Rahmen des gleichnamigen Symposiums im Landesklinikum Gugging am 26. Juni 2007. Veröffentlichung des Manuskriptes im Rahmen einer Gedenkschrift für 2008 durch das Amt der Niederösterreichischen Landesregierung vorgesehen. Manuskript bereits dem Niederösterreichischen Landesarchiv zur Drucklegung übergeben, S. 20–29.

Gersuny, Robert (1907): Festreden im Rudolfinerhaus. Pflegerinnen-Pensionsfond. Wien: Kainz.

Horn, Sonia/Malina, Peter (2001): Vorwort. In: Horn, Sonia/Malina, Peter (Hg.): Medizin im Nationalsozialismus. Wege der Aufbereitung. Sozialgeschichte der Medizin. Wien: Verlag der Österreichischen Ärztekammer, S. 7 f.

Katscher, Liselotte (^{10}1989): Geschichte der Krankenpflege. Ein Leitfaden für den Schwesternunterricht. Berlin-Tempelhof: Christlicher Zeitschriftenverlag, S. 111.

Kozon, Vlastimil (2006): Pflegephaleristik. Katalog Österreich. Wien: ÖGVP Verlag.

Poier, Birgit (2001): Vergast im Schloss Hartheim – Die „T4"-PatientInnen aus der Grazer Heil- und Pflegeanstalt „Feldhof". In: Freidl, Wolfgang et. al. (Hg.): Medizin und Nationalsozialismus in der Steiermark. Innsbruck: Studienverlag, S. 86–118.

Schwarz, Peter (2002): Mord durch Hunger. „Wilde Euthanasie" und „Aktion Brandt" am Steinhof in der NS-Zeit. In: Gabriel, Eberhard/Neugebauer, Wolfgang (Hg.): Von der Zwangssterilisierung zur Ermordung. Zur Geschichte der NS-Euthanasie in Wien. Teil II. Wien: Verlag Böhlau, S. 113–141.

Schrems, Berta (2006): „Pflege die Wissen schafft". In: Studienfolder der Paracelsus Medizinischen Privatuniversität Salzburg (PMU Salzburg) als Ankündigung für das Studium der Pflegewissenschaft. Salzburg: Eigenverlag, S 10.

Sailer, Margit (2000): Berufliche Krankenpflege in der Ersten Republik. Dissertation, Universität Wien.

Seidl, Elisabeth (1991): Pflege im Wandel. Das soziale Umfeld der Pflege und seine historischen Wurzeln dargestellt anhand einer Untersuchung. Wien: Verlag Wilhelm Maudrich.

Seidl, Elisabeth/ Walter, Ilsemarie (Hg.) (1998): Rückblick für die Zukunft. Beiträge zur historischen Pflegeforschung. Pflegewissenschaft heute: Band 5. Wien: Verlag Wilhelm Maudrich.

Steppe, Hilde (1991): Pflege in der Krise – Irrwege von gestern – Auswege für morgen. In: Seidl, Elisabeth (Hg.): 2. Symposium Pflegeberuf – Entwicklung und Perspektiven. Wien: Verlag Wilhelm Maudrich, o. S.

Steppe, Hilde (1994): Caritas oder öffentliche Ordnung? – Zur Entwicklung der Pflege. In: Schaefer, Doris/Moers, Martin/Rosenbrock, Rolf (Hg.): Public Health und Pflege: Zwei neue gesundheitswissenschaftliche Disziplinen. Berlin: Rainer Böhm, S. 43–51.

Steppe, Hilde (1996): Elemente der historischen Entwicklung des Berufs Pflege. In: Seidl, Elisabeth/Steppe, Hilde (Hg.): Zur Sozialgeschichte der Pflege in Österreich. Krankenschwestern erzählen über die Zeit von 1920 bis 1950. Pflegewissenschaft heute: Band 4. Wien: Verlag Wilhelm Maudrich, S. 18–34.

Steppe, Hilde (Hg.) (^{9}2001): Krankenpflege im Nationalsozialismus. Frankfurt am Main: Mabuse.

Walter, Ilsemarie (1991): Krankenpflege als Beruf – Aspekte beruflicher Sozialisation und Identität dargestellt anhand einer empirischen Untersuchung. Wien: Verlag Wilhelm Maudrich.

Walter, Ilsemarie (2001): Auswirkungen des „Anschlusses" auf die österreichische Krankenpflege. Referat auf der Tagung der „Wiener Gespräche zur Sozialgeschichte der Medizin vom 5. November 1998. In: Horn, Sonia/Malina, Peter (Hg.): Medizin im Nationalsozialismus. Wege der Aufbereitung. Sozialgeschichte der Medizin. Wien: Verlag der Österreichischen Ärztekammer, S. 143–159.

Walter, Ilsemarie (2002): Wärterinnen und Ordensfrauen. Pflege in Wiener Krankenhäusern im 19. Jahrhundert. In: Virus. Beiträge zur Sozialgeschichte der Medizin 2. Verein für Sozialgeschichte der Medizin (Hg.). Wien: Eigenverlag, S. 19–29. Die Diplomarbeit von Ilsemarie Walter liegt nun auch als Buch vor: Walter, Ilsemarie (2004): Pflege als Beruf oder aus Nächstenliebe? Die Wärterinnen und Wärter in Österreichs Krankenhäusern im „langen 19. Jahrhundert". Frankfurt am Main: Mabuse.

Walter, Ilsemarie (2003): Zur Entstehung der beruflichen Krankenpflege in Österreich. Historicum. Wien: Eigenverlag.

V Berufliche Sozialisation des Pflegedienstes aus rechtlicher Sicht

Christian Gepart

Die Gesundheits- und Krankenpflege hat sich in den letzten Jahren zunehmend als eigenständiger Beruf im Gesundheitswesen etabliert. Sie ist nicht mehr ausschließlich medizinischer Hilfsberuf zur vorwiegenden Durchführung von diagnostischen und therapeutischen Maßnahmen nach ärztlicher Anordnung, sondern hat einen bedeutenden Stellenwert im interdisziplinären Zusammenwirken verschiedenster Berufsgruppen im Gesundheitswesen erlangt. „Professionelles pflegerisches Denken und Handeln" sind ebenso wie „Entwicklung pflegewissenschaftlicher Kompetenz" keine inhaltsleeren Schlagworte, sondern Zeichen fortschreitender Verselbständigung eines in Bildung und Praxisanwendung hochqualifizierten Berufsstandes, obgleich dieser Prozess noch lange nicht abgeschlossen ist.

Die berufliche Sozialisation des Pflegedienstes im Sinne allgemeiner gesellschaftlicher Akzeptanz als eigenständiger Beruf erfordert natürlich mehr als nur laufende Verbesserung von Aus- und Weiterbildung oder Anpassung der Tätigkeitsbereiche an neue Krankheitsbilder, Techniken oder Heilverfahren. Es gilt vor allem auch die beruflichen Inhalte und Rahmenbedingungen für Patienten, Klienten, Ärzte, sonstige Angehörige von Gesundheitsberufen, Politiker etc nachvollziehbar und transparent zu machen. Dazu ist neben spezieller Fachkompetenz und berufsspezifischem Selbstverständnis auch grundlegendes Wissen über die maßgeblichen rechtlichen Rahmenbedingungen vonnöten. Ziel der folgenden Ausführungen soll sein, Angehörige der Gesundheits- und Krankenpflegeberufe sowohl mit den allgemeinen berufs- und haftungsrechtlichen Vorschriften einschließlich einer kurzen juristischen Auseinandersetzung mit Fragen des Berufsbildes vertraut zu machen als auch ein Verständnis für die Positionen der Patienten und Klienten aus menschen- und patientenrechtlicher Sicht zu ermöglichen.

1 Rechtliche Grundlagen der Berufsausübung

Allgemeines

Die rechtlichen Grundlagen der Ausübung des Gesundheits- und Krankenpflegeberufes bestehen in einer Vielzahl von juristischen Normen. Die einzelnen Vorschriften regeln nicht nur das Berufsbild, die Aufgaben- und Tätigkeitsbereiche und die dafür notwendige Ausbildung, sondern befassen sich zum Beispiel auch mit haftungsrechtlichen Folgen von schädigendem Fehlverhalten, mit organisations-, dienst- und arbeitsrechtlichen Rahmenbedingungen und schließlich mit den zunehmend an Bedeutung gewinnenden Bestimmungen über Rechte der betroffenen Patienten und Klienten. Dabei sind selbstverständlich auch europarechtliche Vorgaben in Betracht zu ziehen. Der Zusammenhang mit spezifischen sozialversicherungs-, steuer- und gesellschaftsrechtlichen Bestimmungen bei verschiedenen Möglichkeiten der freiberuflichen bzw. extramuralen Ausübung des Pflegeberufes soll an dieser Stelle ebenfalls erwähnt werden.

Erschwert wird eine systematische Betrachtungsweise der rechtlichen Rahmenbedingungen bei der Ausübung des Pflegeberufes durch die kompetenzrechtlichen Vorgaben der österreichischen Verfassung. Demnach werden verschiedene Sachgebiete entweder dem Bund oder den Ländern zur gesetzlichen Regelung und Vollziehung übertragen. Das Recht der ärztlichen und nichtärztlichen Gesundheitsberufe ist gemäß Art 10 Abs 1 Z 12 Bundes-Verfassungsgesetz 1929 BGBl 1930/1 (B-VG) in der geltenden Fassung (idgF) Teil des Tatbestandes „Gesundheitswesen" und daher in Gesetzgebung und Vollziehung Bundessache. „Krankenanstaltenwesen" ist gemäß Art 12 Abs 1 Z 1 B-VG in der Grundsatzgesetzgebung Sache des Bundes, in der Ausführungsgesetzgebung und Vollziehung Aufgabe der Länder, wogegen gemäß Art 15 Abs 1 B-VG den Bundesländern die alleinige Kompetenz in den Bereichen „Sozialhilfe" einschließlich der Bestimmungen über Pflegeheime, Alten- und Behindertenbetreuung, Familien- und Heimhilfe, Rettungswesen etc zusteht.

1.1 Berufsrecht

Berufsrechtliche Normen enthalten im Allgemeinen „Definitionen eines Berufes" durch Beschreibungen des Berufsbildes, der daraus abzuleitenden Tätigkeitsbereiche, schließlich die zur Ausübung des Berufes erforderlichen persönlichen Voraussetzungen einschließlich der dafür notwendigen Ausbildung. Das Berufsrecht legt solcherart auch den erlaubten Rahmen beruflichen Handelns fest.

Kernstück des Berufsrechtes der Gesundheits- und Krankenpflegeberufe ist das Gesundheits- und Krankenpflegegesetz BGBl I 1997/108 (GuKG) in der Fassung (idF) BGBl I 2008/57. Ebenfalls zum Gesundheits- und Krankenpflegerecht im engeren Sinne zu zählen sind die auf Grund gesetzlicher Ermächtigungen im GuKG vom zuständigen Bundesminister erlassenen Gesundheits- und Krankenpflege-Ausweisverordnung (GuK-AusweisV), BGBl II 2006/454, Gesundheits- und Krankenpflege-EWR-Verordnung 2004 (GuK-EWRV 2004), BGBl II 2004/262, Gesundheits- und Krankenpflege-Ausbildungsverordnung (GuK-AV), BGBl II 1999/179, Pflegehilfe-Ausbildungsverordnung (Pflh-AV), BGBl II 1999/371, Gesundheits- und Krankenpflege-Spezialaufgaben-Verordnung (GuK-SV), BGBl II 2005/452, Gesundheits- und Krankenpflege, Lehr- und Führungsaufgaben-Verordnung (GuK-LFV), BGBl II 2006/456, Gesundheits- und Krankenpflege-Basisversorgungs-Ausbildungsverordnung (GuK-BAV), BGBl II 2006/281, Gesundheits- und Krankenpflege-Weiterbildungsverordnung (GuK-WV), BGBl II 2006/453, und schließlich Gesundheits- und Krankenpflege-Teilzeitausbildungsverordnung (GuK-TAV), BGBl II 2006/455.

Im speziellen Fall der Ausübung des Berufes des Kardiotechnikers durch Angehörige des gehobenen Dienstes für Gesundheits- und Krankenpflege ist das Kardiotechnikergesetz BGBl I 1998/96 idF BGBl I 2008/57 berufsrechtlich einschlägig.

1.2 Dienstrecht

Unter Dienstrecht im weiteren Sinne versteht man alle jene Normen, die sich mit Vereinbarungen hinsichtlich der Erbringung von Dienst- und Arbeitsleistungen auf Zeit durch Dienstnehmer gegenüber Dienstgebern befassen.

Das Arbeitsrecht als relativ junger Rechtsbereich entwickelte sich aus dem Privatrecht und behandelt Fragen der Ausübung von Arbeit im Rahmen unselbständiger Erwerbstätigkeit. Dazu zählen die Rechtsbeziehungen zwischen Arbeitgebern und Arbeitnehmern (Individualarbeitsrecht) ebenso wie betriebliche und überbetriebliche Gruppenbeziehungen (kollektives Arbeitsrecht oder Betriebsverfassungsrecht), aber auch der Arbeitnehmerschutz (technischer Arbeitnehmerschutz, Arbeitszeitschutz, Verwendungsschutz).

Eine abschließende Darstellung aller relevanten Rechtsgrundlagen (wie zum Beispiel Angestelltengesetz, Arbeitsverfassungsgesetz, Arbeitsvertragsrechts-Anpassungsgesetz, Gleichbehandlungsgesetz, Kinder- und Jugendbeschäftigungsgesetz, Mutterschutzgesetz, Urlaubsgesetz, Arbeitszeitgesetz, Arbeitsruhegesetz, Krankenanstalten-Arbeitszeitgesetz, Nachtschwerarbeitsgesetz, ArbeitnehmerInnenschutzgesetz etc.) ist im Rahmen dieser allgemeinen Einführung nicht möglich – es darf vielmehr auf die grundlegende Literatur zum Arbeitsrecht verwiesen werden.

Unter dem Begriff Dienstrecht versteht man aber auch die Summe der einschlägigen dienstrechtlichen Normen und Regelungen der wesentlichen Arbeitsbedingungen bei bestimmten öffentlich-rechtlichen Dienstgebern (Beamtendienstrecht, Vertragsdienstrecht). Soweit der Bund als Dienstgeber fungiert, sind das Beamten-Dienstrechtsgesetz BGBl 1979/333, das Vertragsbedienstetengesetz BGBl 1948/86, das Gehaltsgesetz BGBl 1956/54, das Pensionsgesetz BGBl 1965/340, das Bundes-Personalvertretungsgesetz BGBl 1967/133, das Bundesbedienstetenschutzgesetz BGBl I 1999/70, jeweils in der geltenden Fassung, einschlägig. In gleicher Weise bestehen in den einzelnen Bundesländern umfangreiche gesetzliche Bestimmungen zum Landesbeamten-, Landesvertrags-, Gemeindebeamten- und Gemeindevertragsdienstrecht. Dabei bestehen etwa auch Regelungen für den Fall, dass Mitarbeiter, die in Dienstverhältnissen zu öffentlich-rechtlichen Dienstgebern stehen, an private Dienstgeber zur Verwendung „überlassen" werden. Solche Konstellationen sind insbesondere im Gesundheitswesen durch die zunehmende Ausgliederung von Krankenanstalten an private Rechtsträger anzutreffen.

Daneben bestehen für andere Körperschaften öffentlichen Rechtes wie zum Beispiel die einzelnen Sozialversicherungsträger ebenfalls spezielle dienstrechtliche Vorschriften.

1.3 Haftungsrecht

Erleidet jemand einen Schaden, so hat er ihn gemäß § 1311 Satz 1 Allgemeines Bürgerliches Gesetzbuch (ABGB) grundsätzlich selbst zu tragen. Wurde der Schaden jedoch durch rechtswidriges und schuldhaftes Handeln eines Dritten verursacht, so hat dieser im Regelfall für sein Fehlverhalten einzustehen, indem er zur Verantwortung gezogen wird und unter gewissen Voraussetzungen schadenersatzpflichtig wird. Diese rechtliche Verantwortung wird auch als „Haftung" bezeichnet.

Die grundlegenden und zentralen Bestimmungen des Schadenersatzrechtes sind im ABGB in den §§ 1293 ff zu finden und legen fest, unter welchen Voraussetzungen jemand auf Grund einerseits von eigenem oder andererseits von ihm zurechenbarem Fehlverhalten dritter Personen (zum Beispiel Kinder, Erfüllungs- und Besorgungsgehilfen) für zugefügte Schäden insbesondere an Körper, Vermögen, Freiheit, Ehre ersatzpflichtig werden kann. Schadenersatzpflicht kann nicht nur bei Beschädigung von Sachen oder bei Verletzung der körperlichen Integrität (Schmerzengeld, Heil- und Pflegekosten, Verunstaltungsentschädigung) bis hin zum Tod (Unterhaltsansprüche, aber auch „Trauerschadensabgeltung" für nahe Angehörige) begründet werden, sondern auch bei rechtswidriger Freiheitsentziehung oder bei Eingriffen in die Privatsphäre eines Menschen (zum Beispiel durch Veröffentlichung von persönlichen Informationen).

Fügt ein Arbeitnehmer seinem Arbeitgeber unmittelbar oder auch nur mittelbar in Ausübung seiner beruflichen Tätigkeit Schaden zu, so kommt dem Arbeitnehmer das Privileg der Anwendung des Dienstnehmerhaftpflichtgesetzes (BGBl 1965/80) zugute, nach dem die Ersatzpflicht des Arbeitnehmers stark eingeschränkt werden kann. Ähnliche Bestimmungen enthält das Organhaftpflichtgesetz (BGBl 1967/181) für Schäden, die jemand als Organ in Vollziehung der Gesetze einem öffentlichen Rechtsträger zufügt. Schädigen Staatsorgane in Ausübung der Gesetze einen Dritten, kommt das Amtshaftungsgesetz (BGBl 1949/20) zur Anwendung.

Von der zivilrechtlichen Haftung ist die strafrechtliche Verantwortung zu unterscheiden. Eine Person erfüllt dann den Tatbestand einer gerichtlich strafbaren Handlung, wenn sie rechtswidrig und schuldhaft ein Verhalten setzt, das von der Rechtsordnung als besonders verpönt und schwerwiegend fehlerhaft bezeichnet wurde. Es sind dies Handlungsweisen, die gegen Leib und Leben, Freiheit, Ehre, Privatsphäre und bestimmte Berufsgeheimnisse, fremdes Vermögen, Sittlichkeit, Gemeinwesen und Umwelt, Staatsgewalt etc. gerichtet sind. Die Verantwortung besteht darin, dass die Begehung solcher Delikte mit Geld- und/oder Freiheitsstrafe bedroht ist, welche in einem strafgerichtlichen Verfahren verhängt werden kann bzw. können. Zentrale Bestimmung des gerichtlichen Strafrechts ist das Strafgesetzbuch BGBl 1974/60 idgF, in dem die Mehrzahl der gerichtlich strafbaren Delikte festgelegt wurde. Darüber hinaus bestehen noch weitere strafrechtliche Nebengesetze und Strafbestimmungen in anderen Gesetzen wie beispielsweise dem Suchtmittelgesetz (BGBl I 1997/112).

Seit 1. Jänner 2006 können nicht nur einzelne Personen wegen gerichtlich strafbarer Handlungen zur Verantwortung gezogen werden, sondern auch Unternehmen, wenn in deren Einflussbereich strafrechtlich relevante Verhaltensweisen gesetzt werden. Durch das Verbandsverantwortlichkeitsgesetz (BGBl I 2005/151) („Unternehmensstrafrecht") ist es für die Gerichte auch möglich, in einem Strafverfahren Verbandsgeldbussen über Unternehmen zu verhängen, wenn diese zum Beispiel Schutz- und Sorgfaltspflichten verletzt haben und jemand dadurch zu Schaden gekommen ist, aber auch wenn es durch strafbare Verhaltensweisen von Mitarbeitern zu Vorteilszuwendungen an das Unternehmen gekommen ist.

1.4 Europarecht

Durch den Beitritt Österreichs zur Europäischen Union mit 1. Jänner 1995 erlangte auch das rechtliche Normensystem der EU in Österreich Geltung.

Maßgebliche Bedeutung im Bereich der Gesundheits- und Krankenpflege hat einerseits die Verordnung (EWG) Nr. 1612/68 des Rates vom 15. 10. 1968 über die Freizügigkeit der Arbeitnehmer innerhalb der Gemeinschaft, andererseits musste der österreichische Gesetzgeber den Inhalt verschiedener Richtlinien in nationales Recht umsetzen, was mit Beschlussfassung des GuKG schließlich auch geschah. Es waren dies im Wesentlichen Richtlinien betreffend die gegenseitige Anerkennung von Diplomen in der allgemeinen Krankenpflege, die Koordinierung von Rechts- und Verwaltungsvorschriften bezüglich der allgemeinen Krankenpflege sowie allgemeine Anerkennungsrichtlinien für Hochschuldiplome sowie berufliche Befähigungsnachweise.

Für die Gestaltung der Ausbildungsinhalte in der Gesundheits- und Krankenpflege wurde auch auf Empfehlungen des Beratenden Ausschusses für die Ausbildung in der Krankenpflege Bedacht genommen.

Durch das zwischen der EG und ihren Mitgliedstaaten einerseits und der Schweizerischen Eidgenossenschaft andererseits abgeschlossene Abkommen über die Freizügigkeit, das mit 1. Juni 2002 in Kraft getreten ist, wurden auch die Beziehungen zwischen den EU-Mitgliedstaaten und der Schweiz auf eine neue Grundlage gestellt. Inhalt dieses Abkommens ist unter anderem das gegenseitige Recht auf Einreise, Aufenthalt, Zugang zu einer unselbständigen Erwerbstätigkeit und Niederlassung als Selbständiger, aber auch die gegenseitige Anerkennung von Diplomen, Prüfungszeugnissen und sonstigen Befähigungsnachweisen.

Durch Art 1 des Gesundheitsberufe-Rechtsänderungsgesetzes 2007 (GesBRÄG 2007) und die dadurch bedingte Novelle zum GuKG wurden auch die Richtlinie 2005/36/EG des Europäischen Parlaments und des Rates vom 7. September 2005 über die Anerkennung von Berufsqualifikationen (welche sämtliche der bisher relevanten Richtlinien ersetzt), das Abkommen zwischen der Europäischen Gemeinschaft und ihren Mitgliedstaaten einerseits und der Schweizerischen Eidgenossenschaft andererseits über die Freizügigkeit, die Richtlinie 2003/109/EG des Rates vom 25. November 2003 betreffend die Rechtsstellung der langfristig aufenthaltsberechtigten Drittstaatsangehörigen und die Richtlinie 2004/38/EG des Europäischen Parlaments und des Rates vom 29. April 2004 über das Recht der Unionsbürger und ihrer Familienangehörigen, sich im Hoheitsgebiet der Mitgliedstaaten frei zu bewegen und aufzuhalten, für die Gesundheits- und Krankenpflegeberufe in österreichisches Recht umgesetzt. Ergänzend darf noch auf das Europäische Übereinkommen über die theoretische und praktische Ausbildung von diplomierten Krankenpflegepersonen (BGBl 1973/53) als multilateralem Staatsvertrag der Mitgliedsländer des Europarates hingewiesen werden.

1.5 Sondergesetzliche Normen und Organisationsrecht

Die Möglichkeit der Ausübung der Gesundheits- und Krankenpflege im Dienstverhältnis zu verschiedenen Rechtsträgern im Rahmen unterschiedlichster unter ärztlicher und/oder pflegerischer Leitung und/oder Aufsicht stehender Einrichtungen bedingt im konkreten Fall auch noch die Anwendbarkeit anderer spezieller Normen.

Für die Ausübung der Gesundheits- und Krankenpflege in Krankenanstalten sind die rechtlichen Rahmenbedingungen einerseits des Krankenanstalten- und Kuranstaltengesetzes (KAKuG) BGBl 1957/1 idF BGBl I 2002/65 des Bundes sowie andererseits der jeweiligen Krankenanstaltengesetze der Länder maßgeblich. Durch das KAKuG wurden gemäß Art 12 Abs 1 Z 1 B-VG die Grundsätze des Krankenanstaltenrechtes festgelegt, die Länder hatten davon ausgehend Ausführungsgesetze zu erlassen.

Bei der Behandlung und Betreuung von Patienten und Klienten in psychiatrischen Krankenanstalten oder Abteilungen ist darüber hinaus das Unterbringungsgesetz BGBl 1990/155 idgF (UbG) einschlägig, wodurch auch eine laufende gerichtliche Kontrolle der Unterbringungsmaßnahmen ermöglicht wird.

Die Ausübung der Gesundheits- und Krankenpflege im Rahmen von Langzeitpflege- und Behindertenbetreuungseinrichtungen sowie in anderen sozialen Diensten ist durch eigene Pflegeheim-, Behindertenbetreuungs- und Sozialhilfegesetze der Länder organisationsrechtlich geregelt.

2 Das Berufsbild in der Pflege

Allgemeines

Unter Berufsbild wird im allgemeinen sprachlichen Sinne die Beschreibung der erlaubten Tätigkeitsbereiche und Inhalte eines bestimmten Berufes, der dazugehörigen Ausbildung und der Aufstiegsmöglichkeiten einschließlich der dabei vorausgesetzten und zu erwerbenden Fähigkeiten verstanden.

„Berufsbilder“ können durch Definitionen in Gesetzen und Verordnungen, aber auch in Richtlinien oder Empfehlungen von Interessensvertretungen und Berufsverbänden festgelegt werden. Aus dem Fehlen eines festgeschriebenen Berufsbildes darf jedoch nicht gleichzeitig auf das Nichtvorhandensein desselben geschlossen werden. Der Berufsbildinhalt ist vielmehr aus den jeweiligen Ausbildungsbestimmungen, den Umschreibungen der Tätigkeitsbereiche oder ebenso der faktischen Berufsübung und Verkehrssitte zu erschließen.

Der Berufsbildbegriff ist folglich nicht statisch zu sehen, sondern unterliegt laufender dynamischer Veränderung. Berufliche Handlungsweisen können zum Beispiel auf Grund aktueller wissenschaftlicher Erkenntnisse oder durch Verkehrsübung neu bewertet oder eingeführt werden, andere wiederum erscheinen nicht zeitgemäß und werden somit nicht mehr praktiziert.

Berufsbilder der Gesundheits- und Krankenpflegepersonen

Vorbemerkung: Historische Berufsbilder des KrPflG

Durch das GuKG wurden die Berufsbilder für Angehörige der Gesundheits- und Krankenpflegeberufe neu definiert und gesetzlich festgelegt (§§ 11, 82 GuKG).

Fachliche Grundlage für die Neuformulierungen war ein vom Arbeitskreis „Eigenständigkeit der Krankenpflege“ ausgearbeitetes Positionspapier zur Gesundheits- und Krankenpflege, das im März 1994 im Rahmen einer Enquete präsentiert worden war. Der Arbeitskreis hatte sich aus Vertretern des leitenden Krankenpflegepersonals aus ganz Österreich, des Österreichischen Gewerkschaftsbundes, des Österreichischen Krankenpflegeverbandes, der Österreichischen Ärztekammer, der Arbeitsgemeinschaft der Pflegedienstleitungen Österreichs und des damals fachlich zuständigen Bundesministeriums für Gesundheit, Sport und Konsumentenschutz zusammengesetzt.

Auch das Krankenpflegegesetz 1961 BGBl 1961/102 idF BGBl 1993/917 (KrPflG) enthielt gesetzlich geprägte Berufsbilder (§§ 4 und 5 „Krankenpflegefachdienst, § 43a „Pflegehelfer“, § 44 Abs 1 „Sonstige Sanitätshilfsdienste“), beschränkte sich dabei jedoch auf knappe, allgemein gehaltene Umschreibungen der Tätigkeitsbereiche.

Die allgemeine Krankenpflege umfasste daher gemäß der einschlägigen Formulierung des § 5 Abs 1 KrPflG „die Pflege bei Erkrankungen aller Art, die Wochenbettpflege sowie die Pflege und Ernährung von Neugeborenen.“ Die Berufsbilder der Kinderkranken- und Säuglingspflege sowie der psychiatrischen Krankenpflege wurden ebenfalls in kurzen Definitionen dargestellt (§ 5 Abs 2 und 3 KrPflG). Alle diese angeführten Tätigkeiten schlossen aber „auch die Hilfeleistung bei ärztlichen Verrichtungen sowie die Ausführung ärztlicher Anordnungen bei der Heilbehandlung in den betreffenden Fachgebieten ein.“ Der Verwaltungsgerichtshof führte in diesem Zusammenhang aus, dass im Zentrum der Verwendung einer Person im Krankenpflegefachdienst die fachlich qualifizierte Pflegeleistung stehe (VwGH 27.11.1989, 88/12/0217 = ZfVB 1990/1665). Der eigentliche Handlungsbereich der Pflegepersonen konnte jedoch erst durch die Zusammenschau einerseits der zitierten Bestimmungen des KrPflG sowie der entsprechenden Ausbildungsvorschriften, andererseits einer Vielzahl anderer Normen und Durchführungsbestimmungen zur Ausübung des Pflegeberufes (siehe etwa: Europäisches Übereinkommen über die theoretische und praktische Ausbildung von diplomierten Krankenpflegepersonen BGBl 1973/53; Erlass des Bundesministeriums für soziale Verwaltung vom 6. März 1962 zum Befugnisumfang von diplomierten Krankenpflegepersonen, Zl.V-19.235-27/JA/62) sowie der Ergebnisse und Erfahrungen der Pflegeforschung und -praxis erhoben werden.

Durch die Novelle zum KrPflG BGBl 1990/449 wurde der Beruf des Stationsgehilfen durch den des Pflegehelfers ersetzt. Die in diesem Zusammenhang vom Österreichischen Bundesinstitut für Gesundheitswesen erstellte Expertise zum Pflegehilfsdienst diente als fachliche Grundlage zur Erstellung des Berufsbildes des Pflegehelfers.

2.1.1 Gehobener Dienst für Gesundheits- und Krankenpflege

Definition

Der gehobene Dienst für Gesundheits- und Krankenpflege ist der pflegerische Teil der gesundheitsfördernden, präventiven, diagnostischen, therapeutischen und rehabilitativen Maßnahmen zur Erhaltung oder Wiederherstellung der Gesundheit und zur Verhütung von Krankheiten (§ 11 Abs 1 GuKG). Er umfasst die Pflege und Betreuung von Menschen aller Altersstufen bei körperlichen und psychischen Erkrankungen, die Pflege und Betreuung behinderter Menschen, Schwerkranker und Sterbender sowie die pflegerische Mitwirkung an der Rehabilitation, der primären Gesundheitsversorgung, der Förderung der Gesundheit und der Verhütung von Krankheiten im intra- und extramuralen Bereich (Abs 2). Diese Tätigkeiten beinhalten auch die Mitarbeit bei diagnostischen und therapeutischen Verrichtungen auf ärztliche Anordnung (Abs 3).

In den Erläuterungen zur Regierungsvorlage des GuKG ist nachzulesen, dass das Berufsbild des gehobenen Dienstes für Gesundheits- und Krankenpflege alle auf pflegerisch-wissenschaftlichen Erkenntnissen begründeten Tätigkeiten umfasst, die unmittelbar am Menschen oder mittelbar für den Menschen ausgeführt werden. Als ein integrierender Bestandteil des Gesundheitssystems wirkt die Pflege im Rahmen der Gesundheitsmaßnahmen sowohl bei der Förderung der Gesundheit und der Verhinderung von Krankheiten als auch bei der Pflege bei körperlichen und mentalen Erkrankungen sowie der Betreuung behinderter Personen aller Altersstufen und bei der Rehabilitation mit. Die qualifizierte Pflege unterstützt dabei Patienten oder Klienten bei der Wiedererlangung oder Stabilisierung ihrer Gesundheit. Die gesetzliche Verankerung von Gesundheitsförderung, Prävention und Rehabilitation im Berufsbild der Pflege sei notwendig geworden, weil in einem modernen Gesundheitswesen diesen Bereichen der gleiche Stellenwert wie dem kurativen Bereich zukommen sollte. Im Vorfeld und in der Nachsorge von pflegerischen und therapeutischen Maßnahmen hat das Gesundheits- und Krankenpflegepersonal eine wichtige Rolle einzunehmen.

Tätigkeitsbereiche

Das Berufsbild des gehobenen Dienstes für Gesundheits- und Krankenpflege wird durch das GuKG dahingehend konkretisiert, als das Gesetz nunmehr explizit verschiedene Tätigkeitsbereiche normiert.

Eigenverantwortlicher Tätigkeitsbereich (§ 14 GuKG)

Im eigenverantwortlichen Tätigkeitsbereich (§ 14 GuKG) handelt das diplomierte Pflegepersonal grundsätzlich fachlich unabhängig und eigenständig, wobei jedoch diese von den Erläuterungen zur Regierungsvorlage als „fachliche Weisungsfreiheit" benannte Qualifikation sehr wohl durch allfällige grundlegende Anordnungen im Rahmen des Dienstrechtes bzw. der Organisation des Pflegedienstes eingeschränkt werden darf. Der Begriff der Eigenverantwortlichkeit bedeutet aber auch, dass Angehörige des gehobenen

Dienstes für Gesundheits- und Krankenpflege für Schäden, die sie in Folge nicht fachgemäßer Behandlung verursacht haben, persönlich haften. Eigenverantwortlichkeit im beruflichen Handeln ist daher nicht als verzichtbares Recht zur Wahrnehmung und Durchführung fachspezifischer Maßnahmen zu sehen, sondern ist unverzichtbare Handlungspflicht, sofern nicht dienst- oder arbeitsrechtliche Weisungen entgegenstehen.

Lebensrettende Sofortmaßnahmen (§ 14a GuKG)

Grundsätzlich ist die Durchführung von medizinischen („ärztlichen") Maßnahmen durch Gesundheits- und Krankenpflegepersonen im Regelfall nur nach entsprechender ärztlicher Anordnung berufsrechtlich erlaubt ist.

Abweichend von dieser Grundregel wurde 2003 in das GuKG eine Bestimmung eingefügt, die es in ganz bestimmten Ausnahmefällen ermöglicht, dass diplomierte Gesundheits- und Krankenpflegepersonen „ärztliche" Tätigkeiten ohne vorherige Anordnung durch einen Arzt durchführen. Durch die GuKG-Novelle BGBl I 2004/6 wurde der Tätigkeitsbereich des gehobenen Dienstes für Gesundheits- und Krankenpflege derart erweitert, als nämlich diplomierte Gesundheits- und Krankenpflegepersonen gemäß § 14a GuKG nunmehr auch berechtigt sind, lebensrettende Sofortmaßnahmen eigenverantwortlich (und somit ohne ärztliche Anordnung) durchzuführen, solange und soweit ein Arzt nicht zur Verfügung steht. Lebensrettende Sofortmaßnahmen sind insbesondere die Defibrillation mit halbautomatischen Geräten oder die Verabreichung von Sauerstoff. Gleichzeitig mit der Durchführung dieser – medizinischen – Maßnahmen ist die Verständigung eines Arztes unverzüglich zu veranlassen. Da die Aufzählung der Maßnahmen nur beispielhaft („insbesondere") ist, sind andere und weitergehende Maßnahmen durchaus möglich. Dabei wird es jedoch vom Können und Ausbildungsstand der Gesundheits- und Krankenpflegepersonen abhängen, welche weiteren Notfallmaßnahmen ergriffen werden. Dabei muss aber beachtet werden, dass § 14a GuKG den diplomierten Gesundheits- und Krankenpflegepersonen keine allgemeine Notfallkompetenzen im Sinne des Sanitätergesetzes verleiht, sondern bloß ein auf bestimmte Maßnahmen eingeschränktes Handeln im Notfall ermöglicht. Jedenfalls sind davon auch Tätigkeiten der grundlegenden Basisreanimation zur Herz-Kreislauf-Wiederbelebung umfasst. Ob damit auch die eigenverantwortliche Verabreichung von Notfallmedikamenten gemeint sein kann, ist fraglich.

Mitverantwortlicher Tätigkeitsbereich (§ 15 GuKG)

Zur Ausübung der Medizin ist gemäß § 2 Abs 1 Ärztegesetz BGBl I 1998/169 (ÄrzteG) der Arzt berufen. Davon umfasst ist jede auf medizinisch-wissenschaftlichen Erkenntnissen begründete Tätigkeit, die unmittelbar am Menschen oder mittelbar für den Menschen ausgeführt wird (Abs 2), wie insbesondere Untersuchung, Diagnostik, Behandlung, Vornahme operativer Eingriffe oder die Vorbeugung von Krankheiten. Der Arzt hat bei der Behandlung der Kranken und Betreuung der Gesunden persönlich, unmittelbar und in alleiniger fachlicher Verantwortung vorzugehen (§ 49 Abs 1 ÄrzteG).

Gemäß § 11 Abs 3 GuKG in Verbindung mit (iVm) § 49 Abs 3 ÄrzteG umfasst das Berufsbild von Angehörigen des gehobenen Dienstes für Gesundheits- und Krankenpflege jedoch auch die Mitarbeit bei diagnostischen und therapeutischen Verrichtungen auf ärztliche Anordnung. In diesem mitverantwortlichen Tätigkeitsbereich (§ 15 GuKG), das heißt bei der Durchführung von medizinischen Tätigkeiten, obliegt die Entscheidungs- und Anordnungsverantwortung somit dem behandelnden Arzt, die diplomierte Pflegeperson wiederum ist zur eigenverantwortlichen Durchführung der verordneten Maßnahme berufen und hat den allgemeinen Grundsätzen folgend auch dabei für mögliches schädigendes Fehlverhalten einzustehen. Der im Gesetz angeführte Katalog an Maßnahmen (Verabreichung von Arzneimitteln; Vorbereitung und Verabreichung von subkutanen, intramuskulären und intravenösen Injektionen; Vorbereitung und Anschluss von Infusionen bei liegendem Gefäßzugang, ausgenommen Transfusionen; Blutentnahme aus der Vene und aus den Kapillaren; Setzen von transurethralen Blasenkathetern zur Harnableitung, Instillation und Spülung; Durchführung von Darmeinläufen und Legen von Magensonden) ist beispielhaft („demonstrativ") und kann um Tätigkeiten erweitert werden, die einen vergleichbaren Schwierigkeitsgrad aufweisen. In diesem Sinne hat das Bundesministerium für Gesundheit und Frauen mit Erlass vom 15. November 2005, GZ: BMGF-92251/0071-I/B/6/2005, klargestellt, dass das Legen von (peripheren venösen) Verweilkanülen durch diplomierte Gesundheits- und Krankenpflegepersonen berufsrechtlich zulässig ist, sofern in der Ausbildung oder durch Fortbildung die entsprechenden Kenntnisse vermittelt werden.

Im Rahmen des mitverantwortlichen Tätigkeitsbereiches sind Angehörige des gehobenen Dienstes für Gesundheits- und Krankenpflege berechtigt, nach Maßgabe ärztlicher Anordnungen medizinische Tätigkeiten an Angehörige der Pflegehilfe sowie an Teilnehmer eines Pflegehilfelehrganges im Rahmen der praktischen Ausbildung, an Schüler einer Schule für Gesundheits- und Krankenpflege im Rahmen der praktischen Ausbildung, an Rettungssanitäter im Rahmen des Krankenanstaltenpraktikums der Ausbildung zum Notfallsanitäter und an Notfallsanitäter mit allgemeiner Notfallkompetenz Arzneimittellehre im Rahmen des Krankenanstaltenpraktikums der Ausbildung in der allgemeinen Notfallkompetenz Venenzugang und Infusion weiter zu übertragen und die Aufsicht über deren Durchführung wahrzunehmen (§ 15 Abs 6 GuKG).

Darüber hinaus sind diplomierte Gesundheits- und Krankenpflegepersonen berechtigt, nach Maßgabe ärztlicher Anordnungen im Einzelfall ausgewählte medizinische Tätigkeiten an Personenbetreuer bzw. an Personen, die pflegebedürftigen Menschen persönliche Assistenz gewähren, weiter zu übertragen (vgl. § 15 Abs 7 GuKG).

Interdisziplinärer Tätigkeitsbereich (§ 16 GuKG)

Im interdisziplinären Tätigkeitsbereich (§ 16 GuKG) agieren diplomierte Gesundheits- und Krankenpflegepersonen insbesondere in der Prophylaxe, in der Gesundheits- und Rekonvaleszenzberatung oder in der Entlassungsberatung als gleichwertige Teammitglieder mit Vorschlags- und Mitentscheidungsrecht. Da das Zusammenwirken zwischen Angehörigen aller Gesundheitsberufe sowohl im intra- als auch im extramuralen Bereich zu den Grundsäulen eines funktionierenden Gesundheitssystems zählt, soll nach den Erläuterungen zur Regierungsvorlage des GuKG dieser Regelung besondere Bedeutung zukommen.

Erweiterter Tätigkeitsbereich (§ 17 GuKG)

Der erweiterte Tätigkeitsbereich des gehobenen Dienstes für Gesundheits- und Krankenpflege (§ 17 GuKG) umfasst in einer abschließend geregelten („taxativen") Aufzählung einerseits Spezialaufgaben wie Kinder- und Jugendlichenpflege, psychiatrische Gesundheits- und Krankenpflege, Intensivpflege, Anästhesiepflege, Pflege bei Nierenersatztherapie, Pflege im Operationsbereich, Krankenhaushygiene, andererseits Lehraufgaben und Führungsaufgaben. Im Sinne einer umfassenden Qualitätssicherung ist für die Berufsausübung in diesen unterschiedlichsten Bereichen des erweiterten Tätigkeitsbereiches die erfolgreiche Absolvierung der jeweils zugehörigen Sonderausbildung Voraussetzung.

Für den Erwerb von Sonderkenntnissen zur Ausübung von pflegerischen Funktionen außerhalb des erweiterten Tätigkeitsbereiches ermöglicht das GuKG den Besuch von Weiterbildungskursen gemäß § 64 GuKG (zum Beispiel Hauskrankenpflege, Onkologische Pflege, Diabetesberatung, Gerontologische Pflege, Basales und mittleres Pflegemanagement, Pflegeberatung, Wundmanagement etc.).

2.1.2 Pflegehilfe

Definition

Die Pflegehilfe umfasst die Betreuung pflegebedürftiger Menschen zur Unterstützung von Angehörigen des gehobenen Dienstes für Gesundheits- und Krankenpflege sowie von Ärzten (§ 82 GuKG).

Das Berufsbild der Pflegehilfe soll nach den Erläuterungen zur Regierungsvorlage des GuKG deutlich zum Ausdruck bringen, dass es sich hierbei um einen qualifizierten Beruf zur Unterstützung und Hilfe anderer Gesundheitsberufe bei der Betreuung von pflegebedürftigen Menschen handelt. Der Pflegehelfer wird bei seiner Tätigkeit von diplomiertem Pflegepersonal angeleitet.

Tätigkeitsbereich

Gemäß § 84 Abs 1 GuKG umfasst der Tätigkeitsbereich der Pflegehilfe einerseits die Durchführung von pflegerischen Maßnahmen (Z 1), andererseits die Mitarbeit bei diagnostischen und therapeutischen Verrichtungen (Z 2), einschließlich der sozialen Betreuung der Patienten oder Klienten und der Durchführung hauswirtschaftlicher Tätigkeiten.

Der Pflegehelfer führt die pflegerischen Maßnahmen nach Anordnung und unter Aufsicht von Angehörigen des gehobenen Dienstes für Gesundheits- und Krankenpflege durch (Abs 2), die Mitarbeit bei diagnostischen und therapeutischen Verrichtungen erfolgt nach ärztlicher Anordnung im Einzelfall unter Aufsicht von diplomierten Pflegepersonen oder von Ärzten (Abs 4). Aus der gesetzlich normierten Verpflichtung zum Handeln unter Aufsicht ergibt sich daher zwingend, dass der Pflegehelfer zur eigenverantwortlichen Ausführung von angeordneten Maßnahmen rechtlich grundsätzlich nicht befähigt ist. Systemwidrig erscheint daher die Regelung des § 84 Abs 5 GuKG, wonach Pflegehelfer die berufsrechtlich zulässigen Tätigkeiten in einzelnen Ausnahmefällen und zeitlich begrenzt auch ohne Aufsicht durchführen dürfen, sofern der Gesundheitszustand des pflegebedürftigen Menschen diese Tätigkeiten zulässt und die Anordnung dazu schriftlich erfolgt ist. In diesen Fällen hat die anordnende Person nachträglich die Durchführung zu kontrollieren.

Obgleich die soziale Betreuung der Patienten oder Klienten und die Durchführung hauswirtschaftlicher Tätigkeiten keine eigenständigen Berufsbildinhalte sind, sondern vielmehr aus Anlass der in § 84 Abs 1 Z 1 und 2 GuKG genannten Tätigkeiten mit besorgt werden können, gehen die Erläuterungen zur Regierungsvorlage und die herrschende Meinung in diesem Zusammenhang von einer Eigenverantwortlichkeit des Pflegehelfers aus. Die „soziale Betreuung“ umfasst insbesondere den alltäglichen Umgang mit den Patienten, Klienten und pflegebedürftigen Menschen, die Führung von Gesprächen, die Förderung der Kommunikation im sozialen Umfeld und die Berücksichtigung individueller religiöser Bedürfnisse. Grundsätzlich sind die Aufgabenbereiche der sozialen Betreuung und der Durchführung hauswirtschaftlicher Tätigkeiten eigenständige Berufsbildinhalte von durch landesgesetzliche Vorschriften zu normierenden Sozialbetreuungsberufen in der Familien-, Heim- oder Altenhilfe. Führt der Pflegehelfer diese Arbeiten jedoch aus Anlass seiner eigentlichen pflegerischen Tätigkeit aus, so steht ihm auch dafür die berufsrechtliche Kompetenz zu.

Durch die GuKG-Novelle BGBl I 2004/6 wurde auch für den Pflegehelfer die Möglichkeit geschaffen, durch die Absolvierung von Weiterbildungen in der Ausbildung erworbene Kenntnisse und Fertigkeiten zu erweitern (z.B. Pflege von Kindern und Jugendlichen, Basale Stimulation in der Pflege, Pflege von chronisch Kranken etc.).

2.1.3 Exkurs 1: Sozialbetreuungsberufe

Den Gesundheits- und Krankenpflegeberufen sind die sogenannten „Sozial(betreuungs)-berufe“ gegenüberzustellen, zu denen insbesondere Berufe im Bereich der Alten-, Familien- und Behindertenarbeit bzw. -begleitung sowie die Heimhilfe zählen. Diese Berufsgruppen umfassen die Betreuung und Hilfestellung insbesondere für ältere und pflegebedürftige Personen und Familien in schwierigen Lebenssituationen, wobei diese Tätigkeiten nicht auf das „Gesundpflegen“ abzielen, sondern auf die Hilfeleistung zur sozialen Bewältigung von Ausnahmesituationen bzw. altersbedingten Schwierigkeiten. Sie stellen primär auf die soziale Integration ab und bieten Hilfestellung für Personen, die nur fallweise medizinischer Betreuung bedürfen. Die Gesetzgebung und Vollziehung dieser Angelegenheiten obliegt jedoch – im Gegensatz zu den Gesundheitsberufen – jeweils den Bundesländern (Art 15 Abs 1 B-VG), sodass ein bundesweit einheitliches Regelungssystem betreffend diese Berufe bislang nicht möglich war.

Dieses seit Jahren bestehende Problem des Verhältnisses der Pflege- bzw. Gesundheitsberufe zu den Sozialberufen einerseits und der bundesländerweise unterschiedlichen Regelungen für Ausbildung und Berufsausübung in Sozialberufen andererseits wurde durch die Vereinbarung gemäß Art 15a B-VG zwischen dem Bund und den Ländern über Sozialbetreuungsberufe, BGBl I 2005/55, einer Lösung zugeführt. Die Bundesländer werden mit dieser Vereinbarung verpflichtet, die Berufe der Fach- und Diplom-Sozialbetreuer mit den Schwerpunkten Altenarbeit, Behindertenarbeit und Behindertenbegleitung bzw. der Diplom-Sozialbetreuer mit dem Schwerpunkt Familienarbeit in ihren Rechtsvorschriften gesetzlich zu verankern; die Regelung des Berufes des Heimhelfers ist fakultativ (das heißt nicht zwingend vorgesehen). Demgegenüber wird der Bund verpflichtet, allfällige erforderliche Adaptierungen im Ärztegesetz 1998 sowie vor allem im GuKG vorzunehmen, um den Angehörigen der Sozialbetreuungsberufe, die eine gesetzlich vorgesehene Ausbildung in der GuK absolviert haben, auch die entsprechenden Berechtigungen in der Berufsausübung einzuräumen.

Die Ausbildung zum Pflegehelfer nach dem GuKG bildet einen integrierenden Bestandteil der Ausbildungen zum Diplom- bzw. Fach-Sozialbetreuer mit Schwerpunkt Alten-, Familien- oder Behindertenarbeit. Für Diplom-Sozialbetreuer und Fach-Sozialbetreuer mit dem Schwerpunkt „Behindertenbegleitung" ist eine integrierte Pflegehelferausbildung nicht vorgesehen; allerdings haben sie die Möglichkeit, pflegerische Grundkenntnisse durch ein Ausbildungsmodul „Unterstützung bei der Basisversorgung" zu erwerben (siehe dazu die GuK-BAV).

2.1.4 Exkurs 2: „Personenbetreuung" und „Persönliche Assistenz"

Mit Entschließung des Nationalrates 57/E (23. GP) vom 16. Jänner 2008 wurde die Bundesministerin für Gesundheit, Familie und Jugend ersucht, eine Regierungsvorlage zum Gesundheits- und Krankenpflegegesetz, die insbesondere zu gewährleisten hat, dass Betreuungspersonen im Sinne des Hausbetreuungsgesetzes auch Assistenz bei Nahrungs- und Flüssigkeitsaufnahme sowie bei Körperpflege vornehmen dürfen, dem Nationalrat so rechtzeitig zu übermitteln, dass das Inkrafttreten mit 1. April 2008 sichergestellt ist.

In diesem Sinne wurden – als zentrale Bestimmungen der Neuregelung der „Laienpflege" – die §§ 3b („Personenbetreuung") und 3c („Persönliche Assistenz") im GuKG verankert: Demnach sind Personen, die betreuungsbedürftige Menschen entweder als Betreuungskräfte nach den Bestimmungen des Hausbetreuungsgesetzes (BGBl I 2007/33) oder im Rahmen des Gewerbes der Personenbetreuung nach den Bestimmungen der Gewerbeordnung 1994 unterstützen, befugt, einzelne pflegerische Tätigkeiten an der betreuten Person im Einzelfall nach Anleitung und Unterweisung durch Angehörige des gehobenen Dienstes für Gesundheits- und Krankenpflege durchzuführen, sofern sie zur Ausübung dieser Tätigkeiten nicht ohnehin als Angehörige eines Gesundheits- und Krankenpflegeberufs oder eines Sozialbetreuungsberufs berechtigt sind. Ebenso dürfen einzelne pflegerische Tätigkeiten an Menschen mit nicht nur vorübergehenden körperlichen Funktionsbeeinträchtigungen oder Beeinträchtigung der Sinnesfunktionen, die geeignet sind, diesen Menschen eine gleichberechtigte und selbstbestimmte Lebensführung zu verwehren, durch Laien – jedoch nach Anordnung durch Diplomierte Gesundheits- und Krankenpflegepersonen – durchgeführt werden.

Zu den delegierbaren pflegerischen Tätigkeiten zählen insbesondere die Unterstützung bei der oralen Nahrungs- und Flüssigkeitsaufnahme sowie bei der Arzneimittelaufnahme, die Unterstützung bei der Körperpflege, die Unterstützung beim An- und Auskleiden, die Unterstützung bei der Benützung von Toilette oder Leibstuhl einschließlich Hilfestellung beim Wechsel von Inkontinenzprodukten und die Unterstützung beim Aufstehen, Niederlegen, Niedersetzen und Gehen.

Der Gesetzgeber ging aber noch einen Schritt weiter und sieht nunmehr vor, dass Angehörige des gehobenen Dienstes für Gesundheits- und Krankenpflege – im Rahmen des mitverantwortlichen Tätigkeitsbereiches (§ 15 Abs 7 GuKG) – nach ärztlicher Anordnung die Verabreichung von Arzneimitteln, das Anlegen von Bandagen und Verbänden, die Verabreichung von subkutanen Insulininjektionen und subkutanen Injektionen von blutgerinnungshemmenden Arzneimitteln, die Blutentnahme aus der Kapillare zur Bestimmung des Blutzuckerspiegels mittels Teststreifens sowie einfache Wärme- und Lichtanwendungen an Personenbetreuer und Laien „weiterdelegieren“ können/dürfen.

Unabdingbare Voraussetzung der Durchführung dieser pflegerischen Tätigkeiten durch Personenbetreuer und Laien ist zunächst – neben der Feststellung einer gewissen „Pflegebedürftigkeit“ des betreuten Menschen – die Anleitung und Unterweisung der „Laienpfleger“ durch eine diplomierte Gesundheits- und Krankenpflegeperson. In weiterer Folge hat die diplomierte Gesundheits- und Krankenpflegeperson zu beurteilen, ob Personenbetreuer und/oder Laie überhaupt die „erforderlichen Fähigkeiten“ (z.B. fachliches Verständnis, physische und psychische Fähigkeiten etc.) vorweisen können. Unabhängig davon muss die betreute Person durch einen gesetzlichen Vertreter oder Vorsorgebevollmächtigten zur „Pflege“ durch Personenbetreuer und/oder Laien ihre Einwilligung erteilt haben.

2.1.5 Berufspflichten

Berufsausübung ist nicht nur das Wirken innerhalb erlaubter Handlungsbereiche, sondern in gleichem Maße auch die Wahrnehmung und Erfüllung der durch das Berufsrecht auferlegten Berufspflichten. Sie legen in gelegentlich abstrahierender Weise allgemeine Verhaltensregeln und berufsethische Grundsätze, aber auch spezielle Richtlinien und Normen für die spezifische Berufspraxis fest.

Durch das GuKG wurden für alle Angehörigen der Gesundheits- und Krankenpflegeberufe (Diplomierte Pflegepersonen und Pflegehelfer, aber auch Auszubildende) explizit wesentliche allgemeine Berufspflichten sowie Schweige- und Informationspflichten festgelegt.

Pflegepersonen sind demnach verpflichtet, ihren Beruf ohne Unterschied der Person gewissenhaft, gemäß den einschlägigen Erkenntnissen der pflegerischen und anderer berufsrelevanter Wissenschaften auszuüben; sie haben dabei stets das Wohl und die Gesundheit der anvertrauten Menschen und Klienten unter Einhaltung der hiefür geltenden Vorschriften und nach Maßgabe der fachlichen und wissenschaftlichen Erkenntnisse und Erfahrungen zu beachten, aber auch jede eigenmächtige Heilbehandlung zu unterlassen (§ 4 Abs 1 GuKG). Im Zusammenhang damit sind die umfassende Fortbildungspflicht (Abs 2) sowie die Verpflichtung zur Leistung fachkundiger Hilfe im Falle drohender Gefahr des Todes oder einer beträchtlichen Körperverletzung oder Gesundheitsschädigung eines Menschen (Abs 3) zu sehen.

Die Verpflichtung zur Dokumentation sämtlicher gesetzter pflegerischer Maßnahmen (§ 5 GuKG) enthält auch die Obliegenheit, betroffenen Patienten, Klienten oder pflegebedürftigen Menschen oder deren gesetzlichen Vertretern auf Verlangen Einsicht in die Pflegedokumentation zu gewähren. Unter bestimmten Voraussetzungen müssen Pflegepersonen einer Auskunftspflicht nachkommen (§ 9 GuKG), während sie im Normalfall über alle ihnen in Ausübung des Berufes anvertrauten oder bekannt gewordenen Geheimnisse zur Verschwiegenheit verpflichtet sind (§ 6 GuKG). In den Fällen des Verdachtes des Vorliegens ausgewählter strafbarer Tatbestände bestehen darüber hinaus Anzeige- und Meldepflichten (§§ 7, 8 GuKG).

3 Pflegedienst und Bildungspflicht

Allgemeines

Die Ausübung des Berufes der Gesundheits- und Krankenpflege erfordert Fachkenntnisse in verschiedensten Wissensbereichen. Grundlegende medizinische und naturwissenschaftliche Kenntnisse sind genauso notwendig wie psychologisches oder pädagogisches Basiswissen, um gezielt auf die Bedürfnisse der Patienten und Klienten eingehen zu können. Zusätzlich zu den durch die Grundausbildung vermittelten Fertigkeiten sind für Tätigkeiten in Spezialbereichen wie zum Beispiel Intensivpflege oder Krankenhaushygiene, aber auch in einschlägigen Institutionen und Betreuungsorganisationen wie Einrichtungen der stationären Langzeitpflege, Hauskrankenpflegeeinrichtungen oder Diabetes-Beratungsstellen weiterführende Kenntnisse vonnöten. Schließlich ist auch für die Wahrnehmung von Lehr- und Führungsaufgaben die Aneignung von pädagogischen bzw. betriebswirtschaftlichen Kenntnissen und Fähigkeiten zwingend erforderlich.

Die fortschreitende Entwicklung der Human-, Sozial- und Wirtschaftswissenschaften einschließlich der modernen Pflegewissenschaft hat zu einer nahezu unüberblickbaren Wissensvermehrung in den einzelnen Bereichen geführt. Trotzdem und gerade deshalb ist neben einer hochqualifizierten beruflichen Grundausbildung vor allem die laufende Fort- und Weiterbildung wertvolles „Kapital" für den Einzelnen, um sich einerseits auf die laufenden Veränderungen in der Arbeitswelt einstellen zu können, andererseits jedoch auch den berufs- und haftungsrechtlich relevanten Sorgfaltsmaßstab erfüllen zu können.

3.1 Bildung als Berufspflicht

§ 4 Abs 2 GuKG normiert für Angehörige der Gesundheits- und Krankenpflegeberufe die Verpflichtung, sich über die neuesten Entwicklungen und Erkenntnisse der Gesundheits- und Krankenpflege sowie der medizinischen und anderer berufsrelevanter Wissenschaften regelmäßig fortzubilden.

Diese umfassende Bildungspflicht für alle Pflegepersonen einschließlich der Pflegehelfer wurde durch das GuKG wohl erstmals dezidiert gesetzlich festgelegt, ergibt sich jedoch schon aus der auch im KrPflG 1961 verankerten Verpflichtung zur gewissenhaften Berufsausübung. Das GuKG geht daher davon aus, dass die gewissenhafte Ausübung des Berufes regelmäßige Fortbildung erfordert.

Die gewissenhafte Ausübung des Pflegeberufes wird vom Gesetzgeber des GuKG dahingehend definiert, als er darunter die Wahrung des Wohles und der Gesundheit der Patienten, Klienten und pflegebedürftigen Menschen unter Einhaltung der hiefür geltenden Vorschriften und nach Maßgabe der fachlichen und wissenschaftlichen Erkenntnisse und Erfahrungen versteht (§ 4 Abs 1 Satz 2 GuKG). Dieser im Einzelfall zu konkretisierende erhöhte Sorgfaltsmaßstab ist im Zusammenhang mit den allgemeinen zivilrechtlichen Haftungsregelungen des Schadenersatzrechts zu sehen, wonach sinngemäß jedermann, der sich zur Ausübung eines Berufes bekennt, dessen Ausführung spezielle Kenntnisse und Fertigkeiten erfordert, bei Fehlern im Rahmen seiner Tätigkeit den Mangel derselben zu verantworten hat (§ 1299 ABGB).

Diese Fähigkeiten und Kenntnisse bilden daher auch den Maßstab für das Mindestmaß notwendiger Fortbildung in der Gesundheits- und Krankenpflege. Das im Einzelfall konkret zu absolvierende Ausmaß an Fort- und Weiterbildung richtet sich somit einerseits nach dem Fortgang der Wissensentwicklung der Pflege und anderer berufsrelevanter Wissenschaften im jeweiligen Einsatzbereich, andererseits nach den individuellen Fähigkeiten und Kenntnissen der einzelnen Pflegepersonen.

Die umfassende Bildungspflicht in der Gesundheits- und Krankenpflege wird durch das GuKG wohl explizit als berufsrechtliche Pflicht festgelegt, das Gesetz sieht jedoch keine berufsrechtliche Sanktion bei Verstößen dagegen vor. Das Unterlassen der Fortbildung kann letztlich jedoch dazu führen, dass eine Pflegeperson eine Pflegemaßnahme oder Behandlung nicht lege artis („gemäß den Regeln der Kunst") durchführt und dadurch einen Patienten und Klienten schädigt, wodurch es zu zivilrechtlicher Haftung und möglicherweise auch strafrechtlicher Verantwortung kommen kann. Darüber hinaus kann bei Ausübung der Gesundheits- und Krankenpflege in einem Dienstverhältnis die Verletzung der Fortbildungspflicht auch zu arbeitsvertraglichen Konsequenzen führen, da die Pflegeperson im Dienstvertrag zur Berufsausübung gemäß den berufsrechtlichen Bestimmungen verpflichtet wird. Die Verletzung der Bildungspflicht könnte daher die Entlassungsgründe der Dienstunfähigkeit (§ 27 Z 2 AngestelltenG), wenn die Pflegeperson nicht mehr zur gewissenhaften Berufsausübung kompetent ist sowie der beharrlichen Dienstverweigerung (§ 27 Z 4 AngestelltenG) bedingen.

3.2 Fort- und Weiterbildung

Durch die im 5. Abschnitt des GuKG enthaltenen Regelungen wird die in § 4 GuKG allgemein festgelegte Verpflichtung zur Fort- und Weiterbildung für Angehörige des gehobenen Dienstes für Gesundheits- und Krankenpflege näher ausgestaltet.

Danach besteht für Diplomierte Pflegepersonen gemäß § 63 Abs 1 GuKG die Verpflichtung, innerhalb von jeweils fünf Jahren Fortbildungen in der Dauer von mindestens 40 Stunden zu besuchen. Diese sollen entweder der Information über die neuesten Entwicklungen und Erkenntnisse insbesondere der Pflegewissenschaft sowie der medizinischen Wissenschaft (Z 1) oder zur Vertiefung der in der Ausbildung erworbenen Kenntnisse und Fertigkeiten (Z 2) dienen. Aus den Ausführungen zur allgemeinen Bildungspflicht darf abgeleitet werden, dass die Bedeutung dieser 40-Stunden-Fortbildungspflicht offensichtlich in der Festlegung einer absoluten Untergrenze besteht. Fortbildung als solche stellt demnach das Mindestmaß der Bildungsmaßnahmen nach dem Ende der Grundausbildung dar.

Demgegenüber besteht für Angehörige des gehobenen Dienstes für Gesundheits- und Krankenpflege (§ 64 GuKG) sowie der Pflegehilfe (§ 104a GuKG) die Berechtigung, Weiterbildungen zur Erweiterung der in der Ausbildung erworbenen Kenntnisse und Fertigkeiten zu absolvieren. Diese haben mindestens vier Wochen zu umfassen und können im Rahmen von Dienstverhältnissen erfolgen. Die Erläuterungen zur Regierungsvorlage des GuKG führen dazu aus, dass durch Weiterbildungen Tätigkeitsbereiche nicht erweitert werden, sondern persönliche Kompetenzen in einzelnen Bereichen vertieft werden und zu einer über den allgemeinen Standard hinausgehenden Qualifizierung führen sollen.

Weiterbildungen sind weder Voraussetzung für die Ausübung von Spezial-, Lehr- und Führungsaufgaben, noch kann ihre Unterlassung Haftungsfolgen nach sich ziehen. Der erfolgreiche Abschluss berechtigt jedenfalls zur Führung einer Zusatzbezeichnung (§ 12 Abs 4 Z 2 GuKG; § 83 Abs 1a GuKG).

3.3 Sonderausbildung

Angehörige des gehobenen Dienstes für Gesundheits- und Krankenpflege sind verpflichtet, eine Sonderausbildung zu absolvieren, sofern sie in einem erweiterten Tätigkeitsbereich gemäß § 17 Abs 1 GuKG tätig werden. Sonderausbildungen haben die zur Ausübung von Spezial-, Lehr- oder Führungsaufgaben erforderlichen theoretischen und praktischen Kenntnisse und Fertigkeiten zu vermitteln (§ 65 Abs 1 GuKG).

Der Abschluss einer entsprechenden Sonderausbildung ist somit unabdingbare Voraussetzung zur Wahrnehmung von Aufgaben im Rahmen von erweiterten Tätigkeitsbereichen im Sinne des § 3.600 Euro zu bestrafen 17 GuKG. Der Verstoß gegen die Verpflichtung zur Absolvierung derselben führt nicht nur zu den schon erörterten haftungsrechtlichen und arbeitsvertraglichen Konsequenzen, sondern ist auch berufsrechtlich sanktionsbewehrt. Gemäß § 105 Abs 1 Z 1 GuKG begeht eine Verwaltungsübertretung und ist mit Geldstrafe bis zu (sofern die Tat nicht den Tatbestand einer in die Zuständigkeit der Gerichte fallenden strafbaren Handlung bildet), wer berufsmäßig eine unter das GuKG fallende Tätigkeit ausübt, ohne hiezu durch das GuKG oder eine andere gesetzliche Vorschrift berechtigt zu sein. Die Berufsausübung der Gesundheits- und Krankenpflege in erweiterten Tätigkeitsbereichen gemäß § 17 Abs 1 GuKG ohne Absolvierung einer einschlägigen Sonderausbildung würde somit diesen genannten verwaltungsstrafrechtlichen Tatbestand erfüllen (siehe jedoch auch die umfangreichen Übergangsbestimmungen der §§ 108 ff GuKG).

3.4 „Pflegeakademisierung" in Österreich

Die gegenwärtige Rechtslage in Österreich sieht grundsätzlich für die Ausübung – auch von Teilbereichen – der Gesundheits- und Krankenpflege keinen akademischen Abschluss vor. Im Gegensatz etwa zu anderen Gesundheitsberufen (z. B. Ärzte, Psychologen, Hebammen, gehobene medizinisch-technische Dienste) erfolgt die Ausbildung weder im Rahmen eines universitären Studiums noch an einer Akademie oder Fachhochschule. Unabhängig von diesen formalen Gegebenheiten ist jedoch auch in Österreich seit einigen Jahren ein verstärkter Trend hin zu einer Etablierung von Lehrgängen bzw. Studien an Universitäten und Fachhochschulen im Zusammenhang mit der Vermittlung von pflegewissenschaftlichen Inhalten erkennbar. Wiewohl die Pflegewissenschaft selbst eine relativ junge Disziplin ist, so wurde sie doch schon etwa vor 100 Jahren in den USA, vor etwa 50 Jahren in Großbritannien etabliert und können auch europäische Länder wie die skandinavischen Staaten, Belgien und die Niederlande auf 30 Jahre und Deutschland auf mehr als ein Jahrzehnt an Erfahrung in diesem Bereich zurückblicken.

Jüngst setzte der Gesetzgeber des GuKG beim Prozess der „Pflegeakademisierung" jedoch einen wesentlichen Schritt: Im Rahmen des GesBRÄG 2007 wurde in § 28 Abs 2 GuKG festgeschrieben, dass einem Qualifikationsnachweis zur Ausübung des gehobenen Dienstes für Gesundheits- und Krankenpflege eine Urkunde über einen an einer österreichischen fachhochschulischen Einrichtung erfolgreich abgeschlossenen Fachhochschul-Bachelorstudiengang gemäß Fachhochschul-Studiengesetz – FHStG, BGBl 1993/340, in der allgemeinen Gesundheits- und Krankenpflege gleichgehalten steht, sofern dieser unter der Leitung eines Angehörigen des gehobenen Dienstes für Gesundheits- und Krankenpflege, der zur Ausübung von Lehraufgaben in der Gesundheits- und Krankenpflege berechtigt ist, und einer vom Bundesminister für Gesundheit, Familie und Jugend zu erlassenden Verordnung entspricht.

Mit der Neufassung des § 28 GuKG wurden somit die gesetzlichen Voraussetzungen dafür geschaffen, dass in Österreich auch die Ausbildung in der allgemeinen Gesundheits- und Krankenpflege an Fachhochschulen durchgeführt werden kann.

Pflegewissenschaft bedeutet wohl in erster Linie die Generierung von Wissen, das für die Pflege von alten, kranken und behinderten Menschen und denen, die sie pflegen, von Nutzen sein soll. Sie soll aber auch die Absolventen eines solchen Studiums in die Lage versetzen, pflegewissenschaftliche Kenntnisse in Expertenfunktionen und Leitungsfunktionen in den Praxisfeldern der Gesundheits- und Krankenpflege umzusetzen. Das Angebot an Studiengängen im Rahmen der „Pflegeakademisierung" berücksichtigt somit nicht nur die Pflegepraxis und Pflegewissenschaft im eigentlichen Sinn, sondern – vor allem im Zusammenhang mit den Sonderausbildungen für Lehr- und Führungsaufgaben in der Gesundheits- und Krankenpflege – auch die Anforderungen der Pflegepädagogik sowie des Pflegemanagements.

Neben den schon seit mehreren Jahren bestehenden verschiedensten Angeboten in Universitäts- und Hochschullehrgängen zum Erwerb von Sonderausbildungsabschlüssen als Lehr- und Führungskräfte, bei denen aber die jeweilige Qualifikation für die Anforderungen des beruflichen Alltages auf Basis theoretisch-wissenschaftlicher Erkenntnisse im Vordergrund stand, war der Beginn einer „Pflegeakademisierung" in Österreich darin begründet, dass Angehörige der Gesundheits- und Krankenpflegeberufe zunehmend sogenannte „berufsfremde" Studien – etwa Pädagogik, Psychologie, Soziologie, Philosophie, Betriebswirtschaft, Rechtswissenschaften, Medizin etc. – absolvierten, um in Folge das ergänzende Wissen im jeweiligen Tätigkeitsbereich zur Anwendung zu bringen. Einen wesentlichen Entwicklungsschritt zur Etablierung der Pflegewissenschaft in Österreich leistete zweifellos die seit den 80er Jahren des 20. Jahrhunderts bestehende Einrichtung der Belegung einer Fächerkombination „Pflegewissenschaft“ im Rahmen des Diplomstudiums der Pädagogik an der Universität Graz. Bei den Absolventen handelte es sich jedoch vorwiegend um in der Lehre tätige Pädagogen an Krankenpflegeschulen, die eine wissenschaftlich fundierte Ausbildung absolviert haben.

Zur „Pflegeakademisierung“ trägt zunehmend nicht nur das vor allem für die praktischen Anforderungen bei der Ausübung von Lehr- und Führungsaufgaben konzipierte Angebot von Fachhochschulstudien im Bereich „Soziales“ sowie das zunehmende Angebot an Postgraduallehrgängen im Gesundheitsbereich bei, sondern insbesondere das seit dem Wintersemester 1999/2000 an der Universität Wien auf der Grundlage von § 17 Universitätsstudiengesetz – UniStG BGBl I 1997/48 eingerichtete Individuelle Diplomstudium „Pflegewissenschaft“. Das Tätigkeitsprofil und Berufsfeld der Absolventen dieses Studiums, welches dem genehmigten Studienplan zu Grunde gelegt wurde, umfasst die Lehre und den Unterricht in Gesundheits- und Krankenpflegeschulen (z.B. die Fächer Pflegewissenschaft und -forschung nach dem GuKG 1997), Wissenschaft und Forschung (an Universitäten und Instituten), Beratung und Unterstützung von Klienten bei Erkrankungen, bei denen pflegerisches Expertenwissen gefragt ist (so etwa bei der Diabetesschulung oder der Beratung von Parkinson-Patienten), Organisation und Management in Akutkrankenhäusern und extramuralen Einrichtungen, das Einrichten und Betreuen von Zentren für Gesundheitsförderung, die Erweiterung des Wissenschaftsbereiches sowie Pflege im Kontakt mit Experten anderer Länder. Auf diese Aufgaben sollen – gemäß Studienplan und Anforderungsprofil – die Absolventen des Studiums Pflegewissenschaft durch inhaltlich und methodisch umfassende wissenschaftliche Berufsvorbildung in den Bereichen pflegerisch-medizinisches Fachwissen, pflegewissenschaftliche Konzepte, Psychologie, Soziologie, Ethik und Geschichte vorbereitet werden. Diese Qualifikation soll es schlussendlich ermöglichen, dass Absolventen des Studiums Pflegewissenschaft in der Lage sind, pflegewissenschaftliche Kenntnisse in Expertenfunktionen und Leitungsfunktionen in den Praxisfeldern der Gesundheits- und Krankenpflege umzusetzen. Sie können in Gesundheits- und Krankenpflegeschulen, in Weiterbildungsinstitutionen und Hochschullehrgängen spezielle Kenntnisse in methodisch umfassender Form vermitteln, wodurch ihnen eine wichtige Rolle in der Aus- und Weiterbildung der Gesundheits- und Krankenpflege zukommen soll. Die in Österreich sich erst langsam entwickelnde Pflegeforschung können sie durch Studien und Forschungsprojekte der Pflegepraxis und der Verbesserung der Patientenversorgung, durch Studien über Berufsentwicklung und Geschichte der Pflege usw. bereichern und zur Entwicklung der wissenschaftlichen Disziplin Pflege beitragen.

Als weitere wesentliche Schritte im Rahmen einer fortschreitenden Akademisierung der Gesundheits- und Krankenpflege in Österreich seien beispielhaft die Einrichtung eines Bachelor- und Masterstudiums „Gesundheits- und Pflegewissenschaften“ an der Medizinischen Universität Graz sowie das Bakkalaureats-, Master- und Doktoratsstudium „Pflegewissenschaften“ an der Privaten Universität für Gesundheitswissenschaften, Medizinische Informatik und Technik in Hall (Tirol) erwähnt.

Trotz dieser zweifellos bemerkenswerten und die fortschreitende Professionalisierung der Gesundheits- und Krankenpflege begünstigenden Entwicklung ist kritisch anzumerken, dass durch die Etablierung von universitären Studien der „Pflegewissenschaft“ zwei Kategorien von Absolventen mit gegensätzlichen berufsrechtlichen Defiziten geschaffen werden. Einerseits wird dieses Studienangebot von Gesundheits- und Krankenpflegepersonen angenommen, die durch den Studienabschluss – im Hinblick auf die Bestimmungen der §§ 65a und 65b GuKG – eine Sonderausbildungsqualifikation erwerben können. Andererseits steht dieses Studium auch Personen offen, die vor Studienbeginn keine Ausbildung in der Gesundheits- und Krankenpflege durchlaufen haben und die somit auch über keine nur irgendwie geartete Berechtigung zur Berufsausübung in der Gesundheits- und Krankenpflege verfügen.

Sosehr die Etablierung einer fortschreitenden Akademisierung der verschiedenen Fachbereiche in der Gesundheits- und Krankenpflege zu begrüßen ist, umso mehr wäre der Gesetzgeber des GuKG – schon wegen der genannten berufsrechtlichen Inkompatibilität – gut beraten, für eine rasche Implementierung der akademischen Entwicklung in der Pflege Sorge zu tragen.

Im Rahmen einer solchen weitreichenden Diskussion wäre aber auch – trotz zweifellos hoher berufspolitischer Brisanz der Themen – folgenden Fragen nachzugehen: Inwieweit könnte ein Studium der Pflegewissenschaft – unter Berücksichtigung der im Studium gewählten Wahlfachschwerpunkte – nicht überhaupt eine Weiterbildung gem. § 64 GuKG bzw. eine Sonderausbildung gem. § 65 GuKG (zumindest teilweise) ersetzen? Ist für die Ausübung von Lehr- und Führungsaufgaben gem. § 17 Abs 3 und 4 GuKG die Absolvierung einer Grundausbildung in der Gesundheits- und Krankenpflege unabdingbare Voraussetzung oder könnte nicht auch durch ein pflegewissenschaftliches Studium im weiteren Sinn (einschließlich Fachhochschulstudien) nicht ebenfalls jene tatsächliche Qualifikation erreicht wird, die zur Ausübung dieser Funktionen erforderlich ist? In welchen Bereichen sollen schließlich Pflegeakademiker, welche gerade nicht diese Grundausbildung durchlaufen haben, künftig eigentlich beruflich tätig sein?

4 Grundrechte und Patientenrechte

Allgemeines

Jedem Menschen werden von der Rechtsordnung unterschiedliche Möglichkeiten zur Gestaltung seines individuellen persönlichen Freiraumes, jedoch unter Berücksichtigung der Interessen und Haltungen anderer Menschen und Institutionen in der Gesellschaft, eingeräumt. Diese sogenannten „subjektiven Rechte" des Einzelnen gewähren jedoch nicht nur Handlungsspielraum, sondern vermitteln gleichzeitig auch geschützte Positionen für den Betroffenen, indem dieser die Beachtung seiner von der Rechtsordnung geschützten Interessen letztendlich mit Hilfe staatlicher Instrumentarien erzwingen kann.

Eine Vielzahl solcher „Interessen" erscheinen der Rechtsordnung als besonders schutzwürdig und werden von ihr sogar grundsätzlich gegenüber dem staatlichen System gewährt. Man bezeichnet diese ursprünglich als Schutzwehr gegen den Staat konzipierten Rechtspositionen als „Grundrechte" oder „Freiheitsrechte", oftmals auch als „Menschenrechte".

Demgegenüber werden verschiedenste Interessen des Einzelnen bejaht, die dem unmittelbaren Schutz seiner Person selbst dienen sollen und, allgemeinen Gerechtigkeitsüberlegungen und natürlichen Rechtsgrundsätzen folgend, als „Persönlichkeitsrechte" normiert werden.

Grundrechte und Persönlichkeitsrechte sind als Grundlagen für die Gewährung von schutzwürdigen Rechtspositionen anzusehen, die gemeinhin als „Patienten- und Klientenrechte“ bezeichnet werden und im Falle der Krankheit oder Pflegbedürftigkeit ein Mindestmaß an Freiheit für Patienten und Klienten sicherstellen sollen.

4.1 „Menschenrechte“ als verfassungsgesetzlich gewährleistete Rechte

Historische Dimension

Die historischen Wurzeln der Entwicklung moderner europäischer Grundrechtsideen sind einerseits in den Unabhängigkeitsbestrebungen der Siedler in den nordamerikanischen Kolonien im 18. Jahrhundert (Bill of Rights of Virginia, 1776), der „Erklärung der Menschen- und Bürgerrechte“ (26. 8. 1789) in Frankreich, andererseits im System der rationalen und christlichen Naturrechtslehre zu sehen. Der Liberalismus des 19. Jahrhunderts drängte auf die verfassungsrechtliche Verankerung solcher „Grundrechte“ als Rechte politischer Teilhabe und als Abwehrrechte gegen Eingriffe des Staates. In Österreich wurde mit dem Versuch einer gesetzlichen Festlegung im Jahre 1848 begonnen, welcher jedoch vorerst nicht von Erfolg gekrönt war. Erst die Gesetze vom 27. 10. 1862 zum Schutze der persönlichen Freiheit RGBl 1862/67 und zum Schutze des Hausrechtes RGBl 1862/88 markierten einen ersten Meilenstein in der österreichischen Grundrechtentwicklung, dem durch das noch immer in Geltung stehende Staatsgrundgesetz über die allgemeinen Rechte der Staatsbürger für die im Reichsrate vertretenen Königreiche und Länder (Gesetz vom 21. 12. 1867, RGBl 1867/142) eine umfangreiche Kodifikation folgen sollte.

Rechtsquellen und geschützte Rechtsgüter

Grund- oder Menschenrechte sind in der österreichischen Rechtsordnung auf der Ebene des Verfassungsrechts normiert, woraus sich auch der Begriff der „verfassungsgesetzlich gewährleisteten Rechte“ im Sinne des Art 144 B-VG ableitet. Im Gegensatz jedoch zu manchen anderen europäischen Staaten besteht in Österreich kein einheitlicher Grundrechtskatalog, sodass bei systematischer Betrachtungsweise auf eine Vielzahl von Rechtsquellen zurückgegriffen werden muss.

Durch das schon genannte Staatsgrundgesetz über die allgemeinen Rechte der Staatsbürger RGBl 1867/142 idgF wurden wesentliche Menschenrechte wie die Gleichheit vor dem Gesetz, die Unverletzlichkeit des Eigentums, die Erwerbsfreiheit, das Hausrecht, Briefgeheimnis, Versammlungs- und Vereinsfreiheit, Meinungs- und Pressefreiheit, Glaubens- und Gewissensfreiheit, die Freiheit der Religionsausübung, die Freiheit der Wissenschaft und Lehre sowie Rechte der Minderheiten festgelegt.

Durch die Europäische Menschenrechtskonvention (EMRK) BGBl 1958/210 idgF samt Zusatzprotokollen wurde auch in Österreich ein von vielen europäischen Staaten ratifiziertes System von Grund- und Freiheitsrechten in die Rechtsordnung übernommen. Die EMRK normiert unter anderem das Recht auf Leben, Verbot der Folter, Verbot der

Sklaverei und der Zwangsarbeit, das Recht auf Freiheit und Sicherheit, das Recht auf Achtung des Privat- und Familienlebens, den Grundsatz, dass keine Strafe ohne rechtliche Grundlage ausgesprochen werden darf, und die Abschaffung der Todesstrafe.

Vor allem Bestimmungen zum Minderheitenschutz enthalten der Staatsvertrag von St. Germain vom 10. 9. 1919 StGBl 1920/303, der Staatsvertrag von Wien vom 15. 5. 1955 BGBl 1955/152 sowie die Minderheitenschulgesetze für Kärnten BGBl 1990/420 und Burgenland BGBl 1994/641.

Durch das Bundesverfassungsgesetz über den Schutz der persönlichen Freiheit BGBl 1988/684 wurden umfangreiche Bestimmungen hinsichtlich des Ausmaßes der Freiheit des Einzelnen und der Möglichkeiten und Voraussetzungen, diese zu beschränken, erlassen. Schließlich finden sich in einzelnen Gesetzen noch weitere Bestimmungen grundrechtlichen Inhaltes (z. B. Datenschutzgesetz, Zivildienstgesetz).

Ausblick

Obwohl fast alle europäischen Staaten in der Zwischenzeit Mitglieder der EMRK sind, wurde für den Bereich der Staaten der Europäischen Union im Zuge der Diskussionen rund um eine EU-Verfassung auch ein gemeinsamer EU-Grundrechtskatalog erarbeitet.

Grundrechte waren bislang nicht Bestandteil der EU-Verträge. Diese Tatsache wird nunmehr durch den sogenannten „Vertrag über die Europäische Union und Vertrag über die Arbeitsweise der Europäischen Union" (EU-Reformvertrag - Vertrag von Lissabon) geändert. Die Union erhält mit der darin verankerten EU-Charta der Grundrechte den modernsten Grundrechtskatalog der Welt. Durch die rechtsverbindliche Verankerung der Charta können die Bürgerinnen und Bürger beim Europäischen Gerichtshof klagen, wenn sie sich durch einen europäischen Rechtsakt in ihren Grundrechten verletzt fühlen. Die Charta führt die Europäische Menschenrechtskonvention des Europarates näher aus und macht sie nunmehr auch für die Organe der EU verbindlich. Sie erweitert diese Rechte besonders im sozialen und wirtschaftlichen Bereich. Die EU erhält somit einen klaren und umfassenden Katalog der Grundrechte in einer verständlichen Sprache. Diese Grundrechte sind zum Beispiel das Verbot der Todesstrafe, der Folter, der Sklaverei und der Zwangsarbeit, die Gedanken-, Gewissens- und Religionsfreiheit, das Recht auf Achtung des Privatlebens, die Gleichheit von Männern und Frauen, das Streikrecht und das Recht auf unparteiische Gerichte.

4.2 Persönlichkeitsrechte

Persönlichkeitsrechte dienen dem unmittelbaren Schutz der menschlichen Person und sollen Achtung und Unversehrtheit als wesentliche Bestandteile der menschlichen Würde schützen. § 16 ABGB spricht davon, dass jeder Mensch angeborene, schon durch die Vernunft einleuchtende Rechte hat. Die volle Rechtsfähigkeit des Menschen beginnt somit mit seiner vollendeten Geburt und endet mit dem Tod.

Der österreichischen Rechtsordnung kann eine Reihe von Persönlichkeitsrechten entnommen werden, denen absoluter Charakter zukommt. Jedermann hat diese Rechte uneingeschränkt zu respektieren und Beeinträchtigungen derselben zu vermeiden. Bei Eingriffen in diese absoluten Rechtspositionen stehen dem Betroffenen Schadenersatzansprüche zu; darüber kann die Beeinträchtigung derartiger Rechte möglicherweise sogar gerichtlich strafbar sein (z.B. bei Tötungs- oder Körperverletzungshandlungen). Es sind dies insbesondere das Recht auf Leben und körperliche Unversehrtheit (§ 1325 ABGB, §§ 75 ff StGB), das Recht auf Freiheit (§1329 ABGB, § 99 StGB), das Recht auf Wahrung der Privatsphäre (§ 1328a ABGB), das Recht auf Ehre (§ 1330 ABGB, §§ 111 ff StGB), das Namensrecht (§ 43 ABGB), der Schutz vertraulicher Aufzeichnungen (§ 77 Urheberrechtsgesetz) und das Recht am eigenen Bild (§ 78 Urheberrechtsgesetz).

4.3 Patientenrechte

Problemstellung

Die österreichische Rechtsordnung blickt auf eine durch Rechtsprechung und Lehre über Jahrzehnte hinweg abgesicherte Rechtslage auf dem Gebiet der Patientenrechte zurück. Beispielsweise waren die Rechte des Patienten auf eine lege artis durchgeführte Behandlung sowie auf Zustimmung zu operativen Eingriffen schon im Krankenanstaltengesetz 1920 normiert. Das Ärztegesetz 1949 verankerte Berufspflichten wie gewissenhafte Betreuung nach Maßgabe der ärztlichen Wissenschaft und Erfahrung sowie Wahrung des Berufsgeheimnisses. Schließlich sprechen Entscheidungen des OGH aus den Jahren 1954 und 1955 von einem Zustimmungsrecht des Patienten zu ärztlichen Eingriffen und der dementsprechenden Aufklärungspflicht des Arztes.

Allerdings sieht die Kompetenzverteilung der österreichischen Bundesverfassung keinen einheitlichen Begriff der „Patienten- und Klientenrechte“ vor, sodass weder der Bund noch die Länder zur ausschließlichen gesetzlichen Regelung berufen sind. Vielmehr handelt es sich dabei um eine sogenannte „Querschnittsmaterie“, das heißt, dass der für eine bestimmte Materie zuständige Gesetzgeber des Bundes oder des Landes auch patientenrechtsrelevante Bestimmungen zu treffen hat. Die Folge ist eine Zersplitterung der Patienten- und Klientenrechte auf eine Vielzahl von Sanitätsberufsgesetzen des Bundes (z.B. GuKG, ÄrzteG) über Grundsatzvorschriften des Bundes, die in Landesgesetzen näher auszuführen sind (z.B. im Krankenanstaltenrecht) bis hin zu Gebieten, deren Regelung ausschließlich Ländersache ist (z.B. Pflegeheime, Rettungswesen, Behindertenbetreuung).

4.3.1 Krankenanstaltenrechtliche Kodifikation

Das KAKuG und die auf Grund der Kompetenzlage erlassenen entsprechenden Ausführungsgesetze der Länder enthalten einen umfangreichen Katalog spitalsrelevanter Patientenrechte, deren Sicherstellung dem Spitalsbetreiber obliegt. Der durch die Krankenanstaltengesetz-Novelle BGBl 1993/801 eingefügte § 5a legt den grundsätzlichen Anspruch des Patienten auf Information über seine Rechte sowie Patientenrechte auf Aufklärung, Einsicht in die Krankengeschichte, Besuchs- und Kontaktmöglichkeiten zu Vertrauenspersonen, wunschgemäße seelsorgerische Betreuung, psychologische Unterstützung, Wahrung der Intimsphäre, würdevolles Sterben, Rücksichtnahme auf den im allgemeinen üblichen Lebensrhythmus sowie bei der stationären Versorgung von Kindern eine möglichst kindergerechte Ausstattung von Krankenräumen fest.

Weitere wesentliche Patientenrechte im Rahmen des KAKuG sind der Anspruch auf Behandlung nach den Grundsätzen und anerkannten Methoden der medizinischen Wissenschaft (§ 8 Abs 2) sowie auf Einwilligung in die Behandlung (§ 8 Abs 3). Letzteres wird im KAKuG wohl nur hinsichtlich besonderer Heilbehandlung einschließlich operativer Eingriffe dezidiert festgelegt, gemäß allgemeiner zivilrechtlicher Grundsätze und des strafrechtlichen Verbotes der eigenmächtigen Heilbehandlung besteht freilich kein Zweifel, dass ärztliche Aufklärungspflicht und Einwilligungsrecht des Patienten schlechthin bei jeder Art von ärztlicher Behandlung und sonstiger Betreuung zum Tragen kommt.

Zusätzlich zu der in den jeweiligen berufsrechtlichen Vorschriften normierten Verschwiegenheitspflicht, die durch § 121 StGB auch eine strafrechtliche Absicherung erhält, gebietet auch das KAKuG eine umfassende Verschwiegenheitspflicht für alle in Krankenanstalten beschäftigten Personen (§ 9).

§ 23 Abs 1 KAKuG normiert allgemein, dass unbedingt notwendige erste ärztliche Hilfe in öffentlichen Krankenanstalten niemandem verweigert werden darf, wobei dieser Grundsatz gemäß § 40 Abs 1 lit c KAKuG auch für Betreiber privater, nicht gemeinnütziger Krankenanstalten postuliert ist. § 23 Abs 2 KAKuG legt die Pflicht des Spitalsbetreibers fest, im Zusammenhang mit Säuglingen eine gemeinsame Aufnahme mit der Mutter vorzunehmen. Die Länder sollen darüber hinaus nach Maßgabe der räumlichen Gegebenheiten auch sonst eine Aufnahme von Begleitpersonen vorsehen.

Gemäß § 44 KAKuG dürfen Personen, die an Universitätskliniken oder an sonstigen Krankenanstalten, in denen klinischer Unterricht erteilt wird, behandelt werden, nur dann für Unterrichtszwecke herangezogen werden, soweit es ihrem Gesundheitszustand nicht abträglich ist und sie der Heranziehung zustimmen. Kommt allerdings nach dem Gesundheitszustand des Patienten die Einholung der Zustimmung nicht in Betracht, hat die Heranziehung zu Unterrichtszwecken zu unterbleiben, sofern ein diesbezüglicher Widerspruch des Patienten vorliegt.

4.3.2 Einzelbestimmungen

Eine Vielzahl von Bestimmungen, die in anderen Vorschriften auf dem Gebiet des Gesundheitswesens bestehen, vervollständigt den Katalog essentieller Patientenrechte. Patienten- und Klientenrechte bei der Ausübung der Gesundheits- und Krankenpflege leiten sich schon aus den verschiedensten Berufspflichten ab: Wenn beispielsweise eine Gesundheits- und Krankenpflegeperson verpflichtet ist, den Klienten unter Beachtung sämtlicher relevanter Vorschriften und unter Anwendung der aktuellsten Erkenntnisse der pflegerischen, medizinischen und anderer berufsrelevanter Wissenschaften zu pflegen (§ 4 Abs 1 Satz 2 GuKG) und schließlich dem Klienten Einsicht in die Pflegedokumentation zu gewähren (§ 5 Abs 3 GuKG), so ergibt sich daraus im Umkehrschluss jeweils ein Recht des Klienten auf Einhaltung dieser Vorgehensweise. In gleicher Weise korrespondiert die Verschwiegenheitspflicht (§ 6 GuKG) oder die Auskunftspflicht (§ 9 GuKG) jeweils mit dem Recht des Patienten, Klienten bzw. pflegebedürftigen Menschen auf Wahrung des Geheimnisschutzes betreffend seine Person, aber auch dem Recht, über gesetzte gesundheits- und krankenpflegerische Maßnahmen Auskünfte erteilt zu bekommen.

Ähnlich lautende Regelungen sind zum Beispiel im ÄrzteG, im Hebammengesetz BGBl 1994/310 idgF oder im MTD-Gesetz BGBl 1992/460 idgF zu finden. Erwähnung mögen auch arzneimittel- und medizinproduktrechtliche Vorschriften, etwa im Zusammenhang mit klinischen Prüfungen, das Fortpflanzungsmedizingesetz BGBl 1992/275, das Gentechnikgesetz BGBl 1994/510 idgF, das AIDS-Gesetz BGBl 1993/728 idgF einschließlich der Durchführungsverordnung hinsichtlich Vornahme von HIV-Tests BGBl 1994/772 oder das UbG finden.

Exkurs: Patientenverfügung

Dem tragenden Grundsatz der grundsätzlichen Beachtung des frei geäußerten Willens eines Patienten oder pflegebedürftigen Menschen will auch das am 1. Juni 2006 in Kraft getretene Patientenverfügungsgesetz (PatVG), BGBl I 2006/55, Rechnung tragen. Obgleich die Möglichkeit der Errichtung einer Patientenverfügung schon vor Inkrafttreten des PatVG rechtlich anerkannt war, wurden durch das PatVG genaue gesetzliche Vorgaben für Errichtung einer Patientenverfügung in inhaltlicher und in formeller Hinsicht fest geschrieben. Wesentliches Ziel einer Patientenverfügung ist, dass ein Mensch im Zustand uneingeschränkter Einsichts-, Urteils- und Äußerungsfähigkeit für den Fall des Verlustes dieser Fähigkeit bestimmt, welche medizinischen Maßnahmen er in einer – ebenfalls vorher konkret beschriebenen – Situation ablehnt. Je nachdem, ob sämtliche der vom PatVG vorgegebenen Bedingungen erfüllt sind oder nicht, spricht man von einer „verbindlichen“ oder einer „beachtlichen“ Patientenverfügung.

4.3.3 Jüngste Entwicklungen

Bereits Anfang der 90er Jahre des 20. Jahrhunderts setzten Diskussionen über die Weiterentwicklung und Kodifizierung der Patientenrechte ein. Der Kompetenzlage der österreichischen Bundesverfassung entsprechende kam man zu der Überlegung, kein eigenes Patientenrechtegesetz auszuführen, sondern den Versuch zu unternehmen, auf der Grundlage einer Vereinbarung gemäß Art 15a B-VG, in der sich Bund und Länder wechselseitig zur Sicherstellung der darin genannten Patientenrechte im Rahmen ihrer Zuständigkeiten verpflichten, eine losgelöst von der Kompetenzlage vollständige und übersichtliche Zusammenfassung aller Patientenrechte zu geben („Patientencharta“). In der Zwischenzeit ist es gelungen, derartige „Vereinbarungen zur Sicherstellung der Patientenrechte (Patientencharta)“ zwischen dem Bund und allen neun Bundesländern abzuschließen. Die Vereinbarungen regeln wesentliche Bereiche von Patienten- und Klientenrechten, nämlich das Recht auf Behandlung und Pflege (z.B. durch Sicherstellung einer adäquaten Gesundheitsversorgung), das Recht auf Achtung der Würde und Integrität (z.B. Schutz der Privatsphäre, Datenschutz), das Recht auf Selbstbestimmung und Information (z.B. Aufklärung, Verbot der eigenmächtigen Heilbehandlung, Einsicht in die Patientendokumentation), das Recht auf Dokumentation, besondere Bestimmungen für Kinder, weiters die Vertretung von Patienteninteressen (z.B. Schaffung unabhängiger Patientenvertretungen) und grundlegende Überlegungen zur Durchsetzung von Schadenersatzansprüchen (z.B. Hemmung der Verjährung bei Vergleichsgesprächen vor ärztlichen Schlichtungsstellen).

5 Freiberufliche Berufsausübung in der Gesundheits- und Krankenpflege

Der Begriff der „beruflichen Sozialisation" in der Gesundheits- und Krankenpflege beinhaltet jedoch – neben den bereits dargestellten Elementen – auch die Möglichkeit der unternehmerisch selbständigen freiberuflichen Ausübung des gehobenen Dienstes für Gesundheits- und Krankenpflege, deren wesentliche Aspekte im Folgenden dargestellt werden sollen.

Eine Berufsausübung im gehobenen Dienst für Gesundheits- und Krankenpflege kann – abgesehen von den Möglichkeiten der Berufsausübung in einem Dienstverhältnis (§ 35 Abs 1 Z 2 bis 6 GuKG) bzw. der Arbeitskräfteüberlassung (§ 35 Abs 2 GuKG) auch freiberuflich erfolgen (§ 35 Abs 1 Z 1 GuKG).

Die freiberufliche Ausübung des Gesundheits- und Krankenpflegeberufes ist dabei jedoch grundsätzlich nicht nur als Einzelunternehmen, sondern auch in der Rechtsform der Offenen Gesellschaft (OG) im Sinne des § 105 Unternehmensgesetzbuch (UGB) idF BGBl I 2005/120 (bis 31. 12. 2006: Offene Erwerbsgesellschaft im Sinne des Erwerbsgesellschaftengesetzes) möglich.

Gemäß § 36 Abs 1 GuKG ist die beabsichtigte Aufnahme einer freiberuflichen Ausübung des gehobenen Dienstes für Gesundheits- und Krankenpflege der auf Grund des in Aussicht genommenen Berufssitzes zuständigen Bezirksverwaltungsbehörde zu melden, wobei als Unterlagen ein Qualifikationsnachweis gemäß §§ 28 bis 31 (Z 1) – somit insbesondere ein Diplom in der allgemeinen Gesundheits- und Krankenpflege –, eine Strafregisterbescheinigung oder bei EWR-Staatsangehörigen ein gleichwertiger Nachweis des Heimat- oder Herkunftsstaates, die bzw. der nicht älter als drei Monate ist (Z 2), und ein ärztliches Zeugnis über die körperliche und geistige Eignung, das nicht älter als drei Monate ist (Z 3), vorzulegen sind. Gemäß § 36 Abs 2 GuKG hat anlässlich der Meldung gemäß Abs 1 die Bezirksverwaltungsbehörde das Vorliegen der Voraussetzungen für die Berufsausübung zu prüfen und die freiberufliche Berufsausübung unverzüglich, längstens binnen drei Monaten, zu untersagen, sofern eine oder mehrere Voraussetzungen nicht vorliegen; im Falle der Untersagung der freiberuflichen Berufsausübung ist unverzüglich ein Verfahren betreffend die Entziehung der Berufsberechtigung gemäß § 40 einzuleiten. Gegen eine Untersagung gemäß Abs 2 kann Berufung an den Unabhängigen Verwaltungssenat des Landes erhoben werden (Abs 3). Allerdings ist es nicht mehr erforderlich, die Untersagungsfrist von drei Monaten abzuwarten: Gemäß § 36 Abs 3a GuKG darf die freiberufliche Tätigkeit aufgenommen werden, sobald die Meldung gemäß Abs 1 bei der Bezirksverwaltungsbehörde eingelangt ist.

In Umsetzung von Titel II (Artikel 5 bis 9) der Richtlinie 2005/36/EG in innerstaatliches Recht regelt § 39 GuKG die Voraussetzungen, unter denen EWR-Staatsangehörige, die im Herkunftsstaat zur freiberuflichen Ausübung des Berufes des Krankenpflegers, der für die allgemeine Pflege verantwortlich ist, berechtigt sind, ihren Beruf in Österreich vorübergehend – ohne Begründung eines Berufssitzes – auszuüben.

Die freiberufliche Ausübung des gehobenen Dienstes für Gesundheits- und Krankenpflege hat persönlich und unmittelbar zu erfolgen, allenfalls in Zusammenarbeit mit anderen Angehörigen von Gesundheitsberufen. Zur Unterstützung bei der Ausübung dieser beruflichen Tätigkeiten können Pflegehelfer herangezogen werden (§ 36 Abs 4 GuKG).

§ 38 GuKG legt im Hinblick auf werbende Aktivitäten der freiberuflich tätigen diplomierten Gesundheits- und Krankenpflegepersonen fest, dass im Zusammenhang mit der freiberuflichen Berufsausübung und der Berufsausübung gem. § 35 Abs 1 Z 6 GuKG (Ausübung des gehobenen Dienstes für Gesundheits- und Krankenpflege im Dienstverhältnis zu einer natürlichen Person) eine dem beruflichen Ansehen abträgliche, insbesondere jede vergleichende, diskriminierende oder unsachliche Anpreisung oder Werbung verboten ist. Der Begriff „Werbebeschränkung" bedeutet, dass nicht generell jegliche Werbung verboten ist, sondern nur jene, die gegen gültige Wertvorstellungen verstößt und mit dem Berufsstand der Gesundheits- und Krankenpflege unvereinbar ist. Dadurch soll insbesondere das Gebot der Sachlichkeit bei der Verbreitung von einschlägigen Informationen gewahrt bleiben.

6 Schlussbemerkung

Berufliche Sozialisation von Pflegepersonen erfordert nicht berufsspezifische fachliche Fort- und Weiterbildung, sondern auch die Auseinandersetzung mit den Rahmenbedingungen der eigentlichen pflegerischen Tätigkeit. Ein wesentlicher Teil davon ist die Kenntnis grundlegender rechtlicher Vorgaben, deren Inhalte einer Vielzahl von Rechtsquellen entnommen werden können. Pflegebezogenes juristisches Wissen kann solcherart einerseits berufliches Fehlverhalten mit möglichen haftungsrechtlichen Konsequenzen vermeiden, andererseits individuelles Verständnis für Anliegen und Sorgen der Patienten und Klienten und deren Rechte ermöglichen. Das Ziel des eigentlichen Handelns kann jedoch nicht die strikte Erfüllung von rechtlichen Normen sein, sondern unter Beachtung dieser Regeln letztendlich immer die Wahrung des Wohles der Patienten.

Literatur

Aigner, Gerhard (3/2000): Zur Situation der Patientenrechte in Österreich. In: Recht der Medizin. Wien: Manz Verlag, S. 77–82.

Attlmayr, Martin (4/1998): Zur kompetenzrechtlichen Einordnung der „Pflegeberufe". In: Recht der Medizin. Wien: Manz Verlag, S. 99–103.

Beran Elfriede/Fritz Elfriede/Haslinger Alfred/Bumberger Leopold (1994): Das Recht der Krankenpflege, Sanitätsdienste, med. techn. Dienste. Linz: Universitätsverlag Rudolf Trauner.

Bernat, Erwin (2000): Das österreichische Recht der Medizin – eine Bestandsaufnahme. In: Juristische Ausbildung und Praxisvorbereitung Nr. 3 1999/2000. Wien: Manz Verlag, S. 105–115.

Bundesministerium für europäische und internationale Angelegenheiten (2008): Der Vertrag von Lissabon – die EU-Reform 2007 im Überblick (http://www.bmeia.gv.at/fileadmin/user_upload/bmeia/media/2-Aussenpolitik_Zentrale/Europa/EU-Informationen/EU-Reform_2007_im_UEberblick.pdf)

Knapp, Bernhard Alexander (2007): Rechte der älteren Menschen – Blick auf den rechtlichen Schutz betreuungs- und pflegebedürftiger Mitmenschen in Österreich. In: Recht der Medizin. Wien: Manz Verlag, S. 36–41.

Kozon, Vlastimil/Mayer, Hanna/Seidl, Elisabeth (Hg.) (2000): Pflegewissenschaft – Aufbruch in Österreich. Wien: Facultas WUV.

Mazal, Wolfgang (6/1997): Editorial: Kooperation im Krankenhaus – Anordnungen nach dem GuKG. In: Recht der Medizin. Wien: Manz Verlag, S. 161.

Öhlinger, Theo (2007): Verfassungsrecht. Wien: Facultas Universitätsverlag.

Pfeil, Walter (2/1999): Das Gesundheits- und Krankenpflegegesetz und die Betreuung behinderter Menschen. In: Recht der Medizin. Wien: Manz Verlag, S. 35–44.

Pilz, Hannelore (4/2006): Zur strafrechtlichen Verantwortung von Krankenanstalten nach dem neuen Unternehmensstrafrecht. In: Recht der Medizin. Wien: Manz Verlag, S. 102–106.

Resch, Reinhard (10/2000): Abgrenzungsfragen zur Eingetragenen Erwerbsgesellschaft – unter besonderer Berücksichtigung der freien Berufe. Österreichische Juristenzeitung. Wien: Manz Verlag, S. 377–383.

Risak, Martin/Wolf, Christoph (1/1999): Die Fort- und Weiterbildung im GuKG. In: Recht der Medizin. Wien: Manz Verlag, S. 3–8.

Schwamberger, Helmut (1993): Gesundheitsberufe und EEG. ecolex 1993. Wien: Manz Verlag, S. 709 ff.

Schwamberger, Helmut (5/2006): Anmerkungen zur GuKG-Novelle 2005. In: Recht der Medizin. Wien: Manz Verlag, S. 145–149.

Schwamberger, Helmut (2006): Gesundheits- und Krankenpflegegesetz. Wien: Verlag Österreich.

Stärker, Lukas (1/1998): Ärztliche Anordnungsbefugnisse nach dem Gesundheits- und Krankenpflegegesetz. In: Recht der Medizin. Wien: Manz Verlag, S. 3 ff.

Weiss-Fassbinder, Susanne/Lust, Alexander (2006): Gesundheits- und Krankenpflegegesetz. Wien: Manz Verlag.

Weiss-Fassbinder, Susanne/Lust, Alexander (2006): GuKG Verordnungen. Wien: Manz Verlag.

VI Berufspolitische Aspekte

Ursula Frohner/Elisabeth Marcher

Wenn wir uns mit Politik und mit Berufspolitik im engeren Sinn beschäftigen, so ist davon auszugehen, dass Politik unter anderem wie folgt definiert werden kann:

- Politik ist auf die Durchsetzung bestimmter Ziele (besonders im staatlichen Bereich) und auf die Gestaltung des öffentlichen Lebens gerichtetes Handeln von Regierungen, Parlamenten, Parteien oder Organisationen (Interessenvertretungen). (Allgemein)
- Politik ist die Gesamtheit aller Aktivitäten zu Vorbereitung und Herstellung gesamtgesellschaftlich verbindlicher und/oder am Gemeinwohl orientierter und der ganzen Gesellschaft zugute kommender Entscheidungen. (Thomas Meyer)
- Politik ist die Summe der Mittel, die nötig sind, um zur Macht zu kommen und sich an der Macht zu halten und um von der Macht den nützlichen Gebrauch zu machen. (Niccolo Machiavelli, um 1515)

Allgemeines

Politik ist ein der Gesellschaft insgesamt immanentes Phänomen – Macht gibt es überall, in der Familie wie im Betrieb, in der Freizeit wie in den nationalen und internationalen wirtschaftlichen Verflechtungen. Daher ist Politik – im Sinne des weiten Politbegriffes – überall in der Gesellschaft, zumindest als Möglichkeit, vorhanden. Nicht alles, was im gesellschaftlichen Zusammenleben der Menschen existiert, kann aber politisch gesteuert werden. Politik stößt beispielsweise an Grenzen des wirtschaftlich Machbaren – etwa im Zusammenhang mit einer sozialen Verteilungspolitik. Die Grenzen des politisch Machbaren verschieben sich ständig und die Bereitschaft der Menschen, sich für Politik zu interessieren, ist aus den unterschiedlichsten Gründen eingeschränkt.

Parteien/Verbände

Parteien und Verbände sind in den politischen Systemen der Gegenwart die beiden wichtigsten Organisationsformen, die Interessen und Meinungen zusammenführen, artikulieren und in den politischen Entscheidungsprozess einbringen wollen. Wie die Parteien versuchen auch die Verbände, die eigentlichen Entscheidungsträger – Regierungen und Parlamente – zu einem bestimmten Handeln oder Unterlassen zu bringen.

Parteien entsenden eigens Vertreter und Vertreterinnen in Parlamente und Regierungen.

Verbände erfüllen wohl eine Integrationsfunktion, haben aber im Grundsätzlichen keine Rekrutierungs- und Legitimationsfunktion.

In Mehrparteiensystemen ist die fehlende Beteiligung an Wahlen in Parlamenten das entscheidende Abgrenzungsmerkmal der Verbände gegenüber den Parteien.

Ein weiteres Unterscheidungsmerkmal zwischen Parteien und Verbänden ist, dass Parteien tendenziell dazu neigen, die von ihnen vertretenen Interessen und Wertvorstellungen möglichst allgemein zu definieren. Verbände haben eine klare Trennlinie zwischen Interessen und Werten, die sie vertreten, und solchen, die sie nicht vertreten. Gewerkschaften etwa vertreten eindeutig Arbeitnehmer-, aber keine Arbeitgeberinteressen.

Gesundheitspolitik

Die österreichische Gesundheitspolitik ist über alle Parteigrenzen hinweg und basierend auf der Zustimmung breitester Bevölkerungsschichten von zwei Grundprinzipien bestimmt:

- Die gesamte Gesundheitsversorgung muss beim gegenwärtigen Qualitätsniveau für alle zugänglich sein. Dem Patienten wird dabei eine große Wahlfreiheit inklusive niederschwelligen Zugangs zu den Gesundheitseinrichtungen eingeräumt; insgesamt bilden diese Faktoren das wesentliche Element für die große Patientenzufriedenheit.
- Der Gesundheitssektor wird in Österreich über gesetzlich ausgefeilte und sozialpartnerschaftlich festgefügte Pläne reguliert und ist – deutlich unterschiedlich zu ausländischen Modellen – im Wesentlichen bis dato frei von Wettbewerb zwischen den Versicherungssystemen und den Anbietern. Diese Faktoren fördern ein Sicherheitsgefühl der Patienten.

Der Wandel des Österreichischen Gesundheitssystems wird, wie in allen westlichen Industriestaaten, durch epidemiologische, demographische und strukturelle Veränderungen beeinflusst. Durch die steigende Lebenserwartung werden künftig vermehrt chronisch Kranke und ältere Menschen pflegebedürftig werden. Die traditionell durch die Familie getragene Versorgungsstruktur wird durch individuell gestaltete Lebensformen abgelöst werden. All diese Entwicklungen haben das Aufgabenspektrum der Pflegenden in den letzten Jahren entscheidend verändert. Künftig werden es vermehrt Aufgaben im extramuralen, im gesundheitsfördernden Bereich sein, wo sozial humanitäres Handeln der Fachpflege nicht nur gefragt, sondern auch eingesetzt werden muss.

Im Interesse der Allgemeinheit und des öffentlichen Wohles gilt es daher ein hohes Qualitätsniveau in der Gesundheits- und Krankenpflege zu sichern und die Entscheidungskompetenz der Pflegenden im therapeutischen Team zu positionieren. Die Mitgestaltung gesetzlicher Rahmenbedingungen für europakonforme Ausbildungsbedingungen, die Implementierung der Pflegewissenschaft, Definition der Qualifikationsprofile, präventive Maßnahmen zur Gesundheitsförderung, Entwicklung von Steuerungsinstrumenten zur Transparenz der fachlichen Qualifikation sowie die gesetzlich legitimierte Mitsprache bei gesundheitspolitischen Entscheidungen sind die berufspolitischen Handlungsfelder.

1 Berufliche Interessenvertretungen in Österreich

Um die gemeinsamen Interessen von Angehörigen der Gesundheits- und Krankenpflegeberufe zu vertreten, wurden Interessengemeinschaften gebildet. Als Dienstnehmer haben Berufsangehörige der Gesundheits- und Krankenpflege die Verpflichtung, gesetzlichen Interessenvertretungen anzugehören, und die Option, sich einer freiwilligen Interessenvertretung anzuschließen. Freiberuflich tätige Personen des gehobenen Dienstes für Gesundheits- und Krankenpflege können sich einer freiwilligen Interessengemeinschaft anschließen.

2 Freiwillige Interessenvertretungen (Berufsverbände, Gewerkschaften)

Freiwillige Interessenvertretungen sind betriebsübergreifende Berufsvereinigungen, die sich durch freiwillige Mitgliedschaft auszeichnen, sind als Vereine im Sinne des Verseinsgesetzes organisiert, finanzieren sich u.a. durch Mitgliedsbeiträge und regeln ihren Aufgabenbereich in den Vereinsstatuten.

Der Österreichische Gesundheits- und Krankenpflegeverband (ÖGKV) ist der größte Berufsverband der Gesundheits- und Krankenpflegeberufe. Im Österreichischen Gewerkschaftsbund (ÖGB) sind Arbeitnehmerinnen und Arbeitnehmer auf freiwilliger Basis organisiert.

2.1 Berufsverbände

In einem Berufsverband schließen sich Angehörige der gleichen Berufsgruppe zusammen, um gebündelt und damit stark ihre Berufsanliegen voranzutreiben und vertreten zu lassen.

Aufgaben eines Berufsverbandes:

- Vertretung der Mitglieder und ihrer Interessen gegenüber Gesellschaft und Staat
- Meinungsbildung bei wichtigen Entwicklungen
- Politische Interessenvertretung und Mitwirkung bei Gesetzesvorhaben
- Weiterentwicklung der berufsspezifischen Richtung in Theorie und Praxis
- Nationale und internationale Netzwerkarbeit
- Förderung des Standesbewusstseins
- Öffentlichkeitsarbeit
- Förderung künftiger Berufsangehöriger

Österreichischer Gesundheits- und Krankenpflegeverband (ÖGKV)

Der Berufsverband für die Gesundheits- und Krankenpflegeberufe ist der *Österreichische Gesundheits- und Krankenpflegeverband*. Er ist parteipolitisch unabhängig und interkonfessionell. (www.oegkv.at)

Grundsatz des Österreichischen Gesundheits- und Krankenpflegeverbandes

Der Österreichische Gesundheits- und Krankenpflegeverband versteht

- die Achtung vor dem Leben,
- die Achtung vor der Würde des Menschen
- und die Anerkennung der Grundrechte des Menschen

als die wesentlichen Grundlagen der Gesundheits- und Krankenpflege. Deshalb tritt er dafür ein, dass professionelle Pflege allen Menschen zugute kommt, die dieser bedürfen, unabhängig von deren Weltanschauung, politischer Einstellung, Nationalität, Rasse, Alter, Geschlecht und sozialer Stellung.

Zielsetzung des Österreichischen Gesundheits- und Krankenpflegeverbandes

- Vertretung aller Pflegebereiche und Pflegeberufe
- Im Interesse der Allgemeinheit und des öffentlichen Wohles die Gesundheits- und Krankenpflege auf einem hohen Qualitätsniveau sicherzustellen
- Im Interesse der Gesundheitsförderung der Bevölkerung bei Beratung, Lehre und Forschung in allen Bereichen der Gesundheits- und Krankenpflege mitzuwirken
- Förderung der Pflegewissenschaft und -forschung
- Zum Wohle der Allgemeinheit durch Ausbildung und berufsbegleitende Fort-, Weiter und Sonderausbildung sowie Herausgabe fachlicher Publikationen eine ständige Verbesserung der Gesundheits- und Krankenpflege zu fördern
- Die Persönlichkeitsentfaltung seiner Mitglieder zu fördern und das Ansehen des Gesundheits- und Krankenpflegeberufes zu wahren und zu heben
- Die interdisziplinäre Zusammenarbeit im Gesundheitswesen auf nationaler und internationaler Ebene zu fördern und zu unterstützen.

Aktivitäten zur Zielerreichung

Der Österreichische Gesundheits- und Krankenpflegeverband setzt sich dafür ein,

- dass die Grundausbildung für den gehobenen Dienst für Gesundheits- und Krankenpflege entsprechend den Richtlinien der Europäischen Kommission im tertiären Bildungssektor angeboten wird;
- dass während der Ausbildung in den Schülerinnen und Schülern das zukunftsorientierte Berufsbewusstsein und der Sinn für Forschung und Wissenschaft entwickelt wird;
- dass sich die Gesundheits- und Krankenpflegeberufe nach dem Motto des „*Lebenslangen Lernens*" weiterentwickeln und sich Pflegewissenschaft und -forschung auf universitärer Ebene festigt und entwickelt.

Der Österreichische Gesundheits- und Krankenpflegeverband strebt eine permanente Fort- und Weiterbildung für Gesundheits- und Krankenpflegepersonen an. Dabei ermutigt er zum Selbststudium und führt selbst Fort-, Weiter- und Sonderausbildungen für alle Berufssparten der Gesundheits- und Krankenpflege zu aktuellen Themen durch.

Weiters vertritt der Österreichische Gesundheits- und Krankenpflegeverband die fachlichen, beruflichen und sozialen Interessen seiner Mitglieder gegenüber Behörden und Organisationen durch:

- Mitsprache bei der Gesetzgebung
- Stellungnahme zu Gesetzesentwürfen im Gesundheits- und Sozialwesen im Rahmen von Begutachtungsverfahren
- Mitarbeit auf bundes- und landespolitischer Ebene
- Zusammenarbeit mit gesetzlichen Interessengruppen (z.B. Ärztekammer, Arbeiterkammer) sowie Berufsverbänden anderer Berufszweige und Branchen (z.B. Berufsverband der PsychologInnen, Dachverband der medizinisch-technischen Dienste).
- Teilnahme und Mitarbeit in internationalen Gremien (EFN, ICN, WHO)

Struktur des Österreichischen Gesundheits- und Krankenpflegeverbandes

Der Österreichische Gesundheits- und Krankenpflegeverband gliedert sich in einen Hauptverein und acht (ohne Vorarlberg) regionale – entsprechend der Landesgrenzen der Bundesländer – Zweigvereine. Die regionalen Zweigvereine führen den Namen des Hauptvereines unter Anschluss des Namens des jeweiligen Bundeslandes, in dem der regionale Zweigverein besteht, z.B. Österreichischer Gesundheits- und Krankenpflegeverband, Landesverband Steiermark.

Der ÖGKV gliedert sich darüber hinaus in überregionale Zweigvereine bzw. überregionale, fachspezifische Zweigvereine: z.B. Gesellschaft der Pflegewissenschaft, Netzwerk Qualitätsmanagement in der Pflege, Arbeitsgemeinschaft (ARGE) Pflege bei Multipler Sklerose. Das Bundesbüro des Österreichischen Gesundheits- und Krankenpflegeverbandes hat seinen Sitz in 1160 Wien, Wilhelminenstraße 91/IIe. Die Vorsitzenden der regionalen und überregionalen Zweigvereine sowie die Vorsitzenden der überregionalen, fachspezifischen Arbeitsgemeinschaften sind Mitglieder des Bundesvorstandes.

Arbeitsgruppen im Österreichischen Gesundheits- und Krankenpflegeverband

Experten der jeweiligen Fachrichtungen sind im Österreichischen Gesundheits- und Krankenpflegeverband als bundesweite Arbeitsgemeinschaften (ARGE) bzw. überregionale Zweigvereine organisiert. Gegenwärtig sind folgende eingerichtet:

- Österreichische PflegedirektorInnen-Vereinigung (ANDA) im ÖGKV
- ARGE der Schuldirektorinnen und -direktoren
- ARGE Pflege im OP
- ARGE Endoskopie
- ARGE Praxisanleiterinnen und -anleiter
- ARGE Multiple Sklerose
- ARGE Pflegedienstleitungen Pflegeheime
- ARGE Freiberufliche Pflege
- Gesellschaft der Pflegewissenschaft
- Netzwerk Qualitätsmanagement in der Pflege

Zur Entstehungsgeschichte des Österreichischen Gesundheits- und Krankenpflegeverbandes

In den ersten Jahren des 20. Jahrhunderts gab es in Österreich außer der Schwesternschaft des Rudolfinerhauses, die 1882 von Billroth gegründet wurde, keine weltlichen Schwestern. Erst 1904, als Hofrat Meder im Allgemeinen Krankenhaus der Stadt Wien das Pflegeinstitut der *Blauen Schwestern* schuf, entstand eine kleine Schwesternschaft, deren Bestreben es war, staatliche Krankenpflegeschulen einzuführen. Dabei entwickelte sich auch ein Gemeinschaftsgefühl unter den Schwestern der einzelnen Krankenhäuser und der Wunsch, diese Gemeinschaft weiter auszubauen und internationale Verbindungen anzustreben.

Im Juli 1927 fand in Genf eine Interimstagung des Weltbundes der Krankenschwestern (ICN – International Council of Nurses) statt, an der auch Nichtmitglieder teilnehmen konnten, so auch eine der österreichischen Schwestern. Auf dieser Tagung wurde der Wunsch nach einem Anschluss an den Weltbund geäußert. Bedingung für eine Aufnahme in den Weltbund war und ist jedoch das Bestehen eines unabhängigen nationalen Verbandes. Diesen ins Leben zu rufen war nun das Bemühen eines Proponentenkomitees: Alle diese Proponenten arbeiteten, jede in ihrem Haus, an der Werbung für eine nationale Verbandsgründung. Am *20. April 1933* fand die Gründungsversammlung des Schwesternverbandes mit dem Titel *„Verband der Diplomierten Schwestern Österreichs*" statt. Der Verband hatte 217 Mitglieder. Bereits am 20. Mai 1933 wurde an den Weltbund der Krankenschwestern das Ansuchen um Aufnahme gerichtet, und bei dem im *Juli/August 1933* in Paris und in Brüssel abgehaltenen Vierjahreskongress des Weltbundes wurde der „Verband der Diplomierten Krankenschwestern Österreichs" als Mitglied aufgenommen.

Am *29. Dezember 1933* wurde die erste Verbandszeitung, *Mitteilung des Verbandes der Diplomierten Krankenpflegerinnen Österreichs*, herausgebracht. Am 19. März 1935 erfolgte die Umbenennung des Verbandes in *„Vereinigung der Diplomierten Krankenschwestern Österreichs"*. Im Dezember 1936 musste die Verbandszeitung eingestellt werden. Schon 1935 hatte der Verband begonnen, die in Österreich tätigen Schwestern zu erfassen, und hatte bis 1938 eine fast vollständige Statistik aufliegen.

Nach dem Anschluss Österreichs an das Deutsche Reich im Jahr 1938 wurde der Verband aufgelöst. Nach Aussetzen der Kampfhandlungen im Jahre 1945 war die österreichische Schwesternschaft vor allem bemüht, unter den damaligen schwierigen Verhältnissen das Beste in ihrem Beruf zu leisten, und konnte daher vorerst nicht an eine Wiederbelebung ihrer alten, 1938 aufgelösten Vereinigung denken.

Erst zwei Jahre später erfolgte eine Anregung hierzu, die aber, obwohl von einer Österreicherin kommend, doch von außen her geschah. Im Juni 1947 war Oberin Lilly Petschnigg als Delegierte der Liga der Rotkreuzgesellschaften nach Wien entsendet worden, um in Österreich am Wiederaufbau der Schwesternschaft mitzuwirken. Am *12. April 1948* fand die Gründungsversammlung des neuen Verbandes *„Vereinigung der Diplomierten Krankenschwestern und Diplomierten Krankenpfleger Österreichs*" statt. Die eigene Verbandszeitung erschien ab Juli 1948 im Verlag Urban und Schwarzenberg, Wien: *„Die Krankenschwester*". Ihr Umschlag zeigte die Wappen der Bundesländer. Beim vierten Internationalen Kongress des Weltbundes der Krankenschwestern (ICN) vom 12.–16. Juni *1949* in Stockholm wurde die „Vereinigung der Diplomierten Krankenschwestern Österreichs" ebenso wie die Deutsche Schwesterngemeinschaft wieder in den Weltbund aufgenommen. *1968* erfolgte die Änderung des Titels der Vereinigung in *„Österreichischer Krankenpflegeverband" (ÖKV)*. Die Umbenennung in „Österreichischer Gesundheits- und Krankenpflegeverband (ÖGKV)" erfolgte bei der Delegiertenkonferenz im Oktober 2000.

Andere Vereine, in denen Pflegepersonen organisiert sind

Neben dem Österreichischen Gesundheits- und Krankenpflegeverband gibt es verschiedene Vereine und Gesellschaften, in denen Pflegepersonen organisiert sind:
- AHOP – Arbeitsgemeinschaft hämato-onkologischer Pflegepersonen in Österreich
- BKKÖ – Berufsverband Kinderkrankenpflege Österreich
- ÖGVP – Österreichische Gesellschaft für vaskuläre Pflege
- ÖBAI – Österreichischer Berufsverband für Anästhesie- und Intensivpflege
- BÖGK – Berufsverband österreichischer Gesundheits- und Krankenpflegeberufe

2.2 Österreichische Pflegekonferenz – ÖPK

Am Beginn des 21 Jahrhunderts haben sich die Aufgaben der Pflegenden enorm gewandelt. Wirtschaftliche und finanzielle Globalisierungstendenzen hinterlassen vermehrt ihre Spuren in sozial humanitären Bereichen. Sichtbarstes Zeichen dafür ist, dass der Staat sich nicht mehr allein für die Versorgungsqualität im Gesundheitsbereich verantwortlich fühlt und zunehmend nach Alternativen zu derzeitigen Finanzierungsmodellen sucht. Es ist daher für die Pflegenden Österreichs zwingend notwendig, sich an diesem Reformdialog eigenständig zu positionieren. Richtet Medizin ihr zentrales Interesse auf „cure" – auf Heilung durch vorangegangene Diagnose und Therapie von Krankheit –, so teilt die Pflege die Anlässe ihres Handelns nur teilweise mit der Medizin. Pflege stellt zwar den Menschen auch in den Mittelpunkt des Handelns, aber aus der Perspektive des „care", also der Erhaltung und Förderung von Gesundheit unter Beachtung des persönlichen Umfeldes. Die aktive Mitgestaltung des Gesundheitswesens durch Pflegende erforderte daher einen kontinuierlichen Dialog durch Experten aus den verschiedensten Fachrichtungen der Pflege. Als prominenteste Aufgabe gilt es, berufspolitische Inhalte und Perspektiven der einzelnen Gruppierungen innerhalb der Pflegenden zusammenzuführen und somit effektiv öffentlich zu thematisieren sowie gesetzliche Grundlagen mitzubestimmen. Aus diesen Ansätzen wurde 2001 die Österreichische Pflegekonferenz gegründet. Beschlüsse und Handlungen werden nach dem Konsensprinzip getroffen.

Ziele der Österreichischen Pflegekonferenz:
- Vertretung der berufpolitischen Interessen der Gesundheits- und Krankenpflege
- Darstellung der Bedeutung und des Nutzens professioneller Pflege für ein effektives und effizientes Gesundheitssystem im Interesse der Bevölkerung
- Politische Durchsetzung von pflegeberuflichen Zielen auf Landes- und Bundesebene sowie innerhalb der Europäischen Union
- Mitgestaltung bei Strukturveränderungen und Anpassungsprozessen im Gesundheits- , Sozial- und Bildungswesen Österreichs und innerhalb Europas
- Förderung von Qualitätsentwicklung in allen Handlungsfeldern des Gesundheits- und Sozialwesens
- Förderung und Weiterentwicklung der Pflegewissenschaft zum Nutzen des Gesundheits- und Sozialwesens

- Positionierung zu Lohn und Tariffragen sowie zur entgeltlichen Vergütung professioneller Pflegeleistungen
- Zusammenarbeit mit internationalen Vereinigungen und Vereinigungen anderer Staaten im Gesundheits- und Sozialwesen

Arten der Mitgliedschaft:
Ordentliche Mitglieder sind Berufsverbände/Interessenvertretungen der Pflege, die österreichweit agieren und den vollen Mitgliedsbeitrag einbringen.

Außerordentliche Mitglieder sind Berufsverbände/Interessenvertretungen, die österreichweit agieren, bzw. Gruppierungen, die sich für die Weiterentwicklung der Pflege einsetzen und keinen Mitgliedsbeitrag zahlen. Unterstützende Mitglieder: Trägerorganisationen, die Pflege anbieten (z.B. Rotes Kreuz).

Mitgliederorganisationen:
Ordentliche Mitgliederorganisationen:
- AHOP – Arbeitsgemeinschaft hämato-onkologischer Pflegepersonen in Österreich
- BKKÖ – Berufsverband Kinderkrankenpflege Österreich
- BÖGK – Berufsverband österreichischer Gesundheits- und Krankenpflegeberufe
- ÖBAI – Österreichischer Berufsverband für Anästhesie- und Intensivpflege
- ÖGKV – Österreichischer Gesundheits- und Krankenpflegeverband
- ÖGVP – Österreichische Gesellschaft für vaskuläre Pflege

Außerordentliche Mitgliederorganisationen:
- AK Akad. – Arbeitskreis Akademisierung (in der Abteilung Pflegeforschung, IPG der Universität Linz)
- DV AFBÖ – Dachverband der AltenfachbetreuerInnen Österreichs
  Institut für Pflegewissenschaft, Fakultät für Sozialwissenschaften, Universität Wien
  Medizinische Universität Graz, Institut für Pflegewissenschaft
- UMIT – Private Universität für Gesundheitswissenschaften, Medizinische Informatik und Technik, Institut für Pflegewissenschaft
- Paracelsus Medizinische Privatuniversität, Institut für Pflegewissenschaft

Unterstützende Mitgliederorganisation:
- ÖRK – Österreichisches Rotes Kreuz

2.3 Internationale Organisationen

Öffentliche Gesundheit, auf persönlicher sowie systemischer Ebene, kennt keine Grenzen. Ebenso sind die Herausforderungen, mit denen die Gesundheitsberufe konfrontiert sind, aufgrund der Dynamik im System ähnlich. Daher ist die Kooperation und Bildung tragfähiger Allianzen auf europäischer und internationaler Ebene von großer Bedeutung.

ICN – International Council of Nurses

(Weltbund der Krankenschwestern und Krankenpfleger)

Der im Jahre 1899 gegründete Weltbund der Krankenschwestern und Krankenpfleger (*International Council of Nurses)* ist die internationale Vereinigung nationaler Krankenpflegeverbände. Derzeit sind 128 nationale Pflegeverbände Mitglieder des ICN. Von jedem Staat kann nur ein Berufsverband für Pflegepersonen Mitglied sein.

Voraussetzung für die Mitgliedschaft ist, dass dieser Verband autonom und politisch unabhängig ist. Der Österreichische Gesundheits- und Krankenpflegeverband ist seit 1933 Mitglied des ICN.

Ziele und Aufgaben des ICN

Übergeordnetes Ziel des ICN ist es, Pflegepersonen weltweit zu repräsentieren, die Profession zu fördern und die Gesundheitspolitik zu beeinflussen.

Drei Ziele und fünf Grundwerte stellen die Basis der Aktivitäten des ICN dar.

Ziele:
- Die weltweite Vernetzung beruflich Pflegender
- Pflegepersonen und Gesundheits- und Krankenpflege weltweit zu fördern
- Die Beeinflussung der Gesundheitspolitik

Grundwerte:
- visionäre Führung
- Flexibilität
- Partnerschaft
- Leistung
- Zugehörigkeit

Aktivitäten des ICN (Beispiele):
- Publikationen (ICN Code for Nurses, Practical Guide for Nursing Research, Ethical Guidelines, Family Health Nurse, International Nursing Review,...)
- Grundsatzerklärungen zu Ausbildungs- und Praxisthemen
- Positionen zu gesundheits- und sozialpolitischen Themen
- Durchführung internationaler Kongresse weltweit
- Der 12. Mai, der Geburtstag von Florence Nightingale, wurde zum internationalen Tag der Krankenpflege erklärt. Vom ICN wird jährlich ein Motto ausgegeben, belegt mit umfangreichem Informations- und Argumentationsmaterial. Die Berufsverbände weltweit haben damit die Möglichkeit, mit „einer Stimme zu sprechen".
  Internationale Netzwerkarbeit und strategische Allianzen

Der Hauptsitz des ICN befindet sich in Genf, Schweiz. (www.icn.ch)

EFN – European Federation of Nurses Associations (vormals PCN)
(Europäische Föderation der Berufsorganisationen der Pflege)

Der PCN wurde 1971 gegründet und ist bei den Mitgliedstaaten der Europäischen Union als offizielles Verbindungskomitee anerkannt. Die Umbenennung von PCN (Standing comittee of nurses of the EU) in EFN erfolgte im Zuge eines Meetings in Amsterdam 2004. Der EFN besteht aus Repräsentanten der nationalen europäischen Berufsverbände – sie müssen auch ICN-Mitglieder sein – und aus Repräsentanten der nationalen Berufsverbände aus den Staaten, die eine EU-Mitgliedschaft anstreben.

Der EFN vertritt über eine Million Pflegefachkräfte und ist die unabhängige Stimme der Gesundheits- und Krankenpflegeberufe in Zusammenarbeit mit dem Europäischen Parlament. Aufgabe des EFN ist es, die Interessen, den Status und die Berufsausübung in der EU voranzutreiben und zu fördern. Der EFN handelt autonom und unabhängig von anderen internationalen Organisationen, arbeitet jedoch eng mit dem ICN zusammen. Der EFN bietet eine breite Plattform für die Entwicklung der Berufspolitik und der Berufspraxis und kann die Gremien der Europäischen Union in allen Bereichen, die die Pflege betreffen, in ihrer Entscheidungsfindung unterstützen und beeinflussen, sowohl in Fragen der Arbeitsbedingungen als auch in Fragen der pflegerischen Dienstleistungen.

Aktuelle berufspolitische Themen des EFN sind beispielsweise: die Pflege alter Menschen, Patientensicherheit, Public Health, Europäische Verfassung, die gegenseitige Anerkennung beruflicher Qualifikationen der Pflegeberufe. Der Hauptsitz des EFN befindet sich in Brüssel, Belgien. (www.efnweb.org)

Die Weltgesundheitsorganisation (WHO)

Die Weltgesundheitsorganisation (World Health Organization – WHO) ist mit 193 Mitgliedstaaten die weltweit führende und koordinierende Gesundheitsorganisation innerhalb der Vereinten Nationen und hat weltweite Bedeutung als größte zwischenstaatliche Gesundheitsorganisation. Sie wurde 1948 mit dem Ziel gegründet, für alle Völker das höchstmögliche Gesundheitsniveau zu erreichen. Der Hauptsitz der WHO ist in Genf, Schweiz. (www.who.int)

Das WHO-Regionalbüro für Europa hat seinen Sitz in Kopenhagen, Dänemark. Die Region Europa setzt sich aus 53 Ländern und mehr als 880 Millionen Menschen zusammen. Mitgliedstaaten werden bei der Entwicklung und Implementierung von Strategien, welche der Stärkung des Gesundheitssystems dienen, unterstützt. Grenzüberschreitende Gesundheitsprobleme wie HIV/Aids, Tuberkulose, Adipositas, Influenza, aber auch Naturkatastrophen und Umweltzerstörung sind beispielsweise Themen, mit denen sich die Gremien beschäftigen und Lösungen vorschlagen. (www.euro.who.int)

Die WHO-Ministerkonferenz Pflege und Hebammenwesen

Im Juni 2000 behandelte die WHO in München die besondere Rolle und den Beitrag, den sechs Millionen Krankenschwestern und Hebammen zur Entwicklung von Gesundheit und der Bereitstellung von Gesundheitsleistungen erbringen. Die Gesundheitsminister der Mitgliedstaaten der Region Europa erklärten, welche Schlüsselrolle Krankenschwestern und Hebammen in der Gesundheitsversorgung der Bevölkerung haben werden und wie sie für diese Rolle gestärkt werden sollen. Gesundheit 21 – das gesundheitspolitische Rahmenkonzept „*Gesundheit für alle*“ – (WHO 1999) bietet der Pflege Möglichkeiten, Gesundheit und die Gesundheitsversorgung in Europa zu beeinflussen. Um die Ziele von Gesundheit 21 zu erreichen, hat die WHO das Rahmenkonzept und ein Curriculum für die Familiengesundheitsschwester (Family Health Nurse – FHN), die in der primären Gesundheitsversorgung arbeiten soll, entwickelt.

Auf Grundlage dieses Konzeptes erarbeitete das Österreichische Rote Kreuz (ÖRK) in Zusammenarbeit mit dem Österreichischen Gesundheits- und Krankenpflegeverband ein Positionspapier zur Einführung der Familiengesundheitspflege in Österreich. (9. Juli 2007: http://www.oegkv.at/index.php?id=844) Ebenso wurde ein Curriculum zur Ausbildung der Familiengesundheitspflege erarbeitet (Wild, ÖRK 2007).

The European Forum of National Nursing and Midwifery Associations and WHO

Das Europäische Forum für das Pflege- und Hebammenwesen wurde im November 1996 gegründet und ist eine Initiative der nationalen Pflege- und Hebammenverbände und des WHO-Regionalbüros für Europa, in der Erkenntnis des Wertes eines Dialoges zwischen den Organisationen und der potentiellen Stärke von gemeinsamen Aktionen, um Gesundheit und Gesundheitsvorsorge in Europa zu fördern. (www.euro.who.int)

Ziele:
- An der Debatte über Verbesserung der Gesundheit und der Qualität der Gesundheitsvorsorge teilzunehmen und entsprechend Informationen aus der Pflege einzubringen
- Förderung des Austausches von Informationen, Ideen und Politik zwischen den Pflege- und Hebammenverbänden und der WHO
- Unterstützung einer angemessenen Politik, um die Philosophie „Gesundheit für alle“ in die Pflegepraxis sowie in die Grundausbildung und in die Fort- und Weiterbildung für Pflegepersonen und Hebammen zu integrieren
- Erarbeiten von politischen Statements und Empfehlungen für relevante Themen, die die Gesundheit und das Pflege- und Hebammenwesen betreffen
- Durchführung von Pilotprojekten

Internationale Spezialistenorganisationen

Der Österreichische Gesundheits- und Krankenpflegeverband ist gegenwärtig in folgenden Spezialistenorganisationen vertreten:
- ENDA – European Nurse Directors Association. Die ENDA wurde 1992 in Genf mit dem Ziel gegründet, ein Netzwerk innerhalb der Pflegedirektorinnen und -direktoren in Europa aufzubauen. (www.nurse-directors.org)
- WENR: Workgroup of European Nurse Researchers: WENR basiert auf der Idee, dass die enge Zusammenarbeit zwischen Pflegeforscherinnen und Pflegeforschern in Europa die Entwicklung der Pflegeforschung fördert und das Ansehen der Pflege in den Ländern hebt. (www.wenr.org).

2.4 Gewerkschaften

Je nach Dienstgeber können Angehörige der Gesundheits- und Krankenpflegeberufe einer der folgenden Gewerkschaften beitreten, die in parteipolitische Fraktionen gegliedert sind:

- Gewerkschaft öffentlicher Dienst
- Gewerkschaft für Handel, Transport, Verkehr
- Gewerkschaft Hotel, Gastgewerbe, Persönliche Dienste
- Gewerkschaft der Privatangestellten
- Gewerkschaft der Gemeindebediensteten

Angehörige des Gehobenen Dienstes für Gesundheits- und Krankenpflege, die ihre Tätigkeit freiberuflich ausüben, können der Gewerkschaft für Kunst, Medien, Sport und freie Berufe beitreten. In der Fachgruppenvereinigung für Gesundheitsberufe im Österreichischen Gewerkschaftsbund (ÖGB) sind die in den einzelnen Gewerkschaften organisierten Arbeitnehmerinnen und Arbeitnehmer (Gewerkschaftsmitglieder) zur Wahrnehmung gemeinsamer Interessen zusammengeschlossen. (www.fgv.at) Dienst- und besoldungsrechtliche Fragen werden grundsätzlich von den Fachgewerkschaften selbst oder dem Österreichischen Gewerkschaftsbund vertreten.

2.5 Gesetzliche Interessenvertretungen (Kammern)

Kammern sind Körperschaften des öffentlichen Rechts, durch besondere Gesetze geschaffen, und zeichnen sich durch eine Pflichtmitgliedschaft aus. Der Wirkungskreis ist gesetzlich definiert, und sie heben Umlagen, die sogenannte Kammerumlage (einen festgelegten Prozentsatz der Einnahmen der Mitglieder) ein.

Kammer für Arbeiter und Angestellte

Für Personen im Gesundheits- und Krankenpflegeberuf (Pflegehilfe, Gehobener Dienst für Gesundheits- und Krankenpflege), die in einem Angestelltenverhältnis stehen, ist die gesetzliche Interessenvertretung die Kammer für Arbeiter und Angestellte.

Organisation: Für jedes Bundesland ist eine eigene Arbeiterkammer eingerichtet. Die Länderkammern sind im Österreichischen Arbeiterkammertag zusammengeschlossen. Den Arbeiterkammern gehört die überwiegende Zahl aller Arbeitnehmer an (Ausnahme: Landarbeiter und öffentlich Bedienstete).

Aufgabe der Arbeiterkammer ist die Vertretung der wirtschaftlichen, sozialen, beruflichen und kulturellen Interessen ihrer Mitglieder. Sie hat u. a. das Recht, Vertreter in Beiräte, in Körperschaften und andere öffentliche Gremien zu entsenden, Vorschläge einzubringen, Gutachten zu erstellen und zu Gesetzesentwürfen Stellung zu nehmen.

Die Kammern für freie Berufe

Die Kammern für freie Berufe sind die gesetzlichen Interessenvertretungen der freiberuflich Tätigen (Ärztekammer, Apothekerkammer, Rechtsanwaltskammer, Ingenieur- und Architektenkammer, Kammer der Wirtschaftstreuhänder und dgl.).

Kammern auf Arbeitgeberseite

Wichtigste gesetzliche Interessenvertretung auf Arbeitgeberseite sind die Kammer der Gewerblichen Wirtschaft, die Kammern der Land und Forstwirtschaft und die Industriellenvereinigung. In den einzelnen Betrieben (Krankenanstalten, Heimen usw.) ist der Betriebsrat für die Interessenvertretung der Betriebsangehörigen zuständig.

Freiberuflich tätige Personen des gehobenen Dienstes für Gesundheits- und Krankenpflege sind keiner der bestehenden Kammern zugehörig.

2.6 Berufsethik – Berufskodizes

Die Entwicklung eines Berufskodex für die Gesundheits- und Krankenpflege hängt eng mit der berufspolitischen Entwicklung und mit der Entwicklung von nationalen Berufsverbänden zusammen. Die Entwicklung eines Berufskodex ist ein wichtiges Element im Professionalisierungsprozess.

Definition: Laut Arend/Gastmans (1996) ist *ein Berufskodex eine knappe und punktuelle Zusammenfassung der ethischen Regeln und Prinzipien, die man im Beruf anstrebt.* Diese enthalten Anweisungen für das Verhalten, welche zu Rate gezogen werden können.

Das Florence-Nightingale-Gelübde

Das erste Schriftstück dieser Art ist das Gelübde von Florence Nightingale aus dem Jahre 1893, das von Lysstra E. Gretter, Leiterin der Ferrand Training School for Nurses in Detroit, geschrieben und eingeführt wurde.

Dieses Gelübde beschreibt die wichtigsten Richtlinien, an die sich eine Pflegeperson halten muss. Bis zum Jahr 1950, in dem die ANA (American Nurses Association) ihren Berufskodex vorstellte, legte jede Krankenschwester in Amerika zu Beginn ihrer Berufslaufbahn den „Nightingale Pledge" ab.

> *Das Gelübde der Florence Nightingale:*
> *„Ich gelobe feierlich vor Gott und in der Gegenwart dieser Versammlung, daß ich ein lauteres Leben führen und meinen Beruf treu ausüben werde. Ich werde mich allem enthalten, was falsch und schädlich ist, und werde niemals wissentlich schädliche Arzneimittel nehmen oder verabreichen. Ich werde alles, was in meiner Macht steht, tun, um meinen Beruf zu fördern, und werde alle persönlichen Familienangelegenheiten, die mir in der Ausübung des Berufes bekannt werden, geheim halten. Ich werde getreu versuchen, den Arzt in seinem Beruf zu unterstützen, und mich selber ganz dem Wohlergehen jener widmen, die meiner Sorge anvertraut wurden."* (www.pflegewiki.de)

ICN – Ethische Grundregeln der Krankenpflege

Der Österreichische Gesundheits- und Krankenpflegeverband stimmt mit den weltweit gültigen *„ethischen Grundregeln der Krankenpflege"* des ICN überein.

Der ICN begann schon 1923 an einem Konzept für einen Berufskodex zu arbeiten. Das Ergebnis konnte, bedingt durch die Unterbrechung der Arbeit während des Zweiten Weltkrieges, erst 1953 in Sao Paulo in Brasilien beim ICN-Kongress vorgestellt und angenommen werden.

Viele nationale Berufsverbände und kirchliche Organisationen entwickelten daneben ihre eigenen Kodizes. Der ICN-Kodex wurde 1965 und 1973 überarbeitet, die Fassung von 1973 wurde 1989 bestätigt. Die Rechte der deutschen Übersetzung (2001) für die neueste Überarbeitung vom Jahr 2000 liegen beim Deutschen Berufsverband für Pflegeberufe (DBfK), beim Österreichischen Gesundheits- und Krankenpflegeverband (ÖGKV) und beim Schweizer Berufsverband der Pflegefachfrauen und Pflegefachmänner (SBK). (vgl. ICN-Ethikkodes für Pflegende, 2001, S. 1 ff.)

Ethische Grundregeln für die Krankenpflege aus dem Jahre 2001

Pflegende haben vier grundlegende Aufgaben: Gesundheit zu fördern, Krankheit zu verhüten, Gesundheit wiederherzustellen, Leiden zu lindern.

Der ICN-Ethikkodex für Pflegende hat vier Grundelemente, die den Standard ethischer Verhaltensweisen bestimmen:

1. Pflegende und ihre Mitmenschen
2. Pflegende und die Berufsausübung
3. Pflegende und die Profession
4. Pflegende und ihre Kolleginnen

Der ICN-Ethikkodex ist ein Leitfaden, der die Grundlagen für ein Handeln nach sozialen Werten und Bedürfnissen setzt. Er kann seiner Bedeutung als lebendiges Dokument nur dann gerecht werden, wenn er in einer sich wandelnden Gesellschaft in der Pflege und in der Gesundheitsversorgung auch wirklich angewandt wird.

Soll dieses Ziel erreicht werden, muss der Kodex verstanden, verinnerlicht und von den Pflegenden in allen Aspekten ihrer Arbeit angewandt werden. Er muss den Pflegenden während ihrer gesamten Ausbildungszeit und ihres Arbeitslebens immer vor Augen stehen.

Funktion eines Berufskodex

Arend/Gastmans beschreiben einen Berufskodex „*als ein zusammenhängendes Ganzes von ethischen Prinzipien und Regeln bezüglich der Ziele und Werte eines Berufes und die Haltung und das Verhalten, die für das Fördern und Evaluieren des beruflichen Handelns notwendig sind*“.

Berufskodizes verfolgen mehrere *Absichten oder Ziele*:

- die Mitglieder einer Gruppe zu ethischem Verhalten anzuhalten
- die Mitglieder der Gruppe für die moralischen Aspekte ihrer Arbeit zu sensibilisieren
- bestimmten Regeln bei den Angehörigen der Berufsgruppe Geltung zu verschaffen und damit die Gruppenintegrität zu erhöhen und die ethischen Standards der Berufsgruppe zu schützen
- Rat anzubieten, um moralische Konflikte zu lösen
- aufzuzeigen, was die Öffentlichkeit von den Berufsangehörigen erwarten kann

Diese Aspekte sind für alle Pflegeethik-Kodizes relevant. In den früheren Kodizes wurde mehr das persönliche Verhalten der beruflich Pflegenden hervorgehoben. Das Einhalten ethischer Standards bedeutete, Gehorsam gegenüber dem Arzt und Loyalität gegenüber dem Krankenhaus zu zeigen. Spätere Kodizes betonen die Verantwortlichkeit gegenüber Patienten/Klienten, die Grundrechte des Menschen, die Beziehung zu KollegInnen und die Rolle der professionellen Pflege im Sozial- und Gesundheitssystem. Der ICN-Ehtikkodex für Pflegende wurde zum Modell für berufliche Ethikkodizes in der ganzen Welt.

Literatur

Arend, van der, Arie, Gastmans, Chris (1996): Ethik für Pflegende. Bern: Verlag Hans Huber.

DBFK, ÖGKV, SBK (2001): ICN-Ethikkodex für Pflegende, Bern SBK.

Machiavelli, Niccolo (1986): Il Principe / der Fürst. Stuttgart: Reclams Universal-Bibliothek.

WHO – Weltgesundheitsorganisation Regionalbüro für Europa (1999), Gesundheit 21, Das Rahmenkonzept „Gesundheit für alle" für die Europäische Region der WHO, Europäische Schriftenreihe „Gesundheit für alle", Nr. 6, Kopenhagen.

Wild, Monika/Rottenhofer, Ingrid (2007): Familiengesundheitspflege in Österreich. Curriculum. Österreichisches Rotes Kreuz.

Internetseiten:

EFN – European Federation of Nurses Associations: About EFN. History. Constitution. http://www.efnweb.org/version1/en/about.html (27. 05. 2008)

ENDA – European Nurse Directors Association: (2005): About. http://www.nurse-directors.org/enda/about.php (27. 05. 2008)

Fachgruppenvereinigung für Gesundheitsberufe: Wer wir sind, Organigramm, Thema Mitgliedschaft. http://www.fgv.at/ (27. 05. 2008)

ICN – International Council of Nurses (1899–2007): About ICN. ICN's Mission. http://www.icn.ch/abouticn.htm (27. 05. 2008)

Österreichischer Gesundheits- und Krankenpflegeverband: Bundesverband. Chronik. Aufgaben und Ziele. http://www.oegkv.at/index.php?id=826 (27. 05. 2008)

WENR – Workgroup of European Nurse Researchers: About WENR. http://www.wenr.org/DesktopDefault.aspx?TabID=53 (27. 05. 2008)

WHO – Weltgesundheitsorganisation, Regionalbüro für Europa. Über das Regionalbüro. http://www.euro.who.int/AboutWHO/About/20020809_1?language=German (27. 05. 2008)

Biographie von Thomas Meyer, Definition von Politik: http://de.wikipedia.org/wiki/Thomas_Meyer (27. 05. 2008)

Politik – Politikbegriffe: http://de.wikipedia.org/wiki/Politik (27. 05. 2008)

PflegeWiki: Florence Nightingale Gelübde. http://www.pflegewiki.de/wiki/Florence_Nightingale_Gel%C3%BCbde (27. 05. 2008)

VII Pflegemanagement

Ulrike Lenthe

Die zunehmende Ökonomisierung des Gesundheitswesens bei gleichzeitig steigender Patienten- und Mitarbeiterorientierung erfordert von den Pflegepersonen zunehmend mehr Management-Kompetenz. Pflegemanagement bewegt sich dabei in einem Spannungsfeld zwischen ökonomischen Rahmenbedingungen, medizinischen Vorgaben, pflegerischen Strukturen sowie einer mitarbeiterorientierten und vor allem patientenorientierten Zielsetzung. Pflegemanagement ist somit nicht allein Aufgabe der Führungskräfte, sondern auch das dynamisierende Steuerungselement des gesamten Pflegesystems.

1 Management und Managementfunktionen

Schon längst hat die Bedeutung des Managements für die wirtschaftliche Entwicklung von Organisationen und Unternehmen einen zentralen gesellschaftspolitischen Stellenwert erreicht. Darüber hinaus wurde eine Vielzahl von wissenschaftlich fundierten Management-Grundsätzen entwickelt, welche Management als zuverlässige Methode zur Erreichung von angestrebten zielorientierten Ergebnissen ausweist und absichert. Dennoch hat der Begriff des Managements selbst noch keine einheitliche Festlegung erfahren. In der angloamerikanischen Literatur wird Management heute in zwei Bedeutungsvarianten verwendet, nämlich als Management im institutionalen Sinn und Management im funktionalen Sinn (vgl. Staehle 1991, S. 82 f.).

1.1 Management als Institution

Als Institution umfasst Management alle jene Personen, welche in der Organisation leitende Aufgaben erfüllen und mit Entscheidungs- und Anwendungsbefugnissen betraut sind. Je nach der Stellung in der Unternehmenshierarchie lassen sich dabei grundsätzlich drei Managementebenen unterscheiden:

- Top-Management (Oberste Unternehmensleitung: Vorstand, Kollegiale Führung)
- Middle-Management (Mittlere Führungsebene: Abteilungsleiter, Oberschwester, Oberpfleger)
- Lower-Management: (Unterste Führungsebene: Stationsschwester, Stationspfleger)

Die wesentlichste Aufgabe des Top-Managements ist die Festlegung der unternehmenspolitischen Ziele und Grundsätze. Die zentrale Aufgabe des mittleren Managements besteht darin, Ziele und unternehmenspolitische Entscheidungen in Programme, Regeln und konkrete Vorgaben zu übersetzen und deren Einhaltung bzw. Ausführung zu überwachen. Das untere Management stellt die Nahtstelle zwischen den Managementpositionen und den ausführend tätigen Mitarbeitern dar.

Um diesen Anforderungen gerecht zu werden, sollte jeder Manager über technische, soziale und analytische Fähigkeiten verfügen, deren Bedeutung von Ebene zu Ebene variiert. So sind demnach auf der unteren Managementebene technische Fähigkeiten (Fachwissen, technisches Spezialwissen) von größter Bedeutung, die aber auf höheren Ebenen signifikant abnehmen. Einen entgegengesetzten Verlauf nehmen analytische Fähigkeiten (analytisches, abstraktes Denken, ganzheitliches, strategisches Denken). Soziale Fähigkeiten (Motivation und Führung von Mitarbeitern, Entwicklung kooperativer, partizipativer Verhaltensweisen) sind auf allen Ebenen in gleicher Weise bedeutsam.

1.2 Management als Funktion

Das funktionale Managementkonzept sieht Management als eine Art Querschnittsfunktion, die den Einsatz der Ressourcen und die Koordination der Sachfunktionen steuert. Managementfunktionen fallen demzufolge in jedem Bereich der Organisation an. Managementaufgaben sind daher auch auf jeder Hierarchiestufe zu erfüllen, wenn auch unterschiedlich nach Art und Umfang. Um eine so komplexe Funktion wie die des Managements besser verstehen zu können, wird sie in die Teilfunktionen Planung, Entscheidung, Kontrolle, Organisation, Koordination, Personaleinsatz und Führung zerlegt (vgl. Schierenbeck 1993, S. 82 ff.).

Im Managementprozess werden die Managementfunktionen dynamisch als Phasen im Sinne einer aufeinander aufbauenden Abfolge von Aufgaben gesehen. Der klassische Managementprozess ordnet die Managementfunktionen nach dem folgenden Phasenablauf:

1. *Planung:* Sie bildet den logischen Ausgangspunkt des klassischen Managementprozesses, d. h. das Nachdenken darüber, was erreicht werden soll. Diese Phase beinhaltet die Bestimmung der Zielrichtung und in weiterer Folge die Festsetzung von Zielen, Programmen und Verfahrensweisen zur Programmrealisierung für das gesamte Unternehmen oder einzelne seiner Teilbereiche.
2. *Organisation:* Aufgabe dieser Managementfunktion ist es, ein Handlungsgerüst herzustellen, das alle notwendigen Aufgaben spezifiziert und so aneinanderreiht, dass eine Realisierung der angestrebten Zielvorgaben gewährleistet ist. Dazu gehören die Schaffung von Stellen und Abteilungen mit der Zuweisung von entsprechenden Kompetenzen und Weisungsbefugnissen sowie die Errichtung eines Kommunikationssystems zur Information und Koordination.
3. *Personaleinsatz:* Die in der Organisation geschaffenen Stellen bedürfen nun einer anforderungsgerechten Besetzung mit Personal, um die planmäßige Umsetzung der organisierten Tätigkeiten zu ermöglichen. Die Personalfunktion beinhaltet aber nicht nur die Stellenbesetzung, sondern auch die Sicherstellung und Gewährleistung von adäquaten Arbeitsbedingungen sowie die Aufgaben der Personalentwicklung und Personalbeurteilung.
4. *Führung*: Nachdem mit der Planung, der Organisation und dem Personaleinsatz die strukturellen Voraussetzungen für den Aufgabenvollzug geschaffen sind, schließt sich nun die permanente, konkrete Veranlassung der Arbeitsausführung und ihre zieladäquate Feinsteuerung im vorgegebenen Rahmen als zentrale Führungsaufgabe eines

jeden Managers an. Der tägliche Arbeitsvollzug und seine Formung durch den Vorgesetzten, also Führung im engeren Sinne, stehen jetzt im Vordergrund. Kommunikation, Motivation und der Führungsstil sind die herausragenden Themen dieser Managementfunktion.

5. *Kontrolle:* Der Soll/Ist-Vergleich soll nun zeigen, ob es gelungen ist, die Pläne in die Tat umzusetzen. Allfällige Abweichungen sind dahingehend zu überprüfen, ob sie die Einleitung von Korrekturmaßnahmen oder grundsätzliche Planrevisionen erfordern. Die Kontrolle bildet mit ihren Informationen zugleich den Ausgangspunkt für die Neuplanung und damit den neu beginnenden Managementprozess.

Koordination und *Entscheidung* werden im Managementprozess nicht gesondert als Managementfunktion ausgewiesen, sondern als funktionsübergreifende Meta-Funktion gesehen: Denn Koordination wird durch eine Vielzahl unterschiedlicher Führungshandlungen bewirkt, ebenso wie jede Planungs-, Organisations- und Personaleinsatzaufgabe eine Vielzahl von Entscheidungen beinhaltet.

2 Kundenorientierung in der Pflege

Kundenorientierung ist mittlerweile in Krankenanstalten, in Alten- und Pflegeheimen sowie in Einrichtungen für extramurale Pflegedienste ein gängiger Begriff. Sich am Kunden zu orientieren ist eine Einstellung, die in der Pflege zunehmend an Bedeutung gewinnt, denn Kundenorientierung zählt zu den Schlüsselbegriffen in Qualitätsmanagementkonzepten. Das Wort Kundenorientierung hören aber in der Pflege längst nicht alle gern. Nimmt man Kundenorientierung als übergeordnetes Ziel des Pflegemanagements ernst, bedeutet das, sämtliche Pflegeaktivitäten an den Wünschen und Bedürfnissen der Patienten auszurichten. Dies ist zweifellos nicht immer einfach, da die subjektiv empfundenen Erwartungen und Bedürfnisse des Patienten nicht immer mit seinem objektiven Pflegebedarf kongruent sind. Als weitere Hindernisse für gelebte Kundenorientierung werden Sachzwänge, der hohe Zeitaufwand für patientenferne Tätigkeiten sowie der enorme Koordinationsaufwand für die medizinische Diagnostik genannt. Nicht zuletzt wird aber auch unterstellt, dass der kranke Mensch als Kunde zum Objekt wirtschaftlicher Abhängigkeit und Ausbeutung geraten könnte. Eine Polarisierung wird aufgebaut: hier blanke Ökonomie und wirtschaftliche Ausbeutung, dort Wahrung von Menschlichkeit und Autonomie. Dass gesellschaftliche Wachsamkeit, soziale Verantwortung und Engagement gerade in der Pflege jederzeit notwendig sind, bleibt unbestritten. Aber diese Gegensätzlichkeit konstruieren zu wollen erscheint fragwürdig.

2.1 Kunde und Kundenorientierung: die Bedeutung der Begriffe

Allgemein und umgangssprachlich assoziiert man mit dem Begriff „Kunde" eine Person, die ein Geschäftslokal aufsucht, um ein Produkt oder eine Dienstleistung zu kaufen. Dabei überprüft der Kunde die Qualität, vergleicht den Preis, erwartet eine seinen Wünschen entsprechende kompetente Beratung und verhandelt gegebenenfalls noch um den Preis. Dann kauft der Kunde das Produkt bzw. die Dienstleistung, oder auch nicht. Der Kunde ist demnach ein freies, unabhängiges Individuum, das auf dem Tauschmarkt sein Tauschmittel (z.B. Geld) anbietet und dafür seinen Gegenwert erhält. Solche Transaktions- oder Beziehungsformen werden mit den Begriffen „Kunde" und „Kundenorientierung" semantisch mitgedacht.

Zum Begriff *Kunde* in der Pflege kann mit Hildebrand (1999, S. 19) die folgende allgemeine Erklärung angeführt werden, wonach ein Kunde jemand ist, „der bei der Wahlfreiheit in einem freiwilligen Austauschprozess für Güter (Produkte, Dienstleistungen) sein Geld gibt".

In diesem Sinne ist der pflegebedürftige Mensch Kunde. Er ist es auch dann, wenn er im Einzelfall nicht selber auswählt bzw. auswählen kann und eine andere Person die Auswahl unter den Leistungsanbietern trifft; und auch dann, wenn er im Einzelfall sein Geld nicht persönlich gibt oder geben kann und dies Dritte an seiner Statt tun.

Eine weitere, für den Pflegebereich zutreffende Begriffsbestimmung bietet die Deutsche Gesellschaft für Qualität (vgl. 1995, S. 24). Sie bezeichnet als Kunden den Abnehmer bzw. Empfänger eines vom Lieferanten bereitgestellten Produktes, wobei eine Dienstleistung als ein solches Produkt anzusehen ist. Entsprechend dieser Definition drängt sich die Frage auf, wer eigentlich als Kunde bezeichnet werden kann. Sind es die Patienten, ihre Angehörigen oder auch die Mitarbeiter? Sie alle können nämlich mit guter Begründung als Kunden bezeichnet werden. Denn im Rahmen des Qualitätsmanagements werden alle Personen und Institutionen als Kunden bezeichnet, die sich über die Qualität einer Dienstleistung ein Urteil bilden und damit die Akzeptanz der Dienstleistung fördern oder beeinträchtigen können.

Das Wort *Kundenorientierung* zählt zu den Begriffen, die intuitiv sofort verstanden werden, jedoch Schwierigkeiten bereiten, wenn man sie genauer definieren soll. Das Gabler Wirtschaftslexikon (1997, S. 2336) definiert Kundenorientierung als „die Ausrichtung aller marktrelevanten Maßnahmen eines Unternehmens an den Bedürfnissen und Problemen der Kunden". Nach Karotsch (vgl. 1997, S. 37) bedeutet Kundenorientierung, dass sich der Leistungsanbieter selbst über Kundenwünsche orientiert und sein Angebot danach ausrichtet. Kerngedanke der Kundenorientierung ist es also, die physische und psychische Distanz zum Abnehmer zu minimieren, dadurch die Bedürfnisse des Kunden möglichst frühzeitig zu erkennen, um so rasch, so flexibel und so effizient wie möglich darauf reagieren zu können.

2.2 Der Patient als Kunde

Die Relevanz des Kundenbegriffes in der Pflege wird noch immer kontrovers diskutiert. Kritiker der Kundenorientierung bezweifeln nicht nur die Bedeutsamkeit des Begriffes Kunde, sondern wollen in seiner Anwendung auch eine Gefahr für den pflegebedürftigen Menschen sehen. Unter anderem vertreten sie dabei die Ansicht, dass bei der Orientierung am Kunden nicht rein fachspezifische Themen im Vordergrund stünden, sondern ökonomische Gesichtspunkte. Befürchtet wird, dass durch die Einbeziehung von marktwirtschaftlichen Begriffen und Denkstrukturen in die Pflege aktuelle Pflegekonzepte wie die Patientenorientierung wieder in den Hintergrund treten könnten und der pflegebedürftige Mensch auf die Rolle des Kunden reduziert wird. Doch ebenso, wie der pflegebedürftige Mensch im Zuge der Kundenorientierung in die Rolle des „klassischen Kunden“ versetzt werden könnte, besteht bei der Patientenorientierung immerhin die Tendenz, dass er zum „leidenden Patienten“ reduziert wird: zum geduldigen, sich in Pflege befindlichen Kranken.

Tatsache ist, dass die Kunden der Pflege Menschen mit Einschränkungen im körperlichen und/oder geistig-seelischen Bereich sind. Die Fähigkeit, die Kundenrolle auszufüllen, wird insbesondere bei multimorbiden Patienten angezweifelt. Dabei wird vor allem behauptet, dass diese weder ihre Bedürfnisse und ihre Zufriedenheit artikulieren könnten noch fähig wären, zu entscheiden, ob sie die Dienstleistung Pflege annehmen wollen oder nicht. Diese Patienten seien eben nicht jene eigenständigen, selbstbestimmten, über Tauschobjekte frei dispositionsfähigen Personen, die der Begriff Kunde impliziert.

Ob ein multimorbider Patient Kunde sein kann oder nicht, hängt jedoch nicht so sehr davon ab, wie er seine Kundenbedürfnisse artikuliert, sondern vielmehr davon, ob die Pflegepersonen über die erforderliche Kompetenz verfügen, die Wünsche ihrer Kunden zu erkennen und wahrzunehmen.

Die Befürworter des Kundenbegriffes erwarten sich von seiner Umsetzung eine Stärkung der Position der Patienten. Als Kunden sind pflegebedürftige Menschen zumindest der Definition nach nicht mehr dazu verurteilt, ungefragt Leistungen in Anspruch nehmen und bezahlen zu müssen, wie sie der – in der Regel wohlmeinende – Anbieter als für sie erforderlich befindet. Kundenorientierung geht davon aus, dass jeder Mensch fähig ist, seine Entscheidungen zu fällen und eigenverantwortlich zu handeln, auch wenn er dazu Informationen oder Hilfe von Dritten braucht. Daraus ergibt sich sowohl für die Patienten als auch für die Pflegepersonen eine neue Rolle. Die Patienten müssen lernen, sich aus ihrer bisherigen bloß passiven Rolle zu befreien und den Dialog einzufordern. Die Pflegepersonen hingegen müssen den Patienten Eigenverantwortung und Selbstkompetenz zutrauen und akzeptieren, dass ein Patient professionelle Pflege sowohl annehmen als auch ablehnen kann.

2.3 Die Schlüsselposition der Pflegepersonen

Die Dienstleistungen in Krankenanstalten, in Alten- und Pflegeheimen sowie in Einrichtungen für ambulante Pflegedienste sind von unterschiedlichen Faktoren abhängig, die nicht einzeln, sondern nur als Faktorenbündel zur qualitätsbestimmenden Wirkung gelangen. Ausschlaggebender Faktor sind aber zweifellos die persönlich-unmittelbaren Dienstleistungen am Kunden. Sie werden von den Mitarbeitern im direkten Kundenkontakt und dabei insbesondere von den Pflegepersonen erbracht. Die Entscheidung über Erfolg oder Misserfolg eines Dienstleistungsunternehmens fällt in jedem einzelnen der zahlreichen Augenblicke, aus deren Summe jeder Kontakt zwischen dem Mitarbeiter und dem Kunden besteht. Aus personalpolitischer Sicht ist es somit geboten, sich der wertschöpfenden Schlüsselposition der Mitarbeiter an der Kundenfront bewusst zu werden und alle erforderlichen Maßnahmen zur Mitarbeiterbefähigung zu treffen.

2.3.1 Die Momente der Wahrheit in der Mitarbeiter-Kunden-Beziehung

Die Phasen des direkten Kontaktes zwischen Mitarbeitern und Kunden im Dienstleistungsprozess bezeichnet Carlzon (vgl. 1989, S. 7) treffend als „Moments of Truth" und gibt damit eine Einschätzung, die sich ohne Zögern auch auf die Dienstleistungsbetriebe Krankenanstalten, Alten- und Pflegeheime und Einrichtungen für ambulante Pflegedienste übertragen lässt.

Persönliche Dienstleistungen werden durch Mitarbeiter im direkten Kundenkontakt zumeist autonom und selbständig erbracht. Die Einflussmöglichkeit durch das Unternehmen ist in dieser Phase des Dienstleistungsprozesses sehr eingeschränkt oder sogar inexistent.

Die charakterlichen Eigenschaften und fachlichen Fähigkeiten, die Motivation, die Arbeits-mittel und der Gestaltungsfreiraum des Mitarbeiters bestimmen im Wesentlichen den Erfolg seiner Leistung. Dabei kommt es zum eigentlichen „Moment der Wahrheit", in welchem sich alle diese Voraussetzungen in einer konkreten Leistung des Mitarbeiters offenbaren müssen. Die Qualität dieser Leistung kann gleichsam als Gütesiegel für die Kompetenz und Dienstleistungskultur des Unternehmens angesehen werden.

Dabei repräsentieren die Mitarbeiter durch ihr Verhalten mittelbar und unmittelbar ihren Arbeitgeber. Denn durch den persönlichen Kontakt mit den Mitarbeitern eines Hauses bekommt der Kunde sehr viel von der gelebten Unternehmenskultur und dem Betriebsklima mit. Zugleich erkennt der Kunde im direkten Kontakt mit den Mitarbeitern aber auch sehr bald, welchen Stellenwert ihm das Unternehmen zumisst.

Die „Momente der Wahrheit" können somit als Leistungsbarometer des Unternehmens angesehen werden. Auf ihm lässt sich, über das Handeln der Mitarbeiter erkennbar, der Führungsfaktor Unternehmenskultur bewerten. Daher müssen den Mitarbeitern eines kundenorientierten Dienstleistungsunternehmens die Sicherheit, die Entscheidungsspielräume, die Befugnisse und die Autorität zugestanden werden, die sie zur optimalen Bewältigung ihrer Aufgaben benötigen und die sie befähigen, unabhängig und flexibel zu reagieren sowie angemessene Entscheidungen zu treffen.

2.3.2 Empowerment des Kundenkontakt-Personals

Eng verknüpft mit dem Prinzip der Kundenorientierung ist die Dezentralisation von Entscheidungskompetenzen an die im Kundenkontakt tätigen Mitarbeiter. Unter dem Konzept des Empowerment werden Ansätze zur qualifizierten Befähigungsanreicherung der Mitarbeiter an der Kundenfront diskutiert. Dabei geht es nach Osterloh und Frost (vgl. 2000, S. 33) insbesondere darum, den Mitarbeitern genügend Wissen und Fähigkeiten zu vermitteln sowie ihnen Entscheidungsspielraum und eine ausreichende Einbettung in die Service-Kultur einzuräumen.

Die grundlegende Überlegung besteht darin, dem Kunden bei auftretenden Problemen das enttäuschende Erlebnis zu ersparen, von Mitarbeitern, die sich als nicht zuständig erklären, an weitere Personen verwiesen zu werden, ohne dass eine unmittelbare Bemühung um die Lösung seines Problems für ihn erkennbar wäre. Insofern zielt Empowerment darauf ab, durch eine rasche Problemlösung sowohl die Kundenzufriedenheit zu erhöhen als auch eine Prozessverbesserung zu erreichen. Darüber hinaus werden bei den Mitarbeitern Motivationseffekte aufgrund der größeren Verantwortung und einer besseren Kommunikation zwischen Kundenkontakt-Personal und Kunden angestrebt.

Hinsichtlich des Grades an Autonomie der Mitarbeiter und in Bezug auf die Bandbreite des ihnen eingeräumten Handlungsspielraumes wird nach Walther (vgl. 1996, S. 42) zwischen strukturiertem und flexiblem Empowerment unterschieden. Das strukturierte Empowerment beruht auf relativ klar spezifizierten Richtlinien und räumt dem Kundenkontakt-Personal die Möglichkeiten ein, bestimmte Lösungen innerhalb der angegebenen Varianten eigenständig vorzuschlagen bzw. zu ergreifen.

Beim flexiblen Empowerment hat das Kundenkontakt-Personal größere Handlungsspielräume. Die Richtlinien sind weiter gefasst und die Mitarbeiter werden aufgefordert, auf Kundenwünsche und -anforderungen situationsbedingt-flexibel zu reagieren; etwa nach dem Motto „Benutzen Sie in allen Situationen Ihren gesunden Menschenverstand".

Empowerment, insbesondere flexibles Empowerment, stellt an die Mitarbeiter erhöhte Anforderungen. Sie müssen selbständiger und kreativer denken und handeln und dabei die Kundenbedürfnisse unter Beachtung unternehmerischer Belange im Blick haben. Diese Anforderungen bedingen einen höheren Stellenwert der erforderlichen Fähigkeiten bei Auswahl und Weiterbildung der Mitarbeiter.

Darüber hinaus ist zu beachten, dass Empowerment nicht nur Konsequenzen für die Mitarbeiter, sondern auch für die Führung und die gesamte Organisation mit sich bringt. Denn ein Empowerment des Kundenkontakt-Personals führt nur dann zum Erfolg, wenn bestimmte Voraussetzungen geschaffen werden, wie unter anderem:

- eine kundenorientierte Unternehmenskultur, die ihren Niederschlag in einem entsprechenden Leitbild findet,
- ein grundsätzliches Vertrauensverhältnis zu den Mitarbeitern in dem Sinne, dass sie die Aufforderung zu konsequenter Kundenorientierung nicht auf irrationale und das Unternehmen schädigende Weise ausnutzen,
- eine frühzeitige Einbeziehung des mittleren Managements, das meist Einbußen an Macht, Kompetenz und Autorität befürchtet und daher der Einführung von Empowerment reserviert gegenübersteht, dessen Unterstützung aber zwingend erforderlich ist,
- ein Informationssystem, das den Mitarbeitern den Zugang zu allen für ihre Entscheidung erforderlichen Daten gestattet,
- die Überwindung von Vorbehalten bei den Mitarbeitern selbst, die zwar an Verantwortung gewinnen, aber auch an Bequemlichkeit verlieren.

Daraus wird erkennbar, dass Empowerment als ein langfristig angelegtes Konzept zu verstehen ist. Daher auch muss die Einführung von Empowerment-Prozessen in überschaubaren Schritten und unter Beachtung der situativen Rahmenbedingungen erfolgen.

2.3.3 Die Rolle des Kundenkontakt-Personals

Es liegt auf der Hand, dass das Kundenkontakt-Personal über besondere Kompetenzen verfügen muss, um jene Dienstleistungsqualität und Kundenzufriedenheit zu gewährleisten, die hervorragende Dienstleister auszeichnen. Im Rahmen der dazu erforderlichen

Handlungskompetenz ist neben einer erstklassigen Fachkompetenz und einer hervorragenden Methodenkompetenz auch eine einwandfreie Sozialkompetenz, mit den dazugehörenden kommunikations- und kooperationsgestaltenden Komponenten, unverzichtbar.

Die Rolle des Kundenkontakt-Personals bei interaktionsbezogenen Dienstleistungen wie der Pflege ist nicht nur im Hinblick auf die Zufriedenheit des Kunden und des langfristigen Unternehmenserfolges entscheidend. Auch angesichts der demographischen Entwicklung – des steigenden Anteils pflegebedürftiger Menschen in unserer Gesellschaft – und der rasanten Expansion des Dienstleistungssektors innerhalb der gesamten Volkswirtschaft gewinnt diese Rolle für die Gesellschaft in Europa insgesamt zunehmend an Bedeutung.

Eine solche Werterkenntnis verlangt allerdings auch eine entsprechende Wertschätzung, die Bieger (2000, S. 228) wie folgt umschreibt: „Aus den Anforderungen des modernen Dienstleistungsmanagements und dem postulierten Menschenbild des Mitarbeiters ergibt sich eine neue Rolle für die Dienstleistenden im direkten Kundenkontakt. Früher ... stand vor allem die Rolle des Dienens im Vordergrund. ... Der Handlungsspielraum des Mitarbeiters war eingeschränkt; er war weitgehend ein Instrument des Kunden bzw. des Chefs. Demut und das Zurücknehmen der eigenen Person waren die größten Tugenden."

Bedauerlicherweise wird diese veraltete Rolle selbst heute noch oft in der gesellschaftspolitischen Diskussion postuliert, wenn beispielsweise von Mitarbeitern im Pflegebereich mehr Bereitschaft zum „Dienen" verlangt wird.

Um so wichtiger ist es, wenn Pflegeexperten, etwa als Lehrbeauftragte an Ausbildungseinrichtungen für Pflege, der überlebten Rollenauffassung des Dienstleistenden ein zeitgemäßes Rollenverständnis gegenüberstellen, bei dem das Wort „Leisten" betont wird und wobei nach Bieger (2000, S. 228) die Dienstleistenden „in eigener Kompetenz auf der Basis von Know-how und einem breiten Handlungsspielraum selbständig integrierte Problemlösungsverantwortung übernehmen. Sie werden so zu Partnern der Kunden. Eine hohe Tugend ist dabei die Würde bei der Tätigkeitsausübung."

Kundenorientierung im Sinne betriebswirtschaftlicher Denkansätze bedeutet für die professionell Pflegenden zweifellos den Wandel vom eingeprägten Vorstellungsbild einer karitativ-verbrämten Tätigkeit, hin zur fachspezifisch definierten, entgeltlichen Dienstleistung. Diese Entwicklung beinhaltet unter anderem auch eine Abkehr von vielfach überhöhten Idealvorstellungen. Denn laut Karotsch (1997, S. 37) wird doch „eine Pflegekraft nicht für Ideale bezahlt, auch nicht für die hehren Zielvorgaben ihres Berufsstandes oder Berufsverbandes, sondern für Leistungen, die verkäuflich sind und die ihre Einrichtung mit dem Kunden oder dessen Kostenträger abrechnen kann". Selbstverständlich soll diese Sichtweise keineswegs eine Abkehr von humanen, karitativen Grundhaltungen und einer hohen ethischen Verantwortung der Pflegenden bedeuten. Derartige Werthaltungen sollen nur nicht als Besonderheit der Pflege betrachtet werden, da sie auch mit vielen anderen Berufen geteilt werden.

Für die professionell Pflegenden bedeutet Kundenorientierung weder Kompetenzverlust oder Aufgabe der Eigenständigkeit noch ist sie unvereinbar mit dem Berufsethos. Im Gegenteil: Kundenorientierung schafft für die professionell Pflegenden ein erweitertes Rollenverständnis im Rahmen eines modernen Dienstleistungsmanagements.

3 Führung im Dienstleistungsprozess Pflege

Während in der industriellen Produktion nach der Logik des Taylorismus die menschliche Arbeit ein Faktor wie jeder andere ist, den es bezüglich Kosten und messbaren Outputs zu optimieren gilt, ist menschliche Arbeit im Dienstleistungsbereich unter anderem auch ein Qualitätsdifferenzierungs-Element und damit ein wesentlicher Faktor zur Sicherstellung der Kundenzufriedenheit. Bei Dienstleistungsunternehmen wird die Qualität der menschlichen Arbeit vor allem von Individualisierung und flexiblen Problemlösungen mitbestimmt.

Ziel der kundenorientierten Personalführung im Dienstleistungsunternehmen kann deshalb nicht bloß ein kostengünstiger Personaleinsatz sein, sondern auch die Schaffung von Mehrwert für den Kunden durch qualitativen, persönlichen Kontakt. Daher müssen die Führungspersonen im Dienstleistungsunternehmen ihren Mitarbeitern die Sicherheit, die Entscheidungsspielräume, die Befugnisse und die Autorität zugestehen, die diese zur Erfüllung ihrer Aufgaben benötigen und die sie befähigen, unabhängig und flexibel zu reagieren und angemessene Entscheidungen zu treffen.

3.1 Die Mitarbeiter als Kunden der Führungspersonen

Im kundenorientierten Dienstleistungsbetrieb wird das Kundenprinzip auch auf die Mitarbeiter des Unternehmens übertragen. Demnach wird jeder einzelne Mitarbeiter als interner Kunde gesehen. Dabei kann der Mitarbeiter entweder Abnehmer einer Dienstleistung (Kunde) sein, oder er gibt als Lieferant eine Dienstleistung an den nächsten Leistungserbringer innerhalb der Organisation weiter. Daraus ergibt sich der Schluss, dass der Mitarbeiter auch Kunde der Führungsperson ist, da er als solcher von der Führungsperson Dienstleistungen erhält: So geben zum Beispiel die Mitarbeiter (als interne Kunden) der Führungsperson ihre Urlaubswünsche bekannt. Die Führungsperson (als interner Lieferant) erstellt die Urlaubspläne und übergibt diese den Mitarbeitern (den internen Kunden).

Ebenso ist der Mitarbeiter aber auch Lieferant für die Führungsperson. Denn aufgrund seines unmittelbaren Kontaktes zum externen Kunden (Patient, Heimbewohner, Angehörige etc.) weiß der Mitarbeiter am besten über dessen Wünsche und Probleme Bescheid und kennt auch die Gründe für seine Zufriedenheit oder Unzufriedenheit. Die Mitarbeiter haben dabei die wichtige Funktion, alle Informationen über Kundenprobleme, sofern sie nicht Gegenstand schriftlicher Beschwerden sind, aufzunehmen und als interne Lieferanten an ihre internen Kunden Führungskräfte weiterzuleiten.

So wie sich im Pflegebereich die Erwartungen des externen Kunden geändert haben, haben sich auch die des internen Kunden geändert. Die Mitarbeiter treten der Führungsperson kritischer, selbstbewusster und offener gegenüber und stellen dabei – in ihrer Rolle als interne Kunden – auch höhere Ansprüche an die ihnen von der Führungskraft gebotenen Dienstleistungen. Werden diese Ansprüche an die Dienstleistungen von den Führungskräften als interne Lieferanten nicht erfüllt, reagiert der interne Kunde Mitarbeiter, ähnlich wie auch ein externer Kunde, mit Unzufriedenheit. Diese Unzufriedenheit kann dann in qualitativen oder quantitativen Fehlzeiten des Mitarbeiters zum Ausdruck kommen oder bis hin zur Kündigung, dem Auflösen des Dienstverhältnisses, führen. Die Mitarbeiter setzen bei ihren Führungskräften nicht nur soziale Kompetenz, sondern darüber hinaus auch umfassende Fachautorität sowie ein spezielles Wissen und Können voraus. Heute sind Mitarbeiter weit weniger als früher bereit, einen Vorgesetzten bloß auf Grund seiner formalen Hierarchieüberlegenheit zu akzeptieren.

Ebenso wie die Führungskräfte von ihren Mitarbeitern erwarten, dass sie dem externen Kunden mit Wertschätzung seiner Persönlichkeit begegnen, erwarten die Mitarbeiter dies im internen Kunden-Lieferanten-Verhältnis auch von ihren Führungskräften. Nur ein Mitarbeiter, der seine legitimen Interessen beachtet sieht, wird auch bereit sein, sich mit dem Unternehmen zu identifizieren und seine Leistungen kundenorientiert zu erbringen: Denn, wie der Volksmund sagt, „So wie ein Chef seine Mitarbeiter behandelt, behandeln diese die Kunden."

3.2 Die Führungsphilosophie

Die Entwicklung einer Führungsphilosophie ist Ausgangsbasis für die Kundenorientierung eines Dienstleistungsbetriebes, denn mit ihr werden die Grundsätze des Verhaltens und des Wertekanons sowie die Formen der Kooperation einschließlich der Delegationsprozesse und der Teamarbeit festgeschrieben. Die Führungsphilosophie gibt damit auch den ethischen Rahmen vor, an dem sich alle Aktivitäten und Interaktionen zu orientieren haben.

Für die Führung in der kundenorientierten Pflege kommt Führungsaufgaben wie Koordination, Kommunikation, und Schaffung eines entwicklungsfördernden Klimas höchste Priorität zu.

Die Führung im Dienstleistungsunternehmen hat sich deshalb am Menschenbild eines selbständigen, an guter Arbeitserfüllung interessierten, eigenverantwortlich handelnden, intrinsisch motivierten Mitarbeiters zu orientieren. Dieses Menschenbild entspricht dem Typ Y der Impliziten Persönlichkeitstheorie nach McGregor. Es steht dem als Typ X beschriebenen Modell gegenüber.

3.2.1 Die Implizite Persönlichkeitstheorie nach McGregor

Der Sozialpsychologe Douglas M. McGregor geht von der Annahme aus, dass jede Führungsentscheidung auf einer Reihe von Hypothesen über die menschliche Natur und das menschliche Verhalten beruht. Mit dem Gegensatzpaar Theorie X und Theorie Y liefert McGregor eine simplifizierende Beschreibung der Konsequenzen zweier extrem unterschiedlicher Menschenbilder. Im Folgenden werden die Annahmen beider Theorien exemplarisch und vereinfacht dargestellt (vgl. Kasper/Mühlbacher 2002, S. 140):

- Theorie X: Der Durchschnittsmensch ist arbeitsscheu und nicht an einer selbständigen Leistungserfüllung interessiert. Er muss deshalb kontrolliert und sanktioniert werden.
- Theorie Y: Der Durchschnittsmensch sieht Arbeit als Quelle für Zufriedenheit und ist deshalb an einer selbständigen, erfolgreichen Leistungserfüllung interessiert.

Vorstellungsbilder, die sich andere als Konstrukt von Vorurteilen oder Idealisierungen von uns machen, können bald rückwirkend auch unser Verhalten gegenüber diesen Personen bestimmen. Die Wechselwirkung Bild–Verhalten–Reaktion–Bild kann, je nach Wirkungsintensität, zu einem Adaptionseffekt von Verhaltensweisen führen. So wird ein Mitarbeiter, dessen Arbeit stets im Detail kontrolliert wird, weil der Chef in ihm das Menschenbild Typ X zu erkennen glaubt, sein Verhalten an diese Kontrollen anpassen. Er wird zunehmend nur noch reaktiv handeln (Teufelskreis der Theorie X). Wird hingegen einem Mitarbeiter das Menschenbild der Theorie Y zugeordnet, führt das dazu, dass er einen größeren Handlungsspielraum und Selbstkontrolle erhält, was wiederum dazu führt, dass sich der Mitarbeiter in der Arbeit verstärkt engagiert und mehr Verantwortung übernimmt (verstärkende Wirkung der Theorie Y).

3.2.2 Die Job-Characteristics-Theory

Inwieweit Mitarbeiter Initiativen entwickeln, Fähigkeiten entfalten und so ihr mögliches Potential dem Betrieb zur Verfügung stellen, hängt weitgehend vom Führungsverhalten des Vorgesetzten ab. Der Vorgesetzte ist unmittelbar jene Person, welche die Mitarbeiter motivieren bzw. zu einem bestimmten Verhalten anregen soll. Die Kenntnis der menschlichen Motivationsmechanismen ist daher für die Führungstätigkeit unabdingbar.

Seit den Arbeiten von Maslow (Theorie der Bedürfnishierarchie) und Herzberg (Zwei-Faktoren-Theorie) gilt der Arbeitsinhalt selbst als wesentlichster Faktor der intrinsischen Arbeitsmotivation. Mit der Entdeckung des Arbeitsinhaltes als wesentlicher intrinsischer Motivator war auch zugleich die Forderung verbunden, die Zerstückelung der Arbeit rückgängig zu machen und die Motivation der Arbeitenden durch eine Erweiterung des Arbeitsinhaltes zu erhöhen. In Übereinstimmung mit dieser Forderung kommt der Job-Characteristics-Theory nach Hackman eine besondere Bedeutung zu, da sie zwei wesentliche Elemente miteinander verbindet: nämlich Arbeitsgestaltung und Motivation.

Im Mittelpunkt der Theorie steht die Erkenntnis, dass die intrinsische Arbeitsmotivation und die damit verbundenen Aspekte der Arbeitstätigkeit von drei kritischen psychologischen Zuständen (Erlebnismerkmalen) abhängen, deren Ausprägung wiederum auf fünf Dimensionen der Arbeit (Aufgabendimensionen) zurückzuführen sind.

Damit von einer Arbeit überhaupt intrinsische Anreize ausgehen, muss der Arbeitnehmer folgende drei psychologische Zustände durch seine Arbeit erfahren:

- die erlebte Bedeutsamkeit bzw. Sinnhaftigkeit der Arbeit,
- die erlebte Verantwortung für die eigenen Arbeitsergebnisse sowie
- die Kenntnis des Arbeitsergebnisses als Ergebnis seiner Anstrengungen (vgl. Mayerhofer 2002, S. 281).

Die Ausprägung dieser psychologischen Zustände wird hauptsächlich von den folgenden fünf Aufgabendimensionen beeinflusst:

- von der Tätigkeitsvielfalt,
- von der Ganzheitlichkeit der Aufgabe,
- von der Bedeutsamkeit der Aufgabe,

- von der Autonomie sowie
- von der Rückmeldung über die Aufgabenerfüllung bzw. über die Arbeitsergebnisse (vgl. Staehle 1991, S. 643).

Die Tätigkeitsvielfalt, die Ganzheitlichkeit und die Bedeutsamkeit der Aufgabe beeinflussen das Erleben der Sinnhaftigkeit der Arbeit; die Autonomie ermöglicht wiederum das Entstehen eines Verantwortungsgefühls für die Arbeit bzw. für die Arbeitsergebnisse. Die Rückmeldung bzw. die Information über die Aufgabenerfüllung beeinflusst die Kenntnis des Arbeitsergebnisses.

Das Entstehen einer intrinsischen Arbeitsmotivation hängt somit vor allem vom Ausprägungsgrad der fünf Aufgabendimensionen ab, also von der Art und Weise, wie die Aufgabe des Arbeitnehmers gestaltet ist. Dementsprechend ergibt sich das Motivationspotential eines Arbeitsplatzes aus der multiplikativen Verknüpfung der fünf Aufgabendimensionen. Das Motivationspotential eines Arbeitsplatzes allein bewirkt allerdings noch keine intrinsische Arbeitsmotivation, sondern schafft erst die Voraussetzung dafür, dass eine solche entstehen kann. Dabei wird das Ausmaß, in dem ein Mitarbeiter auf die fünf Aufgabendimensionen anspricht, insbesondere von persönlichen Merkmalen, den sogenannten Moderatoren bestimmt. Nach Mayrhofer wird in der Job-Characteristics-Theory folgenden drei Moderatoren eine besondere Bedeutung beigemessen:

- dem Wissen, den Fähigkeiten und den Fertigkeiten: Eine Arbeit ist nur dann motivierend, wenn sie den Einsatz von Wissen, Fähigkeiten und Fertigkeiten fordert, die der Mitarbeiter auch besitzt;
- dem Wachstumsbedürfnis: Mitarbeiter mit hohen Wachstumsbedürfnissen werden von einer Arbeit mit einem hohen intrinsischen Motivationspotential mehr angesprochen als jene, bei denen dieses Bedürfnis gering ist;
- der Zufriedenheit mit dem Arbeitskontext: Mitarbeiter, die mit ihrem Gehalt, mit den Arbeitsbedingungen, mit ihren Beziehungen zu Vorgesetzten und Kollegen etc. zufrieden sind, werden ein ihnen gebotenes hohes intrinsisches Motivationspotential eher annehmen als jene, bei denen dies nicht der Fall ist (vgl. Mayrhofer 2002, S. 282 f.).

Die optimalen Ergebnisse der durch die fünf Aufgabendimensionen ausgelösten psychologischen Zustände des Mitarbeiters liegen in einer hohen intrinsischen Arbeitsmotivation, einer hohen Arbeitseffektivität, einer hohen Arbeitszufriedenheit sowie in einer niedrigen Fluktuations- und Absentismusrate.

3.2.3 Die Situative Reifegrad-Theorie nach Hersey/Blanchard

Schon seit Ende der fünfziger Jahre des 20. Jahrhunderts befasst sich die Forschung mit der Frage, welche Verhaltensweisen eines Vorgesetzten sich am produktivsten auf die Effizienz der Mitarbeiter auswirken. Zu den erfolgversprechendsten Führungskonzepten zählt heute die Situative Führungstheorie nach Hersey/Blanchard. Diese Theorie beruht auf der Annahme, dass verschiedenartige Führungssituationen jeweils ein situativ-unterschiedliches Führungsverhalten erfordern und dass es keinen optimalen, in jeder Lage gültigen Führungsstil gibt.

Hersey/Blanchard machen die Wahl des jeweiligen Führungsstils vom Reifegrad des Mitarbeiters abhängig, wobei dieser Reifegrad vor allem durch die Merkmale *Fähigkeit und Motivation* bestimmt ist (vgl. Hersey/Blanchard/Johnson 2007, S. 172 ff):

- Bei geringer Reife (mangelnde Fähigkeiten und Motivation) hat der Mitarbeiter aufgabenorientiert geführt zu werden (*telling*).
- Bei mäßiger Reife (mangelnde Fähigkeit, aber stärkere Motivation) muss der Vorgesetzte aufgaben- und mitarbeiterorientiert führen (*selling*).
- Bei höherem Reifegrad (mangelnde Motivation bei gegebener Fähigkeit) ist die Führungskraft dann erfolgreich, wenn sie sich mehr mitarbeiter- als aufgabenorientiert verhält (*participating*).
- Der „reife" Mitarbeiter (er ist fähig und motiviert) ist am besten selbständig bei seiner Arbeit zu belassen (*delegating*).

Nach Vorstellung von Hersey/Blanchard geht es darum, aktiv den Reifegrad der Mitarbeiter zu fördern. Dieser Beeinflussungsprozess geht folgendermaßen vor sich:

In Stufe eins (*telling*) delegiert der Vorgesetzte einen abgegrenzten Verantwortungsbereich, den er dem Mitarbeiter genau spezifiziert (Aufgabenorientierung). Bei guten Resultaten kommt es zur zweiten Stufe (*selling*), wo das erfolgreiche Mitarbeiterverhalten durch Belohnung und Anerkennung verstärkt wird (Mitarbeiterorientierung). Nimmt die Reife des Mitarbeiters zu, so kann der Belohnungsaspekt immer stärker hervorgestrichen werden (*participating*). Bei abgeschlossener Reife (Stufe vier) seitens des Mitarbeiters ist es schließlich nicht mehr erforderlich, ihn zu führen, die Delegation genügt.

Ziel der Führungsperson im Rahmen dieses Konzeptes ist es, sich selbst immer „entbehrlicher" zu machen, um für die eigentlichen Führungsaufgaben wie Koordination, Kommunikation und die Schaffung eines entwicklungsfördernden Klimas Raum zu gewinnen. Und das sind genau jene Aufgaben, die für die Führung in der kundenorientierten Pflege höchste Priorität haben.

3.3 Führung durch Zielvereinbarung

Führung durch Zielvereinbarung (Management by Objectives) ist jene Methode, welche den heutigen Vorstellungen von kooperativer Führung am ehesten entspricht. Führung durch Zielvereinbarung ist ein Prozess, in dem Vorgesetzte und Mitarbeiter eines Unternehmens Ziele gemeinsam definieren, Verantwortlichkeiten festlegen und die Ziele als Richtlinien benutzen, um den Beitrag eines jeden Mitarbeiters bewerten zu können. Der Kerngedanke von Management by Objectives besteht darin, dass durch Ziele und durch zielorientiertes Verhalten die Effizienz sowie die Effektivität der Leistungen gesteigert werden kann und durch die Identifikation der Mitarbeiter mit den Zielen sowie durch deren Erfolgserlebnisse bei der Zielerreichung die Mitarbeiterzufriedenheit erhöht wird.

Führung durch Zielvereinbarung ist somit nicht nur ein leistungsorientiertes, sondern auch ein zufriedenheitsorientiertes Führungskonzept, welches die Selbstentfaltung der Mitarbeiter zu berücksichtigen sucht. Voraussetzung dafür ist die Fähigkeit der Mitarbeiter, eigenständig entscheiden und handeln sowie Verantwortung übernehmen zu können.

3.3.1 Kriterien für die Zielvereinbarung

Voraussetzung für die erfolgreiche Umsetzung von Zielvereinbarungen ist ein hierarchisches Zielsystem ohne Zielkonflikte: Dies bedeutet, dass die Summe der Einzelziele aller Mitarbeiter nicht im Widerspruch zu den strategischen Zielen des Gesamtunternehmens stehen darf.

Zielvereinbarung soll nicht beschreiben, was ein Mitarbeiter zu tun hat, sondern welches Ergebnis der Mitarbeiter zum vereinbarten Zeitpunkt erreicht haben soll. Neben diesen Grundanforderungen ist weiters zu beachten, dass die Ziele „SMART“ sind, d.h.:

- *Spezifisch:* Ziele müssen konkret, eindeutig und präzise – also ohne Interpretationsspielraum – formuliert sein.
- *Messbar:* Um die Zielerreichung überprüfen zu können, müssen messbare Parameter definiert werden.
- *Ausführbar:* Ziele müssen erreichbar sein; sie sollen die Mitarbeiter fordern, aber nicht überfordern.
- *Relevant:* Ziele müssen zur erlebten Unternehmenskultur passen und vom Mitarbeiter als wesentlich für sein Arbeitsumfeld erkannt werden.
- *Terminiert:* Der Mitarbeiter muss wissen, in welcher Zeit bzw. zu welchem Zeitpunkt das Ziel erreicht sein muss.

3.3.2 Zielorientierte Mitarbeiterbeurteilung

Bei diesem Verfahren erfolgt die Beurteilung des Mitarbeiters anhand der von ihm gemeinsam mit dem Vorgesetzten vereinbarten Ziele. Der Ablauf des zielorientierten Mitarbeitgespräches ist im Wesentlichen durch folgende drei Phasen gekennzeichnet:

1. *Besprechung der vergangenen Arbeitsperiode*: Nachdem der Mitarbeiter in Bezug auf die Zielerreichung seine Selbsteinschätzung dargelegt hat, erläutert der Vorgesetzte seine Sichtweise, indem er die Selbsteinschätzung des Mitarbeiters bestätigt oder korrigiert. Weiters werden die Stärken und Schwächen des Mitarbeiters analysiert sowie seine Arbeitszufriedenheit und die Qualität der Zusammenarbeit festgestellt.
2. *Treffen neuer Zielvereinbarung*: Vorgesetzter und Mitarbeiter bestimmen gemeinsam die Ziele für die folgende Leistungsperiode und leiten daraus Kriterien für die Beurteilung am Ende der Leistungsperiode ab. Zu beachten ist, dass die Zielvereinbarungen für den Mitarbeiter auch ausführbar sind: Menzel (vgl. 2005, S. 90) empfiehlt daher, pro Leistungsperiode maximal fünf Ziele zu vereinbaren.
3. *Förderung des Mitarbeiters*: In dieser Phase wird der Weiterbildungsbedarf des Mitarbeiters ermittelt, seine fachlichen, beruflichen und persönlichen Entwicklungsmöglichkeiten abgeklärt sowie Qualifizierungs- und Fördermaßnahmen festgelegt.

Vorteile der zielorientierten Mitarbeiterbeurteilung sind, dass die Beurteilung streng aufgabenbezogen ist und die vom Vorgesetzten und vom Mitarbeiter festgelegten Ziele einen festen Bezugspunkt bieten und somit eine objektive Beurteilung ermöglichen. Weiters liefern zielorientierte Beurteilungen zuverlässige, arbeitsplatzbezogene Informationen und lassen Stärken und Schwächen der Mitarbeiter erkennen. Durch die regelmäßig stattfindenden Gespräche wird die Kommunikation zwischen dem Vorgesetzen und dem Mitarbeiter intensiviert. Daher sollte in Bezug auf sämtliche Beurteilungsverfahren der zielorientierten Beurteilung der Vorzug gegeben werden.

4 Organisationsstrukturen im Pflegebereich

Organisationsstrukturen sind Instrumente zur Erreichung der Betriebsziele. Sie schaffen die formalen Voraussetzungen für eine strukturierte, koordinierte und integrierte Erfüllung der Betriebsaufgaben. In der betriebswirtschaftlichen Organisationslehre wird zwischen Aufbau- und Ablauforganisation unterschieden, wobei diese Trennung als eine analytische zu betrachten ist. Praktisch gesehen sind Aufbau- und Ablauforganisation eng miteinander verknüpft: Denn Veränderungen im Rahmen der Aufbauorganisation ziehen grundsätzlich auch Konsequenzen in der Regelung der Ablaufbeziehungen mit sich. Aufbau- und Ablauforganisation stehen somit in einer organisatorischen Wechselbeziehung.

4.1 Aufbauorganisation

Zweck der Aufbauorganisation ist es, eine sinnvolle arbeitsteilige Gliederung der betrieblichen Handlungsprozesse durch die Bildung und Verteilung von Aufgaben zu erreichen sowie den einzelnen Aufgabenträgern die zur Aufgabenerfüllung erforderlichen Kompetenzen und die daraus abgeleitete Verantwortung zuzuordnen. Die Aufbauorganisation erfolgt in einem zweistufigen Prozess, nämlich durch die Aufgabenanalyse und die Aufgabensynthese. Unter Aufgabenanalyse versteht man die gedankliche Aufgliederung einer Aufgabe in Teilaufgaben. Im Anschluss an die Aufgabenanalyse erfolgt die Aufgabensynthese, wobei die Teilaufgaben auf Stellen mit definierten Zuständigkeits- und Kompetenzbereichen verteilt werden. Stellen sind die kleinsten Organisationseinheiten. Mehrere Stellen werden unter einer Instanz (Leitung) hierarchisch verknüpft und in Abteilungen zusammengefasst.

4.1.1 Leitungsstrukturen

Die Führung von *Krankenanstalten* erfolgt auf einer kollegial strukturierten Grundlage in Form eines Dreierdirektoriums. Die Kollegiale Führung besteht aus den drei gleichberechtigten Mitgliedern: dem Leiter des Pflegedienstes, dem ärztlichen Leiter und dem Leiter der wirtschaftlichen, administrativen und technischen Angelegenheiten. Die Leitung eines *Pflegeheimes* obliegt dem vom Rechtsträger (z.B. Gebietskörperschaften, kirchlicher Rechtsträger, Vereine) des Heimes bestellten Heimleiter und dem Leiter des Pflegedienstes. Die Leitungsstrukturen in Einrichtungen für *extramurale Pflegedienste* sind aufgrund der vielen verschiedenen Organisationen sehr unterschiedlich, da jede Trägerorganisation über eine ihrer Betriebsform entsprechende Leitungsstruktur verfügt.

4.1.2 *Über- und Unterstellungsverhältnisse*

Mit Ausnahme der obersten Leitungsebene ist jede Stelle eines Betriebes dadurch gekennzeichnet, dass sie einer oder mehreren Instanzen untergeordnet ist. Danach werden unterschieden: Einfachunterstellung (jede Stelle ist nur einer Instanz unterstellt) und Mehrfachunterstellungen (eine Stelle kann von mehreren Stellen Anordnungen erhalten).

Das klassisch hierarchische *Liniensystem der Pflege* ist so strukturiert, dass an der Spitze des Pflegedienstes die Pflegedienstleitung steht. Ihr unterstellt sind je nach Größe der Organisation eine bestimmte Anzahl von Bereichs- oder Abteilungsleitungen (Oberschwester/-pfleger). Diesen sind wiederum die Stationsleitungen zugeordnet. Entsprechend dem Gesundheits- und Krankenpflegegesetz sind diplomierte Pflegepersonen und Pflegehelfer hinsichtlich der Durchführung von diagnostischen und therapeutischen Maßnahmen dem zur selbständigen Berufsausübung berechtigen Arzt weisungsgebunden (vgl. BGBl Nr. 108/1997 § 15 Abs. 1 und § 84, Abs. 4). Pflegehelfer wiederum sind in Bezug auf die Durchführung von pflegerischen Maßnahmen den diplomierten Pflegepersonen weisungsgebunden (vgl. BGBl Nr. 108/1997, § 84 Abs. 2).

4.1.3 *Stelle und Stellenbeschreibung*

Die *Stelle* grenzt als kleinste aufbauorganisatorische Einheit den Zuständigkeitsbereich (Inhalt, Spielraum und Umfang der Aufgaben) für eine Person (Stelleninhaber) ab, wobei zwischen Ausführungsstellen, Leitungsstellen und Stabsstellen unterschieden wird:

- *Ausführungsstellen* sind Stellen, die zwar mit Durchführungskompetenzen, nicht jedoch mit Leitungskompetenzen ausgestattet sind.
- *Leitungsstellen* sind durch Fremdentscheidungs-, Weisungs- und Kontrollkompetenzen gekennzeichnet.
- *Stabsstellen* sind spezialisierte Leitungshilfsstellen, durch die in erster Linie die Informationsverarbeitungs- und Entscheidungskapazität der Leitungsstellen erhöht werden soll. Stabsstellen sollen einer Überlastung der Leitungsstellen vorbeugen.

Die *Stellenbeschreibung* ist eine verbindliche, in schriftlicher Form abgefasste Fixierung der organisatorischen Eingliederung einer Stelle im Betrieb hinsichtlich ihrer Ziele, Aufgaben, Kompetenzen und Pflichten. Sie legt die Tätigkeiten der im Betrieb beschäftigten Personen fest und koordiniert sie zielorientiert. Gleichzeitig wird die Stelle dadurch eindeutig in die Organisation der vertikalen und horizontalen Arbeitsteilung eingegliedert.

4.2 Ablauforganisation

Während bei der Aufbauorganisation die Bildung von Aufgabenkomplexen als statisches Gebilde sowie ihre aufgabenbezogene Koordination im Vordergrund stehen, befasst sich die Ablauforganisation mit der räumlichen und zeitlichen Strukturierung der zur Aufgabenerfüllung des Betriebes erforderlichen Arbeitsprozesse. Die Ablauforganisation wird deshalb auch als Prozess-Strukturierung bezeichnet.

Ziel der Ablauforganisation ist es, die organisatorischen Elemente (Aufgabenträger, Aufgaben, Sachmittel etc.) hinsichtlich des zeitlichen und räumlichen Ablaufes so zu strukturieren, dass ein möglichst hoher Grad an Zweckmäßigkeit, Wirtschaftlichkeit und Koordination erreicht werden kann.

4.2.1 Die Arbeitsablaufgestaltung im Pflegebereich

Im Mittelpunkt des Arbeitsablaufes im Pflegebereich steht zweifellos die Interaktion mit dem Patienten. Deshalb sind bei der Arbeitsablaufgestaltung neben der mengenmäßigen, zeitlichen, qualitativen und räumlichen Strukturierung der Aufgaben sowie der Zuordnung des entsprechenden Personals zur Aufgabenerfüllung auch die besonderen Merkmale von Dienstleistungen zu berücksichtigen.

Wesentlich für das Prozessmanagement im Pflegebereich ist, dass die Abläufe wegen der Integrativität des Patienten nicht autonom gestaltet werden können. So muss zweifellos, um Pflegemaßnahmen überhaupt durchführen zu können, der Patient anwesend sein. Eine unmittelbare Folge der Integrativität ist, dass viele Pflegemaßnahmen im Moment des Dienstleistungskonsums erstellt werden und daher nicht lagerfähig sind. Auch ist relevant, dass der Patient mehr oder weniger aktiv an der Erstellung der Pflegedienstleistung mitwirkt. Somit ist auch die Kapazitätsplanung davon abhängig, ob und inwieweit der Patient in der Lage ist, den Leistungserstellungsprozess intensiv zu unterstützen.

4.2.2 Prozessdenken statt Bereichs- und Expertenseperatismus

Während die Pflegepersonen aufgrund der schon seit Jahren praktizierten patientenorientierten Pflege gelernt haben, die Bedürfnisse und Wünsche der Patienten (Kunden) ganzheitlich zu erfassen, herrscht in den anderen Bereichen oft noch immer ein ausgeprägtes funktionelles Bereichsdenken. Wenngleich jeder Bereich versucht, für den Patienten die beste Qualität zu liefern, ist die Leistungserbringung dennoch sehr oft noch mit einer gleichsam solipsistischen Auffassungsweise verbunden.

Damit der Patient eine optimale Dienstleistung erhält, ist es von ausschlaggebender Bedeutung, dass jeder Mitarbeiter als interner Kunde eine fehlerfreie Leistung bzw. Ware bekommt sowie eine solche als interner Lieferant auch weitergibt. In diesem dynamischen Modell ist es nicht denkbar, dass verschiedene Berufsgruppen nebeneinander dahinarbeiten und verstaubte Weisungsrechte weiterhin beibehalten werden. Prozessdenken erfordert vielmehr ein Arbeiten sowohl in monoprofessionellen als auch in interdisziplinären Teams sowie die Abkehr vom Denken in vertikalen Organisationsstrukturen.

Bereichs- und Expertendenken ist durch eine bereichsübergreifende Perspektive zu ersetzen. Dies entspricht exakt der Zielsetzung eines ganzheitlichen Prozessdenkens, das sich nicht an vertikalen Strukturen orientiert, sondern den geordneten Ablauf aller Aktivitäten zur Erfüllung von Kundenbedürfnissen in Form von Prozessen in den Mittelpunkt stellt.

4.3 Organisationsmodelle der Pflege

Die Organisationsmodelle der Pflege, nämlich Teampflege, Gruppenpflege und Zimmerpflege, bestimmen vor allem die Anzahl der zu pflegenden Patienten pro Einheit. Die Organisationsmodelle können sowohl funktionell als auch ganzheitlich gestaltet sein. Funktionelle Pflege ist auch in kleinen Patientengruppen, wie etwa im Rahmen der Zimmerpflege, möglich; umgekehrt kann aber auch auf großen Stationen eine individualisierte Pflege durchgeführt werden.

4.3.1 Teampflege

Bei diesem Modell werden die Pflegepersonen in Teams eingeteilt, wobei jedes Team die Pflege einer bestimmten Anzahl von Patienten übernimmt. Die Zuteilung der Patienten erfolgt meist nach räumlichen Aspekten, d. h. es wird darauf geachtet, dass die von einem Team zu pflegenden Patienten möglichst nah beisammen untergebracht sind. Manche Stationsleitungen stellen die Teams jeden Tag neu zusammen; andere wiederum bevorzugen eine kontinuierliche Teambesetzung. Die Teamleitung übernimmt eine diplomierte Pflegeperson, die von der Stationsleitung bestimmt wird. Die das Team leitende Pflegeperson ist dafür verantwortlich, dass an den ihrem Team zugeteilten Patienten sowohl die Pflege als auch die medizinischen Anordnungen, ordnungsgemäß durchgeführt werden.

4.3.2 Gruppenpflege

Beim Organisationsmodell der Gruppenpflege übernimmt eine Gruppe von Pflegepersonen, die sich aus drei bis höchstens fünf Pflegepersonen zusammensetzt, die Pflege einer Patientengruppe, die aus zehn bis höchstens achtzehn Patienten besteht. Jede Pflegegruppe benötigt dazu die entsprechenden Funktionsräume. Die Pflegegruppenleitung übernimmt eine diplomierte Pflegeperson, die von den Pflegepersonen der Gruppe demokratisch gewählt wird. Vier bis fünf Pflegegruppen bilden eine pflegerische Abteilung, der eine Abteilungsschwester vorsteht. Der Gruppenpflege unterscheidet sich von der Teampflege durch ihre spezifische Leitungsstruktur und die für dieses Organisationsmodell erforderlichen baulichen bzw. räumlichen Voraussetzungen.

4.3.3 Zimmerpflege

Die Zimmerpflege ist meist so organisiert, dass je nach der Anzahl von Patienten in einem Zimmer eine Pflegeperson für ein oder mehrere Zimmer zuständig ist. In der Praxis ist es auch üblich, dass zwei Pflegepersonen, so etwa eine diplomierte Pflegeperson gemeinsam mit einer Pflegehelferin oder einer Schülerin, die Pflege der Patienten in mehreren Zimmern übernehmen. Elkeles (vgl. 1993, S. 81) sieht darin die Gefahr, dass die Zimmer gemeinsam „durchgearbeitet“ werden und durch den Vis-à-vis-Kontakt der beiden Pflegepersonen die Kommunikation mit den Patienten vernachlässigt wird.

4.4 Organisationsprinzipien der Pflege

Die Organisationsprinzipien – funktionelle bzw. ganzheitliche (patientenorientierte) Pflege – beschreiben die Art und Weise der Arbeitsverteilung, das heißt die Arbeitszerlegung und die Bildung von Arbeitsgängen sowie die Zuteilung der Arbeitsgänge an das zur Verfügung stehende Pflegepersonal. Die Organisationsprinzipien – funktionelle bzw. ganzheitliche Pflege – unterscheiden sich vor allem hinsichtlich des Hierarchieaufbaues, der Arbeitsteilung sowie der Handlungs- und Entscheidungsspielräume. Im Folgenden werden beide Prinzipien in ihrer grundsätzlichen Form dargestellt, ohne dabei die in der Praxis unterschiedlichen Ausprägungsgrade zu berücksichtigen.

4.4.1 Die funktionelle Pflege

Bei der funktionellen Pflege wird die gesamtpflegerische Arbeit in einzelne Pflegetätigkeiten aufgespaltet, die jeweils von einer Pflegeperson in funktioneller Abfolge bei allen betroffenen Patienten der Pflegeeinheit durchgeführt werden.

Die Leitung und die Arbeitsverteilung sind bei der funktionellen Pflege streng hierarchisch geregelt. Die Planung, die Koordination, die Verteilung und die Kontrolle der Arbeit werden von der Stationsleitung vorgenommen. Die Arbeitsverteilung erfolgt meist nach dem Sozialprestige der Aufgaben, wobei die Ausführung von arzt- und verwaltungsnahen Tätigkeiten als prestigefördernd angesehen wird (vgl. Ersser/Tutton 1999, S. 12 f.).

Das arbeitsteilige Prinzip der funktionellen Pflege ist vor allem dadurch gekennzeichnet, dass im Zuge der hierarchischen Aufgabenverteilung die planenden und kontrollierenden Tätigkeiten von den ausführenden Aktivitäten getrennt werden, die ihrerseits wiederum zur kollektiven Erledigung an verschiedene beliebige Pflegepersonen verteilt werden. Dies bedeutet für die ausführenden Pflegepersonen einen stark eingeschränkten individuellen Handlungsspielraum und einen minimalen Verantwortungsspielraum. Somit können eigene Planung und Kreativität sowie interaktive Kontaktfähigkeit und Selbstkontrolle weder eingebracht noch entwickelt werden.

Aufgrund der Funktionalisierung der Pflege besteht bei diesem Organisationsprinzip die Gefahr, dass der Patient zum „pflegerischen Objekt" reduziert wird, der stets in seinem Bett „parat" zu liegen hat, um den Arbeitsablauf nicht zu beeinträchtigen. Auch wenn die klassische Form der funktionellen Pflege heute nahezu ausgestorben ist, integrieren dennoch viele Einrichtungen aus vermeintlich rationellen Gründen funktionale Elemente in ihren pflegerischen Arbeitablauf.

4.4.2 Die ganzheitliche Pflege

Das Organisationsprinzip der ganzheitlichen Pflege wird in diversen Fachpublikationen und in der pflegerischen Praxis auch als patientenorientierte bzw. individualisierte Pflege bezeichnet. Dieses Prinzip beruht auf der Philosophie der vorindustriellen, handwerklichen Tradition, nach der ein Werkstück von einem Handwerker von Anfang bis zum Ende selbst geplant, gefertigt und kontrolliert wird.

Bezogen auf die ganzheitliche Pflege bedeutet dies, dass eine diplomierte Pflegeperson für eine bestimmte Anzahl von Patienten die pflegerische Gesamtverantwortung übernimmt und wenn möglich bei diesen Patienten auch die zu verrichtenden Pflegetätigkeiten selbst durchführt. Die Aufgabenverantwortung der Pflegeperson beginnt dabei mit der pflegerelevanten Beurteilung des Patienten, d.h. mit Pflegeanamnese und Pflegediagnose, umfasst unter Einbeziehung des Patienten die Festlegung von Pflegeziel und Pflegeplan, setzt sich mit der selbständigen Durchführung der Pflege fort und findet in der Erreichung des Pflegezieles ihren erfolgreichen Abschluss. Damit sind die Pflegepersonen nicht mehr bloße Ausführende, die nur Anordnungen erledigen, sondern qualifizierte, selbständige Erbringer von fachspezifisch-eigenständigen Dienstleistungen.

Der ganzheitlichen Pflege kommt vor allem auch hinsichtlich Erfolgserlebnis bzw. Misserfolgserfahrung der Pflegepersonen eine besondere motivationsregulierende Bedeutung zu, da beide erkennbar auf die eigene Anstrengung, die Leistung und das pflegerische Engagement für den Patienten zurückzuführen sind. Gleichzeitig begünstigt diese Kenntnis der Arbeitsergebnisse einen ständigen Lernprozess, der es der Pflegeperson ermöglicht, ihre fachlichen und sozialen Kompetenzen zu entwickeln, zu verbessern und zu erweitern. Weiters trägt die ganzheitliche Pflege auch zur Entwicklung jener Motive bei, die der persönlichen Entfaltung der Pflegepersonen dienen; nämlich dem Wunsche, fachspezifische Innovationen zu setzen und mit den Angehörigen der anderen Gesundheitsberufe bei der Verwirklichung des gemeinsamen Zieles eigenständig zu kooperieren.

Darüber hinaus bringen die ganzheitliche Aufgabe mit ihren vielfältigen Arbeitsinhalten, die eigenständigen Verantwortungsbereiche und die laufende Interaktion mit Patienten sowie mit Kollegen der anderen Gesundheitsberufe eine Fülle von Anreizen mit sich, die sich positiv auf die Arbeitsmotivation der Pflegepersonen auswirken. Und nicht zuletzt ist beim Organisationsprinzip der ganzheitlichen Pflege die Würde des Patienten als autonomes Subjekt gewahrt, da er bei seiner Pflege mitentscheidet und mitwirkt – und nicht zum ausgelieferten Objekt reduziert wird, über das bestimmt und an dem gearbeitet wird.

4.4.3 Primary Nursing

Die am deutlichsten ausgeprägte Form der ganzheitlichen Pflege findet sich in dem zu Anfang der siebziger Jahre in den Vereinigten Staaten von Amerika entwickelten Organisationssystem *Primary Nursing*. Nach Manthey (vgl. 2005, S. 61 ff.), einer der amerikanischen Pionierinnen dieses Organisationssystems, sind die wesentlichsten Elemente des Primary Nursing die individuelle, ganzheitliche Pflege des Patienten unter der kontinuierlichen Leitung einer qualifizierten diplomierten Pflegeperson: Eine *Primary Nurse* (primäre Pflegeperson) übernimmt für eine bestimmte Anzahl von Patienten während deren gesamten Aufenthaltes auf der Station die Verantwortung für den Pflegeverlauf. Sie allein ist für die Durchführung aller Schritte des Pflegeprozesses verantwortlich. Da die Primary Nurse aber nicht rund um die Uhr im Dienst sein kann, übernimmt eine sogenannte *Associate Nurse* (zugeordnete Pflegeperson) während ihrer Abwesenheit die Pflege ihrer Patienten. Die Associate Nurse ist der Primary Nurse in Bezug auf die Pflege ihrer Patienten untergeordnet: Sie führt somit jene Pflege weiter, welche die Primary Nurse vorgegeben hat. Die Associate Nurse ändert die geplante Pflege nur dann, wenn dies aufgrund einer gravierenden akuten Zustandsveränderung des Patienten erforderlich ist. Sofern es sich bei der Associate Nurse nicht um eine jungdiplomierte oder einzuarbeitende diplomierte Pflegeperson handelt, ist diese auch zugleich Primary Nurse für andere Patienten.

Durch das kontinuierliche Arbeiten mit einem Patienten kann sich die Pflegeperson einen Gesamtüberblick über das Befinden und die Situation des Patienten verschaffen, gezielte Beobachtungen anstellen und daraus die richtigen Pflegemaßnahmen ableiten. Darüber hinaus begünstigt die Kontinuität der pflegerischen Versorgung durch eine bestimmte Pflegeperson den Aufbau einer Vertrauensbasis zwischen dem Patienten und seiner Pflegeperson.

4.4.4 Bezugspflege

Obwohl Primary Nursing ein eindeutig definierter Begriff ist, der sich auf das von Manthey beschriebene Organisationsprinzip bezieht, wird in der pflegerischen Fachöffentlichkeit häufig der Begriff Bezugspflege synonym für Primary Nursing verwendet. Auch wenn Bezugspflege und Primary Nursing gewisse Parallelen aufweisen, wie etwa die Zuordnung von Patienten zu Pflegepersonen, gibt es wichtige Merkmale, die Primary Nursing und Bezugspflege unterscheiden. Im Gegensatz zu Primary Nursing verfügt bei der Bezugspflege die Pflegeperson nicht über die professionelle und organisatorische Autonomie, um die Verantwortung und Rechenschaftspflicht für den Pflegeprozess eines bestimmten Patienten während seines gesamten stationären Aufenthaltes übernehmen zu können.

5 Aspekte des Personalmanagements im Pflegebereich

Aufgabe des Personalmanagements ist es einerseits, das Verhalten der Organisationsmitglieder im Unternehmensinteresse zu steuern, und andererseits, das organisationale System des Personalmanagements zu gestalten. Daraus ergeben sich für das Personalmanagement unter anderem folgende Teilaufgaben: die Personalbedarfsbestimmung, die Personalbestandsanalyse, die Personalbeschaffung, die Personalentwicklung, die Personalfreisetzung, der Personaleinsatz, das Personalkostenmanagement und die Personalführung.

5.1 Personalbedarfsbestimmung

Bei der Personalbedarfsbestimmung wird festgelegt, wie viele Mitarbeiter welcher Qualifikation zu welchem Zeitpunkt und an welchem Ort zur geplanten Leistungserstellung benötigt werden. Betrachtet man die Personalbedarfsbestimmung formal-abstrakt, so besteht sie aus einem Bündel von Inputfaktoren (z.B. Art und Umfang der Leistung, Qualität der Leistung, Termin der Leistungserbringung, Kundenstruktur etc.), die durch den Einfluss von internen Kontextfaktoren (z.B. Organisation, Fehlzeiten, Fluktuation etc.) und externen Kontextfaktoren (z.B. Wirtschaftslage, arbeitsrechtliche Bestimmungen etc.) zu einem spezifizierten Output (Personalbedarf quantitativ, qualitativ, zeitlich und örtlich) führen. Unter Personalbedarf ist damit die Gesamtheit aller Arbeitskräfte zu verstehen, die ein Unternehmen gegenwärtig bzw. in Zukunft quantitativ und qualitativ benötigt, um die geplanten Aktivitäten durchführen zu können.

5.1.1 Qualitative Personalbedarfsbestimmung

Voraussetzung für die qualitative Personalbedarfsermittlung ist die Ermittlung der vom Personal einer bestimmten Leistungsstelle zu verrichtenden Tätigkeiten (= Ermittlung der Arbeitsaufgabe, Festlegung der Tätigkeiten). Aus der festgelegten Arbeitsaufgabe ergeben sich für das Personal Anforderungen in fachlicher, körperlicher und geistiger Hinsicht. Das Ergebnis der Ermittlung der Arbeitsaufgabe ist das Anforderungsprofil (Stellenbeschreibung). Dieses fixiert im Detail die Aufgaben, die an den einzelnen Stellen auszuführen sind, und leitet davon Qualifikationsmerkmale für das einzusetzende Personal ab.

5.1.2 Quantitative Personalbedarfsbestimmung

Nachdem das Anforderungsprofil für die im Betrieb benötigten Mitarbeiter (z.B. für diplomierte Pflegepersonen, für Pflegehelfer etc.) festgelegt ist, wird nun im Rahmen der quantitativen Personalbedarfsbestimmung die erforderliche Anzahl von Personen dieses Profils ermittelt. Dafür werden im Pflegebereich unter anderem folgende Methoden angewandt:

- *Arbeitsplatzrechnung*: Damit wird eine Mindestbesetzung ermittelt, d.h. es wird die täglich und wöchentlich erforderliche Anwesenheit zur Ausführung bestimmter Leistungen festgestellt. Dabei ist nicht die Leistung einer bestimmte Stelle interessant, sondern die notwendige Anwesenheit (z.B. Ambulanzdienst, OP-Dienst).
- *Pflegepersonalregelung nach dem Deutschen Gesundheitsstrukturgesetz (PPR):* Die Grundlage dieser Personalbedarfsberechnung bildet der Abhängigkeitsgrad der Patienten. Die Zuordnung der Patienten erfolgt täglich nach drei Pflegestufen der allgemeinen Pflege und nach drei Stufen der speziellen Pflege. Aus diesen Pflegestufen ergeben sich neun Patientengruppen, denen je Patient und pro Tag eine festgelegte Anzahl von Pflegeminuten zugeordnet werden.
- *Plasir® (Planification Informatisée des Soins Infirmiers Requis)* ist ein EDV-gestütztes Verfahren zur Pflegezeit- und Personalbedarfsermittlung in der stationären Langzeitpflege. Bei dieser Methode wird der individuelle Pflegebedarf des einzelnen Bewohners erhoben, indem sein biopsychosozialer Gesundheitszustand, die erforderlichen Leistungen zur Befriedigung seiner biopsychosozialen Bedürfnisse sowie die erforderlichen Ressourcen zur Leistungserbringung erfasst werden (vgl. Dorfmeister 2004, S. 151 f.).

5.2 Personalbestandsanalyse

Die Personalbestandsanalyse dient der Evaluierung des gegenwärtigen und zukünftigen Personalbestandes in qualitativer und quantitativer Hinsicht. Bei der quantitativen Analyse werden die Mitarbeiter zahlenmäßig erfasst. Die dafür erforderlichen Daten werden aus der Personalbestandsstatistik, aus der Personalbewegungsstatistik, aus der Personalzeitstatistik sowie aus der Personalkostenstatistik gewonnen.

Die qualitative Personalbedarfsanalyse dient der Feststellung, ob die Mitarbeiter ihren Fähigkeiten entsprechend eingesetzt sind. Grundlage der Analyse bilden dabei Laufbahn- und Nachfolgepläne, Profilabgleiche (Vergleich zwischen Anforderungs- und Fähigkeitsprofil, Ermittlung von Über- bzw. Unterqualifizierung) sowie Portfolios (Erhebung des aktuellen Leistungspotentials sowie des Entwicklungspotentials) der Mitarbeiter. Die durch die Personalbestandsanalyse gewonnen Daten bilden die Grundlage für eine Vielzahl von Entscheidungen im Personalmanagement. So werden aufgrund des derzeitigen Personalstandes und seiner zu erwartenden Entwicklung Maßnahmen zur Personalveränderung geprüft und gegebenenfalls durchgeführt. Die Personalbestandsanalyse liefert dem Personaleinsatzmanagement für notwendige Besetzungsentscheidungen unter anderem Daten über das Leistungspotential der Mitarbeiter. Zugleich zeigt die Personalbestandsanalyse den im Unternehmen vorhandenen Bildungsstand auf und bietet somit wertvolle Hinweise für die Personalentwicklung.

5.3 Personalbeschaffung

Unter Personalbeschaffung werden alle Aktivitäten verstanden, die der Gewinnung von qualifizierten Bewerbern dienen. Dazu gehören Aktivitäten wie Arbeitsmarktanalysen, Auswahl von Beschaffungswegen und Maßnahmen der Personalwerbung sowie die Festlegung der Arbeitsplatzanforderung (Anforderungsprofil).

5.3.1 Maßnahmen zur Personalbeschaffung

Im Rahmen der Personalbeschaffung stehen zwei grundsätzliche Vorgehensweisen und Suchstrategien zur Verfügung. Die Suche kann sich auf bereits im Betrieb beschäftigte Personen und damit auf ein internes Beschaffungspotential oder auf außerhalb des Betriebes Beschäftige bzw. potentiell Erwerbstätige und somit auf ein externes Beschaffungspotential beziehen.

Die *interne Personalbeschaffung* kann unter anderem durch Arbeitszeit-Variationen (Abdeckung des Mehrbedarfes durch Überstunden, durch Umwandlung der Teilzeit – in Vollzeitarbeitsplätze, durch Urlaubsverschiebung etc.) oder durch Versetzungen (z.B. im Rahmen der Personalentwicklung, durch Übernahme von Auszubildenden etc.) erfolgen.

Die *externe Personalbeschaffung* kann sowohl durch das Unternehmen selbst (z.B. durch Stellenanzeigen in Medien, Stellenangebote auf der Homepage, Vormerkkartei, persönliche Ansprache von potentiellen Bewerbern, Kontakten zu Schulen, Auswertung von Stellengesuchen etc.) als auch mit Unterstützung Dritter (z.B. Arbeitsamt, Personalberater, Personalleasing, Anwerbung durch Mitarbeiter etc.) durchgeführt werden.

5.3.2 *Festlegung des Anforderungsprofils*

Voraussetzung für eine treffsichere Auslese von Mitarbeitern ist die Festlegung des Anforderungsprofils. Das Anforderungsprofil gibt Auskunft darüber, welche Merkmale, Eigenschaften und Fähigkeiten der Bewerber konkret mitbringen soll. Muss-Anforderungen bezeichnen unverzichtbare Kriterien, während es bei Kann-Anforderungen um wünschenswerte Eigenschaften geht. Zweckmäßig ist es, wenn das Anforderungsprofil vom Personalchef/Chef und vom Vorgesetzten der zu besetzenden Stelle gemeinsam festgelegt wird. Wesentliche Instrumente für die Erstellung des Anforderungsprofils sind die Jobanalyse und die Stellenbeschreibung. Im Vergleich zum Anforderungsprofil sagt die Stellenbeschreibung lediglich aus, welche Aufgaben der Stelleninhaber zu erfüllen hat und welche Verantwortlichkeiten bzw. welche Entscheidungsbefugnisse damit verbunden sind. Im Sinne einer optimalen Personalauswahl sollten aber die vom Bewerber erwarteten Fach-, Methoden-, Sozial- und Persönlichkeitskompetenzen möglichst genau festgelegt werden.

5.3.3 *Methoden der Personalauswahl*

Sind die von den Bewerbern gewünschten Qualifikationen festgelegt, so müssen mittels geeigneter Methoden möglichst zuverlässige Informationen über die Qualifikationen der Bewerber gesammelt werden. Dafür stehen mehrere Informationsquellen und Methoden zur Verfügung:

- *Analyse der Bewerbungsunterlagen:* Bewerbungsunterlagen (Bewerbungsschreiben, Lebenslauf, Zeugnisse, Referenzen) dienen bei der Personalauswahl lediglich der Vorselektion. Sie liefern in erster Linie Informationen über die fachliche und berufliche Eignung der Kandidaten und über die Gesamtentwicklung ihres Lebensweges.
- *Bewerbungsgespräch*: Bewerber, die nach der Vorauswahl geeignet erscheinen, werden zu einem Gespräch eingeladen. Bewerbungsgespräche sollen grundsätzlich in Form eines strukturierten Interviews geführt werden, um bessere Vergleichsmöglichkeiten zu erhalten und um Verzerrungen weitgehend auszuschließen.
- *Psychologische Tests:* Diese Verfahren beziehen sich auf Persönlichkeitsmerkmale und auf Fähigkeiten. Sie dienen der Erfassung individueller Verhaltensmerkmale, um daraus auf Eigenschaften oder Leistungen der betreffenden Person zu schließen.
- *Assessment-Center*: Dabei handelt es sich um ein psychologisches Verfahren, in dem neben personenzentrierten Testverfahren vor allem Simulationen der Bewährungssituation im Vordergrund stehen. Mehrere Bewerber werden dabei von mehreren geschulten Beobachtern (Führungskräfte, Psychologen, externe Berater) in einer Vielzahl von Beurteilungssituationen über mehrere Tage (meist 2–3 Tage) nach festgelegten Regeln beurteilt. Das Assessment-Center stellt das aufwendigste Verfahren zur Personalauswahl dar und wird vorwiegend für die Auswahl von Führungskräften eingesetzt.

5.4 Personaleinsatz

Aufgabe des Personaleinsatzmanagements ist es, Mitarbeiter und Stellen unter der Berücksichtigung von Arbeitssituation und Arbeitsablauf zusammenzubringen. Als hauptsächliche Fragestellungen, die sich überwiegend mit der Vorbereitung der Arbeitssituation befassen, können die Gestaltung des Arbeitsplatzes, der Arbeitsaufgabe, der Arbeitszeit und des Dienstplanes sowie die Gruppenoptimierung angesehen werden.

5.4.1 Gestaltung des Arbeitsplatzes

Die Arbeitsplatzgestaltung zielt darauf ab, den Arbeitsplatz ergonomisch richtig zu gestalten, die menschliche Arbeitskraft human und wirtschaftlich einzusetzen, die Sicherheit der Mitarbeiter zu gewährleisten sowie die auf den Menschen einwirkenden Belastungen zu vermindern. Für die optimale Gestaltung eines Arbeitsplatzes müssen daher folgende Aspekte berücksichtigt werden:

- *Arbeitsphysiologie:* Die Arbeitsphysiologie beschäftigt sich mit den Fragen, was die Erledigung der Arbeit vom Menschen erfordert (z.B. Heben) und welche Organe bzw. Funktionen dabei beansprucht werden (z.B. Muskel, Sehnen, Skelett, Atmung und Kreislauf). Im Pflegebereich ist vor allem die *Lastenmanipulation* (Heben, Tragen, Halten und Schieben im Rahmen des Patiententransfers) ein arbeitsbedingter Risikofaktor, der Skelett- und Muskelerkrankungen verursachen kann. Um diesen Risikofaktor zu entschärfen, ist es erforderlich, die Mitarbeiter über die Risiken von Fehlbelastungen und über Maßnahmen zur Belastungsreduktion zu informieren, Hebe- und Tragehilfen bereitzustellen sowie rückengerechte Pflegemethoden (z.B. Bobath-Konzept, Kinästhetik) in die Pflegeplanung zu integrieren.
- *Arbeitssicherheit*: Ziel der Sicherheitsgestaltung ist es, Gefahren von vornherein zu vermeiden, die Mitarbeiter gegen Gefahren zu sichern sowie vor Gefahren zu warnen. Für die Pflegepersonen stellt insbesondere der Umgang mit biologischen Arbeitsstoffen ein Gefahrenpotential dar. Durch den engen Kontakt zu den Patienten sowie durch den Kontakt mit Körperflüssigkeiten können Infektionserreger übertragen und dadurch Krankheiten verursacht werden. Um eine Übertragung von Infektionserregern durch Körperflüssigkeiten zu verhindern, sollen, der jeweiligen Situation entsprechend, Handschuhe, Schutzkleidung und Gesichtsschutz getragen werden. Unabhängig von diesen Standardmaßnahmen ist eine Impfung gegen Hepatitis B unverzichtbar. Ein wesentlicher Aspekt der Arbeitssicherheit ist es, die Mitarbeiter über mögliche Gefahren zu informieren und sie zu einem sicherheitsgerechten Verhalten zu motivieren.
- *Beleuchtung:* Eine einwandfreie Beleuchtung unterstützt den Mitarbeiter bei seiner Tätigkeit, trägt zu seinem Wohlbefinden bei und mindert Unfallgefahren. Lichtmangel führt zur Behinderung bei der Arbeit, kann einschläfernd wirken sowie Augenbrennen, Kopfschmerzen und Unwohlsein verursachen.
- *Klima:* Das Wohlbefinden des arbeitenden Menschen und seine Leistungsbereitschaft hängen von einer Vielzahl von Einflussgrößen ab, wie etwa Lufttemperatur, Luftfeuchtigkeit oder Zugluft.

5.4.2 Gestaltung der Arbeitsaufgabe

Eine wesentliche Voraussetzung für die Erbringung der Arbeitsleistung ist es, die Arbeitsaufgabe so zu gestalten, dass aus ihr selbst heraus Zufriedenheit und Motivation entstehen. Deshalb sollten für die Arbeitsgestaltung folgende Kriterien berücksichtigt werden:

- Die *Arbeit soll ausführbar sein* und darf nicht schädigen: Die körperlichen und psychischen Bedingungen müssen beachtet werden, damit keine Gesundheitsschäden entstehen.
- Die *Arbeit soll zumutbar sein*: Gesellschaftliche Normen und Werte von Gruppen müssen berücksichtigt werden. So sind z.B. im Pflegebereich hauswirtschaftliche Tätigkeiten für diplomierte Pflegepersonen nicht zumutbar und werden zur inneren Kündigung führen.
- Die *Arbeit soll persönlichkeitsfördernd* sein: Dem liegt zugrunde, dass sich Menschen in ihrer Arbeitstätigkeit auch verwirklichen können. Persönlichkeitsfördernd sind Arbeitsaufgaben dann, wenn sie die vielfältigen Kompetenzen der Mitarbeiter und ihre Entwicklungsmöglichkeiten berücksichtigen, d.h. wenn sie unter anderem folgende Kriterien erfüllen: Ganzheitlichkeit, Anforderungsvielfalt, Bedeutsamkeit, Autonomie und Feedback (siehe dazu Punkt 3.2.2).
- *Möglichkeiten zur sozialen Interaktion*: Sie bewirkt, dass Probleme gemeinsam bewältigt und Belastungen dadurch besser ertragen werden.
- *Lern- und Entwicklungsmöglichkeiten*: Die Gestaltung der Arbeitsaufgabe sollte Gelegenheit zur Weiterentwicklung bestehender und zur Aneignung neuer Fertigkeiten im Rahmen der Aufgabenstellung bieten.

5.4.3 Gestaltung der Arbeitszeit

Ebenso wie bei der Gestaltung der Arbeitsaufgabe sind auch bei der Arbeitszeitgestaltung Unternehmenserfordernisse und Mitarbeiterinteressen zu berücksichtigen. Es ist somit Aufgabe des Personaleinsatzmanagements, bedarfs- und interessensorientierte Arbeitszeitmodelle zu entwerfen und zu implementieren, wobei folgende Rahmenbedingungen zu berücksichtigen sind:

- *Gesetzliche Bestimmungen* (z.B. Arbeitszeitgesetz, Arbeitsruhegesetz, Mutterschutzgesetz etc.),
- *Betriebliche Vereinbarungen* (z.B. Vollzeit- oder Teilzeitbeschäftigung, Job-Sharing etc.)
- *Leistungsbedarf und Leistungsangebot* (sollen möglichst deckungsgleich sein, Abflachung von Arbeitsspitzen, Vermeidung von personellen Über- und Unterkapazitäten)
- *Arbeitsphysiologische Erkenntnisse* (z.B. gleichbleibender Rhythmus, Ermüdbarkeit, Konzentrationsfähigkeit)
- *Arbeitspsychologische Erkenntnisse* (z.B. Förderung der Selbstverantwortlichkeit und der Selbstgestaltungsfähigkeit)
- *Außerdienstliche Interessen* (z.B. Kindergarten- und Schulöffnungszeiten, Arbeitszeit des Partners, Freizeitinteressen etc.)

Unter Arbeitszeitmodellen versteht man die aus verschiedenen Gründen praktizierten flexiblen Arbeitszeitregelungen. Zu den am häufigsten angewendeten Modellen zählen unter anderem:

- *Schichtarbeit:* Aufteilung eines betrieblichen Leistungszeitraumes (z.B. 24 Stunden) in arbeitsrechtlich zulässige Abschnitte, wobei der Arbeitsplatz nacheinander von verschiedenen Arbeitnehmern für eine bestimme Zeitspanne übernommen wird (z.B. Frühschicht, Spätschicht, Nachtschicht).
- *Gleitzeit:* Beginn und Ende der Arbeitszeit können von den Mitarbeitern innerhalb eines festgelegten Rahmens frei bestimmt werden (z.B. Arbeitsbeginn zwischen 7.00 und 9.00 Uhr, Arbeitsende zwischen 15.00 und 17.00 Uhr).
- *Job-Sharing*: Im Rahmen einer vorgegebenen Gesamtarbeitszeit teilen sich zwei oder drei Mitarbeiter einen Arbeitsplatz. Lage und Dauer der jeweiligen Arbeitszeit teilen sich die Job-Sharing-Partner selbständig ein.
- *Vertrauensarbeitszeit:* Die Mitarbeiter wählen ihre Arbeitszeit individuell, angepasst an ihre Arbeitsziele, und orientieren sich zudem an einem Arbeitszeitrahmen. Abweichungen von der Sollarbeitszeit eines längeren Zeitraumes gleichen die Mitarbeiter selbständig aus. Die Vertrauensarbeitszeit vollzieht eine Abkehr von der „Zeitkultur" und eine Hinwendung zur „Leistungskultur".
- *Lebensarbeitszeitmodelle:* Sie werden zur Aufrechterhaltung einer längeren Betriebsnutzungszeit und gleichzeitiger individueller Arbeitszeitverkürzung angewendet. Dabei arbeiten die Mitarbeiter z.B. 45 statt 40 Stunden pro Woche. Die Differenz wird auf persönlichen Zeitkonten erfasst, welche die vorgeholte Arbeitszeit für eine spätere Inanspruchnahme ansparen.

5.4.4 Funktion und Inhalt des Dienstplanes

Der Dienstplan ist ein Organisationsinstrument, das den Personaleinsatz und die anfallende Arbeit vorausschauend aufeinander abstimmt. Darüber hinaus ist der Dienstplan ein wichtiges Dokument zur Beweisführung. Er gibt unter anderem Auskunft darüber, unter welchen personellen Bedingungen die Leistungen erbracht wurden sowie unter welchen personellen Umständen bestimmte Vorfälle eingetreten sind. Der Dienstplan muss gewährleisten, dass

- die Patienten über 24 Stunden sowohl an Wochentagen als auch an Sonn- und Feiertagen angemessen versorgt werden,
- das Personal im Rahmen der gesetzlichen und tariflichen Vorgaben und Bestimmungen eingesetzt wird,
- die vorhandene Arbeit ohne Überbelastung bzw. Unterbelastung des Personals bewältigt wird,
- die arbeitsmedizinischen Erkenntnisse berücksichtigt werden.

Bezüglich der Form und des Inhaltes sollte der Dienstplan folgende Anforderungen erfüllen:

- Das Formblatt soll übersichtlich gestaltet sein und einen Planungszeitraum von mindestens vier Wochen umfassen.

- Pro Mitarbeiter sollen mindestens drei Zeilen vorhanden sein: In der ersten Zeile werden die geplanten Dienste (Soll-Dienste), in der zweiten werden die abweichenden Dienste (Ist-Dienste) eingetragen, und die dritte Zeile bietet Raum für Abweichungen (Plus- oder Minusstunden).
- Formell korrekt ist ein Dienstplan, wenn folgende Daten darin enthalten sind: Bezeichnung der Dienststelle, Vor- und Nachname sowie die Qualifikationsbezeichnung eines jeden Mitarbeiters, der Beschäftigungsumfang (Soll-Arbeitszeit), der Dienstplanzeitraum, die Legende zu den angewendeten Symbolen, das Erstellungsdatum sowie die Unterschrift des für den Dienstplan verantwortlichen Vorgesetzten.

5.4.5 Gruppenbezogene Prinzipien

Nach Rosenstiel (1992, S. 261) wird unter einer Gruppe „eine Mehrzahl von Personen verstanden, die zeitlich relativ überdauernd in direkter Aktion stehen, durch Rollendifferenzierung und gemeinsame Normen gekennzeichnet sind und die durch ein Wir-Gefühl verbunden sind". Da Gruppen durch gemeinsame Normen gekennzeichnet sind, können die für das Leistungsverhalten bedeutsamen Normen dazu führen, dass eine Gruppe besonders hohe Leistungen erbringt, aber auch, dass die Leistung gebremst wird und Leistungsrestriktion die Folge ist. Die Leistungsbereitschaft sowie der Zusammenhalt einer Arbeitsgruppe kann beispielsweise beeinflusst werden durch

- die *Kommunikationsstruktur*: Die Kommunikationsmöglichkeit eines jeden mit jedem sollte gewährleistet sein;
- die *Gruppengröße:* Mit zunehmender Gruppengröße wird auch die Interaktionsverteilung einer Gruppe ungleichgewichtiger und die Dominanz einzelner Personen nimmt zu;
- die *Gruppenzusammensetzung:* Zu beachten ist die positive Bewertung der Gruppenmitglieder untereinander; homogene Gruppen hochqualifizierter Personen erzielen bessere Ergebnisse als gemischt qualifizierte Gruppen; heterogen zusammengesetzte Gruppen erzielen wiederum bei der Lösung von schwierigen Problemen bessere Ergebnisse als homogene Gruppen (vgl. Scholz 2000, S. 633);
- Übertragung von *Aufgaben- und Entscheidungsmöglichkeiten:* Dies führt zur Motivationssteigerung der Gruppen, zur Identifikation mit den Leistungszielen und zur Bindung an die Aufgabe.

5.5 Personalentwicklung

Personalentwicklung umfasst alle planenden, durchführenden und kontrollierenden Maßnahmen, die dazu dienen, jene Humanressourcen bereitzustellen, die zur Erreichung der Unternehmensziele notwendig sind. Dazu gehören unter anderem die Potentialerhebung von Mitarbeitern, die zielgerichtete Wissensvermittlung sowie die Gestaltung, Durchführung, Evaluierung und Beurteilung von (Lern-)Prozessen und Ergebnissen.

5.5.1 *Die Feststellung des Personalentwicklungsbedarfs*

Ein Entwicklungsbedarf entsteht dann, wenn sich Diskrepanzen zwischen den aktuellen Aufgaben und der Qualifikation der Mitarbeiter bzw. zwischen den zukünftigen Anforderungen der Organisation und dem Entwicklungspotential der Mitarbeiter ergeben. Grundsätzlich muss die Personalentwicklung von einer Soll-Qualifikation ausgehen. Daher sind vorerst die aktuellen und zukünftigen betrieblichen Anforderungen an die Mitarbeiter detailliert darzustellen (Anforderungsprofil). Analog dazu erfolgt die Erstellung eines Fähigkeitsprofils (Qualifikationsprofils) sowie eines Mitarbeiter-Bedürfnisprofils. Ausgangsbasis für die Personalentwicklung ist die Gegenüberstellung von Anforderungsprofil und Fähigkeitsprofil. Dieser Vergleich führt zur Bestimmung einer Fähigkeitslücke. Entscheidend für eine Personalentwicklung ist nicht nur die definierte Fähigkeitslücke als Entwicklungsbedarf, sondern auch ein entsprechendes Entwicklungspotential als individuelle Entwicklungsmöglichkeit der Mitarbeiter.

5.5.2 *Maßnahmen der Personalentwicklung*

Die einzelnen Förder- und Bildungsmaßnahmen der Personalentwicklung gestalten sich methodisch vielseitig und schließen das gesamte Spektrum der pädagogischen Methoden der Erwachsenenbildung mit ein. Dabei versteht man unter Fördermaßnahmen vor allem jene Aktivitäten, die auf die Position im Unternehmen und das berufliche Weiterkommen des einzelnen Mitarbeiters gerichtet sind. Zu den *Fördermaßnahmen* zählen unter anderem:
- Laufbahn- und Nachfolgeplanung
- Coaching
- Job Enlargement
- Job Enrichment
- Job Rotation

Bildungsmaßnahmen dienen vorwiegend der Vermittlung des zur Erfüllung der jeweiligen Aufgaben erforderlichen Wissens, der Erweiterung des Könnens und der Änderung des Verhaltens. Sie werden ergänzend zu den jeweiligen Fördermaßnahmen durchgeführt. Zu ihnen zählen etwa:
- Einführungsprogramme
- Projektarbeit
- Vortrag
- Rollenspiel
- Fallstudie
- Planspiel
- Computer Based Training

5.5.3 *Bildungscontrolling*

Hauptziel des Bildungscontrollings ist die Evaluation des Nutzens von Bildungsmaßnahmen, d.h. die Kosten und den Nutzen der Personalentwicklung transparent zu machen.

Dabei zielt das Bildungscontrolling darauf ab, die einzelnen bildungsspezifischen Maßnahmen untereinander und im Hinblick auf die Unternehmensstrategie abzustimmen. Darunter fallen die Koordination der Planung, der Analyse und der Steuerung der Bildungsmaßnahmen sowie die Abstimmung der Unternehmensziele mit den Zielen der Mitarbeiter. Im Hinblick auf die Wirtschaftlichkeitssteigerung soll das Bildungscontrolling eine zieladäquate Qualifizierung der Mitarbeiter sicherstellen, indem systematisch Fähigkeitslücken gesucht und diese kostenoptimal geschlossen werden.

Zu den Aufgaben des Bildungscontrollings gehören unter anderem:

- das Kostencontrolling (Erfassung, Analyse und Überwachung der Personalentwicklungskosten),
- das Rentabilitätscontrolling (Kosten-Nutzen-Vergleich) und
- das Controlling des Lernerfolges (Ausmaß des Lernerfolges, Qualifikations- und Verhaltensänderung).

Während sich im Bereich der Kostenkontrolle das Bildungscontrolling vergleichsweise einfach gestaltet, ist die Nutzen- bzw. Erfolgskontrolle von Qualifizierungsmaßnahmen wesentlich schwieriger. Zur Erfolgskontrolle von Qualifizierungsmaßnahmen können unter anderen folgende Instrumente herangezogen werden:

- Seminarbeurteilungsbogen (der Seminarteilnehmer beurteilt den Lerninhalt sowie seine Anwendbarkeit),
- Eingangs- und Ausgangstest (Erfassung des Wissenszuwachs des Teilnehmers) und das Personal-Portfolio (zeigt den Grad der Annäherung des Mitarbeiters an seine Soll-Position).

Die Feststellung des Wissenserfolges gibt allerdings noch keine Auskunft darüber, ob das Gelernte auch tatsächlich am Arbeitsplatz angewendet wird bzw. angewendet werden kann. Zur Überprüfung des Transfererfolges, d. h. der Fähigkeit, Kenntnisse, Erfahrungen und Verhaltensweisen auch in Situationen anzuwenden, die von der Lernsituation verschieden sind, empfiehlt sich die Durchführung eines ergebnisorientierten *Transfercontrollings*. Dabei wird in einem Nachgespräch einerseits erhoben, was dem Teilnehmer an neuem Wissen und Fertigkeiten vermittelt wurde, andererseits werden Transfermöglichkeiten analysiert und systematisch geplant. Zugleich werden Ergebnisse und Meilensteine schriftlich vereinbart. Die regelmäßige Evaluierung des Lerntransfers gibt dann ein Abbild des Transfererfolges im Zeitablauf.

Literatur

BGBl. Nr. 108/1997: Bundesgesetz: Gesundheits- und Krankenpflegegesetz (GuKG) vom 19.08.1997, Wien.

Bieger, Thomas (2000): Dienstleistungsmanagement. Einführung in Strategien und Prozesse bei persönlichen Dienstleistungen. Bern et al.: Verlag Paul Haupt.

Carlzon, Jan (1989): Moments of Truth – New Strategies for Today's Customer. New York: Perennial.

Carlzon, Jan ([4]1990): Alles für den Kunden. Jan Carlzon revolutioniert ein Unternehmen. Frankfurt: Campus Verlag GmbH

Deutsche Gesellschaft für Qualität (Hg.) ([6]1995): Begriffe zum Qualitätsmanagement. Berlin et al.: Beuth.

Dorfmeister, Günter (2004): Personalplanung für Pflegeheime, Geriatrie- und Langzeitpflegebereiche. In: Thür, Gabriele (Hg): Professionelle Altenpflege. Ein praxisorientiertes Handbuch. Wien/New York: Springer Verlag, S. 143–162.

Elkeles, Thomas (1993): Arbeitsorganisation in der Krankenpflege: zur Kritik der Funktionspflege. Frankfurt: Mabuse-Verlag.

Ersser, Steven/Tutton, Elisabeth (1999): Primary Nursing. Grundlagen und Anwendung eines patientenorientierten Pflegesystems. Bern et al.: Verlag Hans Huber

Gabler-Wirtschafts-Lexikon ([14]1997): Taschenbuch-Ausgabe in 10 Bd. Wiesbaden: Gabler Hildebrand, Rolf (1999): Das bessere Krankenhaus. Neuwied: Leuchterhand.

Hersey, Paul/Blanchard, Kenneth H./Johnson, Dewey E. ([9]2007): Management of Organizational Behavoir. Leading Human Resources. New Jersey: Prentice Hall

Kasper, Helmut/Mühlbacher, Jürgen ([3]2002): Von Organisationskulturen zu lernenden Organisationen. In: Kaspar, Helmut/Mayrhofer Wolfgang (Hg.): Personalmanagement-Führung-Organisation. Wien: Linde Verlag, S. 95–155.

Karotsch, Dieter (1997): Qualität ist, was der Kunde dafür hält. In: Altenpflege –Fachmagazin für ambulante und stationäre Altenpflege, 22/8, S. 36–41.

Manthey, Marie ([2]2005): Primary Nursing. Ein personenbezogenes Pflegesystem. Bern et al.: Verlag Hans Huber.

Mayrhofer, Wolfgang: ([3]2002): Motivation und Arbeitsverhalten. In: Kaspar, Helmut/Mayrhofer Wolfgang (Hg.): Personalmanagement–Führung–Organisation. Wien: Linde Verlag, S. 255–288.

Mentzel, Wolfgang ([2]2005): Personalentwicklung. Erfolgreich motivieren, fördern und weiterbilden. München: Deutscher Taschenbuch Verlag.

Osterloh, Margit/Frost, Jetta ([3]2000): Prozessmanagement als Kernkompetenz: wie Sie Business Reengineering strategisch nutzen können. Wiesbaden: Gabler.

Rosenstiel, Lutz von (1992): Grundlagen der Organisationspsychologie. Stuttgart: Schäffer-Poeschl.

Scholz, Christian ([5]2000): Personalmanagement: Informationsorientierte und verhaltenstheoretische Grundlagen. München: Vahlen.

Schierenbeck, Henner ([11]1993): Grundzüge der Betriebswirtschaftslehre. München: R. Oldenbourg Verlag.

Staehle, Wolfgang H. ([6]1991): Management. Eine verhaltenswissenschaftliche Perspektive. München: Verlag Franz Vahlen.

Walther, George R. (1996): Upside-Down-Marketing: Turning Your Ex-Customers into Your Best Customers. New York: Mc Graw-Hill.

VIII Qualitätsmanagement

Andreas P. Lausch

1 Begriffe im Qualitätsmanagement

Qualität

Voraussetzung für die Beschäftigung mit Qualitätssicherung ist die Erläuterung des Terminus Qualität: Das Wort Qualität hat seinen Ursprung im lateinischen „qualitas", übersetzt als Eigenschaft oder Beschaffenheit. Im Herkunftswörterbuch (vgl. Duden 2007, S. 642) ist Qualität daher beschrieben als „Beschaffenheit, Güte, Wert", im 16. Jh. aus dem Lateinischen „qualitas" (Beschaffenheit, Verhältnis, Eigenschaft) entlehnt, welches vom lateinischen „qualis" („wie beschaffen") abgeleitet ist.

Eine Definition des Begriffes ist schwierig. Das Wort wird täglich in vielen Situationen verwendet, wobei jeder eine eigene Meinung darüber hat, was Qualität ist. Daher sind auch die Definitionen sehr unterschiedlich und vielfältig – vom 16. Jh. bis heute.

Der Begriff Qualität „bezeichnet die Übereinstimmung der Produkteigenschaften mit den berechtigten Anforderungen und Erwartungen" (Popper/Langer/Prandstötter 1995, S. 13). Qualität wird auch als „Gesamtheit von Merkmalen (und Merkmalswerten) einer Einheit (...) bezüglich ihrer Eignung, festgelegte und vorausgesetzte Erfordernisse zu erfüllen" (Popper/Langer/Prandstötter 1995, S. 13), definiert. „Einheit" kann in diesem Zusammenhang eine Tätigkeit, Organisation, einen Prozess, ein Produkt oder eine Kombination daraus bedeuten. Ein Produkt kann z. B. auch eine Dienstleistung darstellen (vgl. Popper/Langer/Prandstötter 1995, S. 13 f.).

Ein Spruch drückt die wesentlichen Aspekte des Qualitätsbegriffes – Fehlerfreiheit und Kundenzufriedenheit – aus (vgl. Holzbaur 2001, S. 235): Qualität ist, wenn der Kunde wiederkommt und nicht das Produkt. Produkte sind hier physische (einzelne oder verfahrenstechnische), geistige, Software, Konzepte, Prozesse oder Dienstleistungen.

Der Qualitätsbegriff wird also sehr subjektiv verwendet, wie Giebing (vgl. 1996, S. 14 f.) darstellt: Haben Sie selbst beispielsweise die wichtigsten Eigenschaften eines Autos zu nennen, welches Sie besitzen möchten, werden unterschiedliche Merkmale genannt: Preis, Treibstoffverbrauch, Motorleistung, Sicherheit, Komfort etc. Die Entscheidung für (oder gegen) den Kauf des Autos kann zwischen Kleinwagen und Luxuslimousine variieren. Betreffend die Qualität von Äpfeln denkt man an unterschiedliche Farben, Geruch, süße oder säuerliche, eine intakte Schale und an Preis, Herkunftsland, biologischen Anbau etc. Eigenschaften und somit Qualität werden somit von unterschiedlichen Menschen unterschiedlich eingeschätzt und bewertet. Qualitätsbeurteilung ist für den Menschen oft das Ergebnis von Erziehung und Ausbildung.

Der Begriff Qualität kann aus verschiedenen Gesichtspunkten definiert werden, meint auch Holzbaur (vgl. 2001, S. 235):

- Nutzenbezogen/kundenbezogen: Qualität ist die Eignung des Produkts für den Nutzen, sie bedeutet die Zufriedenheit des Kunden mit dem Produkt, sie wird vom Nutzer festgelegt („fitness for use").

- Ökonomisch: Qualität ist ein optimales Kosten-Nutzen-Verhältnis, sie bedeutet geforderter Nutzen zu akzeptablem Preis.
- Produktbezogen/merkmalsbezogen: Qualität wird aus der Gesamtheit der Merkmale eines Produkts bestimmt, ist die Gesamtheit der Merkmale (wertfrei). Merkmalsbezogen ist sie eine messbare Größe.
- Prozessbezogen: Qualität wird durch die richtige Erstellung eines Produkts bestimmt, ist die Beachtung aller zur Erstellung eines guten Produkts erforderlichen Rahmenbedingungen.
- Transzendent: Der Grundbegriff Qualität bedarf keiner Erklärung, ist umfassend und konsensfähig (z. B. „gut") sowie ein Synonym für hohe Standards. Exaktes Definieren oder Messen ist hier nicht möglich, es muss aus der Erfahrung beurteilt werden.

Äußerst diffizil wird eine Qualitätsdefinition von Dienstleistungen, wie sie ein Gesundheitsbetrieb bietet. Die Qualität besonders einer medizinischen Leistung ist nicht eindimensional, sondern „ein Bündel von Merkmalen, die zum Teil voneinander abhängig sind" (Eichhorn 1994, S. 32). Im medizinischen Bereich ist es äußerst schwierig – vielleicht unmöglich –, eine Gesamtqualität festzustellen. Daher wird diese in Teilqualitäten von Einzelleistungen aufgegliedert. Diese Teilqualitäten von Bereichen oder individuellen Prozessen können gemessen und in Relation zu Vergleichswerten gesetzt werden. Anhand des Erreichungsgrades dieser Vergleichswerte kann die Qualität beurteilt werden und mit früheren Perioden oder mit anderen Einrichtungen verglichen werden (BSC, Benchmarking etc.). Beispiele für Teilqualitäten sind (vgl. BMAGS 1998b, S. 8 f.): medizinische und pflegerische Behandlung (z. B. qualitativ adäquate, zeitlich abgestimmte und geplante Diagnostik, Therapie und Pflege; fachliche Kompetenz der Ärzte, der Pflegekräfte, der Physiotherapeuten etc.), Hotelleistung (Ausstattung der Einrichtung, Freundlichkeit der Mitarbeiter, Weck- und Besuchszeiten, Essenszeiten etc.), Image einer Einrichtung (Ruf, Bekanntheitsgrad, pflegerische oder medizinische Besonderheiten etc.), Führung (Führungsstruktur, Qualifikation der Führungskräfte, Kommunikation, Führungsverhalten, Leitungsspannen, Aufbauorganisation etc.), Zusammenarbeit (Kommunikation etc.), Ausführungsplanung („Patientenmanagement", Ablauforganisation etc.), Zulieferung (Sachgüterlogistik, Fremdleistungen etc.).

Gesetzliche Begriffsbestimmungen (vgl. BGBl. I Nr. 179/2004) lauten beispielsweise: Qualität ist der Grad der Erfüllung der Merkmale von patientinnen- und patientenorientierter, transparenter, effektiver und effizienter Erbringung der Gesundheitsleistung. Die zentralen Anliegen in diesem Zusammenhang sind die Optimierung von Strukturqualität, Prozessqualität und Ergebnisqualität. Unter Qualitätssystem wird ein Koordinierungs-, Förderungs-, Unterstützungs- und Überwachungssystem des Bundes verstanden, mit dem Ziel, die Qualität der Gesundheitsleistungen kontinuierlich zu verbessern.

Management

„Management" bzw. „Manager", im 19. Jh. aus dem Amerikanischen übernommen, ist eine Ableitung vom englischen Verb „to manage" (handhaben, bewerkstelligen; leiten, führen), welches wiederum auf das italienische „maneggiare" (handhaben, bewerkstelligen) zurückgeht. Das Stammwort ist das lateinische „manus" (Hand) (vgl. Duden 2007, S. 504).

Qualitätsmanagement

Qualitätssicherung sind Maßnahmen zur Sicherstellung der Produktqualität in der Produktion und zur Fehlervermeidung. Qualitätssicherung wird durch organisatorische Maßnahmen ergänzt zu Qualitätsmanagement (vgl. Holzbaur 2001, S. 241). Qualitätsmanagement hat den Überbegriff Qualitätssicherung zunehmend abgelöst. Es kann mit der Norm EN ISO 9000 erklärt werden als „aufeinander abgestimmte Tätigkeiten zur Leitung und Lenkung einer Organisation bezüglich Qualität". Qualitätsziele sind dabei

- Qualität als Führungsaufgabe,
- Qualitätspolitik und daran anknüpfend
- Qualitätsplanung,
- Qualitätslenkung,
- Qualitätssicherung und, als übergeordneter Bestandteil,
- Qualitätsverbesserung mit der Voraussetzung des
- Mitarbeiterengagements sowie den Rahmenzielen
- Rentabilität,
- Kundenzufriedenheit,
- Umweltverträglichkeit sowie
- Gesetzeskonformität.

Im Qualitätsmanagementhandbuch werden Umfang und Inhalte des Qualitätsmanagements schriftlich dokumentiert (vgl. Kamiske/Brauer 2002, S. 59 ff.).

Merkmal

Dieser Begriff leitet sich im 17. Jh. als Zusammensetzung vom Verb *merken* ab und bedeutet „Kennzeichen" (vgl. Duden).

Ein Merkmal ist eine Eigenschaft, die eine quantitative oder qualitative Unterscheidung eines Produkts oder einer Tätigkeit aus einer Gesamtheit ermöglicht (Holzbaur 2001, S. 236). Es werden, wie Holzbaur (vgl. 2001, S. 236) erläutert, in der DIN 55350 quantitative und qualitative Qualitätsmerkmale unterschieden:

- Qualitativ: Werte sind einer Skala zugeordnet, auf der keine Abstände definiert sind.
  - Nominal: für die Werte besteht keine Ordnungsbeziehung. Beispiele: Namen, Farben, Postleitzahlen (Menge; =); Hierarchie, Nutzen (teilweise geordnete Menge; =, >, <).
  - Ordinal: für die Werte besteht eine Ordnungsbeziehung. Beispiele: Schulnoten, Musiknoten (linear geordnete Menge; = ,> ,<).
- Quantitativ: Werte sind einer Skala zugeordnet, auf der Abstände definiert sind. Kardinalskala.
  - Kardinal, Intervallskala: Beispiele: Kalenderzeit, Celsius-Temperatur (ganze, reelle Zahlen; =, >, < , +, –).

- Kardinal, Verhältnisskala: Beispiele: Strecke, Geschwindigkeit, Mengen, Geld, Anzahl (reelle Zahlen; =, >, <, +, –, *).

Produkt

Ein Produkt ist ein Erzeugnis, Ertrag, ein Ergebnis, im 16. Jh. aus dem lateinischen „productum“ bzw. „producere“ entlehnt (vgl. Duden 2007, S. 631). Ein Produkt ist alles, was Unternehmen (Lieferant) bearbeiten und der Kunde benötigt. Materiell sind dies physische Objekte, immateriell sind dies Informationen oder Dienstleistungen. Ein Produkt ist weiters das Ergebnis einer Tätigkeit oder eines Prozesses, Produkte können dabei erwünscht und beabsichtigt, aber auch unerwünscht (und meist unbeabsichtigt) sein (vgl. Holzbaur 2001, S. 237).

Kundennutzen, Produktnutzen

Bei dem aus dem Marketing stammenden Begriff Kundennutzen geht man im Qualitätswesen davon aus, dass ein Produkt einen eindeutig definierten Nutzen (Gebrauch) hat. Der Produktnutzen ist das, was der Kunde will, Qualität, in diesem Fall die Erfüllung der Kundenerwartungen; defensiv definiert, die Abwesenheit von Fehlern oder Abweichungen, offensiv definiert, der maximale Produktnutzen für den Kunden.

- Primärnutzen: Grundnutzen oder eigentliche Funktion eines Produkts, durch welche es ein bestimmtes Bedürfnis erfüllt.
- Sekundärnutzen: Zusatznutzen oder gewünschte Effekte eines Produkts, jedoch nicht der Primärnutzen. Beispiele sind weitere mögliche Nutzungen eines Produkts, Sicherheit durch Produkt oder Produktionsprozess, Reduktion von Umweltbelastungen durch Produkt oder Produktionsprozess, Demonstration von Haltungen oder Meinungen, Demonstration von sozialen oder ökologischen Einstellungen. Prestige.

Beide spielen bei einer Kaufentscheidung eine Rolle (vgl. Holzbaur 2001, S. 238).

Kunde

Kunde bedeutete früher „Bekannter; Einheimischer“. Ab dem 16. Jh. „der in einem Geschäft (regelmäßige) Käufer, Bekannte“ (vgl. Duden 2007, S. 459).

Der Kunde für das jeweilige Produkt ist in verschiedenen Rollen präsent (vgl. Holzbaur 2001, S. 239):

Als *Bedarfsträger* ist das Produkt für seine Aufgabenerfüllung notwendig, er hat den Vorteil aus dem Einsatz, er initiiert den Kauf. Als *Entscheider* fällt er die Entscheidung, ob und was gekauft wird. Als *Einkäufer* führt er den Einkauf durch. Als *Kostenträger* trägt er die Kostenverantwortung für die Beschaffung, er bzw. seine Kostenstelle bezahlt. Als *Bediener* setzt er das Produkt unmittelbar ein, er sorgt für den angestrebten Nutzen. Als *Nutzer* nutzt er das Produkt, er hat einen unmittelbaren Vorteil aus dem Einsatz des Produkts.

Der Kundenbegriff wird heute jedoch sehr weit gesteckt. Ein Kunde ist dabei jeder, der von einem Produkt oder Prozess betroffen ist; es wird dabei zwischen internen und externen Kunden unterschieden (vgl. Kamiske/Brauer 2002, S. 45 f.):

- Externe Kunden haben mit dem Produkt zu tun, jedoch keine Zugehörigkeit zum Unternehmen. Diese sind somit nicht nur die unmittelbaren Käufer, sondern darüber hinaus die Eigentümer, der Staat, die gesamte Gesellschaft.
- Interne Kunden haben mit dem Produkt ebenfalls zu tun, und zwar als Mitarbeiter des Unternehmens. Sie kaufen das Produkt nicht, sind jedoch Empfänger eines Produkts oder einer Vorstufe davon. Jeder Mitarbeiter ist somit Kunde für den vorhergehenden und Anbieter für den nachfolgenden Mitarbeiter und dessen Produkte bzw. Arbeitsergebnisse.

Erweitert wird der Kundenbegriff auch und vor allem im Rahmen des Total Quality Managements gesehen.

> Exkurs: *Die Kategorie*
> *Qualität wird nicht erst in unserer Zeit definiert, wie Demas (vgl. 2006, S. 44 ff.) darlegt: Bereits Aristoteles (384 bis 324 v. Chr.) versuchte, die gesamte Weltwirklichkeit in Kategorien einzuteilen, und fragte sich, was die allgemeinsten und grundlegendsten Dinge seien, die wir von jedem Gegenstand aussagen können. Neben der Substanz des Produkts (dem Allgemeinsten, was man darüber sagen kann) kennt Aristoteles neun weitere Kategorien. Darunter ist die Beschaffenheit, die Qualität – ein Spektrum von Eigenschaften und Fähigkeiten, die das Wie einer Sache ausmachen. Bei den Fähigkeiten wird zwischen aktiven und passiven Potenzialen unterschieden. Die weiteren Kategorien sind Größe (Quantität), Beziehung (Relation), Ort, Zeit, Tun, Lage, Haben und Erleiden. Viele andere Philosophen kennen ebenso Kategorien, wenn auch unterschiedliche, so Hobbes, Leibniz und Kant.*

2 Dimensionen im Qualitätsmanagement

Zurückgehend auf die Ansätze des amerikanischen Wissenschaftlers Donabedian (vgl. Eichhorn 1987, S. 40) hat sich oftmals die Einteilung der Qualität in folgende drei Dimensionen durchgesetzt:

- Struktur
- Prozess
- Ergebnis

Struktur

Unter Struktur versteht man die relativ konstanten Ressourcen, die für die Leistungserstellung zur Verfügung stehen, sowie die gegebenen organisatorischen Voraussetzungen.

Bestandteile der Strukturkategorie sind beispielsweise (vgl. Kaltenbach 1993, S. 85):

- persönliche Komponenten des Personals wie Anzahl, Ausbildung, fachliche Qualifikation,

- Aufbauorganisation,
- Art und Umfang der materiellen Ausstattung,
- Merkmale des Gesundheitssystems (Finanzierung etc.).

Alle Punkte – ausgenommen der letzte – können vom Betroffenen beeinflusst werden. Vor allem bei den persönlichen Komponenten ist eine Einflussnahme jedoch nur langfristig möglich. Einerseits muss bei Neubesetzungen von Dienstposten auf eine entsprechende Qualifikation der Mitarbeiter geachtet werden, andererseits ist auf kontinuierliche innerbetriebliche Fortbildung größter Wert zu legen. Die Aufbauorganisation stellt sich relativ stabil dar. Bei der materiellen Ausstattung ist die Möglichkeit der Änderung relativ kurzfristig gegeben, jedoch mit finanziellem und organisatorischem Aufwand verbunden. In der Praxis zeigt sich auch, dass zwar finanziell investiert wird – also ein Gerät oder Produkt zur Verfügung gestellt wird –, der organisatorische Teil, die Information und Einschulung des Personals, aber zu wünschen übrig lässt.

Strukturelle Gegebenheiten schaffen Voraussetzungen, eine bestimmte Qualität zu erbringen, und beeinflussen damit den Prozess der Leistungserstellung und das Ergebnis. Theoretische Ansätze und praktische Erfahrungen „zeigen jedoch, dass die Versorgungsstrukturen nur ein relativ stumpfes Messinstrument für die Versorgungsqualität sind“ (Eichhorn 1994, S. 35).

Prozess

„Die Prozesskategorie umfasst alle Maßnahmen, die im Laufe des Versorgungsablaufes ergriffen – oder nicht ergriffen – werden“ (BMAGS 1998b, S.13). Der Prozess der medizinischen Leistung orientiert sich an der „Adäquatheit, Relevanz und Zeitgerechtigkeit der medizinischen und pflegerischen Versorgung (...) unter Berücksichtigung von Leistungsziel und (...) Zielerreichungsgrad“ (Eichhorn 1987, S. 52). Als Vergleichsmaßstab dienen Kriterien und Standards, mit denen personelle, technische und organisatorische Abläufe optimiert werden, um diese nachvollziehbar und überprüfbar zu machen. Besonders im medizinischen Bereich ist es oft erforderlich, von der korrekten Ablauforganisation (Prozess) auf ein positives Ergebnis zu schließen.

Als Kernprozess wird ein solcher bezeichnet, der zur Erzeugung der Produkte oder Erbringung der Dienstleistungen (in Gesundheitseinrichtungen: Therapie, Diagnose) angewendet wird. Dieser beschreibt die Kernkompetenz bzw. die die Existenz begründenden Kernaufgaben der Organisation. Kernprozesse werden von Unterstützungs- und Führungsprozessen abgegrenzt (vgl. forumq 2007a).

Exkurs: *Der Pflegeprozess*
Schaubmayr zeigt als mögliche Wege der Qualitätssicherung in der Pflege folgende auf (vgl. Schaubmayr 1999, S. 34 f.): Pflegedokumentation, Pflegestandards, Pflegesysteme, Aus- und Weiterbildung, Qualitätszirkel. Die Anwendung des Pflegeprozesses und damit die Implementierung der Pflegeplanung mit dem Instrument der Pflegedokumentation biete eine Möglichkeit der Qualitätssicherung in der Pflege. Die Pflegedokumentation diene als wesentliches Kommunikationsmittel, als Voraussetzung zur Qualitätssicherung, als Leis-

tungsnachweis und zur Transparentmachung der Pflege, zur Förderung der interdisziplinären Zusammenarbeit, zur Sammlung neuen Fachwissens, zur Aus- und Weiterbildung von Pflegepersonen, zur Mitwirkung bei der Pflegeforschung und schließlich der rechtlichen Absicherung.

Gut geführte Dokumentationssysteme und Pflegepläne sollen einerseits zu einer besseren Organisation, einer Individualisierung, einer Sicherung der Kontinuität, einer Untermauerung der Auffassung und Ausübung, einer Auswertung sowie einem Aufzeigen der Verantwortung der Pflege beitragen, andererseits pflegerische, medizinische und andere Maßnahmen koordinieren und Unterstützung bei der Wirtschaftlichkeit und Evaluierung beisteuern (vgl. Schaubmayr 1999, S. 35).

Die Darstellung des pflegerischen Leistungsangebots in qualitativer und quantitativer Form ist ohne entsprechende Dokumentation nur sehr eingeschränkt möglich. Allen Pflegepersonen muss klar sein, dass die Sicherung, Verbesserung und Darstellung der Pflegequalität nur über einen Nachweis der Qualität und Quantität der erbrachten Pflegeleistung führt. Auch aufgrund der gesetzlichen Forderung ist eine umfassende Dokumentation heutzutage unabdingbar, da auch in der Pflege der Grundsatz „Was nicht dokumentiert ist, gilt als nicht gemacht" aktuell ist (vgl. Schaubmayr 1999, S. 35). Budnik versteht den Pflegeprozess „als ein umfassendes Gebilde, in dem alles, was sich bei der Pflege eines Menschen entwickelt bzw. geschieht, integriert wird. Es ist ein System, welches geplante und transparente Pflege unter Berücksichtigung der individuellen Ressourcen und Pflegeprobleme gewährleisten soll. Dieses System wird durch die Pflegeplanung transparent gemacht" (Budnik 2002, S. 15).

Schöninger/Abt-Zegelin (vgl. 1998) stellen jedoch die Frage, ob der Pflegeprozess ausgedient hat, insbesondere durch die Entwicklung des Berufsstandes zu einer gestaltenden, verantwortenden und selbständigen Profession. Sie gestehen jedoch gleichzeitig ein, dass andere Methoden noch nicht wirklich verfügbar sind, um eine ähnlich systematisierende und klärende Wirkung in der Komplexität der Pflegeaufgabe ausüben zu können. Erschwert wird die Umsetzung des Pflegeprozesses jedoch durch das Fehlen von Verfahren und Instrumenten zur Feststellung von Pflegebedarf und Interventionen. Zusätzlich sollte eine Erleichterung durch eine offene Dokumentation mit sogenannten freien Formularen erreicht werden (vgl. Abt-Zegelin 2000).

Wieteck (vgl. 1999) erkennt durchaus positive Auswirkungen bei der Umsetzung des Pflegeprozesses, wobei Pflegeplanung und -dokumentation als Ausdruck und Instrument der Qualitätssicherung angesehen werden und im Zusammenhang mit pflegetheoretischem Wissen die Grundlage einer geplanten, zielorientierten, kontinuierlichen und nachvollziehbaren Pflege bilden.

Als Ursachen für die Probleme in der Praxis werden unter anderen gesehen (vgl. Wieteck 1999, S. 409 f.):

- Analytische, Abläufe strukturierende Handlungsmodelle brauchen ein inhaltliches Fundament.
- Gängige Dokumentationssysteme sind schlecht aufgebaut.
- Arbeitsabläufe sind vielfach tätigkeitsorientiert organisiert.

- Unterschiedliche Definitionen und Vorstellungen über den Pflegeprozess.
- Didaktische Planung und Praxisplanung sind zu wenig differenziert.

Trotz weiterer Defizite im Bereich des Personals, der Ausbildung, der Organisation pflegerischer Arbeit sowie des verwendeten Dokumentationssystems und trotz weiterer Kritik an der Praktikabilität der Pflegeprozessmethode hat sich diese als sinnvolles und notwendiges Instrument der Professionalisierung pflegerischer Arbeit etabliert.

Steyrer (vgl. 2001, S. 20 ff.) postuliert ein neues Berufsverständnis in der Pflege, einhergehend mit einem radikalen Umdenken in den Gesundheitsunternehmen in Richtung „Business Reengineering". Zwar hätten die Professionalisierungsbemühungen der Pflege zu einer stärkeren Abgrenzung der Berufsgruppe geführt, damit wäre jedoch eine weitere Steigerung der Supportprozesse (Pflegeanamnese, Pflegedokumentation und Pflegeevaluation) verbunden gewesen.

Andererseits gesteht Steyrer auch der Ganzheitlichen Pflege zu, im Gegensatz zur Funktionspflege – u. a. Partialisierung von Arbeiten, Zuweisung einzelner Tätigkeiten oft im Rahmen von Rundgängen ausgeführt – zu versuchen, die Pflegeaufgabe zu vervollständigen sowie Patientenorientierung und die Umsetzung des/eines Pflegemodells zu verknüpfen. Es sollte jedoch noch einen Schritt weiter gegangen werden: Die gesamte Prozessverantwortung für den Patienten sollte in das Rollenverständnis der Pflege integriert werden, wodurch es zu einer Reintegration medizinischer Routinetätigkeiten sowie zu einer vermehrten Übernahme des Schnittstellenmanagements für den Patienten kommen würde. Dadurch käme der Pflege die Schlüsselrolle in der ganzheitlichen Patientenorientierung eines Krankenhauses zu, um so die Defizite der immer stärkeren Ausdifferenzierung der Medizin zu kompensieren. Diese herausfordernde Anreicherung der Tätigkeit würde auch eine Akademisierung der Pflege erforderlich machen und die Pflege zu einer zentralen Schnittstelle für den Kranken werden lassen, bei der alle Fäden zusammenlaufen (vgl. Steyrer 2001, S. 23).

Daraus ergibt sich jedoch auch die Notwendigkeit einer ganzheitlich orientierten Pflege, welche sich am problemlösenden Modell – mit Anamnese, Planung, Dokumentation und Evaluation – orientiert und danach handelt.

Ergebnis

Das Ergebnis (Outcome) einer medizinischen oder pflegerischen Versorgung stellt den bedeutendsten Faktor zur Beurteilung der Qualität dar. Das ist dadurch erschwert, dass der Patient im Krankenhaus in vielfacher Weise beeinflusst wird und ein Gesamtergebnis des Behandlungsprozesses als Grad der Zielerreichung – also die Gesundheit des Patienten – kaum festzustellen ist.

Indikatoren

Die meisten Gesundheitsindikatoren orientieren sich an traditionellen Merkmalskategorien, wie Sterberate, Schweregrad der Krankheit und Wohlbefinden der Patienten (vgl. Eichhorn 1987, S. 43 ff.).

Es wurde und wird versucht, verschiedene Arten von Gesundheitsindikatoren/Outcome-Klassen zu entwickeln, was die Schwierigkeiten einer Systematisierung aufzeigt (vgl. Kaltenbach 1993, S. 94 ff.). Indikatoren werden zukünftig vermehrt als wichtige Hilfsmittel der Qualitätsarbeit gesehen. In Österreich ist dieses Gebiet noch ausbaufähig. Es wird jedoch darüber hinaus vor zu großer Zahlengläubigkeit gewarnt, da Indikatoren nicht Qualität an sich feststellen, sondern erst in dieser Richtung interpretiert werden müssen (vgl. IHS 06, S. 1 f.).

Die Entwicklung von Indikatoren sollte nach evidenzbasierten Leitlinien erfolgen, einen weiteren Gesichtspunkt stellt die RUMBA-Regel dar (vgl. IHS 2006, S. 4):

- Relevanz (für den Sachverhalt),
- Understandable (Verständlichkeit für die Beteiligten),
- Messbarkeit (mit entsprechender Validität, Reliabilität, Objektivität)
- Beeinflussbarkeit (durch die Beteiligten)
- Achievable and feasable (Machbarkeit)
- sowie die zusätzlichen Kriterien
  - Diskriminierungsfähigkeit (hohe Sensitivität und Spezifität)
  - Adjustierbarkeit (nicht qualitätsrelevante Einflussfaktoren sind eliminierbar, z.B. unterschiedliches Alter, Komorbiditäten)
  - Aktualität (Überprüfung der Referenzbereiche und Messvorschriften darauf).

Beispiele zur Umsetzung sind (vgl. IHS 2006, S. 5 ff.):

- Health Care Quality Indicator Project (HCQI) der OECD (www.oecd.org)
- Nationale Qualitätsberichterstattung BQS (Bundesgeschäftsstelle Qualitätssicherung, www.bqs-online.de)
- QIP, Quality Indicator Project (www.ipg.uni-linz.ac.at; www.internationalqip.com) National Committee for Quality Assurance (www.ncqa.org)

Gesetzliche Begriffsbestimmungen, Beispiel:

Gesetzliche Begriffsbestimmungen (vgl. BGBL. I Nr. 179/2004) lauten beispielsweise: Strukturqualität ist die Summe sachlicher und personeller Ausstattung in quantitativer und qualitativer Hinsicht. Prozessqualität sind Arbeitsabläufe und Verfahrensweisen, die nach nachvollziehbaren und nachprüfbaren Regeln systematisiert erfolgen und dem Stand des professionellen Wissens entsprechen, regelmäßig evaluiert und kontinuierlich verbessert werden. Ergebnisqualität sind messbare Veränderungen des professionell eingeschätzten Gesundheitszustandes, der Lebensqualität und der Zufriedenheit einer Patientin/eines Patienten bzw. einer Bevölkerungsgruppe als Ergebnis bestimmter Rahmenbedingungen und Maßnahmen.

3 Gründe für Qualitätssicherung

Qualitätssicherung, auch oft als Qualitätsmanagement bezeichnet, verfolgt das Ziel, Mängel in der Patientenversorgung zu erkennen und zu beseitigen oder zu verbessern. Warum sollen Qualitätssicherungsmaßnahmen gesetzt werden? Die Gründe dafür sind insbesondere:

- Patienteninteresse,
- ethische Motive,
- Berufsethos der im Krankenhaus Beschäftigten,
- Sicherheitsdenken,
- Erziehungs- und Effizienzgründe (vgl. Hauke 1990, S. 63 ff.).

4 Messung von Qualität

Die Messung von Qualität orientiert sich zumeist an zwei Begriffen:

- Kriterien
- Standards

Ein dritter Terminus – Normen – kann als allgemeingültige Regel bezeichnet werden, aus der sich Kriterien und Standards ableiten und der in diesen enthalten ist und meist nicht eigens hervorgehoben wird (vgl. Kaltenbach 1993, S. 237). Ein Indikator ist ein Datum, das eine Gegebenheit quantitativ beschreibt.

Kriterien

Als Latinisierung aus dem Griechischen wurde das Wort als „unterscheidendes Merkmal, Kennzeichen; Prüfstein" im 17. Jh. in der Gelehrtensprache erstmals verwendet (vgl. Duden 2007, S. 455).

Kriterien sind allgemeine Merkmale der Qualität der Leistungserstellung. Kriterien selbst besitzen verschiedene Eigenschaften, durch die sie unterteilt werden können (vgl. Kaltenbach 1993, S. 237 ff). Die Kriterien müssen für den Schwerpunkt und das Ziel relevant, für jedermann verständlich, mittels Zahlen messbar und erreichbar sein (vgl. Hauke 1990, S. 67).

Insbesondere bei der Beurteilung der Prozessqualität kommen implizite und explizite Methoden zur Anwendung:

- Implizite Methoden werden als direkte Beobachtung sowie retrospektiv, etwa anhand der Krankengeschichte, angewendet.
- Explizite Methoden können als Index aus gewichteten Kriterien, als Kriterienlisten oder Kriterienbäume (Entscheidungsindex) eingesetzt werden (vgl. Conen 1990, S. 39).

Kriterien werden oftmals als Vorstufe zu Indikatoren (siehe dort) verwendet.

Standards

Der Begriff Standard („Normalmaß, Richtschnur; herkömmliche Normalausführung“) wurde in der Kaufmannssprache ab dem 19. Jh. verwendet, ist aus dem engl. „standard“ entlehnt dessen eigentliche Bedeutung „Standarte, Fahne“ – daher die Übertragung als „Festgelegtes, Vorgeschriebenes“ – ist (vgl. Duden 2007, S. 798 f.).

Standards sind das Instrument zur Beurteilung der Qualität. Sie drücken das Qualitätsniveau aus, welches man erreichen will. Sie geben somit erreichbare, vorgegebene Ziele an. Implizit angelegte Standards berücksichtigen nur die Gegebenheiten des (eigenen) Krankenhauses, explizite Standards beziehen internationale Ansprüche mit ein.

Zwei Beurteilungsverfahren von Qualitätssicherungsprogrammen mit beiden möglichen Ausprägungen (implizit und explizit) haben sich in der Praxis herausgebildet:

- an Krankheitsarten orientierte Verfahren
- situationsorientierte Verfahren (vgl. Hauke 1990, S. 67 f.)

Sowohl für die Qualitätsmessung als auch für Qualitätssicherungsprogramme gelten methodische Anforderungen (vgl. Eichhorn 1987, S. 137 ff.):

- Validität
- Reliabilität
- Sensitivität

Validität bedeutet, dass Kriterien das messen, was sie messen sollen, und eine Aussage über die Qualität beinhalten.

Reliabilität zeigt die Stabilität, d. h. die Unabhängigkeit der Messkriterien von Einflussfaktoren. Sensitivität drückt die Reaktion der Messkriterien auf Änderungen in der Qualität aus.

Gesetzliche Begriffsbestimmungen (vgl. BGBL. I Nr. 179/2004) in diesem Zusammenhang lauten beispielsweise:

- Qualitätsstandards sind beschreibbare Regelmäßigkeiten bzw. Vorgaben hinsichtlich Ausstattung, Verfahren oder Verhalten.
- Ein Qualitätsindikator ist eine messbare Größe, welche dazu geeignet ist, die Qualität der Gesundheitsleistung zu beobachten, zu vergleichen und zu evaluieren.
- „Ein Referenzbereich ist jenes Intervall, innerhalb dessen die Ausprägung eines Qualitätsindikators als gut oder als unauffällig definiert wird. Ein Referenzwert ist ein Referenzbereich, dessen Ober- und Untergrenze zusammenfallen.“

Leitlinien, Behandlungspfade

Im medizinischen Bereich stellen Leitlinien „systematisch entwickelte, wissenschaftlich begründete und praxisorientierte Entscheidungshilfen für die angemessene ärztliche Vorgehensweise bei speziellen gesundheitlichen Problemen“ dar (ÄZQ 2007, S. 48). Die regelmäßige Überprüfung auf Aktualität und die Fortschreibung sind erforderlich. Ebenso das Abweichen davon in begründeten Fällen, da Leitlinien nur Orientierungshilfen darstellen.

Ein Behandlungspfad ist die Festlegung der Patientenbehandlung einer definierten Fall- oder Behandlungsgruppe unter Beachtung definierter Qualität und vorhandener Ressourcen, möglichst unter Einbeziehung vorhandener Leitlinien. Die Steuerung des Behandlungsprozesses erfolgt über ein begleitendes Dokumentationssystem (vgl. ÄZQ 2007, S. 18 f.).

Trill (vgl. 2000, S. 155 ff.) fasst die Darstellung von Leitlinien mit jener der SOP (Standard Operating Procedures), Clinical Pathways, Pathway Management Systems und Patientenbehandlungsleitlinien zusammen, da bestehende Unterschiede marginal sind. Es ist davon auszugehen, dass Leitlinien kein Allheilmittel darstellen. Voraussetzung ist jedenfalls die Prozessbetrachtung als Voraussetzung für Qualitätsmanagement.

Normen

Norm wird u. a. als „Richtschnur, Regel, Maßstab; (Leistungs)soll; Größenanweisung (Technik)" verstanden. Davon abgeleitet bedeutet normen „einheitlich festsetzen, gestalten; (Größen) regeln" (vgl. Duden 2007, S. 563). International normen insbesondere die Internationale Normungsorganisation (ISO, International Organization for Standardisation) und das Europäische Komitee für Normung (CEN, Comité Européen de Normalisation). Eine ÖNORM ist eine durch das Österreichische Normungsinstitut herausgegeben Norm. Grundprinzipien der Erstellung sind die Beteiligung aller Betroffenen (Erzeuger, Konsumenten, Behörden, Wissenschaft), die allgemeine Zustimmung aller Betroffenen (Konsens), ein öffentliches Einspruchsverfahren in der Entwurfsphase. Das Normenwerk ist widerspruchsfrei (kohärent) und verwendet die gleichen Begriffe wie andere Normen, die Aktualität wird alle drei Jahre überprüft und die Norm gegebenenfalls aktualisiert oder außer Kraft gesetzt. Die ONR (ON-Regel) entsteht nach denselben Kriterien wie die ÖNORM, der Verbindlichkeitsgrad ist aber geringer. Mindestens zwei interessierte Gruppen sind an der Erarbeitung beteiligt, eine einfache Mehrheit (Konsens) ist erforderlich, ein öffentliches Einspruchsverfahren kann erfolgen, muss aber nicht. Widerspruchsfreiheit und Einheitlichkeit sind zu beachten. Die Überprüfung erfolgt alle fünf Jahre, danach sollte eine Norm in Kraft sein (vgl. forumq 2007a).

5 Ansatz zum Qualitätsmanagement

Unternehmensentscheidungen positionieren ein Unternehmen am Markt und geben ihm nach innen und außen Identität. Die Formulierung erfolgt meist in Leitbildern und Grundsatzpapieren und bildet sich als Corporate Identity oder Unternehmensphilosophie aus. Auf dem Leitbild des Unternehmens – neben Pflegetheorie und Pflegemodell – fußt das Pflegeleitbild, welches wiederum im Pflegekonzept der Einrichtung präzisiert wird. Im Pflegekonzept sollen sich Hinweise auf die Aufbauorganisation in der Pflege, Besprechungen, Fort- und Weiterbildungen, Ablauforganisation, Pflegeprozess, Pflegedokumentation sowie auf Kooperationen und Nahtstellenmanagement finden (vgl. Alami 1998, S. 14 ff.). In diesem Kontext ist das jeweils zur Anwendung kommende Qualitätsmanagement-System zu sehen.

Das damalige österreichische Bundesministerium für Arbeit, Gesundheit und Soziales hat bereits 1994 einen „Leitfaden zur Qualitätssicherung im Krankenhaus" herausgegeben, der u. a. die Themen Qualität, Teilqualität, Beurteilung der Qualität, Bedeutung der Qualitätssicherung, Ziele der Qualitätssicherung, bisherige Formen der Qualitätssicherung, gegenwärtige Sicht der Qualitätssicherung, Wege zum Qualitätsmanagement, was Qualitätssicherung nicht sein soll und die Frage, warum wir Qualitätssicherung brauchen, beleuchtet. Insbesondere beinhaltet dieser Leitfaden Hinweise für die praktische Anwendung und es werden u. a. folgende Empfehlungen zur Umsetzung gegeben (vgl. BMAGS 1998b, S. 17 ff.): Der Träger der Einrichtung hat die ersten Maßnahmen zur praktischen Umsetzung der Qualitätssicherung in die Praxis zu treffen, die Schaffung der personellen und finanziellen Grundvoraussetzungen.

Qualitätssicherung muss ein Thema für alle Mitarbeiter in der Einrichtung sein oder werden. Dass jeder Einzelne seinen Beitrag zu leisten hat, muss durch Weiterbildung der Mitarbeiter und durch motivierende Beispiele erreicht werden. Die Qualität der eigenen Leistung soll hinterfragt werden, nicht die eigenen Fehler sanktioniert werden. Es soll ein Lernprozess zur zukünftigen Leistungsverbesserung ausgelöst werden. Besonders in der Einführungsphase sollen Qualitätsdefizite aufgezeigt werden, um Betroffenheit zu erzeugen. Die Hauptverantwortung für die Qualität liegt jedoch bei der obersten Führungsebene. Die Einrichtung einer Qualitätssicherungskommission (oder ähnlichem) mit einem Qualitätssicherungsbeauftragten hat sich als sehr vorteilhaft erwiesen. Da an der Bearbeitung von Qualitätsdefiziten nicht alle Mitarbeiter mitarbeiten können, haben sich Qualitätszirkel (siehe dort) genannte Projektgruppen bewährt. Bei sehr autoritären bzw. patriarchalischen Organisationsstrukturen führen Qualitätssicherungsaktivitäten zu Widerständen bei den Führungskräften, da die eigenen Entscheidungen und Handlungen hinterfragt werden müssen.

Die Schritte eines Qualitätssicherungsprogramms können sich z. B. wie folgt darstellen, wobei in der Praxis durchaus unterschiedliche Umsetzungsweisen erfolgreich sind (BMAGS 1998b, S. 20):

- Problemauswahl bzw. Schwerpunktsetzung unter Beachtung von Kosten-Nutzen-Überlegungen
- Ermittlung von Kriterien
- Aufstellen von Standards
- Methodische Vorgangsweise und Dokumentation der erzielten Qualitätsausprägung
- Analyse der Ergebnisse des Soll-Ist-Vergleiches
- Erarbeitung von Vorschlägen (gegebenenfalls von Alternativen) und deren Bewertung
- Setzen von konkreten Maßnahmen, um die Qualitätsmängel zu beheben
- Überwachung das Erfolges der Maßnahmen
- Kontinuierliche Qualitätsverbesserung
- Qualitätsbericht

6 Total Quality Management, TQM

Unter Total Quality Management beschreibt Stekel (vgl. 2007) einen Ansatz im Qualitätsmanagement, der um die Mitte des 20. Jahrhunderts in den Vereinigten Staaten und Japan entwickelt wurde. Wesentliche Vertreter seien Deming, Feigenbaum, Crosby, Juran und Ishikawa. TQM-orientierte Modelle haben die Orientierung am Konsumenten, die Entscheidungsfindung auf Basis gesicherter Daten, das Denken in Prozessen (definierte Abfolgen mit klaren Verantwortlichkeiten) und die ständige Qualitätsverbesserung gemeinsam. Zusätzlich wird Gewicht auf das innerbetriebliche soziale System gelegt.

Vor allem in den USA und später in Japan wurde versucht, Qualitätssicherungssysteme v.a. nach dem Zweiten Weltkrieg zu verbessern. Es ging insbesondere darum, Fehler in Produktionsprozessen frühzeitig zu erkennen, und in der Folge darum, betriebliche Abläufe zu optimieren. Ein Hauptziel wurde neben der Fehlervermeidung die ständige Verbesserung der Qualität. Diesem Vorhaben wurde mit der Einrichtung von interdisziplinären Qualitätszirkeln Rechnung getragen. Die Philosophie des ständigen Wandels und der Kundenorientierung wurde auch durch den Bezug auf die innere Haltung aller Mitarbeiter noch umfassender (Total Quality Management). Dieses Konzept geht von einer Verankerung des Qualitätsgedankens und der Kundenorientierung in der Firmenkultur und jedem Mitarbeiter aus, unabhängig von konkreten Verfahrensanweisungen mit der Führungskraft als diesbezüglichem Vorbild. Als Ziele des TQM können somit zufriedene Kunden, zufriedene Mitarbeiter, positives Image und dauerhafter Geschäftserfolg bezeichnet werden (vgl. Alami, 1998, S. 21 ff.).

Total Quality Management kann nach Holzbaur (vgl. 2001, S. 242 f.) nicht nur als System oder Konzept gesehen werden, sondern vielmehr als Grundhaltung, Qualität in den Mittelpunkt der Unternehmensaktivitäten zu stellen. Dazu gehört vor allem, dass alle Mitarbeiter – insbesondere auch die oberste Leitung – Qualität als oberstes Ziel ansehen und eine nachhaltige Strategie über die kurzfristigen Ziele stellen.

Als wichtigste Elemente können beschrieben werden:

- Kundenorientierung und Orientierung an der Produktqualität und der Prozessqualität. Qualität orientiert sich an den Ansprüchen des Kunden.
- Ständige Leistungsverbesserung mit der Integration aller Mitarbeiter in den Verbesserungsprozess. Eine Erhöhung von Qualität und der Zufriedenheit von Kunden, Mitarbeitern und Anspruchsgruppen ist nur durch Beachtung und Verbesserung aller Prozesse möglich.
- Kundenorientierung und Qualitätsorientierung in die Firmenstrategie integrieren.
- Mitarbeitereinbindung durch Anerkennung, Ausbildung, Kommunikation sowie Kompetenz- und Verantwortungsübertragung.
- Ressourcenbereitstellung zur Qualitätserreichung und -verbesserung. TQM wird unglaubwürdig, wenn mit Hinweis auf Kosten notwendige Ressourcen verweigert werden. Qualitätsförderer sind wichtig, damit Verbesserungen auch gegen interne und externe Widerstände durchgesetzt werden können.
- Wichtige Geschäftsprozesse identifizieren und verbessern.
- Kunden- und Mitarbeitermeinungen messen und berücksichtigen. Qualität und Quali-

tätsverbesserungen sollten mit objektiven (Produkteigenschaften) und subjektiven (Kundenzufriedenheit) Kriterien gemessen und beurteilt werden.

Eine konsequente Qualitätsorientierung umfasst somit Kundenorientierung, Messung, Produktqualität, Promotoren, Prozessqualität, Ressourcenbereitstellung.

Die Einbindung aller Mitarbeiter erfordert Anerkennung von Leistung und Qualität, Ausbildung und Weiterbildung (lebenslanges Lernen), Kommunikation in allen Richtungen (360°-Rückmeldungen), Kompetenz bei Management und Mitarbeitern, Verantwortung (Übertragung und Stärkung von Kompetenzen und Verantwortung auf allen Ebenen).

Die Messung der Zufriedenheit und der Meinung aller Interessenspartner: Kunden als Abnehmer der betrieblichen Leistungen, Mitarbeiter als wichtigstes Element des Leistungserbringungsprozesses, Eigentümer und Kapitalgeber (Shareholder) mit Anspruch und Einfluss auf das Unternehmen sowie Öffentlichkeit und Stakeholder mit mittelbarem oder unmittelbarem (Behörde, Politik) Einfluss auf das Unternehmen (vgl. Holzbaur 2001, S. 242 f.).

Einerseits durch die Kunden- und Effizienzorientierung und andererseits durch den Zugang der Organisationsentwicklung, welcher mit Qualitätsverbesserung einhergehen muss, wirkt TQM zweifach. Nach Heimerl-Wagner/Ebner (vgl. 1996, S. 421 f.) scheint es, als sei die Einführung von Qualitätsmanagementsystemen im Sinne von TQM für Gesundheitsorganisationen eine Erfolg versprechende Möglichkeit im Umgang mit den immer komplexer werdenden Umfeldbedingungen. Inhaltliche Strategien sind demnach

- Null-Fehler-Ansatz und Fehlerprävention,
- Kontinuierlicher Verbesserungsprozess (KVP bzw. engl. CQI),
- Kundenorientierung,
- Effizienzorientierung und
- Prozessorientierung.

Die Vermeidung von Fehlern erfolgt durch entsprechende Maßnahmen bereits in der Entstehung oder davor. Kundenorientierung meint die konsequente Orientierung an den Kundenanforderungen, welche vom Marketing aus den erfassten Kundenwünschen entwickelt werden. Nicht nur der „Endkunde“, auch interne Kunden (Mitarbeiter) werden berücksichtigt. Qualität ist Aufgabe jedes einzelnen Mitarbeiters. Als Systemmanagement werden die einzelnen Komponenten zu einem Gesamtsystem verknüpft, welches alle Hierarchieebenen des gesamten Unternehmens erfasst. TQM ist im Kern ein langfristiger Veränderungsprozess zu einer höheren Qualität, berücksichtigt in der strategischen Unternehmensplanung (vgl. Haubrock/Gohlke 2001, S. 55 ff.). Total Quality Management kann sogar als umfassendste (Qualitäts-)Strategie bezeichnet werden, die für ein Unternehmen dankbar ist, in der alle Bereiche erfasst und integriert werden (vgl. Kamiske/Brauer 2002, S. 95).

7 Systeme, Modelle und Preise

Mittlerweile gibt es viele Systeme und Modelle zum Qualitätsmanagement. Die Übergänge zwischen System, Modell, Methoden, Instrumente etc. sind oft fließend, die Begriffe werden meist synonym verwendet.

EN ISO 9000 ff.

Erste Initiativen für Qualitätssicherung (QS) bzw. Qualitätsmanagement (QM) gehen auf die Zeit der Ölkrise in den 70er Jahren zurück. Durch ablauforientierte Industrienormen versuchte seit den 80er Jahren die ISO (Organisation für Internationale Standardisierung), internationale Qualitätsnormen zu definieren. Diese erlangten dann als Europäische Normen (EN) und Österreichische Normen (ÖNORM) innerstaatliche Bedeutung (vgl. Alami 1998, S. 16 ff.). Die EN ISO 9000 ist eine der weltweit am meisten verkauften Normenreihen. Sie dokumentiert die allgemeinen Anforderungen an ein Qualitätsmanagement-System. Sie wurde aus der Fertigungsindustrie in den Dienstleistungssektor übernommen. Beim Systemaufbau ist die ISO-9004-Reihe behilflich. Auf der Grundlage von Elementen (ISO Norm-Struktur) oder Prozessen wird eine QM-Dokumentation erstellt. Diese Anforderungselemente sind z. B. Verantwortung der Leitung, Beschaffung, Prozesslenkung, Prüfungen, Schulung. Die ISO 9000 wird in Richtung TQM-Modell weiterentwickelt.

Die erneuerte Version (ISO 9000:2000) beschreibt acht Handlungsgrundsätze des modernen Qualitätsmanagements: Kundenorientierung, Führung, Einbeziehung der Personen, Prozessorientierter Ansatz, Systemorientierter Managementansatz, Ständige Verbesserung, Sachbezogener Ansatz zur Entscheidungsfindung und Lieferantenbeziehungen zum gegenseitigen Nutzen. Die ISO 9001 ist die Zertifizierungsgrundlage der ISO-9000-Normenreihe. Die Forderungen der ISO 9001:2000 sind nunmehr nicht mehr in 20 funktionsorientierten Elementen strukturiert, sondern es wird der stark prozess- und systemorientierte Managementansatz forciert. Mit der ISO 9004:2000 sollen Organisationen in Richtung Business Excellence optimal unterstützt werden. Mit derselben Struktur wie die ISO 9001:2000 ist ein Leitfaden zur Leistungsverbesserung und ein Vorgehen zum Self-Assessment beschrieben (vgl. ÖQS 2002, vgl. ebenso Gembrys/Herrmann 2007, S. 61 ff.). Durch das Normenwerk sollen die Qualitätsbestrebungen offengelegt und letztendlich zertifiziert werden. Ein Hauptpunkt der Festlegung interner Prozesse und Qualitätskriterien sowie Grundlage der Zertifizierung stellen das Qualitätsmanagement-Handbuch und die Verfahrensanweisungen dar. Der Mindestinhalt wird u. a. von der ISO-Norm vorgegeben.

Die Normenreihe besteht somit derzeit aus folgenden Teilen (vgl. Gembrys/Herrmann 2007, S. 62):

- ISO 9000, welche Grundlagen und Begriffe zu Qualitätsmanagementsystemen festlegt.
- ISO 9001, welche Anforderungen auflistet, welche ein Qualitätsmanagementsystem erfüllen muss, um dem Stand der Technik zu entsprechen.
- ISO 9004, als Leitfaden für den Aufbau und zur Verbesserung eines Qualitätsmanagementsystems mit Interpretationshilfen und Anregungen zur ISO 9001.

ISO 9001

In der ISO 9001 wird festgelegt, was getan wird, aber nicht, wie es getan wird. Es ist gefordert, dass
- bestimmte Prozesse und Tätigkeiten nach festgelegten Verfahren durchgeführt werden
- Verantwortlichkeiten für qualitätsrelevante Tätigkeiten festgelegt werden und
- die dafür erforderlichen Mittel bereitgestellt werden.

Teilbereiche der Norm sind u. a.
- Qualitätsmanagementsystem (allgemeine und Dokumentations-Anforderungen),
- Verantwortung der Leitung (u. a. Kundenorientierung, Qualitätspolitik, Planung etc.)
- Management der Ressourcen (Bereitstellung, Personelle Ressourcen, Infrastruktur, Arbeitsumgebung),
- Produktrealisierung (Planung, kundenbezogene Prozesse, Entwicklung, Beschaffung, Produktion und Dienstleistungserbringung etc.) sowie
- Messung, Analyse und Verbesserung (u. a. Überwachung und Messung von Kundenzufriedenheit, Prozessen und Produkten sowie Lenkung fehlerhafter Produkte und Verbesserungsmaßnahmen).

Es ist jedoch nicht erforderlich, eigene Qualitätsmanagementsystem anhand der Norm zu strukturieren (vgl. Campbell, 2006a, S. 1 ff.). Mit einem aufgebauten und dokumentierten Qualitätsmanagementsystem kann von einer neutralen Stelle die Erfüllung der Anforderungen einer oder mehrerer Normen zu Qualitätsmanagementsystemen (z. B. ISO 9001) bestätigt werden (Zertifizierung) (vgl. Gembrys/Herrmann 2007, S. 68).

Zertifizierung

Eine Zertifizierung wird von Stekel (vgl. 2007) als „Bescheinigung der Konformität mit vorgegebenen Standards" beschrieben, welchen durch einen akkreditierten, unparteiischen Dritten erfolgt. Sie stellt die Beschreibung eines Ist-Standes dar. Eine Akkreditierung ist die „Erteilung einer Befugnis für die Tätigkeit der Prüfung, Überwachung und Zertifizierung". Der englische Begriff „accreditation" entspricht hingegen dem deutschen Begriff Zertifizierung.

ISO 9004

Die ISO 9004 stellt einen Leitfaden zur Leistungsverbesserung im Rahmen von Qualitätsmanagementsystemen dar. Sie basiert auf den acht Managementgrundsätzen, ist mit ISO 9001 kompatibel, jedoch kein Leitfaden dazu. Sie ist zur Selbstbewertung des Leistungsreifegrades geeignet, aber auch mit TQM-Modellen kompatibel. Eine Zertifizierung ist nicht Zielsetzung. Der Schwerpunkt liegt auf kontinuierlicher Verbesserung, welche „an der Zufriedenheit der Kunden und anderer interessierter Parteien" gemessen wird. Dies stellt auch den wesentlichen Unterschied zur ISO 9001 dar, nämlich dass der Unternehmenserfolg von mehr („interessierten") Parteien bestimmt wird. Es sind dies

- Eigentümer,
- Mitarbeiter,
- Gesellschaft,
- Lieferanten und Partner sowie
- Kunden (vgl. Campbell, 2006b, S. 1 ff.).

Inzwischen sind viele Gesundheitsunternehmen in Österreich „ISO-zertifiziert". Waren es am Anfang eher produzierende Bereiche, wie Labors oder Röntgen-Institute, gibt es mittlerweile auch zertifizierte Pflegedienste, Krankenhausabteilungen, Pflegeschulen etc.

EFQM-Modell

Das EFQM®-Modell (EFQM-Modell für Excellence, Excellence Modell, Modell für Business Exzellenz) ist ein Bewertungsverfahren, welches von der EFQM (European Foundation for Quality Management) mit dem europäischen Qualitätspreis (The European Quality Award, EQA – Anm.: mittlerweile EFQM Excellence Award [EEA]) entwickelt wurde. Es liegt diesem Modell eine eigene, interne Selbstbewertung des Unternehmens zugrunde mit den Vorteilen, dass es sehr objektiv ist und v. a. die Mitarbeiter in den Erarbeitungs- und Beurteilungsprozess stark involviert sind. Im Anschluss an einen zu erstellenden Bericht werden dieser und die darin angeführten Stärken und Verbesserungsmöglichkeiten des Krankenhauses durch ausgebildete Bewerter (Assessoren) – erst jeder für sich und dann gemeinsam – beleuchtet und bei einem Besuch überprüft (vgl. Sudy 1997, S. 4).

Die European Foundation for Quality Management (EFQM®) wurde 1988 von vierzehn führenden europäischen Unternehmen als gemeinnützige Organisation auf Mitgliederbasis gegründet, deren Mission es ist, treibende Kraft für nachhaltige Excellence in Europa zu sein. Nationale Partnerorganisationen arbeiten mit der EFQM zusammen, in Österreich war dies die AFQM. Demnach zeichnen sich exzellente Organisationen dadurch aus, dass sie sich um die Zufriedenheit ihrer Interessengruppen bemühen (vgl. EFQM 2003a, S. 2 f.).

Als Grundstruktur wurde das EFQM-Modell für Excellence zur Bewertung und Verbesserung von Organisationen eingeführt, welches auf folgenden Grundkonzepten fußt (vgl. EFQM, 2003a, S. 4):

- Ergebnisorientierung
- Ausrichtung auf den Kunden
- Führung & Zielkonsequenz
- Management mittels Prozessen & Fakten
- Mitarbeiterentwicklung & -beteiligung
- Kontinuierliches Lernen, Innovation & Verbesserung
- Entwicklung von Partnerschaften
- Soziale Verantwortung

Interessenspartner

In der Gesundheitsorganisation stellen Patienten und Kunden wie Angehörige und Zuweisende, Mitarbeiter, Rechtsträger und Eigentümer, Lieferanten und die Gesellschaft die Interessenspartner des EFQM-Modells dar, auf deren Erwartungen und Bedürfnisse laufend eingegangen wird (vgl. Sudy 1997, S. 4).

Kriterien

Die neun Kriterien für die Bewertung basieren – auch bei der AFQM – auf der Grundlage des Excellence Modells der EFQM. Fünf der Kriterien sind sogenannte Befähigerkriterien (engl. enabler), bei denen es darum geht, wie das Unternehmen in Bezug auf Mitarbeiter, Partnerschaften, Ressourcen und Prozesse organisiert ist. Bei den Ergebniskriterien (engl. results) geht es darum, was eine Organisation erreicht, auch ob es Ziele und Benchmarks mit Messgrößen gibt, welche über mehrere Jahre verfolgt und verglichen werden. Dann können mit Steuerungsmechanismen Veränderungsprozesse eingeleitet werden. Die Hauptkriterien werden in mehrere Teilkriterien unterteilt (vgl. EFQM 2003b, S. 13 ff., vgl. ebenso Jäger, 2002).

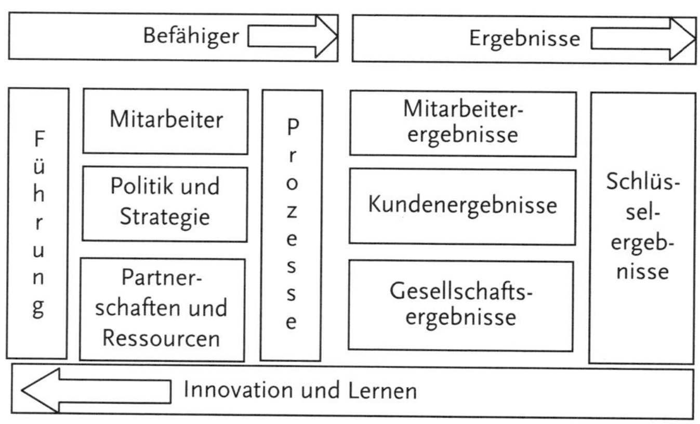

Abb. 7: EFQM-Modell für Excellence®: Hauptkriterien (vgl. EFQM 2003b, S. 5)

Die sogenannte RADAR-Logik (siehe auch dort) ist Kernstück des Modells. Dessen Elemente sind Ergebnisse (Results), Vorgehen (Approach), Umsetzung (Deployment), Bewertung (Assessment) und Überprüfung (Review). Das Ergebnis-Element unterstützt die Bewertung der Ergebnis-Kriterien, die vorangegangenen unterstützen die Bewertung der Befähiger-Kriterien (vgl. EFQM, 2003b, S. 5).

AFQM, Austrian Quality Award (AQA)

Die AFQM (Austrian Foundation for Quality Management) wurde 1995 gegründet, sie unterstützt Organisationen bei der Umsetzung von Excellence und vergibt den Austrian Quality Award (Österreichischer Staatspreis für Qualität). 2004 wurde die Quality Austria mit den vier Organisationen ÖQS, ÖVQ, ÖQA und AFQM als Trainings-, Zertifizierungs- und BegutachtungsGmbH gegründet. Quality Austria ist mittlerweile die Partnerorganisation der EFQM (vgl. AFQM 2007, S. 4).

Das dem Austrian Quality Award (AQA) zugrunde liegende Bewertungsmodell entspricht dem Excellence Modell. Die Bewerber zum AQA beschreiben ihre Organisation nach den neun Kriterien, Assessoren bewerten diese Beschreibung mit einer Analyse und der Suche nach Regelkreisen. Der Austrian Quality Award ist eine nationale Auszeichnung der Anerkennung von Spitzenleistungen der Wirtschaft. Es werden Organisationen ausgezeichnet, die Vorbildcharakter in Österreich haben, weil sie sich erfolgreich und in besonderem Maße für die Förderung von Excellence engagieren (vgl. AFQM 2007, vgl. ebenso Jäger 2002).

Malcolm Baldridge Quality Award

Auch dieses Modell geht als Self-Assessment-Verfahren vom Gesamtprozess aus, welcher in Ursachen und Ergebnisse unterteilt wird (vgl. Holzbaur, 2001, S. 261 f.):

- Motor (Management)
  - Führung
- System (Planung und Prozess)
  - Prozessmanagement
  - Mitarbeiterorientierung
  - Strategische Planung
  - Information und Analyse
- Ergebnis
  - Kundenzufriedenheit
  - Geschäftsergebnisse

Joint Commission

Die *Joint Commission* on Accreditation of Healthcare Organizations (JCAHO) ist eine private, unabhängige und gemeinnützige Körperschaft zur Zertifizierung von Gesundheitseinrichtungen. Sitz der 1951 gegründeten Organisation ist Chicago. Sie ist unabhängig von Staat und Kostenträgern. Die Joint Commission arbeitet an der Verbesserung der Qualität der medizinischen Versorgung in den USA, seit 1999 auch weltweit. Mehr als 20.000 Gesundheitseinrichtungen sind von der JCAHO zertifiziert, davon über 80 % der Krankenhäuser in den USA. Zertifiziert werden darüber hinaus z. B. auch ambulante Behandlungseinrichtungen, Laboratorien, Einrichtungen der Langzeitpflege, Pflegeheime und Hauskrankenpflege-Anbieter (vgl. forumq 2007a).

Die Joint Commission International Accreditation (JCIA) ist ein Teil der JCAHO. Gemeinsam mit einer internationalen Task Force – mit Pflegekräften und Ärzten – wurde in den vergangenen Jahren ein Zertifizierungsprogramm erarbeitet, welches den weltweiten Einsatz der Standards ermöglicht. Diese ersten umfassenden, weltweiten Standards und Verhaltensempfehlungen für die Krankenhausbehandlung sind seit Anfang 2000 verfügbar (vgl. forumq 2007a).

Die internationalen Standards der Joint Commission sind in Kapitel eingeteilt und beziehen sich jeweils auf die gesamte Einrichtung, womit die interdisziplinäre und berufsübergreifende Ausrichtung ersichtlich ist (vgl. Dornheim/Hilgenfeld 2007):

- Patientenbezogene Standards
  - Zugang zur und Kontinuität der Behandlung (ACC)
  - Rechte der Patienten und deren Familienangehörigen (PFR)
  - Untersuchung der Patienten (AOP)
  - Behandlung der Patienten (COP)
  - Aufklärung und Belehrung von Patienten und Familienangehörigen (PFE)
- Organisationsbezogene Standards
  - Qualitätsmanagement und -verbesserung (QMI)
  - Prävention und Überwachung von Infektionen (PCI)
  - Aufsichtsorgan, Führung, Direktion (GLD)
  - Anlagenmanagement und Sicherheit (FMS)
  - Mitarbeiterqualifikation und Weiterbildung (SQE)
  - Management der Informationen (MOI)

Die Entscheidung zur Zertifizierung wird von einem Komitee der JCIA getroffen, das Zertifikat ist drei Jahre gültig.

In Österreich war eine der ersten Gesundheitseinrichtungen, welche nach der JCAHO zertifiziert wurden – als erstes allgemeines Krankenhaus – das Landeskrankenhaus Villach. Dort entstand aus der Summe der Erfahrungen mit den verschiedensten Projekten zur Verbesserung der Patientenbetreuung das „Villacher Modell des patientenorientierten Qualitätsmanagements®". Die Patienten haben, wie Fiausch (vgl. 2006) darlegt, folgenden Vorteil: „Die Abläufe im gesamten Haus sind koordiniert und vereinheitlicht und somit sind einheitliche medizinische, pflegerische und organisatorische Standards für unsere Patienten gesichert. Das bietet nicht nur mehr Sicherheit im Handeln für die Mitarbeiter, sondern darüber hinaus auch, dass die Betreuung des Patienten in einheitlich guter Qualität im gesamten Haus gewährleistet wird."

KTQ

KTQ® (Kooperation für Transparenz und Qualität im Gesundheitswesen GmbH) ist ein deutsches Selbstbewertungs- und Zertifizierungsverfahren für das Gesundheitswesen. Der KTQ-Katalog zur Zertifizierung gliedert sich in Patientenorientierung, Sicherstellung der Mitarbeiterorientierung, Sicherheit, Informationswesen, Führung, Qualitätsmanagement (vgl. Knon/Groß/Lobinger, 2005, S.39 ff.). Die Gründung erfolgte 2001 mit dem Ziel, Krankenhäusern, Arztpraxen und Rehabilitationskliniken – die Ausweitung auf „Pflegeeinrichtungen" ist im Gange – genanntes Verfahren zu ermöglichen und die Implementierung weiterer Elemente des Qualitätsmanagements anzuregen. Zentrales Bemühen ist die Verbesserung der Prozesse und Ergebnisse der Patientenversorgung.

Die Schritte des Zertifizierungsverfahrens sind

- Selbstbewertung
  - Die Bewertungssystematik basiert auf dem PDCA-Zyklus (siehe dort), dem

  - Erreichungsgrad (Qualität der Kriterienerfüllung) und dem
  - Durchdringungsgrad (Breite der Umsetzung)
- Fremdbewertung/Visitation
- Zertifikatvergabe/Veröffentlichung des KTQ-Qualitätsberichtes (vgl. KTQ, 2006, S. 1).

Die Qualitätsberichte der Einrichtungen sind veröffentlicht und derzeit (Stand: April 2007) online (www.ktq.de) verfügbar. Auch österreichische Einrichtungen sind zertifiziert bzw. bereiten sich auf die Zertifizierung vor.

QIP

Das „Quality Indicator Project®" (QIP) der Maryland Hospital Association wurde 1986 für Spitäler in Maryland (USA) entwickelt. Es ist ein Modell, um den Ansatz zur kontinuierlichen Qualitätsverbesserung in Krankenanstalten zu unterstützen, wobei es sich um einen ergebnisbezogenen Ansatz handelt. Anhand valider Indikatoren wird ein nationaler und internationaler Vergleich von Versorgungsprozessen (Benchmarking) ermöglicht.

Übergeordnetes Ziel ist die Unterstützung systemischer Qualitätsarbeit. Das Qualitätsmanagement der Gesundheitseinrichtung wird unterstützt durch die Bereitstellung eines ergebnisorientierten Messsystems zur Selbsteinschätzung. Die Leitung und die Mitarbeiter profitieren von validen Indikatoren sowie einer einheitlichen Methodik zum Erkennen von Defiziten und zur Erarbeitung und Umsetzung von Verbesserungsstrategien. Zugrunde liegt hierbei der Zyklus PDCA.

QIP kann bzw. damit kann man somit

- anhand aggregierter Daten Referenzpunkte identifizieren,
- Trendaussagen ermöglichen,
- Unterstützung zur gezielten Fragestellung in Richtung Qualitätsverbesserung leisten,
- gezielte Maßnahmen im Sinne von CQI (Continuous Quality Improvement) setzen sowie
- Benchmarking initiieren.

Die Implementierung ist dann besonders erfolgreich, wenn QIP in bereits vorhandene Qualitätsaktivitäten oder -systeme (z. B. auch BSC) eingegliedert wird (vgl. QIP 2007).

In Österreich sind viele Einrichtungen am QIP beteiligt. Dies wird durch das System des International Quality Indicator Project® (IQIP) (vgl. IQIP, 2007) ermöglicht, welches von weit über 150 Gesundheitsorganisationen genutzt wird, um Daten für klinische und organisatorische Leistungsindikatoren zu erfassen, zu analysieren und zu vergleichen. Das IQIP dient diesen Organisationen als Instrument für die Erarbeitung von Möglichkeiten zur Verbesserung der klinischen und pflegerischen Versorgungsleistung. Die Instrumente zur Qualitätsmessung sind flexibel einsetzbar und wurden gemeinsam mit Analyseverfahren und Fortbildungsmaterialien vor über 15 Jahren in den USA entwickelt. Das IQIP-Programm enthält Leistungsindikatoren-Sets für die vier Versorgungsbereiche Akutpflege, Psychiatrie, Langzeitpflege und Hauspflege, wobei jedes Indikatoren-Set zahlreiche Messgrößen beinhaltet. Die Auswahl der Messgrößen obliegt der teilnehmenden Einrichtung.

Golden Helix Award

Seit 1992 wird der Golden Helix Award vergeben, welcher vom Verband der Krankenhausdirektoren Deutschlands e. V. (VKD) initiiert wurde. Bewerben können sich diejenigen, die aktiv Veränderungen in Krankenhäusern, Sozialdiensten, Pflegeeinrichtungen, Rehabilitations- und Kureinrichtungen gestalten sowie niedergelassene Ärzte in Deutschland und Österreich. Die ausgezeichneten Projekte zur Erhöhung des Qualitätsstandards im Gesundheitswesen bei gleichzeitiger Begrenzung der Kosten sollen Nutzen für die Patienten bringen und auf andere Gesundheitseinrichtungen und Organisationen übertragbar sein.

Das Projekt soll sich dadurch auszeichnen, dass ein strukturierter Plan, der durch Daten belegt ist, zur Problemlösung aufgezeigt wird. Sowohl Ausgangssituation als auch die Situation nach Projektabschluss müssen messbar sein. Es wird empfohlen, eine gängige Methode – den Qualitätszirkel – anzuwenden (vgl. VKD 2007). Bereits mehrere österreichische Einrichtungen (insbesondere aus Wien) konnten den Preis entgegennehmen.

8 Methoden, Instrumente und Werkzeuge

Die WHO bemerkt in einem Bericht (WHO 2005): „Es gibt keine klaren Anhaltspunkte dafür, welche der CQI-, Qualitätssicherungs- oder Rechnungsprüfungsmethoden am geeignetsten sind, doch gibt es Hinweise darauf, dass zur Erreichung positiver Ergebnisse ein Rahmen jeweils systematisch und konsequent angewandt werden muss. Alle Gesundheitsfachkräfte sollten wenigstens die einfachen CQI-Instrumente kennen und Berichte sowie einfache Kostenrechnung für die Entscheidung heranziehen, ob sie ein Instrument anwenden oder nicht.“

Zu den einfachen Instrumenten zählen hierbei u. a. Brainstorming, Ursache-Wirkungs-Diagramme, Nominalgruppen- und Delphimethode, Ablaufdiagramme, Histogramme, Kontrollkarten, Pareto-Diagramme, Ablaufanweisungen, Streudiagramme, Checklisten, Tabellen und Zählungen. Seltener kommen komplexere Instrumente, wie statistische Prozesskontrolle (SPC), Qualitätsfunktionsentwicklung (QFD) und DOE-Studien (design of experiments studies), zum Einsatz. Am häufigsten werden systematische Ansätze, wie u. a. der PDCA-Zyklus zur kontinuierlichen Qualitätsverbesserung sowie verschiedene Versionen von Überprüfungszyklen und Verfolgung des Patientenpfades, angewandt. Es gibt einige Hinweise für die Wirksamkeit von richtig angewendeten Leitlinien, Patientenpfad-Methoden, u. a. Diese Methoden sollten mehr Verwendung finden (vgl. WHO 2005).

Balanced Scorecard (BSC)

Die BSC kann als ausgewogenes Kennzahlensystem bzw. ausgewogener Berichtsbogen übersetzt werden, um Veränderungen (bzw. Verbesserungen) im Unternehmen messbar zu machen. Zusätzlich zu Finanzkennzahlen kommen Kennzahlen, welche Prozesse beschreiben (vgl. Kamiske/Brauer, 2002, S. 13 f.).

Gemeinsamkeiten unterschiedlicher Varianten der BSC sind die Formulierung eines strategischen, zentralen Ziels, die Konkretisierung von Subzielen (abgeleitet aus strategischen Orientierungen und den Erwartungen verschiedener Anspruchsgruppen. Weitere Gemeinsamkeiten sind die Festlegung von Kennzahlen als Messgrößen, die Ableitung von Aktionen, die Festlegung von Kennzahlen für die Aktionen, die Organisation der Umsetzung und die Einbindung der Kennzahlen in das Berichtssystem.

Friedag/Schmidt (vgl. 2004, S. 24 ff.) entwickeln einen Ansatz von Kaplan/Norton weiter, indem sie das „intellektuelle Kapital" in den Mittelpunkt stellen, die Summe an geistigen und materiellen Potenzialen einer Organisation. Die persönlichen Ziele der beteiligten Menschen bilden den Ausgangspunkt für die BSC. Das konkrete Handeln der Menschen innerhalb des Unternehmens wird in der „Führungs-Scorecard", die Einbeziehung externer Partner in der „Berichts-Scorecard" gestaltet. Fünf Schritte werden vorgeschlagen:

- Formulierung von Leitbild und Leitziel
- Entwickeln des strategischen Koordinatensystems für die Führungs-Scorecard
- Auswählen der strategiefokussierten Aktionen
- Bündeln der Aktionen zu strategischen Projekten
- Umsetzen der strategischen Projekte, Festschreiben der Verantwortung für die Organisation der praktischen Arbeit
- Erstellen der Berichts-Scorecard
- Organisieren des Lernprozesses

Benchmarking

Benchmarking ist mit Siebert/Kempf (vgl. 2002, S. 9) der methodische Vergleich von Prozessen und Produkten mittels Benchmarks von als besser identifizierten Vergleichspartnern. Diese werden anhand von Ähnlichkeiten in der eigenen oder in anderen Organisationen gefunden. Ziel ist, die eigenen Prozesse und Produkte durch das Vorbild des Vergleichspartners entscheidend zu verbessern.

Die Zielsetzung war bei Xerox, mit der 1979 die Entwicklung von Benchmarking im eigentlichen Sinn begann, die Marktführung. Die allgemeinen Ziele sind Spitzenleistungen in jedem Geschäftsbereich, gegliedert in kurz- und langfristige Zielsetzung; primär die Steigerung von Leistungsfähigkeit und Effizienz, Endziel, besser zu werden als die Besten (vgl. Haubrock/Gohlke 2001, S. 20 f.).

Die Konzentration eher auf nachhaltige Verbesserungen als auf reine Verbesserung der Wachstumsraten hilft, reale Ziele zu erkennen. Durch Überlegungen, was man benchmarken soll, bemisst man die eigenen Prozesse. Ein Vorteil ist der Test der Effektivität des eigenen Qualitätsprogramms (vgl. Patterson, 1996, S. 16). Die Vorgangsweise beim Benchmarking erfolgt oft nach dem PDCA-Zyklus.

Als Abgrenzung zu TQM können folgende Merkmale genannt werden (vgl. Siebert/Kempf, 2002, S. 24 f.):

- Umfassende Orientierung auf die Zielgröße Qualität
- Grundlagen: Kunden-, Prozess- und Mitarbeiterorientierung
- Abgrenzung von (Teil-)Prozessen: Analyse, Gestaltung, Regelung und Verbesserung von Prozessen im Produktions- und Verwaltungsbereich

- Definition von Anforderungen, Qualitätsverantwortung – Selbstprüfungskonzepte
- Umfassende Information und Qualifikation der Beteiligten
- Benchmarking ist ein wichtiger Baustein des TQM, ein Vergleich mit im QM vorbildlichen Unternehmen ist vorteilhaft.

Internes Benchmarking

Internes Benchmarking eignet sich gut als Einstieg. Es erfolgt ein Vergleich ähnlicher Tätigkeiten oder Funktionen innerhalb eines Unternehmens/Konzerns. Eine Akzeptanz äußerer Einflüsse ist somit nicht nötig. Das Auslösen eines internen Wettbewerbs und die interne Weiterverbreitung von Informationen werden gefördert, auch ein Zusammenführen einzelner Abteilungen ist möglich. Stärken und Schwächen des Unternehmens werden festgestellt (vgl. Haubrock/Gohlke 2001, S. 21; vgl. Siebert/Kempf 2002, S. 34 ff.).

Externes Benchmarking

Dies wird außerhalb der eigenen Organisation konkurrenzbezogen, also bei direkten Mitbewerbern, durchgeführt. Branchenbezogen erfolgt die Erweiterung auf die gesamte Branche, beim branchenunabhängigen Vorgehen ist der Grundgedanke der Vergleich von Geschäftsprozessen (vgl. Siebert/Kempf, 2002, S. 40 ff.)

Prozess-Benchmarking

Beim Prozess-Benchmarking erfolgt der Vergleich ähnlicher Prozesse mit dem Ziel der Prozessoptimierung, unabhängig von Wettbewerbs- oder Branchengrenzen. Nicht nur die Betrachtung der Resultate (Kennzahlen), sondern das Verstehen der Hintergründe (Prozesse) steht im Vordergrund.

Schritte dazu sind:
- Identifikation der zu benchmarkenden Prozesse
- Darstellung der Prozesse
- Vergleich mit anderen
- Lernen voneinander

Die Leistung einer Organisation steigt mit der Leistung ihrer Prozesse (vgl. Siebert/Kempf 2002, S. 46 ff.).

Im Gesundheitswesen, insbesondere in Krankenhäusern, dient Benchmarking als Analyse- und Orientierungsinstrument des integrativen Qualitätsmanagements. Dadurch ergeben sich Vergleichsmöglichkeit mit anderen Krankenhäusern. Im ambulanten Bereich finden sich mehrere bzw. eine Vielfalt von Anbietern, eine Vergrößerung des Spektrums (Haushaltshilfe bis Intensivversorgung), Kostendruck und somit Benchmarking als Möglichkeit, Verbesserungspotenziale zu finden (vgl. Haubrock/Gohlke 2001, S. 43 ff.).

DOE-Studies

DoE (Design of Experiments) wird auch als Versuchsplanung bezeichnet. Dabei werden die Kenngrößen eines Produkts oder Prozesses eingestellt, um möglichst optimale Ergebnisse bei möglichst geringer Streuung zu erzielen. Ausgangspunkte sind mehrere Einflussgrößen (einmalig festgelegte Steuergrößen und kaum zu kontrollierende Störgrößen), welche wiederum mehrere Qualitätsmerkmale (Ausgangsgrößen) beeinflussen, sowie einstellbare Eingangsgrößen. Ziele sind die Ermittlung der wirksamsten Ausgangsgröße und die optimale Einstellung der Steuergrößen, damit Störgrößen möglichst unwirksam sind (vgl. Kamiske/Brauer 2002, S. 96 ff.).

E-Qualin

E-Qualin® (European quality-improving, innovative learning in residential care homes for the elderly) ist ein Leonardo-da-Vinci-Projekt der EU (bis September 2007). Als Selbstbewertungsmodell verwendet es auch den PDCA-Zyklus. Es ist auf die Langzeitpflege ausgerichtet (www.e-qualin.net).

FMEA

Die FMEA (Fehlermöglichkeits- und Fehlereinflussanalyse bzw. Failure Mode and Effects Analysis) ist eine formalisierte Methode in der Qualitätssicherung. Damit sollen mögliche Probleme, deren Risken und Folgen bereits vor ihrer Entstehung geordnet und vollständig erfasst werden. Durch ein bereichsübergreifendes Arbeitsteam wird das mögliche Auftreten von Fehlern unter Anwendung von früheren Erfahrungen und unter Beachtung der speziellen Fachkenntnisse der Teammitglieder beizeiten aufgezeigt, bewertet und im Voraus vermieden (vgl. forumq 2007a).

Unterschieden wird nach dem Objekt der Untersuchung und dem Zeitpunkt der Anwendung zwischen Konstruktions- und Prozess-FMEA. Zusätzlich kennt man die System-FMEA, zur Betrachtung der Wechselwirkungen von Teilsystemen und den Einflüssen auf das Gesamtsystem. Die Durchführung stellt sich in vier Teilen dar (Fehleruntersuchung, Risikobeurteilung, Verbesserungsvorschläge, Ergebnisbeurteilung) und wird schriftlich (Formblätter) festgehalten (vgl. Kamiske/Brauer, 2002, S. 29 ff.).

HACCP

HACCP (Hazard Analysis and Critical Control Point) ist ein Eigenkontrollsystem im Lebensmittelbereich (z.B. auch Küchen in Gesundheitseinrichtungen). Es geht um das Erkennen und Bewerten von Gefahren sowie um Kontrollen an besonders kritischen und relevanten Punkten der Prozesskette (vgl. Kamiske/Brauer 2002, S. 35).

Ishikawa-Diagramm

Ishikawa ist nicht nur der Namensgeber dieser Methode, sondern vor allem Entwickler einer Qualitätsphilosophie, welche Grundlage eines unternehmensweiten Qualitätskonzepts ist. Darüber hinaus hat er wesentlich dazu beigetragen, dass sich die Anwendung von Qualitätszirkeln weltweit verbreitet hat (vgl. Kamiske/Brauer 2002, S. 68 f.). Das Ishikawa-Diagramm wird auch als Ursache-Wirkungs-Diagramm oder Fischgräten-Diagramm bezeichnet, was sich aus seiner Form erklärt. Es soll Wirkungen und Ursachen bzw. deren Ursachen (2. Ordnung) erfassen, systematisch grafisch darstellen und somit als Kommunikations- und Diskussionsgrundlage dienen. Als Komponenten werden oft die „fünf M" verwendet (vgl. Holzbaur 2001, S. 267 f.):

- Maschine (Einstellungen, Technik),
- Material (Eigenschaften),
- Mensch (Kenntnisse, Verhalten),
- Methode (Abläufe, Verfahren),
- Mitwelt (Personen, Umwelteinflüsse),
- mitunter ergänzt durch
- Management (Organisation und Planung) sowie
- Messung

Marker-Umbrella-Modell

Dieses Modell wurde in den 80er Jahren von Carolyn Smith-Marker entwickelt, indem sie die traditionellen vier Maßnahmen von Qualitäts-Programmen auf neun erweiterte und grafisch unter einem Regenschirm (umbrella) darstellte. Die folgenden neun Aktivitäten sind gleichwertig unter dem Schirm aufgeteilt (vgl. Giebing 1996, S. 82 ff.): Standardentwicklung, kontinuierliche Fortbildung, Bestätigung der fachlichen Kompetenz, Bewertung der Durchführung von Pflegemaßnahmen, Überprüfung, parallel laufende Überprüfung, aktive Problemidentifikation/fortlaufende Überprüfung, Kontrolle der Inanspruchnahme von Ressourcen, Risikomanagement.

PDCA

Der PDCA-Zyklus, nach seinem Begründer auch Deming-Kreislauf (Deming circle) genannt, ist wesentlicher Teil des kontinuierlichen Verbesserungsprozesses von Systemen, aber auch von Prozessen in Systemen, zur Produkt- und Dienstleistungsoptimierung (vgl. forumq, 2007a). In diesem Zyklus ist das Denken und Handeln in Regelkreisen veranschaulicht, die Kontinuität der Qualitätsverbesserung wird dadurch deutlich:

- Plan → Plan für Verbesserung entwickeln; Ergebnisse und Hindernisse überlegen
- Do → Ausführen des Plans
- Check → Überprüfen bzw. Beobachten der Auswirkungen, Ergebnisse festhalten
- Act → Verbessern des Vorgangs

Es erfolgt ein erneuter Durchlauf des Zyklus, da Probleme weiter eingegrenzt und aus den vorangegangenen Zyklen gelernt werden kann. Der Zyklus ist im Sinne eines kontinuierlichen Prozesses also mehr als Spirale denn als Kreis zu verstehen (vgl. Kamiske/Brauer 2002, S. 82 ff.).

Qualitätsfunktionsentwicklung (QFD)

Hierbei werden Kunden- und Designanforderungen in Matrixform übersichtlich dargestellt und miteinander in Beziehung gesetzt. Diese Übersetzungsmatrix wurde von Fukahara (Japan) als „House of Quality" entwickelt (vgl. Kamiske/Brauer, 2002, S. 70).

Qualitätszirkel

Im Leitfaden (BMAGS, 1998b, S. 19 f.) wird ein Qualitätszirkel beschrieben als „auf Dauer angelegte Kleingruppen, die aus 6 bis 12 Personen bestehen und auf freiwilliger Basis zusammenkommen, um den eigenen Arbeitsbereich zu analysieren." Es werden mit Moderator-Unterstützung Vorschläge zur Qualitätsverbesserung erarbeitet, realisiert und überwacht. Die Gruppe ist je nach Thematik meist interdisziplinär und wird von einem Mitglied oder einem internen oder externen Moderator geleitet. Die Mitarbeiter werden schon wegen des Stellenwertes der Tätigkeit und der Maßnahmen dienstlich tätig sein, entsprechende Hilfsmittel sind zur Verfügung zu stellen. Vor Beginn des Projektes sind die vermutlich entstehenden Kosten abzuschätzen und dem erwarteten Nutzen gegenüberzustellen. Lohnend ist dies nur, wenn die Nutzenerwartungen größer sind als die entstehenden Kosten. Auch bei der Tätigkeit von Qualitätszirkeln sind die volle Unterstützung der Leitung bzw. deren Mitwirkung sowie die Unterstützung der Arbeitnehmervertretung unabdingbar. Damit Qualitätszirkel ein wesentlicher Bestandteil des TQM werden, ist die organisatorische Einbindung in die vorhandene Unternehmensstruktur erforderlich (vgl. Kamiske/Brauer 2002, S. 68 ff.).

Beispielsweise beschäftigen sich die Einrichtungen der AUVA bereits seit Mitte der 90er Jahre erfolgreich mit der Qualitätszirkelarbeit. Aus diesen wurden mittlerweile 40 Qualitätsanforderungen abgeleitet, „die – vergleichbar mit den Standards oder Kriterien heute verbreiteter Q-Modelle wie KTQ oder JCAHO – Anforderungen an die Qualität einer modernen Krankenanstalt formulieren. Diese QA werden in allen Einrichtungen nach dem PDCA-Zyklus implementiert" (AUVA 2005, S. 7).

RADAR

Die RADAR-Logik ist ein wesentlicher Bestandteil des EFQM Excellence Konzepts. Sie besteht aus Results (Ergebnisse), Approach (Vorgehen), Deployment (Umsetzung), Assessment and Review (Bewertung und Überprüfung) und mit deren Hilfe werden die einzelnen Teilkriterien analysiert und bewertet (vgl. AFQM 2007, S. 18). Die RADAR-Logik ist im Grunde mit dem PDCA-Zyklus (Deming circle) vergleichbar.

Folgende Fragen sollen beantwortet werden (vgl. Gembrys/Herrmann 2007, S. 103):

- Resultate: Wurden die zu erreichenden Ziele (Ergebnisse) festgelegt?
- Ansatz: Wurden geeignete Maßnahmen geplant und erarbeitet, um die Ergebnisse zu erreichen?
- Durchführung: Erfolgte die Umsetzung der Maßnahmen systematisch?
- Abschätzung und Review: Wurde die Umsetzung der Maßnahmen überprüft und bewertet? Konnten die geplanten Ergebnisse dadurch erreicht werden?

Statistische Prozesskontrolle (SPC)

Mit der Statistischen Prozesskontrolle (Statistischen Prozessregelung) wird mathematisch-statistisch versucht, einen optimierten Prozess durch permanente Beobachtung und gegebenenfalls durchzuführenden Korrekturen optimiert zu halten. Hierzu können Qualitätsregelkarten verwendet werden. Grundlegende Prozessanpassungen sind jedoch nicht mehr möglich (vgl. Kamiske/Brauer 2002, S. 84 ff.).

9 Gesetzliche Vorgaben im Gesundheitswesen

In den letzten Jahren hat das Thema Qualität auch Berücksichtigung in der Bundesgesetzgebung für Krankenanstalten gefunden. Im Bundesgesetz über Krankenanstalten und Kuranstalten wurde Folgendes vorgeschrieben (BGBl. Nr. 1/1957):

„Die Landesgesetzgebung hat die Träger von Krankenanstalten zu verpflichten, im Rahmen der Organisation Maßnahmen der Qualitätssicherung vorzusehen und dabei auch ausreichend überregionale Belange zu wahren. Die Maßnahmen sind so zu gestalten, dass vergleichende Prüfungen mit anderen Krankenanstalten ermöglicht werden. Bei der Führung von Fachschwerpunkten ist eine bettenführende Abteilung desselben Sonderfaches einer anderen Krankenanstalt in die Maßnahmen der Qualitätssicherung einzubinden. Die Träger von Krankenanstalten haben die Voraussetzungen für interne Maßnahmen der Qualitätssicherung zu schaffen. Diese Maßnahmen haben die Struktur-, Prozess- und Ergebnisqualität zu umfassen. Die kollegiale Führung hat die Durchführung umfassender Qualitätssicherungsmaßnahmen sicherzustellen. (…) In jeder bettenführenden Krankenanstalt ist eine Kommission für Qualitätssicherung einzusetzen, die unter der Leitung einer fachlich geeigneten Person steht. Dieser Kommission haben zumindest je ein Vertreter des ärztlichen Dienstes, des Pflegedienstes, des medizinisch-technischen Dienstes und des Verwaltungsdienstes anzugehören. (…) Aufgabe der Kommission ist es, Qualitätssicherungsmaßnahmen zu initiieren, zu koordinieren, zu unterstützen sowie die Umsetzung der Qualitätssicherung zu fördern und die kollegiale Führung der Krankenanstalt (…) über alle hierfür erforderlichen Maßnahmen zu beraten.“

Die jeweiligen Vorschriften der Bundesländer sind zu beachten. In der Vereinbarung gemäß Art. 15a B-VG über die Organisation und Finanzierung des Gesundheitswesens kommen die Vertragsparteien überein, unter Einbeziehung der intra- und extramuralen Bereiche alle Möglichkeiten wahrzunehmen, um – unter anderem – „ein verbindliches der Effizienzsteigerung dienendes Qualitätssystem für das österreichische Gesundheitswesen einzuführen und kontinuierlich weiter zu entwickeln“. Im Artikel 6 des zweiten Abschnitts wird u.a. folgendes vereinbart (BGBl. I Nr. 73/2005): „Zur flächendeckenden Sicherung und Verbesserung der Qualität im österreichischen Gesundheitswesen ist systematische Qualitätsarbeit im Interesse der Patientinnen und Patienten zu implementieren und zu intensivieren. Dazu ist ein gesamtösterreichisches Qualitätssystem basierend auf den Prinzipien Patientinnen- und Patientenorientierung, Transparenz, Effektivität, Effizienz und Kostendämpfung nachhaltig zu entwickeln, umzusetzen und regelmäßig zu evaluieren.“

Die Arbeiten bezüglich eines flächendeckenden österreichischen Qualitätssystems sollen bundeseinheitlich, bundesländer-, sektoren- und berufsübergreifend erfolgen. „Dabei sind die Ebenen der Struktur-, Prozess- und Ergebnisqualität zu berücksichtigen. Im Bereich der Strukturqualität sollen (...) bundesweit einheitliche Strukturqualitätskriterien (...) verbindlich gemacht werden. Diese Strukturqualitätskriterien sind einzuhalten, unabhängig davon, in welcher Institution bzw. Einrichtung die Gesundheitsleistungen erbracht werden. Im Bereich der Prozessqualität ist die Methodenarbeit zu verbessern. Es sind österreichweit einheitliche Grundanforderungen zu entwickeln und verbindlich umzusetzen. Im Bereich der Ergebnisqualität ist die Methodenarbeit zu verbessern. Es sind Indikatoren und Referenzgrößen zu entwickeln und Meldepflichten hierzu einzuführen.

Die qualitätsrelevanten Ergebnisse der (...) Projekte fließen in die zukünftig zu setzenden Maßnahmen der Vertragsparteien ein.“ (...) Der jährlich zu erstellende „Bericht ist (...) als Instrument anzulegen, welches als Grundlage für die Identifizierung von Verbesserungs-potenzialen und für eine umfassende Planung im österreichischen Gesundheitswesen dienen soll. Der administrative Aufwand bei der Dokumentation und Berichterstattung ist so gering wie möglich zu halten. (...) Die Bundesgesundheitsagentur und die Landesgesundheitsfonds haben an der Umsetzung bundeseinheitlicher Vorgaben mitzuwirken.“

Darüber hinaus erfolgen Regelungen im Gesundheitsreformgesetz (BGBl. I Nr. 179/2004), insbesondere in dessen Artikel 9, dem Bundesgesetz zur Qualität von Gesundheitsleistungen (Gesundheitsqualitätsgesetz, GQG). In diesem wird u.a. die Einrichtung eines Bundesinstitutes für Qualität im Gesundheitswesen zur Unterstützung des Bundesministeriums vorgeschrieben, weiters sind Strafbestimmungen enthalten

Zur Überprüfung der Qualitätsarbeit im Rahmen der Krankenhauseinschau wurde vom Bundesministerium eine Checkliste mit folgenden Inhalten herausgegeben (vgl. forumq 2007b):

- Gesetzliche Grundlagen und allgemeine Maßnahmen zur Qualitätssicherung (QS)
- Fragen an den Träger
- Fragen an die kollegiale Führung
- Befragung zu Maßnahmen, die nicht im Auftrag der QS-Kommission erfolgen
- Befragung zu den Instrumenten der Qualitätsarbeit
- Befragung zur methodischen Qualität einiger ausgewählter Maßnahmen/Projekte zur Qualitätsarbeit
- Qualitätsmanagementmodelle
- Befragung zu QS-Maßnahmen/-Projekten, die vergleichende Prüfungen mit anderen Krankenanstalten ermöglichen
- Empfehlungen zur Überprüfung der Qualitätsarbeit in Krankenanstalten

10 Qualitätssicherungsaktivitäten im Gesundheitswesen auf Bundesebene

Insbesondere von Seiten des damaligen Bundesministeriums für Arbeit, Gesundheit und Soziales (BMAGS) wurden bereits bis Ende des vergangenen Jahrtausends u. a. folgende Aktivitäten gesetzt (vgl. BMAGS, 1998a, S. 59 f.):

- Als Unterstützung der Qualität im Krankenhaus gab der Bund 1994 einen „Leitfaden zur Qualitätssicherung im Krankenhaus heraus", welcher Vorschläge zur praktischen Umsetzung zum Eruieren und Bewältigen von Qualitätsproblemen enthält. Weiters erschien der „Leitfaden Patientenorientierung", der eine Anleitung zur Sicherung der Qualität durch bewusste Patientenorientierung bieten soll.
- Das BMAGS initiierte vier Modellprojekte zu den Themen „Aufnahme- bzw. Entlassungsmanagement", „Kooperation zwischen bettenführenden Abteilungen und internen Dienstleistern", „OP-Organisation" und „Patientenorientierte Stationsorganisation", woran sich elf österreichische Krankenhäuser beteiligen. Ein Benchmarking-Prozess wird als Instrument der Qualitätsverbesserung initiiert und erprobt.
- Das Österreichische Netzwerk Gesundheitsfördernder Krankenhäuser soll u. a. die Sicherung der Qualität von Gesundheitsförderungsstrategien und -projekten im Krankenhaus gewährleisten.
- Zur Unterstützung der kontinuierlichen Qualitätsverbesserung in Krankenhäusern wurde eine unabhängige nationale Koordinationsstelle zur Betreuung von österreichischen Krankenanstalten im Rahmen einer Teilnahme am internationalen QIP (siehe dort) eingerichtet.
- Es werden Maßnahmen zur Überwachung, Bekämpfung und Vorbeugung von nosokomialen Infektionen in Krankenanstalten und Maßnahmen zur Optimierung des Antibiotikaeinsatzes und zur Verhinderung der Resistenzentwicklung bei Infektionserregern gesetzt. Durch jährliche schriftliche Erhebungen durch das BMAGS wird anhand eines Indikatorkeims das bundesweite Ausmaß eines krankenhaushygienischen Problems dokumentiert. Weiters wurde 1997 ein „Antibiotika-Strategie-Projekt" u. a. deshalb gestartet, um die Effizienz des Antibiotika-Einsatzes zu steigern und Kostenreduktionen durch „kritischen" Antibiotika-Einsatz zu erreichen.

„Die Qualität der Gesundheitsversorgung ist sicherzustellen und laufend zu verbessern. Seitens des Bundes wurden während der letzten Jahre Maßnahmen gesetzt, die Verbesserungen hinsichtlich der Dokumentationspflichten, der Qualität von Arzneimitteln und Medizinprodukten, der Qualität der Ausbildung und Ausübung der Gesundheitsberufe, der Patient/inn/enrechte und der Qualitätsarbeit im Krankenanstaltenbereich an sich mit sich brachten. Mit der Definition verbindlicher Strukturqualitätskriterien für verschiedene Fachbereiche wurde begonnen.

Mit dem ‚Gesetz zur Qualität von Gesundheitsleistungen' hat die Gesundheitsreform 2005 den jüngsten und bedeutendsten Schritt in Richtung Qualitätsarbeit getan. Die Grundprinzipien dieses Gesetzes sind Patient/inn/enorientierung, Transparenz, Effizienz, Effektivität und Patient/inn/ensicherheit. Das Gesetz (...) betrifft alle Sektoren, (...), zielt aber auch auf das Management an den Nahtstellen ab.

Die künftige Qualitätsberichterstattung wird regelmäßig bundeseinheitlich über alle Bereiche und alle Berufe berichten." (BMGF, 2005, S. 17 f.)

Der Qualitätssicherung wird in Zeiten knapp werdender finanzieller Ressourcen größte Bedeutung beigemessen werden müssen. Insbesondere die Sorge, Kostendämpfung könnte zu schlechterer Qualität führen oder die Systeme leistungsorientierter Krankenhausfinanzierung könnten sich qualitätsmindernd auswirken, muss das Interesse an Qualitätssicherung wecken.

Nicht zuletzt der ethische Ansatz, dass für jeden einzelnen die im Gesundheitssystem angebotenen Leistungen qualitativ abgesichert werden müssen, muss Motivation für alle im Gesundheits- und Sozialwesen vertretenen Berufsgruppen sein (vgl. BMAGS, 1998b, S. 12).

Literatur

Abt-Zegelin, Angelika (2000): Noch einmal: der Pflegeprozess. In: Die Schwester/Der Pfleger 39/6, S. 500–501.

AFQM Austrian Foundation for Quality Management (2007): Austrian Quality Award, Österreichischer Staatspreis Qualität, Bewerbungsbroschüre 2007. http://www.qualityaustria.com/uploads/media/Bewerbungsbroschuere_AQA_2008_02.pdf (28. 05. 2008).

Alami, Marita (1998): Qualitätsmanagement im Pflegedienst. In: Der Pflegebrief 4/5, S. 8–30. http://www.pflegenet.com/ezine/ (21. 05. 1998).

AUVA Allgemeine Unfallversicherungsanstalt (2005): Qualitätsbericht. Qualitätsmanagement in Unfallkrankenhäusern und Rehabilitationszentren 2005. http://www.auva.at/mediaDB/117763.PDF (28. 05. 2008).

ÄZQ Ärztliches Zentrum für Qualität in der Medizin (ÄZQ) und Arbeitsgemeinschaft der Wissenschaftlichen Medizinischen Fachgesellschaften (AWMF) (2007) (Hg.): Leitlinienglossar von AWMF und ÄZQ. (01. 02. 2007). http://www.versorgungsleitlinien.de/glossar/pdf/Leitlinienglossar.pdf.

BGBl. Nr. 1/1957: Krankenanstalten- und Kuranstaltengesetz idF BGBl. I Nr. 35/2004 vom 30.04.2004, § 5b.

BGBl. I Nr. 179/2004: Gesundheitsreformgesetz 2005 vom 30. Dezember 2004.

BGBl. I Nr. 73/2005: Vereinbarung gemäß Art. 15a B-VG über die Organisation und Finanzierung des Gesundheitswesens vom 12. Juli 2005.

BMAGS Bundesministerium für Arbeit, Gesundheit und Soziales (1998a): Qualität im Gesundheitswesen. Konferenzunterlage. Wien: Juli 1998.

BMAGS Bundesministerium für Arbeit, Gesundheit und Soziales (1998b): Leitfaden zur Qualitätssicherung im Krankenhaus. Hinweise für die praktische Anwendung. http://www.forumq.at/images/stories/forumq/Leitfaden%20Qualitätssicherung%20Krankenhaus.pdf (27. 05. 2008).

BMGF Bundesministerium für Gesundheit und Frauen (2005): Das Gesundheitswesen in Österreich. http://bmgf.cms.apa.at/cms/site/attachments/8/6/6/CH0713/CMS1051011595227/gesundheitswesen_in_oesterreich_2005_internet.pdf (28. 05. 2008)

Budnik, Birgitt (2002): Pflegeplanung – leicht gemacht. München, Jena: Urban und Fischer.

Campbell, Ian (2006a): ISO 9001 – Anforderungen. In: Brückner, Claudia/Campbell, Ian: Prozessorientiertes Qualitätsmanagement nach ISO 9001:2000. Kissing: WEKA Media, S. 1 ff.

Campbell, Ian (2006b): ISO 9004 – Leitfaden zur Leistungsverbesserung. In: Brückner, Claudia/ Campbell, Ian: Prozessorientiertes Qualitätsmanagement nach ISO 9001:2000. Kissing: WEKA Media, S. 1 ff.

Conen, Dieter (1990): Grundlagen für die Qualitätssicherung in einem Akutkrankenhaus. In: Hauke, Eugen (Hg.): Qualität im Krankenhaus. Wien: Service Fachverlag, S. 35–62.

Demas, Jan (2006):Philosophisches für Führungskräfte. Planegg/München: Rudolf Haufe.

Dornheim, Stefan/Hilgenfeld, Rainer (2007): Zertifizierung deutscher, österreichischer und Schweizer Krankenhäuser nach dem Verfahren der Joint Commission International Accreditation. http://www.forumq.at/Downloads/JCIA-Flyer_dt_0207_RUH.pdf bzw. http://www.epos-bg.de/cms/fileadmin/downloads/epos_jcia.pdf (27. 05. 2008)

Duden (2007): Das Herkunftswörterbuch, Etymologie der deutschen Sprache. Bd. 7. Mannheim: Duden.

EFQM European Foundation for Quality Management (2003a): Die Grundkonzepte der Excellence. http://www.efqm.org/uploads/Publications/free%20downloads%20folder/Fundamental%20Concepts/PUB4478_FuCo_ge_v2.1_low.pdf (28. 05. 2008).

EFQM European Foundation for Quality Management (2003b): Excellence einführen. http://www.efqm.org/uploads/introducing%20german.pdf (28. 05. 2008).

Eichhorn, Siegfried (1987): Krankenhausbetriebslehre: Theorie und Praxis der Krankenhaus-Leistungsrechnung, Band 3. Köln: Kohlhammer.

Eichhorn, Siegfried ([2]1994): Qualitätssicherung im Krankenhaus heute – ordnungspolitische und betriebspolitische Aspekte. In: Hauke, Eugen (Hg.): Qualitätssicherung im Krankenhaus: Ansätze zur Evaluation und Verbesserung der Krankenhausversorgung. Wien: Ueberreuter, S. 31-61.

Fiausch, Kornelia (2006): Joint Commission International. Online in Internet: http://www.patientenanwalt.com/pdf/0610upatzent_Kornelia_FiauschMAS.pdf (10. 04. 2007).

Forumq (2007a): Glossar. Online in Internet: http://www.forumq.at/index.php?option=com_glossary&Itemid=28 (27. 05. 2008).

Forumq (2007b): Bundesministerium für soziale Sicherheit und Generationen: Empfehlung zur Überprüfung der Qualitätsarbeit in Krankenanstalten. http://www.forumq.at/images/stories/forumq/checkliste_qualitaetsarbeit.pdf (27. 05. 2008).

Friedag, Herwig R./Schmidt, Walter ([2]2004): Balanced Scorecard. Planegg/München: Rudolf Haufe.

Gembrys, Sven/Herrmann, Joachim (2007): Qualitätsmanagement. Planegg/München: Rudolf Haufe.

Giebing, Hannie (1996): Pflegerische Qualitätssicherung. Bocholt: Eicanos.

Haubrock, Manfred/Gohlke, Susanne (2001): Benchmarking in der Pflege: mit einer Benchmarking-Studie ambulanter Pflegeeinrichtungen unterschiedlicher Trägerschaft sowie Fragenkatalogen und Auswertungsmöglichkeiten für das eigene Unternehmen. Bern: Hans Huber.

Hauke, Eugen (1990): Techniken der Qualitätssicherung. In: Hauke, Eugen (Hg.): Qualität im Krankenhaus. Wien: Service Fachverlag, S. 63–78.

Heimerl-Wagner, Peter/Ebner, Heinz (1996): Handhabung von Veränderungsprozessen in Gesundheitsorganisationen. In: Heimerl-Wagner, Peter/Köck, Christian (Hg.): Management in Gesundheitsorganisationen: Strategien, Qualität, Wandel. Wien: Ueberreuter, S. 421 f.

Holzbaur, Ulrich D. (2001): Management. In: Olfert, Klaus (Hg.): Kompendium der praktischen Betriebswirtschaftslehre. Ludwigshafen (Rhein): Kiehl, S. 237, 242, 261, 267.

IHS Institut für Höhere Studien (2006): Health System Watch III/Herbst 2006: Qualitätsindikatoren: Handle with Care. http://www.ihs.ac.at/departments/fin/HealthEcon/watch/hsw06_3d.pdf (28. 05. 2008).

IQIP International Quality Indicator Project (2007): http://www.internationalqip.com/aboutde.aspx (28. 05. 2008).

Jäger, Johann (2002): Vorstellung des EFQM/AFQM Modells. http://www.afqm.at/Vorstellung-efqm-afqm.html (17. 09. 2002).

Kaltenbach, Tobias (²1993): Qualitätsmanagement im Krankenhaus: Qualitäts- und Effizienzsteigerung auf der Grundlage des Total-quality-Management. Melsungen: Bibliomed.

Kamiske, Gerd F./Brauer, Jörg-Peter (²2002): ABC des Qualitätsmanagements. München, Wien: Carl Hanser.

Knon, Dieter/Groß, Horst A./Lobinger, Werner (2005): Qualitätsmanagement in der Pflege. München, Wien: Carl Hanser.

KTQ Kooperation für Transparenz und Qualität im Gesundheitswesen (2006): KTQ®, Kurzbeschreibung des Zertifizierungsverfahrens. http://www.ktq.de/ktq_media/pdf_2006/Verfahrenskurzbeschreibung_01_2006.pdf (28. 05. 2008).

ÖQS Zertifizierungs- und Begutachtungs-GmbH (2002): Qualitätsmanagement Systemzertifizierung. http://www.oeqs.com/d-pinguine.pdf (20. 09. 2002).

Patterson, James G. (1996): Grundlagen des Benchmarking: die Suche nach der besten Lösung. Wien: Wirtschaftsverlag Carl Ueberreuter.

Popper, Alfred/Langer, Hans/Prandstötter, Michaela (1995): Qualitätsmanagement und Recht – Die ISO 9000 Normenfamilie. Wien: Verlag Österreich.

QIP (2007): Nationale Koordinationsstelle QI-Project Austria, Quality Indicator Project. http://www.ipg.uni-linz.ac.at/fr_qip.htm (28. 05. 2008).

Schaubmayr, Christine (1999): Soll- und Ist-Wert; Qualitätssicherung und Pflegedokumentation. In: Procare, 1999/1–2, S. 32–35.

Schöninger, Ute/Abt-Zegelin, Angelika (1998): Hat der Pflegeprozeß ausgedient? Wird es Zeit für den Prozeß der Pflege. In: Die Schwester/Der Pfleger 37/4, S. 305–310.

Siebert, Gunnar/Kempf, Stefan (²2002): Benchmarking, Leitfaden für die Praxis. München, Wien: Carl Hanser.

Stekel, Herbert (2007): VADE MEQuM – Fachchinesisch für Praktiker. http://www.qualitas.at/php/vademequm/vademequm.php (27. 03. 2007).

Steyrer, Johannes (2001): Prozessmanagement im Krankenhaus; brauchen wir ein neues Berufsverständnis in der Pflege? In: Österreichische Krankenhauszeitung, 2001/9, S. 20–23.

Sudy, Reinhard (1997): Selbstbewertung nach dem EFQM-Modell. Alumni KH-MGMT. In: Zeitschrift des Alumni Krankenhausmanagement-Clubs der WU Wien 1997/3, S. 4.

Trill, Roland (²2000): Krankenhaus-Management: Aktionsfelder und Erfolgspotenziale. Neuwied, Kriftel: Luchterhand.

VKD Verband der Krankenhausdirektoren Deutschlands (2007): Golden Helix Award 2007, Qualitätswettbewerb für Deutschland und Österreich. http://www.vkd-online.de/download.php?id=1176 (10. 04. 2007) bzw. http://www.vkd-online.de/index.php?id=62 (28. 05. 2008)

WHO (2005): Øvretveit, John (2005): What are the advantages and limitations of different quality and safety tools for health care? Copenhagen, WHO Regional Office for Europe (Health Evidence Network report). http://www.euro.who.int/document/e87577.pdf sowie http://www.euro.who.int/HEN/Syntheses/QualityTools/20051006_13?language=German (28. 05. 2008)

Wieteck, Pia (1999): Pflegeplanung – Vom Anspruch zur Umsetzung in der Pflegepraxis. In: Die Schwester/Der Pfleger 38/5, S. 408–411.